当代名老中医临证精华丛书

梁宏正临证经验撷英

主　编　梁宏正　　吴社泉　　娄　勍
张晓娟　　易咏希

U0308131

中国中医药出版社

·北 京·

图书在版编目（CIP）数据

梁宏正临证经验撷英/梁宏正等主编 . —北京：中国中医药出版社，2019. 12

（当代名老中医临证精华丛书）

ISBN 978 - 7 - 5132 - 5960 - 6

Ⅰ. ①梁… Ⅱ. ①梁… Ⅲ. ①中医临床 - 经验 - 中国 - 现代 Ⅳ. ①R249. 7

中国版本图书馆 CIP 数据核字（2019）第 276545 号

中国中医药出版社出版

北京经济技术开发区科创十三街 31 号院二区 8 号楼

邮政编码 100176

传真 010 - 64405750

三河市同力彩印有限公司印刷

各地新华书店经销

开本 787 × 1092 1/16 印张 24.75 彩插 1 字数 484 千字

2019 年 12 月第 1 版 2019 年 12 月第 1 次印刷

书号 ISBN 978 - 7 - 5132 - 5960 - 6

定价 88. 00 元

网址 www. cptcm. com

社 长 热 线 010 - 64405720

购 书 热 线 010 - 89535836

维 权 打 假 010 - 64405753

微信服务号 zgzyycbs

微商城网址 https：//kdt. im/LIdUGr

官 方 微 博 http：//e. weibo. com/cptcm

天猫旗舰店网址 https：//zgzyycbs. tmall. com

如有印装质量问题请与本社出版部联系（**010 - 64405510**）

《梁宏正临证经验撷英》
编委会

主　编　梁宏正　吴社泉　娄　勍
　　　　张晓娟　易咏希

副主编　谢　君　罗齐军　王艳丽

编　委　（以姓氏笔画为序）
　　　　李　非　何语华　陈彩凤
　　　　陈媛丽　高沛健　黄桂南
　　　　黄海燕　梁宏康　梁肇仪

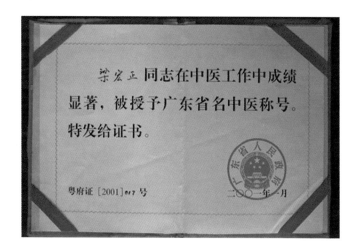

梁宏正"广东省名中医"称号证书

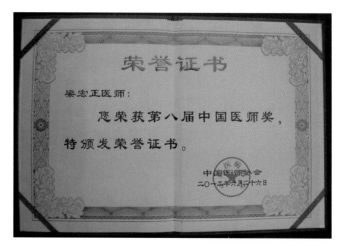

梁宏正第八届"中国医师奖"证书

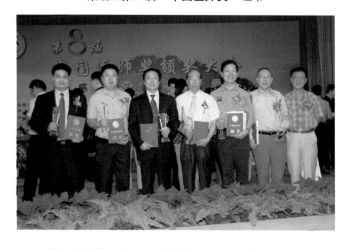

梁宏正在第八届"中国医师奖"颁奖现场（左四）

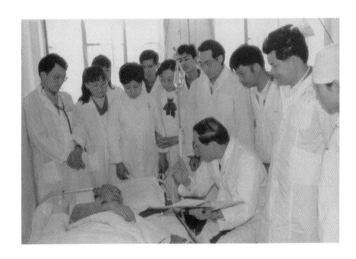

青年时期梁宏正（右四）跟随梁剑波教授查房

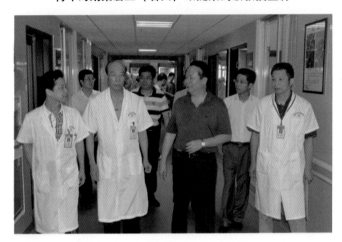

广东省中医药局局长徐庆锋（右二）与梁宏正（左二）、吴社泉（左一）亲切交谈

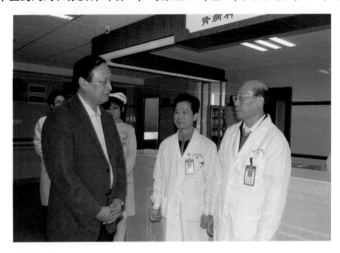

2012 年 12 月，时任国家中医药管理局局长王国强（左）与梁宏正（右）、吴社泉（中）亲切交谈

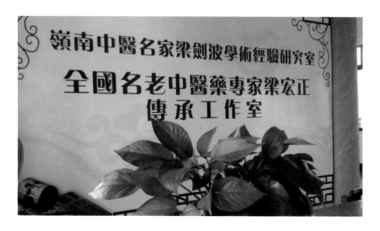

全国名老中医药专家梁宏正传承工作室

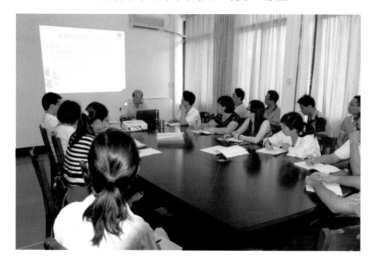

梁宏正为传承工作室的团队成员授课

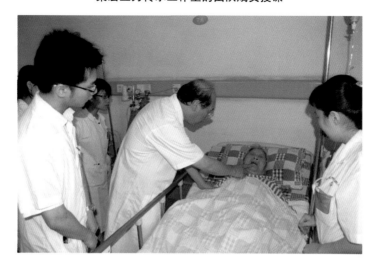

梁宏正带领青年医生查房

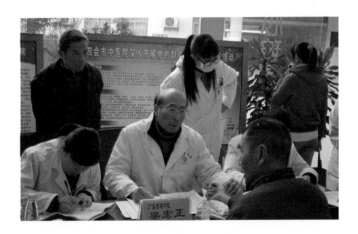

梁宏正为患者耐心诊治

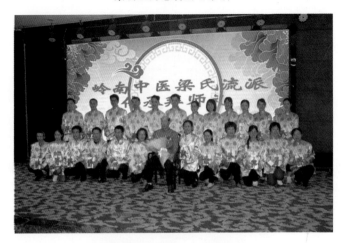

岭南中医梁氏流派传承拜师仪式

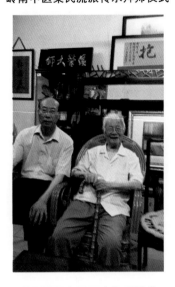

梁宏正拜会国医大师邓铁涛

序

　　岭南医学源远流长，培育了一代又一代的中医名家，广东省名中医、肇庆市中医院梁宏正主任医师是岭南医学流派的传人之一。梁宏正主任医师师从于第一批全国老中医药专家学术经验继承工作指导老师、广东省名老中医梁剑波教授，在半个世纪的中医学术传承中得其真传，并将老师的经验和自身的临床体悟在实践中不断验证，取得了显著的医学成果，先后出版了《随诊余墨》《梁剑波教授疑难病验案方临床应用》《梁氏经效方集》等著作，如今成为第六批全国老中医药专家学术经验继承工作指导老师和广东省首批名中医师承项目指导老师，将其学术经验传授给一代新中医。欣闻近期梁宏正主任医师又有新作《梁宏正临证经验撷英》，这是中医学术流派传承发展的成果，亦是梁氏医学流派继承人们共同努力的结晶，相信其将为岭南中医药的发展产生良好的推动作用。该作不仅对中医工作者具有一定的参考价值，而且对当代民众的健康具有积极的意义，故乐为之序。

　　　　　　　　　　国家中医药管理局中医学术流派传承推广基地办公室常务副主任
　　　　　　　　　　广州中医药大学原副校长

　　　　　　　　　　　　　　　　　2019 年 3 月 18 日

目录

第一章　名医小传

一、名医之路

梁宏正，男，1948年6月出生，广东省肇庆市端州区人，岭南中医梁氏流派学术传承人，广东省名中医（入选岭南中医药名家），肇庆市中医药学会副会长，肇庆市中医院梁剑波学术研究中心、广东省中医肾病医疗中心、国家中医药管理局"十一五"重点专科——肾病科学科带头人，第八届"中国医师奖"获得者，第一批全国老中医药专家学术经验继承工作指导老师梁剑波学术继承人，全国名老中医药专家经验传承工作室指导老师，广东省首批名中医师承项目指导老师，第六批全国老中医药专家学术经验继承工作指导老师，肇庆市中西医结合学会肾病专业委员会主任委员。

梁宏正出生于广东肇庆端州一个远近闻名的中医世家，祖籍广东新会，为名老中医梁剑波长子。梁宏正家中四代行医，其曾祖父和祖父是当时端州远近闻名的名医，父亲梁剑波教授更是全国闻名的良医，有"岭南四大名医"之美誉。梁氏医学系岭南粤西重要学术流派，其中最具有代表性的大医乃是梁剑波、梁宏正教授。梁剑波先生21岁开始悬壶济世，对内、外、妇、儿、五官各科皆可驾轻就熟，尤擅长伤寒、温病、虚证和急症，对郁病、血证、中风、癫痫、癌症等治疗经验甚丰，对脾胃学说也研究颇深，为岭南中医药界主要流派的代表人物之一。他行医六十载，治愈了许多常见病、多发病，而且解决了不少急症、重症、危症和奇难杂症。以梁剑波、梁宏正为代表的岭南梁氏中医世家流派在岭南中医学上大放异彩，为岭南中医学的发展留下了浓墨重彩的一笔，在岭南医学中有着重要的地位。

1956年，不到10岁的梁宏正便在父亲的指导下开始了中医的启蒙学习，熟诵《药性赋》《汤头歌诀》等"四小经典"，之后又在父亲的指导下研习《伤寒论》《金匮要略》《黄帝内经》《易经》等医学经典著作和古文献。从读高中起，每逢节假日，梁宏正便侍诊于父亲身旁，抄方进行临床实践，一直至高中毕业。少年期间的梁宏正刻苦学习，博览群书，他以"为医不谙医典，不读古籍，没有坚实的中医理论基础，绝难成为一个好中医""世上无不治之症，唯有不精之艺"的信念时刻勉励自己，开始了终身投入中医事业的征程。1968年，他下乡当知青，其间任肇庆市郊区下瑶乡医疗室医生，因医术出众而在四乡小有名气，来自市郊各乡及城镇的求医者不断。1970 年 9 月，梁宏正被选送到市卫生学校中医班学习，1972 年任肇庆发电厂厂医。1975 年，梁宏正调入肇庆市第一人民医院中医科任中医师，1990 年任肇庆市第一人民医院专家门诊部中医科负责人，1991 年被遴选为第一批全国老中医药专家学术经验继承工作指导老师梁剑波教授的学术继承人，从师学习 3 年，以优异的成绩通过考核出师。1992 年 7 月，梁宏正调入肇庆市中医院任门诊部副主任、中医内科主治医师。

1993 年，梁宏正出任肇庆市中医院梁剑波学术研究中心主任，负责医疗、护理、教学、科研和行政管理工作。他科学制订工作计划和发展规划，积极组织医务人员实施，研究中心很快走上正轨，业务得以快速拓展。1997 年，梁剑波学术研究中心顺利通过肇庆市卫生局组织的专家评审验收，正式挂牌成为肇庆市中医疑难杂病治疗中心。与此同时，作为研究中心二级分科的肾病科也开始了突飞猛进的发展。1998 年梁宏正晋升为副主任医师，同年被肇庆市人民政府授予"肇庆市名中医"称号，1999 年被肇庆市人民政府授予"肇庆市专业技术拔尖人才"称号，并享受政府津贴。2000 年梁宏正被广东省人民政府授予"广东省名中医"称号，2004 年晋升为主任医师。

自 1993 年成立梁剑波学术研究中心后，肾病科即开始以继承、整理、验证、推广广东省名老中医梁剑波学术经验为宗旨，开展一系列的临床治疗和科学研究工作。肾病科通过对肾脏疾病治疗进行系列研究，发挥中医药治疗肾脏疾病的优势，保持中医药传统特色，为患者提供独具中医药特色的临床诊疗服务，治愈了许多肾脏病患者。除本市各县区外，肾病科还吸引了全省各地的患者以及东南亚地区如新加坡、印度尼西亚等国家的患者前来就诊。在广东省、肇庆市等各级行政和主管领导的关心指导下，肾病科先后与中山大学附属第一医院肾内科、广东省中医院肾病中心、广州中医药大学附属第一医院肾内科合作，迅速完善了现代医学对肾病诊疗的设备、项目，具备了进行临床科研的条件。1998 年，肾病科被确定为广东省中医肾病医疗中心建设单位。2004 年，肾病科以 99.8 的高分（总分为 100 分）通过广东省专家组的验收，正式成为广东省中医肾病医疗中心。

2007 年 12 月，该专科被纳入国家中医药管理局"十一五"规划重点专科项目建设单位后，加大了建设力度：①制订了更加严密的管理制度和发展规划。②获得地方财政拨款 100 万元用于基本设施建设。③根据梁剑波教授的学术思想和临床经验制订了20 个病种的诊疗规范，其中以慢性肾功能衰竭、原发性肾病综合征、泌尿系统结石、前列腺增生为主攻病种进行了一系列的研究，形成了有特色、效果好的中医诊疗方案，并对各种肾病的不同证候和不同症状创制了经验方"活血散"、专科制剂"蛋白消胶囊"治疗血瘀型原发性肾病综合征，以经验方"八正排石汤"合"二金散"治疗下焦湿热型泌尿系统结石，以"还少丹"合"核桃饴"治疗肾气亏虚型泌尿系统结石，以经验方"苏连饮"治疗风水相搏型原发性肾病综合征，以"肾炎清解汤"治疗湿热内蕴型原发性肾病综合征，并创制了"肾综固本汤""益气启脾丸""大黄苦参散""正心宁神汤"等针对性强的治法和专用药。专科特色制剂"肾炎固本丸""益肾涤浊丸""通淋合剂""将军胶囊""逐水胶囊""蛋白消胶囊"等的广泛临床应用也为专科的发展起到了积极的推动作用。肾病科运用中医药治疗各种肾脏疾病已形成了完整而规范、独特而效佳的方案，在市内处于领先地位，在省内、国内处于先进地位。2011 年年底，肇庆市中医院肾病科顺利通过国家中医药管理局组织的专家评审，并于 2012 年初正式挂牌成为国家中医药管理局"十一五"重点专科。

2014 年 10 月，经国家中医药管理局批准，全国名老中医药专家梁宏正传承工作室成立。工作室以"发掘整理、传承创新、惠泽社群"为宗旨，系统地将省名中医梁剑波、梁宏正的学术思想和临证经验进行发掘、整理、总结、验证、推广，形成系统的诊疗方案；另一方面，工作室团队成员通过跟师侍诊、临床查房、撰写学术论文论著、科研、总结老师经验等形式，开展名老中医学术思想传承，培养医院中医药传承团队，并面向全国接收进修、研修人员，承办省中医药继续教育项目，加强学术交流，造就和培养更多的中医药传承型优秀人才，为推动中医药创新发展而努力。2018 年 6 月，全国名老中医药专家梁宏正传承工作室顺利通过验收。

2015 年 2 月，按照广东省名中医师承项目的要求，梁宏正主任成为广东省首批名中医师承项目指导老师，系统培养学术继承人 2 名。通过 3 年的跟师及言传身教，这 2 名徒弟已于 2018 年 2 月顺利通过了师承结业考核，其中一名继承人吴社泉主任在跟师期间被评为广东省名中医。2018 年 1 月，梁宏正教授被遴选为第六批全国老中医药专家学术经验继承工作指导老师，继续通过师带徒的形式培养学术继承人 2 名。与此同时，肇庆市中医院也高度重视梁宏正学术思想和经验的继承，选派各科室主任及拔尖人才进行跟师，旨在进一步发扬梁氏流派的学术思想和经验，造福人民群众。

梁宏正从事中医临床工作 50 余年，中医理论知识深厚，临床经验极为丰富，在全面继承梁剑波名中医学术思想的基础上，创立了自己的中医学术思想，在内、外、妇、儿、五官科等多学科领域累积了丰富的临证经验，总结出一批疗效较佳的经验方，创制了 10 余种中成药，特别在肾脏疾病、癫痫、男科疾病、肿瘤、风湿病、疑难杂病等领域体会独到，疗效显著。

从医 50 余年来，梁宏正出版了 7 部专业著作，在各级专业杂志上发表专业论文 40 余篇，开展科研项目 20 多项，其中获广东省中医药管理局科学技术奖一等奖 1 项、肇庆市科学技术奖三等奖 5 项。其所带徒弟均已成为省、市名中医，各学科带头人，专家。

"愿为甘霖活万家,岂畏忙如转磨牛。""君臣佐使,精诚医道祐仁寿;神圣工巧,青囊秘术济苍生。"梁宏正,一名有着50余年医龄的老中医,几十年如一日,把人生中最美好的年华都献给了中医药事业。他怀着对卫生事业的无限忠诚,以坚定的信念发展中医药事业,以精湛的医术造福广大患者,以高尚的医德全心全意为患者服务,深受群众的爱戴和好评。

二、职业精神

其职业精神,可以梁氏中医流派座右铭概之:"至意深心,详察形候;贯幽知微,格物穷理;法尚二道,药用法象;守经达权,博学通变。"

(一)大医之德

1. 广施善德,大医精诚

中医作为中国传统文化的一部分,包含着仁者爱人、大爱大善、平等诚信等深厚的中华美德,梁宏正将这种品格淬砺得更为坚定。从医50余年来,他坚持"只看病情,不看背景"的看病原则,敬重的只有生命,眼里只有患者。

曾有一名肺癌晚期的患者钟某,因家庭经济困难,再加上行动不便,每次来诊都很不容易。梁宏正了解情况后,无偿地为患者上门诊治,每10天1次,坚持了2年之久。

每当传染性疾病流行,如流行性感冒、手足口病、甲型流感等,梁宏正都积极参与,以厚实的中医理论知识为基础,以多年累积沉淀的丰富的临床经验为依据,参与制订此类疾病的中医防治方案,收到了理想的效果。

梁宏正由于长期伏案工作,患上了严重的颈椎病。2009年,年过花甲的梁宏正在工作时突然发病,被迫住院。治疗后病情稍有好转的第二天,他就在病床上为来求医的患者诊治,当他的同事、家人劝阻时,他总是说:"愿为甘霖活万家,岂畏忙如转磨牛。"

在行医过程中,梁宏正始终坚持"不以医谋私"的态度。对于患者的礼品和财物,不管是受不良社会风气影响送的,还是为了表示真诚谢意送的,他都一概心平气和地婉言谢绝。有一次患者家属出于对梁宏正精心治疗的感激之情,在患者出院前恳求他收下钱物,他一次次拒绝,患者竟将钱物放在他的诊室一走了之,于是梁宏正委托其他同志想方设法将钱物退还,使患者深受感动。在科室的周会上,他经常教育全科医护人员:"医生的天职就是治病救人,收了患者的钱物,我们的责任心何在?良心何在?"他用自己的行动树立起了廉洁行医的好榜样,成为大家的表率。

梁宏正除严格要求自己外，还带领全科人员积极参与预防职务犯罪、廉洁行医活动；医疗活动中从不接受钱财、礼物、宴请；坚持不开大方，不应该用的贵重药品和新特药坚决不开，不该做的检查坚决不做，最大限度地减轻患者的负担。因此，梁宏正多次被评为省、市先进工作者、劳动模范，获得"肇庆市十大健康卫士"提名，2012年获第八届"中国医师奖"；梁剑波学术研究中心多次被评为先进集体。

2. 勤于探索，医术精湛

梁宏正自幼随父学医，他重视借鉴前贤们的经验，却不固步泥守，在肾脏疾病、肿瘤、疑难杂病等领域体会独到，形成了自己的学术思想，每天诊治的患者均在100人以上。在50多年的临床实践中，梁宏正积极倡导使用中医药进行治疗，积累了丰富的临床经验；他不断锤炼自己，精益求精，尽心尽力，尽职尽责，以精湛的医术深受群众的欢迎和信赖。在业务工作中，他做到了"三个坚持"：坚持不脱离临床，定期门诊；坚持亲手撰写中医学术论文、著作；坚持亲自指导青年医生解决疑难问题，组织、主持院内疑难病例会诊等。

患者吴某，24岁，因患难治性肾病综合征在肇庆和广州多家医院治疗近10个月，使用过激素、免疫抑制剂。其在广州治疗期间，因尿少（每天约300mL）、高度水肿、严重低白蛋白血症而每周用血液透析机超滤1~2次，输白蛋白2~4瓶，约半年余，花费十余万元，病情无改善，在走投无路的情况下，求医于肇庆市中医院肾病科。入院时吴某高度水肿，极度疲乏，畏寒厚衣，行走须人扶持，每日尿量300mL左右，胸腔、腹腔积液。梁宏正诊查患者后指示，在原西药的基础上增加中医药辨证治疗。通过综合治疗，患者3天后尿量增至500mL，1周后尿量增至700mL以上，以后渐至正常尿量；经过2年多的治疗，患者症状体征完全消失，理化检查正常；该患者前后用药治疗4年多，现已停药近5年，定期复查无异常，生活工作正常。在本院治疗期间，该患者没有进行超滤和输注白蛋白。患者及其家人称肇庆市中医院给了她第二次生命。

3. 著书立说，诠释中医，弘扬国粹

通过50多年的中医临床经验和不断学习，梁宏正形成了自己的学术思想，制订了30多个病种的中医诊疗方案，拟定了数十张经验处方，创制了10多个中成药。为发扬中医特色优势，多年来，梁宏正积极宣传中医知识，总结中医临证经验，撰写专业著作7部，在国家级中医期刊发表论文40余篇，先后在《羊城晚报》《肇庆都市报》等撰写发表中医科普文章200余篇。

1997年5月，梁宏正受邀出席在美国举办的第六届国际名医学术交流大会，这是梁宏正第三次登上国际医学讲坛，并在会议上进行了学术汇报。此次梁宏正汇报的论文题目是《运用复元通气饮治疗治疗乳腺增生症经验》，其内容在会议上得到了广大专家的认可和好评。梁宏正的《男科疾病防治》《子宫肌瘤的治疗经验》等论文在首届"生命力杯"世界传统医学优秀论文大奖赛上交流并获得优秀论文奖。

4. 执行政策，引领一方中医前行

作为肇庆市中医药学会副会长、中医界的标杆、省及市政协委员，梁宏正认真研究国家中医药政策，并积极引领一方落实。每逢有突发的相关公共卫生事件时，梁宏正总会及时提出合理的建议。在工作的单位，作为学术带头人，梁宏正带领团队创建了具有中医特色突出、疗效显著的国家中医药管理局中医重点专科——中医肾病重点专科、肇庆市中医疑难杂病医疗中心。

5. 授业解惑，岭南梁氏流派薪火相传

作为岭南梁氏流派的代表人物、国家师承项目指导老师及广东省师承项目指导老师，梁宏正不仅是一名医生，还是一名老师，担任着培养人才的繁重任务。特别是肇庆市中医院倡导各科室拔尖人才要跟随梁宏正学习后，跟随梁宏正学习的学生人数明显增多。梁宏正开诊时除了本院的学生，还有许多慕名而来的省内各处的学生。梁宏正为人低调平和，毫无名医架子，在带教中细心指导，有问必答，从不厌烦，从不藏私，并且定期为学生授课，广受学生好评。

随着全国名老中医药专家梁宏正传承工作室的成立，以"挖掘整理、传承创新、惠泽社群"为目的工作团队成立，整理和发扬梁宏正学术思想的步伐越来越大，梁氏流派的影响在省内外逐渐扩大。

（二）治学风格

1. 崇古溯源，开拓创新

梁宏正主张学习中医务必探本求源，要勤求古训。他自小在其祖父辈广置留下的医学书籍海洋中游弋，数十年如一日，由博返约，吸取历史医家精华和前贤们的学术经验，融会贯通，化为己用。他认为：为医不谙医典，不读古籍，没有坚实的中医理论基础，绝难成为一个好的中医。同时他又常谓："读书要运用通读和精读方法，每次如入书山，取宝而回，逐渐积累，但要崇古而不泥古。"他认为医者必须学无成见，兼收并蓄，因为中医药博大精深，又具有很强的地域性，且古今医家各有师承，临床经验各异，各具诊疗特色，均弥足珍贵，汇集之可取长补短，加深对疾病的认识了解，启迪辨证思维；若要提高临床疗效和业务水平，又必须吸取西医学知识，辨病与辨证相结合，取长补短，随证施用。

此外，他还认为：重视借鉴前贤们的经验，但不能固步泥守，要不断摸索创新，才能开拓前进。如他在师承导师治疗郁病经验的基础上，创造性地提出治疗郁病的疏肝达郁法、清心发郁法、理脾夺郁法、宣肺泄郁法、温肾折郁法、补益心脾法和祛瘀

理郁法七大治郁法，再配合处方和药物化裁，在临床上取得了较好疗效；在肾病的治疗上，提出"肾有六虚"的理论，实行肾的阴、阳、气、血、精、神六虚的分证治法；倡导并完善"五之肾病"，即肝之肾病、心之肾病、肺之肾病、脾之肾病，肾之本病的治疗，丰富了肾病的理论和实践经验。

梁宏正认为，郁病是情绪抑郁不舒，是悲伤、沮丧或悲观失望之后产生的气机不畅、精神不宁的多种证候的总称。"气血冲和，万病不生，一有怫郁，诸病生焉。"因此，郁病可以见于多种情感性精神病，也是正常人遇到重大刺激的一种反应。中医理论认为，五脏藏五志。《难经》云："脏者，人之神气所舍藏也。故肝藏魂，肺藏魄，心藏神，脾藏意与智，肾藏精与志也。"《灵枢·本神》云："肝藏血，血舍魂，肝气虚则恐，实则怒。脾藏营，营舍意，脾气虚则四肢不用，五脏不安；实则腹胀，经溲不利。心藏脉，脉舍神，心气虚则悲，实则笑不休。肺藏气，气舍魄，肺气虚则鼻塞不利，少气；实则喘喝，胸盈仰息。肾藏精，精舍志，肾气虚则厥，实则胀。五脏不安。必审五脏之病形，以知其气之虚实，谨而调之也。"中医学认为人体五脏与五神的关系是心藏神、肺藏魄、肝藏魂、脾藏意、肾藏志，所以称五脏为"五神脏"。五脏与五志的关系是：心在志为喜，肝在志为怒，脾在志为思，肺在志为忧（悲），肾在志为恐（惊）。

郁病神伤症状众多，梁宏正从五脏郁立论，创解郁调神法，现简述如下。

郁病前期多实证，治以木（肝）郁达之、火（心）郁发之、土（脾）郁夺之、金（肺）郁泄之、水（肾）郁折之。

木郁达之：肝气郁结不舒，症见胸胁胀闷，甚或疼痛，头痛发胀，善叹息，或不思饮食，时作呕吐，脉多弦。予以达郁汤：升麻、柴胡、川芎、香附、桑白皮、橘叶、白蒺藜。

火郁发之：因郁而心火内炽，症见口苦心烦，不寐多梦，情绪急躁，大便秘而小便短赤，脉多细数。予以清心发郁汤：牡丹皮、柴胡、远志、葱白、菖蒲、竹叶、黄连、麦冬、郁金、甘草。

土郁夺之：郁而致脾失健运，出现生湿或生痰。生湿则头眩如冒，四肢疲乏，胃呆纳减，不饥不食，脘满而闷；生痰则膈上痰多，胶固难解，甚或喉间如有物梗塞，咯不出而咽不下，脉多濡或弦滑。生湿予以理湿夺郁汤：苍术、香附、陈皮、砂仁、绿萼梅、佩兰、枳壳、茵陈、香橼、泽泻。生痰予以祛痰夺郁汤：法半夏、陈皮、茯苓、竹茹、紫苏子、沉香、全瓜蒌、胆南星、桔梗、甘草。

金郁泄之：因郁而肺气不宣，以肺主皮毛，症多见恶寒而不恶热，状如外感，即便在夏天或春暖之时病者亦多穿衣服，重裘厚被而仍有寒感，这是肺气不宣而反成敛闭，脉多紧弦。予以泄郁汤：紫苏叶、黄芪、白术、防风、细辛、淡豆豉、香附、麻黄、桔梗、炙甘草。

水郁折之：因郁而致肾阳不振，已属后期虚证。郁久伤肾阳而致肾阳虚衰，症见面目黧黑，四肢浮肿，小便反多，脉缓或虚大。予以折郁汤：白术、茯苓、猪苓、泽泻、肉桂、丁香、木通、白豆蔻。

郁病后期多虚证。郁病久病不解，多伤及心气营血，形成气郁血郁，多与心脾有关。心脾久郁必影响肾阴肾阳，妇人又多致冲任虚损。

心营虚耗：因郁久而心营虚耗，症见精神恍惚不宁，悲忧不乐，营血渐耗，则自感心悸，胸翳气闷，出汗，疲乏，软弱，头痛和易激动，脉多细数，甚或促、结，治以养心安神、调养气血，予以归脾汤加减。心营虚不寐多梦，可加龙骨、牡蛎、合欢皮、首乌藤、浮小麦；心动过速，可加丹参、龙骨、牡蛎、柏子仁。心营亏耗致心阴虚内热者，自觉五心烦热，甚或低热，情绪变化日轻夜重，夜寐噩梦不断，易醒，醒后焦虑紧张易激动，治以养心安神镇潜，予以天王补心丹、梁宏正经验方合欢皮汤（合欢皮或花、人参、浮小麦、大枣、百合、益智仁、当归、菖蒲、五味子、炒酸枣仁、茯苓、甘草）效果亦不错。

心脾两虚：郁久致心脾两虚，症见心悸不宁，神疲自汗，胃呆纳减，日渐羸瘦，脉细而弱，治以补益心脾，予以归脾汤加减。若纳减胃呆明显，先使脾胃健运，用补脾法，予以参苓白术散加减，待脾阳恢复，胃纳增加后，再予以养心。

气郁血瘀：郁久而出现气郁血瘀，多见于妇女。因郁而心营虚而肝失条达，症状常虚实夹杂，如头痛、胸胁痛、心悸气促、月经不调、口苦寐差、脉涩或弦。气郁者治以疏肝理气解郁，予以丹栀逍遥散加香附、青皮，或柴胡加龙骨牡蛎汤加减。血瘀者治以活血化瘀通络，予以旋覆花汤加当归、红花、桃仁、丹参、郁金。

心肾不交：郁久而心肾不交，症见心悸，心烦，头晕，失眠，健忘，耳鸣，耳聋，腰膝酸软，脉细或细数，治以交通心肾，用六味地黄汤加五味子、炒酸枣仁，虚火旺盛者加交泰丸。对此，梁宏正还常用经验方正心宁神汤：党参、丹参、玄参、麦冬、柏子仁、酸枣仁、生地黄、熟地黄、五味子、白芍、茯苓、杜仲、怀山药、甘草。

梁宏正认为，气机郁滞在很多疾病的发生发展中均是重要的因素，特别是三焦气化功能在人体生理病理上都起到非常重要的作用。气是人体生命活动的根本。"三焦气化"是指三焦之气在人体内的流注、宣发、输布和转化，是一个涉及上、中、下三焦及肺、脾、肾多脏的复杂过程。张锡纯提出人生之气化以三焦部位为总纲，"人之一身，皆气之所撑悬也。此气在下焦为元气，在中焦为中气，在上焦为大气"。三焦气化是诸气化生之本。其化生宗气，与肺关系密切；化生营卫之气，与脾胃关系密切；化生元气，与肾关系密切。三焦气化化生气的过程关乎脑髓与脑神。五脏通过三焦气化紧密联系，三焦气化为气化生的关键。三焦气化总司五脏六腑功能，推动和维持脏腑的功能，故三焦气化亦总司诸气化生、转化及输布。肺吸入之清气、脾胃腐熟之谷气、肾生化之精气依赖于三焦，通达五脏六腑、四肢百骸，故《中藏经·论三焦虚实寒热生死逆顺脉证之法》说"三焦通，则内外左右上下皆通也，其于周身灌体，和内调外，营左养右，导上宣下，莫大于此"，说明三焦又是诸气共同之通道。故经三焦气化化生的人身诸气，通过三焦升降出入而运行周身；运行于上焦，与心肺天阳之气结合而为宗气；通过肺之宣降，在中焦"受气取汁"，和脾的升清变化结合而为营卫之气；降至下焦，与肾的先天之精结合而为元气；并通过三焦的升降出入通道运行汇合为人体真气，而荣养周身。现代人生活工作节奏快，压力大，七情常失衡，各种疾病或多或少都与情志有关。

对于肾病的治疗，梁宏正认为三焦是气血运行的通道，为脏腑输送能源，上下之气莫不由此升降，表里之气莫不由此出入。风邪袭表，由表入里，致使营卫不和，内舍于肺，肺失宣降，发为风水。但也有反复感受风热、湿热诸邪，因湿性黏腻，风邪虽去，湿邪犹存，湿阻三焦，阻碍气血津液运行。因此感受外邪，既是原发病因，也是诱发因素。外邪袭肺，气机不畅，肺失宣发肃降，水之上源不通，水液外溢，发为水肿。湿阻三焦，损伤脾胃，脾肾虚衰，湿浊内生，造成三焦决渎失职，水行不畅，又加重湿浊、血瘀，彼此互为因果，共同致病，循环反复，最终可致慢性肾功能衰竭。

肾衰竭和三焦功能又相互影响。肾元虚衰致使三焦水道不通，关门不利，膀胱气化无权，肾失开合，不能及时疏导、转输、运化水液及代谢毒物，使湿浊、血瘀、尿毒在体内潴留，经由三焦通道而波及五脏六腑，从而产生慢性肾衰竭的诸多症状。《灵枢·本输》："少阳属肾，肾上连肺，故将两脏。三焦者，中渎之府也，水道出焉，属膀胱，是孤之府也，是六腑之所与合者。"据此梁宏正自拟经验方——燮理三焦方（藤梨根 15g，僵蚕 10g，蝉蜕 10g，姜黄 10g，草果 15g，菖蒲 15g，大黄 10g，太子参 20g，丹参 20g，益母草 20g，土茯苓 20g），功能调和气机，利湿泄浊，化瘀排毒，用于湿浊、浊毒内壅之关格。方中藤梨根解毒除湿利尿；僵蚕、蝉蜕解毒散结；大黄攻下、解毒、泄浊；姜黄行气；草果、菖蒲偏于祛湿泄浊；丹参化瘀补肾；益母草化瘀利水；土茯苓祛湿解毒；太子参补气，调节免疫。全方升降有序，以调和气机、利湿泄浊、化瘀排毒为法，调畅气机，燮理三焦，并顾护正气，使邪去而不伤正。

在肾水的治疗中，经验方中治风水相搏证之苏连饮用紫苏叶、蝉蜕、防风，治水湿浸渍证之苍地四苓汤用厚朴、陈皮、大腹皮，治脾虚湿困证之参芪实脾饮用木香、槟榔、白豆蔻，治阳虚水泛证之肾综固本汤用附子、黄芪、肉桂，体现了燮理三焦的理念。

在石淋的治疗中，常用琥珀、金沙牛、冬葵子、路路通等，并合用四逆散、金铃子散、五苓散等。

梁宏正还善用辨证方法，认为适者为上。如梁宏正根据各种疾病的不同特点采用不同的辨证方法，如六经辨证、卫气营血辨证、五行辨治（隔一、隔二、隔三治法）、脏腑辨证等，遵循《素问·异法方宜论》"圣人杂合以治，各得其所宜"以提高临床疗效。

2. 继承发扬，承前启后

梁宏正认为中医学是实践性很强的学科，以此为立足点，才能培养出高级中医人才与新一代名医。因此，自1991年他被遴选成为第一批全国老中医药专家学术经验继承工作指导老师梁剑波教授的学术继承人后，扎扎实实地开始为期3年半时间的跟师学习，每天白天随师待诊，夜间整理笔记，摘录有关医家临证述要，诵读指导老师的经验歌诀。继承学习期间，梁宏正刻苦努力，通读了近200余册古今医籍，尤其是现代名家和其他指导老师的论著，从中吸取了大量临床经验，写下了40余万字的读书笔记，整理了300余份完整医案，主编出版了《随诊余墨》一书，并在国家、省级医学杂志发表论文40余篇。梁宏正完成了系统总结指导老师4万余字的结业论文，并通过了有关专家的论文答辩和考核，以名列前茅的成绩完满出师。

梁宏正就是这样身体力行地从继承、整理、挖掘、发扬一步一脚印走过来的实践者。

3. 业精于勤，重医外功

梁宏正认为，纵观历代有成就的医学家，除其具有深厚的医学理论基础外，还得益于其他多方面的艺术修养，故为医者应如学习书法艺术要重视字外功一样，亦要重视医外功的学习修养。所以，学中医者须习熟古文学，包括诗词歌赋的修养，只有重视中华传统文化的学习，打下文、史、哲等多学科的深厚基础，才能做到博学精研，触类旁通，真知灼见，才能开阔思路，古为今用，真正在中医学治疗中独树一帜。因此，他在刻苦钻研医理之余，常抽空临池，学习书法，其毛笔书法有扎实的功底，曾多次获奖；他诵读经史，探讨易理，陶冶性情，增加造诣，以求将来在中医学上能多作贡献。

（张晓娟整理）

第二章　学术思想

一、流派传承

岭南，指五岭以南，古为百越之地。它位于祖国的南端，属热带、亚热带气候，四季不甚分明，南濒海洋，北靠五岭，大庾岭、骑田岭、都庞岭、萌渚岭、越城岭五条山脉这一自然屏障，使之与中原内地阻隔，形成了独特的地理环境。岭南医学就是在这样一种特殊的地理气候环境下，把中医药学的普遍原则与岭南地区医疗实践相结合，经过漫长的历史岁月逐渐形成起来的地域性医学。岭南医学充分体现了岭南文化的兼容性、开放性和实用性。一方面，岭南医学扎根于民间，应用岭南特有之生草药，以凉茶、汤醴等特有的药膳模式融入百姓生活，发挥养生保健和防病治病作用；另一方面，岭南医学彰显海洋文化之优势，得风气之先，引入"海药"，取西方医学之长，衷中参西，融会贯通，并适应地方疾病谱的变化，在防治伤寒、温病、时疫以及骨伤科、妇科、儿科等疾病方面传承创新，提出新的学术观点，形成新的学说，促进中医学术的进步与专科的发展。

广东肇庆端州梁氏医学系岭南粤西重要学术流派。端州梁氏世家是目前广东省内存留下来为数不多的百年世家之一，其中最具有代表性的大医乃是梁剑波、梁宏正教授。梁剑波教授行医六十载，治愈了许多常见病、多发病，解决了不少急症、重症、危症和奇难杂症，是全国闻名的中医专家。梁宏正教授在全面继承梁剑波名中医学术思想的基础上，创立了自己的中医学术思想，在西江流域闻名遐迩。目前流派传承分为四大支脉，分别分布在以梁宏正教授为代表人物的西江流域，以孙晓生教授为代表人物的珠江流域，以梁葡生、梁宏端名老中医为代表的美国加州及中国港澳台地区。

二、辨病与辨证相结合，广立法，重"神虚"

（一）辨病与辨证相结合

1. 辨病与辨证的源流

近几十年来，随着科技进步，中医学术界在坚持辨证论治的同时，对辨病与辨证进行了重新审视。辨病和辨证的差异性和互补性，使得两者的结合成为必然。实际上，中医学自古以来就一贯重视辨病与辨证的有机结合，只是在不同的历史时期，相应的社会文化背景对医家的认识和诊治疾病的思维方法与模式具有或多或少的渗透与影响，故而有辨病论治或辨证论治孰主孰辅之别。

2. 秦汉时期确立辨病论治原则，产生辨证论治思想的萌芽

《山海经》中记载疾病 38 种，其中以专用病名命名者则有疽、瘿瘤、痹、痔、疥、瘅、疟等 23 种。《五十二病方》中系统载有马不痫、羊不痫、癫疾、蛊、骨疽等 52 种疾病，书中还提到其他病名计约 103 种。《黄帝内经》所记述的病名达 100 余种。《黄帝内经》中，有以病的形式进行讨论的专篇，如疟论、痹论、痿论、咳论、寒热病、水肿、热病等，对所论疾病产生的原因、致病因素作用于人体后所引起的病理变化、病变部位、特点、临床表现、鉴别诊断、治疗及预后等均进行了较为详尽的阐述。《黄帝内经》中仅有的 13 个方剂就是针对疾病而设的，初具专病专方的特点。《素问·至真要大论》谓："谨守病机，各司其属"，其实质即在临证中当周密地进行辨证论治之意。因此从治疗学上而言，整部《黄帝内经》是以辨病论治为主，辨证论治为辅，形成了辨病辨证论治的雏形。

3. 东汉张仲景奠定辨病论治体系下辨证论治的基础

仲景的辨证论治建立在辨病基础之上，并且两者有机地结合在一起。《伤寒论》阐述外感病，提及约 40 个病名；《金匮要略》研究杂病，提出约 160 个病种。《伤寒论》以六经病分类，先列总纲，再按具体病名分类，最后才详尽地分析脉证，包括传变、合病、并病、变证等的演变及预后，并提出具体的治疗方案、方药和服法等，脉络清晰，一目了然，完全在辨病基础上进行辨证论治。疾病辨清之后，仲景多选择 1~2 个主方施治，如太阳病用桂枝汤、麻黄汤，少阳病用小柴胡汤，阳明病用白虎汤、承气汤，太阴病用理中汤，少阴病用四逆汤等，再细则需进一步辨证论治，但一般多以主方加减化裁成新方。按岳美中先生所言，《伤寒论》在具体治疗中，某病以某方主之，即为专病专证专方之意。《金匮要略》则更明确，大多数是辨具体的疾病，所有疾病首先辨病，然后辨证，因此岳美中认为《金匮要略》是在专病专证专方专药基础上进行辨证论治的著作。

4. 晋唐时期继承与发展辨病论治

唐代孙思邈《备急千金要方》既有辨病论治，按病列方，也有在辨病基础上辨证论治，按证列方。唐代王焘《外台秘要》也是如此，既有辨病列方，又有分证列方。《备急千金要方》与《外台秘要》在专病专证专药方面较之仲景更有所发展，在专方专药基础上随证加减，以应常中之变。

5. 宋金元明清时期确立辨证论治核心地位

明代孙志宏的《简明医彀》中对 200 余种各科病证各列出主方一项，成为典型的

辨病论治专书。清代张璐在《张氏医通》的卷十三至卷十五中，列出内、外、妇、儿诸科各病专方。

清代徐灵胎在《兰台轨范》序中讲道："欲治病者，必先识病之名，能识病名，而后求其病之所由生。又当辨其生之因各不同而病状所由异，然后考其治之之法。一病必有主方，一方必有主药。或病名同而病因异，或病因同而病症异，则又各有主方，各有主药。千变万化之中，实有一定不移之法，则或有加减出入而纪律井然。"

然而，辨病施治的中医病名多数难以反映疾病的本质，也难以指导制订有效的治法方药，随着时间的推移，弊端渐露。宋金元时期医家对疾病具体特性的研究衰减了，而思辨、领悟、以不变应万变的思维方式重新占了上风。

6. 近现代医家重新审视辨病与辨证

赵锡武指出：有疾病而后有症状，病者为本，为体；证者为标，为象。病不变而证常变，病有定而证无定，故辨证不能离开病之本质。金寿山强调辨证论治的枢机是病为纲，证为目。他在《金匮诠释》中指出：能辨证而不识病，可谓只见树木不见森林，在诊断上缺乏全局观点，在治疗上会毫无原则地随证变法；当然只识病而不辨证，也就是只见森林不见树木，诊断上虚实不分，治疗上实实虚虚，损不足而益有余。岳美中也指出：病者本也，体也；证者标也，象也。有病始有证，辨证方能识病，识病后可以施治。他曾就那种认为只要运用四诊八纲确定证候，便可有是证用是方，不必问其究竟是何病的观点，指出尚应重视辨病，以了解各种疾病的基本矛盾和特殊性问题。因为每一种疾病的基本矛盾是决定疾病的发生、发展和预后的，至于证候之寒热表里虚实等，虽然也能从不同角度反映出疾病的本质，但一般皆是从属于基本矛盾的。

7. 梁氏辨证求因、循因索源、辨病与辨证相结合

梁宏正认为，"起病之因，便是病本"，《素问·至真要大论》"必伏其所主，而先其所因"的教导，临床上通过寻找致病原因，以求制订的治疗措施切中肯綮。中医学的各种辨证均以脏腑辨证为核心。无论何病，寻因溯源，最终均落实到脏腑，所以临床辨证当以脏腑辨证为先。在重视脏腑辨证同时，也应善用六经辨证及气血津液辨证等其他辨证方法。梁宏正自称自己为"圆通派"，即不同疾病使用不同的辨证方法，同一种疾病既可使用一种辨证方法，也可数种辨证方法同时运用，即所谓"圆通辨证"。

（1）谨守病机，各司其属：梁宏正认为运用中医理论进行辨证，当谨守病机，既不悖于前贤理论，又要有所分析创新，凡治病要各司其属，令其调达，以致和平。现代人由于生活缓解的改善，尤其是慢性疾病，病机多复杂，梁宏正提出多机因多病机的说法，辨证上应从多机因多病机入手。如治疗前列腺炎尿频，治疗上可有补肾扶正、清热祛湿、行气化浊、活血化瘀、养阴安神等辨证施治之法，用方可选用六味地黄汤、四妙散、四逆散、血府逐瘀汤、正心宁神汤（梁氏自拟验方）等方剂。

（2）辨病与辨证相结合：梁宏正在临床诊疗中也非常重视辨别疾病。正如《兰台轨范》序中曰："欲治病者，必先识病之名，能识病名，而后求其病之所由生。又当辨其生之因各不同而病状所由异，然后考其治之之法。一病必有主方，一方必有主药。或病名同而病因异，或病因同而病症异，则又各有主方，各有主药。千变万化之中，实有一定不移之法，则或有加减出入而纪律井然。"首先是明确疾病的名称，其次是辨清主要病因病机，最后是抓住主要证候，综合考虑形成相对固定的治法和方药，因为虽然病因和临床表现的不同，但无论疾病如何变化，都有最基本的规律（基本病机）贯穿疾病的始终，故治疗上应辨病与辨证相结合。

如狼疮性肾炎属于中医学"温毒发斑""红蝴蝶疮""水肿""虚劳"等范畴。梁宏正教授认为本病属于"伏气温病"，病机多为禀赋不足、肝肾亏虚、气阴两虚，正不胜邪，邪毒乘虚而入，导致热毒灼津，津液耗伤，气血失和，脏腑亏虚，筋脉瘀阻而发病。其早期多为热毒入血，血热炽盛而致发斑，后期多因热毒耗伤阴血而出现气阴不足之证。梁宏正根据对狼疮性肾炎病因病机的认识，在临床上常从热毒、瘀血、阴虚方面论治，当临床上出现舌脉不符的表现时常舍脉从病，从病论治，常用治法有清热解毒、凉营化瘀、补益肝肾，常用方剂有五味消毒饮、清营汤、犀角地黄汤、参芪地黄汤等。

（二）重视"神虚"辨证，倡"五脏神虚"论治

1. "神"的含义

神的原始含义是指天神，即天地万物的主宰，《说文解字》中说"神，天神，引出万物者也"。《中国大百科全书·哲学》中说"神，最初指主宰自然界和人类社会变化的天神，后来经过《易传》和历代易学家、哲学家的解释，到张载和王夫之，演变为用来说明物质世界运动变化性质的范畴，成为内因论者反对外因论的理论武器"，此处的神被抽象为天地万物运动变化的规律，变化的依据在于自身运动。从中医学角度方面来看，《素问·八正神明论》云："岐伯曰：请言神。神乎神，耳不闻，目明心开而志先，慧然独悟，口弗能言，俱视独见，适若昏，昭然独明，若风吹云，故曰神。"而《黄帝内经》中神有两层含义，一是神在自然界中的含义，是指自然界的物质运动及变化规律，如《素问·阴阳应象大论》中曰"阴阳者，天地之道也，万物之纲纪，变化之父母，生杀之本始，神明之府也"，说明阴阳相互作用产生的变化称之为"神"，神便寓于阴阳的各种变化中；二是指人体生命活动的外在表现和人的精神活动，即所谓"狭义之神"，包括七情、五志等，如《素问·宣明五气》认为"心藏神"，《灵枢·本神》认为"心藏脉，脉舍神"，精气神学说认为精气神是人之"三宝"，神与精、气共

同构成了相对独立于脏腑、解释生命活动的概念体系，是人体生命活动的三大要素，是人体生命活动的根本。

2. 梁氏对"神"的认识

结合以上对神的认识，我们可以认为中医学所谓的"神"大部分情况下是作为与"形"相对应的概念来加以阐释的，从广义来说是规律、是法则，狭义来说是精神意识、思维活动，是人的各种生命活动的外在表现。梁宏正教授认为人神有先天有形和后天无形之神的区分。其中先天有形之神来自于父母之精，即《灵枢·本神》所谓"两精相搏谓之神"，梁宏正认为其为有形之神，可称为"阴神"。后天无形之神来源于天地气味，正所如《素问·六节藏象论》"天食人以五气，地食人以五味……味有所藏，以养五气，气和而生，津液相成，神乃自生"，此神乃气味相合生神，此神无形，无形为阳，亦称"阳神"。天之六气与地之五行均为阴阳化生，所谓"阴阳不测谓之神"。人所吸入的天气和食入的五味和合所生之气为真气，俗称丹田之气，也可称为神气。先天父母遗传为有形之体，后天自然天地气味为无形之用，先后天结合乃形成人这个生命之体。故保健治病，谓之"全神养真"。疾病致病无非气血津液、脏腑等有形物质和情志、思想等无形之物发生病变，有形之邪致病谓之"阴神虚"，无形之邪致病谓之"阳神虚"，以上两邪综合概括即梁宏正所认为之"神虚"。

3. "五脏神虚"论

五脏和"神"关系密切，五脏藏神理论起源于《黄帝内经》。《素问·宣明五气》认为五脏藏五志："脏者，人之神气所舍藏也。故肝藏魂，肺藏魄，心藏神，脾藏意与智，肾藏精与志也。肝藏血，血舍魂，肝气虚则恐，实则怒。脾藏营，营舍意，脾气虚则四肢不用，五脏不安，实则腹胀经溲不利。心藏脉，脉舍神，心气虚则悲，实则笑不休。肺藏气，气舍魄，肺气虚，则鼻塞不利少气，实则喘喝胸盈仰息。肾藏精，精舍志，肾气虚则厥，实则胀。五脏不安。必审五脏之病形，以知其气之虚实，谨而调之也。"《黄帝内经》中也曾说："故生之来谓之精，两精相搏谓之神，随神往来者谓之魂，并精而出入者谓之魄，所以任物者谓之心，心有所忆谓之意，意之所存谓之志，因志而存变谓之思，因思而远慕谓之虑，因虑而处物谓之智。"中医学认为，人体五脏与五神的关系是心藏神、肺藏魄、肝藏魂、脾藏意、肾藏志，所以称五脏为"五神脏"。五脏与五志的关系为心在志为喜，肝在志为怒，脾在志为思，肺在志为忧（悲），肾在志为恐（惊）。故五志有病多责之五脏，五脏等有形之邪的病变也可影响五志，二者相互关联相互影响，有形之邪、无形之邪病机错杂，即阴神和阳神发病，可称为"五脏神虚"证。治疗上，从"神虚"辨证，既是从"阳神、阴神"方面辨证，亦可以从"五脏神"分别辨治。

（1）心神虚：中医学发展至今，传统理论均认为"心"和"神"关系密切。

从阳神，也即无形之神来看，《灵枢·大惑论》谓"心者，神之舍也"，《素问·本病论》"心为君主之官，神明出焉，神失守位，即神游上丹田，神既失守，神志不聚"，《灵枢·天年》中曰"血气已和，营卫已通，五脏已成，神气舍心，魂魄毕具，乃成为人"。由以上可知，神居住在意识之心，神明为意识之心的功能。而《灵枢·口问》"人之哀而泣涕出者，何气使然？岐伯曰：心者，五脏六腑之主也；目者，宗脉之所聚也，上液之道也；口鼻者，气之门户也。故悲哀愁忧则心动，心动则五脏六腑皆摇，摇则宗脉感，宗脉感则液道开，液道开故泣涕出焉。液者，所以灌精濡空窍者也"，说明了人的悲欢离合、喜笑忧愁等神志活动和心有着密切的联系。

从有形之神，也即阴神来看，《灵枢·经脉》中曰"心者，脉之合也"，且"心主血脉""脉舍神"，《素问·脉要精微论》中说"脉者，血之腑也"，说明了心与脉管相连，脉管为血液运行的通道，心能推动血液在脉管中运行，故神是以血作为物质载体存在的。而《素问·脉要精微论》"心病者，胸中痛"，《素问·脏气法时论》"心痹者，脉不通，烦则心下鼓"，则说明了血脉不利则见胸痛、心烦等不适，也即阴神有病则可见胸闷心悸等心脏不适的症状。

综上，心神虚可见心烦、心慌、心悸、胸闷、胸痛等表现。治疗方面，阳神辨证用方可予正心宁神汤（梁宏正自拟验方）加减。阴神辨证用方，兼疲倦、四肢乏力、舌淡脉弱者，可予归脾汤加减；若以胸闷痛为主，舌暗脉涩，可予血府逐瘀汤加减；若兼气促、舌淡苔白腻，可予苓桂术甘汤加减等。

（2）脾神虚：《素问·阴阳应象大论》中曰"思伤脾"，脾在志为思，若思虑太过，甚至空怀妄想，所欲不遂，即所谓无形之神，也即阳神有病，可导致气机郁滞，进而影响脾的运化升清，从而出现精神焦虑、多思多想、脘腹满闷、纳差等症状。

《素问·六节藏象论》云"天食人以五气，地食人以五味……味有所藏，以养五气，气和而生，津液相成，神乃自生"，此神乃气味相合生神，此神有形，亦称阴神。人所吸入的天气和食入的五味和合所生之气为真气，俗称丹田之气，表现于外即为神气。脾虚而运化水谷能力减退，水谷精微不能化生注入丹田，故神气缺乏，对外则表现为精神疲倦、四肢乏力、面色萎黄、脘腹满闷、食欲减退、大便质烂、舌淡苔薄、边有齿痕、脉沉缓弱等。脾胃作为气机升降的枢纽，对整个机体气机的升降出入有着密切关系。人作为一个生命体，神的各种活动均是在脾胃这个后天之本的功能上衍生出来的，故可谓"脾神"是"五脏神"的基础和关键。

治疗上，脾阳神虚可选用逍遥散、柴胡类方等加减用药，脾阴神虚可选用归脾汤、参苓白术散、理中汤、香砂六君子之类加减用药。

（3）肝神虚：肝为将军之官，主谋虑，藏魂，且主疏泄藏血。肝气失于调达，则周身气机不畅，情志郁结，气血郁滞，三焦不通；肝藏血功能异常，则会出现血虚及出血的病变。故肝神虚，从阳神方面辨证，也是说从情志方面辨证，肝气郁滞，情志不畅，可见胸胁满闷、嗳气叹息、闷闷不乐、纳眠差、舌淡苔白、脉弦等，用方可予柴胡类方加减；从阴神辨证，即从肝除情志以外的生理功能辨证，可存在肝阴不足、肝肾亏虚、肝阳上亢等，症状可见头晕眼花、耳鸣、目涩、筋骨痿软、舌红、苔黄或少、脉弦细等，用方可予一贯煎、调肝汤等方加减。

（4）肺神虚：《素问·宣明五气》云："肺藏魄……肺藏气，气舍魄，肺气虚，则鼻塞不利少气，实则喘喝胸盈仰息。"《灵枢·本神》中又云："随神往来者谓之魂，并精而出入者谓之魄。"现代心理学认为，与生俱来的、本能的、偏于抑制的精神活动叫魄，它是以机体功能为基础的。而肺作为魄的主要容器，其功能和特性是魄产生的基础，亦即是"肺神虚"产生的物质基础，故肺功能的异常和病变，尤其是久病顽固不愈的都可理解为"肺神虚"，如肺胀、喘证等病都可辨证为"肺神虚"，用方可予百合固金汤、七味都气丸等。

（5）肾神虚：《灵枢·本神》曰"两精相搏谓之神"。肾藏精，主生殖。父母之精结合产生了人，生而知之后肾阴、阳、气、精继续滋养着整个机体，维持着人这个生命体的整个生命活动，故曰肾是神产生的源泉和原动力，肾充则神充，肾虚则神虚，而肾气、阴、阳、精不足则都可导致肾的功能失调，先天之本失养，亦称"肾神虚"。在情志方面，肾藏志。志也有广义和狭义之分，现代心理学认为广义的"志"即广义之"神"，是神志活动的总结；狭义的志即动机和意志，统属于人的精神活动，是无形之神。梁宏正认为肾神虚还当重视"肾在志为恐"，临床如受惊吓引起"恐伤肾"的疾病，如惊厥、癫痫等皆可从"肾神虚"论治。肾神虚在治疗上当辨证论治，用方辨证选用地黄汤类、交泰丸、还少丹、三才封髓丹、潜阳丸、引火汤等。

综上，"神"和五脏密切相关，其中心为君主之官，是五神脏的核心；肾、脾为后天之本，为神产生的基础和源泉；肝、肺为魂魄之使，协调着神的功能。"神"是人体全部生命活动及在此基础上产生的各种功能，是由各脏腑相互配合协调共同完成的。所以梁宏正认为临床上许多慢性病、疑难病均可从"神虚"进行论治，通过调"神"而取得临床疗效。

（三）医案举隅

医案一

伦某，男，30岁，2014年10月初诊。患者半年前开始出现失眠多梦，夜间易醒，醒后难以入睡，伴咽干，梦多，时有梦遗，尿频，大便可，舌暗红，苔薄白，脉弦细。

其辨为"心神虚",治以养阴调神、宁心安神,方以正心宁神汤(梁氏验方)加味:玄参15g,桔梗10g,五味子10g,延胡索12g,丹参12g,远志6g,生地黄15g,党参15g,熟地黄15g,柏子仁10g,麦冬15g,茯苓15g,炒酸枣仁15g,白芍15g,浮小麦15g,合欢皮15g,首乌藤15g,龙骨30g,牡蛎30g,莲子15g,知母15g,百合15g。5剂。

2015年2月7日二诊:药后患者多梦、咽干改善,仍尿频、梦遗,中药汤剂调整如下:玄参15g,桔梗10g,五味子10g,延胡索12g,丹参12g,远志6g,生地黄15g,党参15g,熟地黄15g,柏子仁10g,麦冬15g,茯苓15g,炒酸枣仁15g,白芍15g,浮小麦15g,合欢皮15g,首乌藤15g,龙骨30g,牡蛎30g,山茱萸15g。5剂。

2015年3月2日三诊:患者诉上症明显改善,予守方(5剂)巩固疗效。

医案二

张某,女,46岁,1991年6月1日初诊。患者原因不明呃逆半年多,终日气上喉呃逆不绝,声低而频,经中西药多方治疗未见效果,近来更是形体消瘦,精神疲乏,经常彻夜难眠,气短心悸,目布红丝,呃逆时进食则呛,甚为痛苦,舌淡苔白,脉细弱。其辨为"脾神虚",针对病因,法拟补益心脾调神,和胃降逆止咳,予归脾汤合丁香柿蒂汤化裁,一以补益心脾以治其本,二以温中降逆以治其呃。处方:黄芪20g,白术10g,茯苓12g,党参15g,炙甘草5g,酸枣仁12g,木香5g,丁香3g,柿蒂30g,赭石30g,龙骨30g,沉香5g,大枣4枚,生姜3片。7剂,每日1剂,水煎服。

1991年6月8日二诊:服药1周,患者呃逆渐平,唯久久始有一二声,夜已能睡三四小时,精神好转,胃纳增加,舌脉尚无变化,既效不更方,守原方继服14天,之后诸症悉除,身体亦有所改善。

医案三

李某,女,50岁,2015年3月26日初诊。患者以胸闷心悸不适为主诉,自诉心慌,呈阵发性,眠差,健忘,夜尿正常,既往有高血压病史,目前血压160/90mmHg,舌淡,苔白腻,脉细弱。其辨为"心神虚",拟方归脾汤加减:党参20g,茯苓15g,白术15g,黄芪20g,当归10g,远志10g,酸枣仁30g,木香6g,龙眼肉15g,炙甘草6g,大枣10g,龙骨30g^(先煎),牡蛎30g^(先煎),合欢皮10g,首乌藤15g,浮小麦15g,麦冬15g,五味子10g。7剂痊愈。

医案四

袁某,女,15岁,某初中学生,2001年6月11日初诊。陪同家人代诉,患者2个月前某夜晚自修返家,路上发生抢劫案,当即受惊吓昏倒,被人救醒送回家中后出现惊恐、全身颤抖、惊叫、畏见生人、声响时有幻觉、夜不能寐等症,经精神病院确诊为紧张型精神分裂症，被迫辍学，予中药治疗 3 个月，疗效欠佳。梁宏正诊时见其面容惨白，两目无神，畏见生人，蜷缩不语，舌淡，苔白腻，六脉沉细尺弱。视前医或作涤痰，或作安神，病无大效。细询其细节，家人谓病之初期夜间遗尿，现白天一紧张就会尿频。结合脉症，此乃"恐伤肾"所致，辨证为"肾神虚"。正如《灵枢·本神》所说"神伤则恐惧自失"也，该患者情志之伤初则伤神，继则引起五脏气机紊乱，肾气失于气化，故膀胱失约束而出现遗尿、尿频诸症，故以温补肾阳、摄精宁神为治，予以附桂八味汤合缩泉丸加减：制附子 6g$^{(先煎)}$，肉桂 3g$^{(焗服)}$，熟地黄 20g，山茱萸 15g，山药 30g，茯苓 12g，泽泻 12g，牡丹皮 12g，乌药 10g，益智仁 10g，桑螵蛸 15g，巴戟天 15g，远志 6g，龙骨 30g$^{(先煎)}$，牡蛎 30g$^{(先煎)}$。

服药 1 周后，患者精神萎靡不振好转，尿频尿急明显减少，舌淡红，苔薄白，脉细弱，处方：制附子 6g$^{(先煎)}$，肉桂 3g$^{(焗服)}$，熟地黄 20g，山茱萸 15g，山药 30g，茯苓 12g，泽泻 12g，牡丹皮 12g，乌药 10g，益智仁 10g，桑螵蛸 15g，巴戟天 15g，远志 6g，龙骨 30g$^{(先煎)}$，牡蛎 30g$^{(先煎)}$，菖蒲 30g，益智仁 20g，生铁落 30g$^{(先煎)}$。

连服 14 剂后，患者诸症大减，畏生人畏响声好转，能主动与人交流接触，脸时露笑容，尿频已愈，嘱停服所有镇静西药，上方加紫河车 15g、以鹿角霜 15g 以大补精血。2 周后，患者诸症基本消失，改归脾汤以巩固疗效。前后治疗 2 个月，该患者病得痊愈，后恢复学业。

三、治病顾护正气，重视体质辨证

（一）《黄帝内经》扶正治则

《黄帝内经》强调虚人即便施用补法也不可贸然补之，要慎之又慎；重症虚人甚至忌用针治，以免稍有不慎而再伤正气，犯虚虚之戒。实证施用泻法本正当其所，然"大实"之人（邪气太盛之时）不可猝然强攻，唯恐伤及正气，这就是《黄帝内经》在疾病治疗中一贯倡导的顾护正气的思想。《素问·五常政大论》论述道："大毒治病，十去其六；常毒治病，十去其七；小毒治病，十去其八；无毒治病，十去其九；谷肉果菜，食养尽之。无使过之，伤其正也。不尽，行复如法。"其明确指出治病当注重人体正气的维护。

（二）六经病证扶正原则

六经病证中，三阳病为实，三阴病为虚。大多数病证都是虚实互见，攻邪须顾正气，扶正亦不可忘记邪气。实证邪盛常耗损正气，虚证正虚，邪气滞留亦可转成邪实。因此，三阳病治疗中应注意保护正气，三阴病治疗中亦应注意祛邪。如太阳病是邪侵而正不衰，治法是发汗解表，以祛在表之风寒。但在方中配用扶正之品，可免伤正气。

太阳中风为"营卫不和",治用桂枝汤调和营卫,并喝热稀粥以滋汗源、助药力,使之转为营卫协调。太阳伤寒习惯称为"表实证",观条文并无虚象,却于方中配用"补少气,少津液,身中不足"的炙甘草,与桂枝组成桂枝甘草汤以辛甘化阳,保护心肾之阳气。仲景还强调其服法:"服已须臾,啜热稀粥一升余,以助药力,温覆令一时许,遍身絷絷微似有汗者益佳,不可令如水流漓,病必不除。若一服汗出病差,停后服,不必尽剂。"

(三)梁宏正扶正思想

梁宏正认为,人体在患病过程中,正气为本,邪气为标。治病的目的在于祛除邪气,保护正气。因此,攻邪的同时,应时时注意勿伤正气。在临证中,"虚则补之、实则泻之"的治疗原则是指导治疗的不二准则。然而临床中疾病变化多端,病情错综复杂,如果医者守株待兔、墨守成规,不知灵活变通,那么稍有不慎反会更伤正气,因此在疾病治疗过程中对大法大则尺度的把握以及随证变通的灵活性就显得尤为重要。梁宏正在临证中特别注意对脾肾先后天之本的顾护。

梁宏正认为,中医脏腑学说是中医基础理论之精华,故历代医家乃至近代名医均重视脾胃"后天之本"与肾"先天之本"的临床研究,此亦是"治病必求于本"的体现。明代张介宾说"人始生,本乎精血之源,人之既生,由乎水谷之养。非精血无以立形体之基,非水谷无以成形体之壮,精血之司在命门,水谷之司在脾胃,本赖先天为之主,而精血之海又必赖后天为之资。"脾胃健旺,水谷精微化源充盛,则精气充足,脏腑功能强盛,神自健旺。脾胃为气机升降之枢纽,脾胃协调,可促进和调节机体新陈代谢,保证生命活动的正常进行。脾胃生化功能正常,肾之精气充足,肾阳温煦功能强大,五脏六腑乃至机体每一部位均得先后天之充养与鼓动,则病无以生,反之病常缠身。人体一旦患病,若然脾肾不虚,病易向愈,反之病留难去,甚或病深不治。梁宏正指出中医的治疗目的是治人,如肿瘤病者更当留人治病,即此道理。正如《素问·平人气象论》云:"人无胃气曰逆,逆者死。"《素问·平人气象论》云:"人以水谷为本,故人绝水谷则死,脉无胃气亦死。"《景岳全书》指出:"胃强则强,胃弱则衰,有胃则生,无胃则死,是以养生家必当以脾胃为先。"

梁宏正认为,肾阴肾阳为元阴元阳,是人体生命活动的物质基础与动力。肾之本不虚,则人体生命活动正常,即使染疾,亦不易加深,反而会易于向愈;反之则病易深,甚则累及他脏,变生他证。

1. 实脾固肾平哮喘

梁宏正认为,哮喘为反复发作之病,当急性发作控制后进入缓解期时,为巩固疗效,防其发作,当实行扶正治疗。根据《金匮要略》"四季脾旺不受邪""肾主纳气"

之指导思想，缓解期当以健脾益气、补肾固纳为主，可予参苓白术散、陈夏六君子汤、金水六君煎加蛤蚧、海马、款冬花、紫苏子等以培土生金，实脾益肺。此外，还当注意虚中有实的情况，即脾虚湿内自生，应补而不壅；扶正不碍邪，使滋而不腻。补中兼疏，方有利于提高扶正固本方药的效果。如患者孙某，女，退休工人，患哮喘10年，逢冬春季宿疾屡作，入院治疗，诊断为哮喘急性发作、肺气肿合并肺部感染，中医辨证为风寒冷哮，治予温肺散寒、豁痰平喘。服药2周后，患者喘咳已靖；继进固本除根治疗，以求远期疗效，改投人参蛤蚧散加减，以温补肾阳、纳气固督，半月后诸恙悉除；随访至今，即遇寒冬，亦未见复发。

2. 调脾补肾治肾病

慢性肾病不论水肿、关格、血尿、蛋白尿，不论肾活检为何型肾病，均可从脾从肾论治。水肿脾肾虚者常用参苓白术散、实脾饮、金匮肾气汤，而经验方肾综固本汤、肾炎固本丸、益气启脾丸、参芪健脾糖浆更是经科研验证之有效方药。中药配合西药治疗原发性肾病综合征更加重视此主张，西药激素使用初期，中药必用温肾健脾益气之品，以祈加快激素起效；当激素撤减至小剂量及维持量时，常规应用健脾益气温肾助阳之品，可促进内源性激素的产生，防止激素减量时疾病复发。如为肾性贫血，亦可加小海马、紫河车、蛤蚧等血肉有情之品治疗。对于石淋的治疗，梁宏正认为，利湿通淋排石之药物每多易伤正气，久服或量大则会出现疲倦、腰膝酸软、头晕、口淡等症状，因此应在排石处方中多加用益气补肾药，如黄芪、党参、白术、茯苓、淫羊藿、杜仲、牛膝、菟丝子等。

3. 肝病重旺脾

《金匮要略》云："夫治未病者，见肝之病，知肝传脾，当先实脾，四季脾旺不受邪，即勿补之。中工不晓相传，见肝之病，不解实脾，惟治肝也。"五行生克理论认为木克土，肝木得病，为防其累及脾土而产生变证，当辅以健脾益气之剂。根据上述理论，梁宏正在治疗肝病时，每多加用健脾益气之法，配以相应之剂，常用参苓白术散为基础以配方，而经验方抑阳转阴汤与院内制剂护肝丸、益气启脾丸、参芪脾糖浆即在此理论的指导下而立，经临床科研验证对肝病的治疗、预防变证的发生有不错的效果。

4. 慢病护正擅药膳

梁宏正认为，慢性疾病患者因邪气留恋，正气与之持久抗衡而会渐虚，脾胃受纳运化之力减弱，加之服药日久，多有厌恶者，甚或望而生畏，恶心欲呕，难持之。民间虽有"良药苦口"之说，但遇上述患者则恐难如意。此时，可口而兼药效之药膳即为极佳的治疗补充。

药膳使用的多为药食两用之品，由药物、食物和调料三部分组成，既保持了药物的疗效，又有食物的色、香、味等特性，可谓"良药可口，服食方便"。《素问·脏气法时论》曰："五谷为养，五果为助，五畜为益，五菜为充。"梁宏正认为，药膳是"寓医于食"，既将药物作为食物，又将食物赋以药用，药借食力，食助药威，二者相辅相成，相得益彰；既具有较高的营养价值，又可防病治病、保健强身、延年益寿。但梁宏正强调一定要辨证施膳。梁宏正在临床上根据不同的疾病、不同的证型制订了不少的药膳处方，颇受患者欢迎，且疗效不错。

（四）重视体质辨证

梁宏正对于疾病的辨证不拘一格，自称为"圆通派"，喜圆通辨证，教导学生临床在辨证时，从大的方面讲，应结合司天运气变化，从具体来讲，应把辨病、辨证、辨人结合起来，只有把这些因素全部融会贯通，才真正掌握诊病的精髓。而所谓的辨人，亦即所谓的个体化，从根本上来说，即是重视体质辨证。

1. 体质的强弱决定了疾病的易感性及转归

正如《素问·评热病论》所云："邪之所凑，其气必虚。"《灵枢·论勇》说："有人于此，并行并立，其年之长少等也，衣之厚薄均也，卒然遇烈风暴雨，或病或不病，或皆病，或皆不病，其故何也？"此因薄皮弱肉，不胜四时之虚风；皮厚肉坚，不伤于四时之虚风。人体感受致病因素后是否发生疾病，主要取决于人体正气（体质）的强弱。体质强壮，正气充足，不易发病；体质虚弱，外邪易侵，百病丛生。故体质的强弱决定着发病与否及其转归。除此之外，性别、年龄、情志因素、饮食习惯等也是导致疾病发作的主要因素。

2. 体质属性决定着疾病的属性及转化

人体由于五脏结构和功能的差异，以及阴阳寒热之偏颇，决定了个体不同的寒热虚实体质，如传统上所区分的"平和质""痰湿质""阴虚质""阳盛质"等体质。因体质不同，人体对各种致病因素的反应性不同，故感受病邪后，可出现化热、化燥、化风、化寒、化湿等不同证候的转化。如感受寒邪后，可表现为"太阳中风证""太阳伤寒证"等不同表现，甚至有人表现为"气虚证"及"阴虚证"等表现；少阳病变，根据体质既可寒化，也可热化，故少阳病既可用乌梅丸方也可用大柴胡汤方，即因寒化热化不同而用方不同而正如《医宗金鉴·订正伤寒论注》云："六气之邪，每从其人之脏气而化，故生病各异者，何也？盖以人之形有厚薄，气有盛衰，脏有寒热，所受之邪，每从其人之脏气而化，故生病各异也，是以或从虚化，或从寒化，或从热化……"

3. 体质属性决定着方药治则

在用药方面，因体质不同，遣方用药亦不同。如痰湿肥胖患者感受风邪咳嗽，治疗上在祛风止咳的基础上常合用健脾祛湿之品，如陈皮、法半夏之类。同为热秘患者，体质强壮者治以清热攻下通便，体质虚弱者在清热通便的同时，需固护脾胃以免攻伐太过而耗伤正气。

4. 医案举隅

陈某，女，30 岁，因月经周期延迟半年于 2018 年 8 月 3 日就诊。患者半年前开始出现月经周期延迟，每次月经周期延迟 10 天以上，甚至两月行经一次，行经期腰酸乏力，平时夜尿频，双膝关节及脚板时有疼痛，吹空调后膝痛及脚板疼痛会持续加重，就诊时末次月经日期为 7 月 20 日。查体：患者体型稍肥胖，舌淡，苔白腻，边有齿痕，脉沉弱，双尺脉无力。辨证考虑患者肾水不足，血海空虚无以化源则致月经延迟且经量偏少，但结合患者怕冷及体型稍肥胖，体质为寒湿体质，再结合本阶段运气主气为太阴湿土，客气为厥阴风木，故予处方参芪地黄汤合静顺汤（明代陈无择戊戌年司天运气方）加味：黄芪 20g，太子参 20g，熟地黄 20g，怀山药 30g，山茱萸 15g，茯苓 15g，泽泻 15g，牡丹皮 12g，制附子 6g[先煎]，防风 10g，木瓜 15g，牛膝 15g，诃子 10g，干姜 3g，炙甘草 5g。7 剂。

2018 年 8 月 13 日二诊：患者诉双膝关节及脚板疼痛较前明显缓解，怕冷较前改善，继续予上方 10 剂。

2018 年 8 月 20 日三诊：患者诉中药尚未服完本月月经已于昨日来潮，嘱经后继续口服尚未服完之中药。

四、百病皆归于"脾"，擅用"归脾法"

（一）源流和发展

我国朴素唯物主义哲学认为"土为万物之母"，提出"土爰稼穑""四象五行皆藉土""土载四行，以生万物"的理念。中医藏象理论通过比类取象，将脾在机体的生理功能归属于土。《素问·玉机真脏论》云："脾脏者，土也，孤脏，以灌四旁者也。"《素问·太阴阳明论》云："脾者，土也，常以四时长四脏。"《医宗必读·肾为先天之本脾为后天之本论》有云："后天之本在脾，脾为中宫之土，土为万物之母。"脾脏对心、肝、肺、肾四脏的形成、发育、生理功能有着至关重要的影响，故亦可以谓"脾为五脏之母"。

先秦以前，人们已经逐渐认识到脾的重要性，如《韩非子·五蠹》有云"民食果蓏蚌蛤，腥臊恶臭，而伤害腹胃，民多疾病。有圣人作，钻燧取火，以化腥臊，而民说之"，记载了人们已经意识到改变饮食方式可以保护肠胃。《黄帝内经》《难经》时期，医家通过对脾的原始解剖首次提出脾的形态，如《难经·四十二难》曰："脾重二斤三两，扁广三寸，长五寸，有散膏半斤，主裹血，温五脏，主藏意。"在此基础上，关于脾的生理、病理等理论逐渐形成。脾胃理论作为中医学的核心理论之一，至此开始逐渐发展并完善，成为中医理论学说的重要内容之一。李杲也因此撰写了《脾胃论》，开创了补土学说。明清时代诸多医家也认为"脾胃壮实，四肢安宁；脾胃虚弱，百病蜂起"，其中李中梓提出"脾为中宫之土，土为万物之母"等。

（二）经典相关论述

《素问·灵兰秘典论》"脾胃者，仓廪之官，五味出焉"是对脾胃纳运功能的高度概括。

《素问·经脉别论》"饮入于胃，游溢精气，上输于脾，脾气散精，上归于肺，通调水道，下输膀胱。水精四布，五经并行"，全面系统地描述了水谷精气的输布过程。

脾主肌肉，《素问·痿论》曰"脾主身之肌肉"，《素问·阴阳应象大论》指出"脾生肉"。

《灵枢·脉度》言"脾气通于口，脾和则口能知五味矣"，《素问·阴阳应象大论》中称"脾主口……在窍为口"，把脾与人体的外窍联系起来。

《素问·阴阳应象大论》中还提出脾"在志为思"，肯定了脾与精神活动方面的联系。

《金匮要略》"四季脾旺不受邪"，重视脾作为后天之本的作用。

李东垣认为"人以胃为本""脾胃一伤，五乱互作"以及"治肝、心、肺、肾，有余不足，或补或泻，唯益脾胃之药为切"。吴崑在《医方考》中指出："治杂病者，以脾胃为主。"《慎斋遗书》云："诸病不愈，必寻到脾胃之中，方无一失。"以上论述皆强调了脾在脏腑中的重要地位。

清代医家黄元御在《四圣心源》中指出："祖气之内，含抱阴阳，阴阳之间，是谓中气。中者，土也。土分戊己，中气左旋，则为己土；中气右转，则为戊土。戊土为胃，己土为脾。己土上行，阴升而化阳，阳升于左，则为肝，升于上，则为心；戊土下行，阳降而化阴，阴降于右，则为肺，降于下，则为肾。肝属木而心属火，肺属金而肾属水。是人之五行也。"其高度概括了脾与其他四脏生理上的相互联系，提出了脾气滋生心、肝、肺、肾的生理功能，强调了脾胃在五脏之中的主导地位和治病调补脾胃的临床意义。

（三）脾的生理功能

结合以上论述，从解剖学上看，脾与胃以膜相连，扁似马蹄，位于中焦，五行属土，为仓廪之官。其主要的生理功能是主统血、主肌肉、主四肢；开窍于口，喜燥恶湿；主运化水谷，其气宜升；与胃相辅相成，相互为用，共同运化水谷，转输精微物质，升清降浊，以生血、统血，滋养四肢百脉，濡养脏腑经络。故脾气健运则心有所主，肺行治节，肝得疏泄，肾能封藏；如若脾失健运，气血无以化生，则正气渐虚，邪气必凑，以致心无神明，肺失治节，肝不得疏泄，肾精不得其藏，机体卫外功能开始下降，故百病始生。

（四）归脾汤的含义及应用

1. 归脾汤的含义及应用

归脾汤本方出自南宋严用和所著之《严氏济生方》。本方从心脾两脏治疗，方中以黄芪、人参、白术、甘草之甘温补脾益气；以酸枣仁、远志、茯神宁心安神，当归、龙眼肉补血养心；用木香行气舒脾，以使补气血之药补而不滞，更能发挥其补益之功。就全方的配伍特点来看，本方虽是心脾同治，但重点在治脾，因为脾是气血化生之源，补脾即可以养心，且脾气得补，则血行得到统摄，方能引血归脾，其方名为"归脾"寓意可知。另外，本方虽是气血并补之剂，但重点在益气生血。方中黄芪配当归，即寓有当归补血汤之意，使气旺血自生，血足心自养。

归脾汤虽为四君子汤合当归补血汤加龙眼肉、酸枣仁、远志、木香而成，但经过这一加味，其所治疗的病证便与四君子汤合当归补血汤所治疗的病证大不相同。四君子汤主要为补气健脾药，当归补血汤主要为补气生血药，归脾汤则益脾生血、补血养心，使心脾相生，以达气血两旺之效。其中酸枣仁味酸入肝经，龙眼肉甘温入心经，与当归配合，则能补血以滋心肝之阴。佐木香配酸枣仁，不但能醒脾气，还能调肝气、益肝阴而助心血，从而使本方具有木生火、火生土、从肝补心、从心补脾、藏血生血而归脾统血之功能，故能治疗思虑过度、劳伤心脾、脾不统血致血妄行诸疾，远非四君子汤、当归补血汤所能与之相比。加之木香醒脾行气而调肝，从而使本方能从心、肝、脾三经并补，但侧重在心、脾，故用治思虑过度、劳伤心脾、脾不统血而致血液妄行诸病。因心主血，肝藏血，脾统血，三脏功能恢复则血自归经而诸症自愈。

2. 历代医家对归脾汤的认识

归脾汤作为补益剂的千古名方，历代医家多有论述。费伯雄在《医方论》中曰："归脾汤，专治心脾。阴中之阳药，故不用地黄、白芍。后人作黑归脾，殊失立方之旨矣。"唐宗海《血证论》云："心主生血，脾主统血。养荣汤以治心为主，归脾汤以治脾为主。心血生于脾，故养荣汤补脾以益心；脾土生于火，故归脾汤导心火以生脾，总使脾气充足，能摄血而不渗也。"赵献可在《医贯》中曰："凡治血证，前后调理，须按三经用药。心主血，脾裹血，肝藏血，归脾汤一方，三经之方。远志、枣仁补肝以生心火，茯神补心以生脾土，参、芪、甘草补脾以固肺气。木香者，首先入脾，总欲使血归于脾，故曰归脾。有郁怒伤脾，思虑伤脾者，尤宜。"《绛雪园古方选注》云：

"归脾者，调四脏之神志魂魄，皆归向于脾也。盖五味入胃，必藉脾与胃行其津液，以转输于四脏，而四脏亦必先承顺乎脾，而为气化流行之根本。假如土者，生万物而法天地，为博厚之本，然无水则燥，无火则滥，无木则实，无金则死……而脾亦能受水谷之气灌溉四旁，荣养气血矣。"《医方集解》云："此手少阴、足太阴药也。血不归脾则妄行。参、术、黄芪、甘草之甘温，所以补脾；茯神、远志、枣仁、龙眼之甘温酸苦，所以补心……气壮则能摄血，血自归经，而诸证悉除矣。"

（五）梁氏"归脾法"及其临床应用

梁氏流派一向崇尚脾胃学说。梁剑波教授对李东垣的《脾胃论》研习颇深，对《黄帝内经》及前贤们有关脾胃的论述亦颇有心得。梁氏认为脾胃健运则水谷能化，水湿能运，从而正气得助，邪气自无由入，正如李东垣所谓："元气之充足，皆由脾胃之气无所伤，而后能滋养元气，若脾胃之气既伤，而元气亦不能充，而诸病之所由生也。"梁剑波教授在临床上喜用、擅用归脾汤，归脾汤被他用得出神入化，故在粤西地区有"梁归脾"的美誉。梁宏正教授在继承父亲经验的基础上，经过50余年的临床实践，擅用归脾汤，巧用归脾汤，再次扩大了归脾汤的应用范围，正式提出"归脾法"的学术思想，以"归脾"立法广泛应用于"内伤脾胃，百病由生"的痿证、心脏疾病、五官病、虚劳、胁痛、胃脘痛、血证、儿科疳积、妇科闭经崩漏及其他杂病等诸多领域，认为许多病证虽病因、症状各殊，而归于脾病则一，故从调理脾胃枢机入手可取得较好的效果。

1. 从脾论治心脏疾病

心藏神；心主血脉，为血之府；心气推动脾胃生化之血循环全身以濡养周身脏腑及四肢百骸。脾为气血生化之源，统摄血液，使血行脉中而不外溢，以滋养心神。脾气充足，则血不离经，循于脉内；脾气虚衰，固摄无力，易致血行脉外，导致心失所主。《济阳纲目·卷一·调经门·论心脾为经血主统》曰："脾气化液而生血……故曰生化之源。心统血者，脾气化液入心而变见为血也，故虽心之所主，亦藉脾气化生。"故脾生心血也，心中血脉之盈亏实由脾之盛衰来决定。因此，脾虚气血生化乏源，则致心神失养；脾不统血，脉道不利，则致心气郁闭不通，可发生心悸、胸痹等心脏疾病。以上疾病治疗上可从脾论治，用方可予归脾汤辨证加减。

医案举隅：陈某，女，54岁，2015年3月12日初诊。主诉：心悸、胸闷不通2周。患者素有慢性支气管炎病史，间现双下肢浮肿，心悸怔忡，发作经年，反复效差；近2周来突然心悸，头晕，胸闷，自觉心中筑筑然大动不安，悸不能安卧，神疲乏力，纳少，便溏尿短，舌淡，苔薄白，脉细弱而间数。其辨证属于心脾亏虚、心神不宁，予以补益心脾、宁心安神为法，用归脾汤合甘麦大枣汤治疗：黄芪15g，白术12g，茯苓 12g，党参 15g，龙眼肉 10g，酸枣仁 12g，远志 6g，浮小麦 30g，大枣 15g，炙甘草 6g，龙骨 30g^(先煎)，牡蛎 30g^(先煎)。7 剂。

二诊：药用 1 周后，患者心悸大减，头晕、胸闷减轻，夜寐心悸仍时有，但睡眠好转，见口干，舌淡，苔白，脉细弱。药已对证，予以上方加五味子 10g、麦冬 15g 以补益心阴，7 剂。

三诊：药进 7 天后，患者诸症好转，心悸、头晕消失，夜眠可睡 5~6 小时，胃纳好转，尿量增多，效不更方，予以正心宁神汤加味以巩固疗效。

按：心悸一证，早在《黄帝内经》中就有记载，如《素问·平人气象论》曰："胃之大络，名曰虚里……出于左乳下……乳之下其动应衣，宗气泄也。"《伤寒论》中有"心中悸""心动悸"等论述。其后历代医家续有阐述，并依据发病病因及症状轻重程度的不同，将心悸分为惊悸和怔忡。梁宏正认为，二者的发生均有内虚的因素，区别在于惊悸多因受惊而发，发作时间短暂，病情较轻；而怔忡则与受惊关系不大，其表现为经常心悸，胸闷不舒，稍劳即作，病情较重且易于反复。所以无论惊悸还是怔忡，患者主诉都以"心悸""心动不安"为主，故二者均可合并成为"心悸"证，可根据临证表现进行治疗。本患者为心脾两虚之证，予归脾汤以补益心脾，甘麦大枣汤以宁心止悸，加麦冬、五味子以养心阴，龙骨、牡蛎以重镇安神，方药合拍，故疗效显著。

2. 从脾论治痿证

痿证是指肢体筋脉弛缓，手足痿软无力，运动不利，甚至瘫痪，日久患肢肌肉萎缩的一种病证。《素问·痿论》根据病因病机、发病部位及症状的不同，将其分为"痿躄""脉痿""肉痿""筋痿""骨痿"5 种类型。

梁宏正教授认为痿证的病因虽与五脏相关，但和脾关系尤其密切。因脾主运化，主四肢肌肉，为后天之本，脾健运则水谷精微可转输濡养宗筋及四肢肌肉，使筋骨坚固，肌体壮实，运动自如。脾气受损则气血生化乏源，水谷精微无以散精而敷布周身，致皮肉筋骨枯萎，则发为痿证。痿证日久，病情缠绵，气血津液亏虚，则反过来加重脾虚。

另外，《黄帝内经》"治痿独取阳明"一直是后世治疗痿证的大法，强调了阳明作为水谷之海的作用。阳明供给脏腑营养，并滋润宗筋，宗筋主约束骨节，使关节滑利，且冲脉为十二经气血汇聚之处，渗灌肌肉关节，与阳明会于宗筋，阴经阳经总会于宗筋，再回合于气街。而阳明作为统领者，连属于带脉，联络于督脉，故四肢受承精气于胃，但胃的精气不能直接到达四肢，必须经过脾的转输。如果脾有病，不能为胃转输水谷之精气，四肢就无从得到水谷之精气，精气日渐衰减，经脉运行不能通利，筋骨肌肉失去水谷精气滋养则成痿证。此即所谓"脾病而四肢不用"。治疗上,此类痿证可从健脾入手,用方可予归脾汤、四君子汤、陈夏六君子汤类加减使用。

医案举隅:罗某,女,27 岁,职员,2007 年 8 月 11 日初诊。患者于 2 年前无明显诱因逐渐出现右上肢及右侧身体麻木,初时未予重视,3 个月后感觉右臂运动乏力,右侧身体汗液减少,皮肤表面干燥,并见腰痛与腰部痿软,右下肢行走无力,肌肉轻度萎缩,经住院诊断为"脊髓空洞症",经中西医结合治疗 2 年余,因疗效不甚理想,经介绍寻梁宏正治疗。就诊时患者神情忧郁,面色㿠白,寐纳欠佳,月经先后无定期,量少色淡,大便偏软,舌淡,边有齿印,苔白稍厚,脉细弱。其病属中医"痿证",观前医已遍用补气血、补肝肾益精或活血祛瘀之中药,效果未显,辨证当属"心脾亏虚、气衰血弱",拟补益心脾、壮气血生化之源为法:黄芪 30g,白术 15g,茯苓 15g,何首乌 15g,熟地黄 30g,当归 12g,广木香 10g,补骨脂 12g,紫河车 10g,鹿角霜 15g,炙甘草 6g。每日 1 剂,连服 14 日。

二诊:上方连服 14 剂后,患者精神好转,右上下肢较前有力,胃纳好转,眠亦转佳,舌淡红,脉弱,宗上法不变,方中加鸡血藤 30g、仙鹤草 30g,嘱服药如无不适,此方可连续 2~3 个月再诊。

三诊:上方连服 90 剂后,患者气色红润,右侧上下肢活动有力,肌肉渐丰满,腰背亦感有力,月经正常,眠食均可,舌脉恢复正常,嘱其仍需坚持服药一段时间,并适寒温,调情绪,加强体育锻炼,以巩固疗效。1 年后追访,未见复发。

按:本案痿证女患者,原系先天不足,精髓不充之本质,又因工作后压力、生活等因素,思虑伤脾,后天失养,脾虚无以生化,气血之源匮乏,肌肤肢体失养,而发为"肉痿"之病,正如《素问·太阴阳明论》所云:"今脾病不能为胃行其津液,四肢不得禀水谷气,气日以衰,脉道不利,筋骨肌肉皆无气以生,故不用焉。"脾病日久,肢体失养,必枯痿不用。本案之治,梁宏正即抓其主要矛盾,着重扶脾以恢复气血生化之源,以解决肌筋失荣,使肌肉得充分濡润,并于方药中重用归脾汤加紫河车、鹿角霜、龟甲等血肉有情之品以填精补髓,使后天养先天,先后天互补,故多年顽疾渐得痊愈。

3. 从脾论治五官病

梁宏正教授在临床上善用辨证方法,认为适者为上。对于五官病的诊疗,他喜用五行辨治(隔一、隔二、隔三治法),亦即从脾论治。

中医五行学说是以五行相生相克的规律来解释人体内脏的相互联系及生理、病理的复杂变化。五行辨证思想来源于五行学说,它是根据五行生克规律来识别脏腑病机五行传变所表现证候的辨证思维方法,梁宏正亦称其为"隔一、隔二、隔三治法"。

五脏和面部官窍关系密切。《灵枢·五阅五使》有云："鼻者，肺之官也；目者，肝之官也；口唇者，脾官也；舌者，心之官也；耳者，肾之官也……肺病者，喘息鼻张；肝病者，眦青；脾病者，唇黄；心病者，舌卷短，颧赤；肾病者，颧与颜黑。"《灵枢·脉度》云："五脏常内阅于上七窍也。故肺气通于鼻，肺和则鼻能知香臭矣；心气通于舌，心和则舌能知五味矣；肝气通于目，肝和则目能辨五色矣；脾气通于口，脾和则口能知五谷矣；肾气通于耳，肾和则耳能闻五音矣。五脏不和则七窍不通，六腑不和则留为痈。"从以上理论可知，五脏有病可从五官反映出来，五官疾病也可从五脏论治。脾脏作为五脏之母，和其他四脏有着密切的联系。据五行辨证的理论，脾居中央土位，五官有病皆可影响到脾，治疗上皆可用"归脾法"作为治疗大法。

（1）从脾论治眼病：眼为目，为视觉器官，《黄帝内经》云"肝开窍于目"，眼睛病变多与肝相关。肝与脾为木和土的关系，生理上相克，病理上亦即乘侮关系。临床上肝气郁结，甚至郁而化火，可见目昏、目涩等表现，肝旺乘脾则会伴见嗳气、纳差、不思饮食等症，治疗上可从抑木扶土，疏肝健脾出发。另外，脾虚气血生化乏源，土虚木乘，也可出现视力下降等症，用方可予丹栀逍遥散、归脾汤等加减。

医案举隅：俞某，男，52 岁，公司职员，2015 年 7 月 6 日初诊。患者 3 个月前因工作加班熬夜半个月，双目出现昏花，时有眼前状若飞蚊飞舞，或如片状云雾飘移，跟随眼球转动，初起因工作繁忙尚未引起注意，2 个月前渐发展成为视物视一为二，严重影响工作，遂急到医院诊治，经五官科检查诊断为玻璃体混浊，医嘱吩咐多休息并配以维生素类药物治疗，效果不显，又转予中药滋补肝肾类方药治疗 2 个月，效果仍不理想。就诊时患者面容憔悴，神疲焦虑，双眼无神，眠差纳少，自诉眼前黑点飞蚊飘移，牵丝或絮片状暗影随双眼转动，左眼甚于右眼，且睡觉后张目，时视物重影，视一为二，舌淡，苔白根晕黄，脉濡弱。分析其目疾虽与肝肾亏虚有关，但究其病因实犯于心脾耗损过甚，遂投以归脾汤加味以补益心脾为治：黄芪 20g，白术 12g，茯苓 12g，党参 15g，炒酸枣仁 15g，当归 12g，远志 6g，薏仁 12g，密蒙花 10g，龙眼肉 15g，炙甘草 6g，大枣 10g，生姜 3 片。7 剂，每日 1 剂，水煎服。

二诊：药进 1 周后，患者睡眠好转，精神改善，双眼视物已无复视现象，星状黑点减少，药见显效，但大便偏烂，舌淡红，苔白稍厚，脉弱，予上方加金蝉花 10g、广木香 6g，嘱服 2 周后复诊。

三诊：患者精神清爽，一改面部忧郁焦虑病容，眠食正常，左眼仍有 2 个黑点在眼前移动，其余云片状、牵丝状、絮状黑影消失，视物清晰而无重影，舌淡红，苔薄，脉缓。其病已渐愈，继予上方 2 周，加服明目地黄丸以补益肝肾、滋阴明目。半月后该患者谓双眼恢复正常。

按：本病属古代瞳神疾患，统属目疾内障范围，传统认为与肝肾亏损有关，治疗多从补益肝肾明目而立法。但本案患者从病因、症状、舌脉综合分析，均与心脾损害有密切关联，正如《审视瑶函》中所指出，本病"伤脾胃则气不聚，伤肝则神水散……神水亦气聚也……初但昏如雾露中行，渐空中有黑花，又渐睹物成二体，久则光不收，遂为废疾，盖其神水渐散，而又散，终而尽散故也"。此病实源于心脾暗耗，气血生化之源不足，致肝血亏虚，神失资助，目失所养，遂致目昏，故前医治不效者，皆因未深究致病之因，按常规予以补肝肾未能切中病源，故而不效。梁宏正改投归脾法以补益心脾，资生化源，使目得血而能视，所以能于短期内达到治愈目的。

（2）从脾论治耳病：耳主听觉，司平衡，经云"肾开窍于耳"，耳和肾功能密切相关。肾虚不能藏精，日久母病及子，肝肾亏虚，精血不能上乘，耳失充养则见耳鸣、听力下降等症。木土不足，精血亏虚，此时治疗上可予健脾、调补肝肾以补养后天而养先天，此即所谓隔二、隔三治法，用方可予参苓白术散、肾气汤类方加减。

（3）从脾论治咽喉病：咽喉司饮食、行呼吸、发声音，上接口腔，下连肺胃，又是经脉循行交汇之处。《灵枢·忧恚无言》说"咽喉者，水谷之道也。喉咙者，气之所以上下者也"，指出了咽喉的生理功能。综上，咽喉和肺、脾、胃功能关系密切。肺为贮痰之器，若患者见咽干、痰多、纳差等症，多为肺脾两虚证，此时治疗上可予培土生金，用方可予陈夏六君子汤类方加减，此证临床上多见于慢性咽炎或感冒恢复期患者。

（4）从脾论治口腔病：口腔属于消化系统，经云："脾主口……在窍为口"，"心开窍于舌"。《灵枢·经脉》说："脾足太阴之脉……连舌本，散舌下。""胃足阳明之脉……入上齿中，还出夹口，环唇……""肾足少阴之脉……循喉咙，夹舌本……"以上说明口腔的功能和脾胃、心、肾关系密切。脾、心、肾在五行上为土、火、水的关系，火土为母子相生，土水、水火为相克乘侮关系。心火亢盛，则见口舌生疮、口腔糜烂，治疗上可实则泄其子，从脾论治，用方可予清胃散、泻心汤加减；肾虚齿动，治疗上可健脾补肾（隔二、隔三治法）。

（5）从脾论治鼻病："肺开窍于鼻"，鼻塞流涕、鼻衄等鼻部疾病皆和肺密切相关。五行上，土金为相生关系。故临床上凡慢性鼻炎鼻塞流涕，兼纳差便烂，治疗上可予培土生金法，用方可予香砂、陈夏六君子汤类方或参苓白术散和苍耳辛夷散治疗；如鼻衄、血色淡、纳差、乏力等脾虚明显者，为日久子病及母，治疗上可虚则补其母，用方可予归脾汤类方加减。

4. 从脾论治妇科病

"归脾法"对于妇科病的治疗也有着重要的意义。脾主运化水谷，化生气血，脾主统血，而女子一生以血为本，经孕产乳都以血为用，故脾与妇科疾病关系密切。若脾气虚弱，气血生化乏源，就会出现月经量少、月经延迟、闭经、不孕等病。若脾失统摄，则可出现月经过多、经期延长、崩漏、产后恶露不尽等妇科疾病。其正所谓"土太过曰敦阜，土不足则卑监"。

医案举隅：李某，女，43岁，剖腹产40余天至今恶露不尽，面色淡，恶露色淡，头晕，动则汗出，纳一般，眠差，二便尚可，舌淡，苔薄白，脉弱，尺脉沉细。诊断：产后恶露。治法：补气收敛固涩。处方：补中益气汤加味：党参20g，茜草12g，黄芩10g，侧柏叶12g，柴胡10g，白术10g，当归10g，陈皮5g，黄芪20g，炙甘草10g，升麻5g。5剂，每日1剂，水煎服。二诊时患者恶露基本消失，故予上方去黄芩、侧柏叶、茜草以益气健脾，巩固疗效，7剂后痊愈，后以归脾汤加味善后。

按：产后病是妇科常见疾病，病因多为亡血失津、元气受损、瘀血内阻，所谓"产后百节空虚"，故虚证多见。本案患者产后恶露不尽且色淡，自汗，考虑为气虚不摄所致，而脾为后天之本、气血精微生化之源，故气虚尤以脾气虚为主，头晕为气血亏虚，清窍失去濡养所致，故立方从益气健脾、固涩入手，二诊疗效明显。

5. 从脾论治肾病

脾为后天之本，肾为先天之本。李中梓曰"先天生后天，后天济先天"，说明了脾肾之间相互滋生、相互促进的关系。《素问·五脏生成》"肾之合，骨也，其荣发也，其主脾也，"阐述了脾肾两脏相互制约的关系。西医学的肾病综合征、慢性肾衰竭皆可用"归脾法"治疗。脾阳在肾阳的温煦下才能运化水湿，脾肾亏虚，水液代谢失司，肾虚不能固精，精液外溢则可发为肾水病，相当于西医学的原发性肾病综合征，治疗上可从脾肾论治，用方可予梁氏自拟的参芪实脾饮、肾综固本汤之类。慢性肾衰竭晚期，肾性贫血严重的患者，辨证常从脾肾气虚入手，脾虚不能化生气血滋养先天则可导致肾血虚，治疗上可从健脾补血入手，用方可予归脾汤之类。

医案举隅：梁某，女，71岁。患者1周前出现颜面及双下肢浮肿，精神疲倦，乏力，颜面中度浮肿，肢体重度浮肿，纳差，无恶寒发热、胸闷心悸、恶心呕吐等，声音沙哑，吐字不清，右侧眼皮下垂，二便尚调，舌暗红，苔薄白，脉沉滑。中医诊断：肾水病（脾肾阳虚，湿瘀互结）。治法：以补益脾肾、通阳利水为主，配合活血化瘀。处方：实脾饮加减：干姜15g，附子6g^{（先煎）}，茯苓15g，白术15g，姜厚朴15g，木香15g，大腹皮15g，草果10g，木瓜15g，甘草10g，大枣10g，猪苓15g，泽泻10g，桂枝3g，盐牛膝15g，车前子15g。二诊时患者症状好转，继予前方10剂。

按：患者颜面及肢体明显浮肿，伴有明显的疲倦、乏力，且有眼皮下垂，考虑患者脾气亏虚，中气不足，水液运化不利。患者舌暗淡，脉细，水肿为凹陷性，考虑患者脾胃阳虚，中阳不足，温化不行，气化不利，水液潴留，予实脾饮以温阳健脾、行气利水。考虑患者水化不利，湿浊内蕴，并加用猪苓、泽泻、车前子利尿祛湿消肿，以桂枝温肾助阳。患者久病夹瘀，肝肾不足，予牛膝补肝肾、逐瘀通经。

6. 从脾论治内科杂病

"归脾法"在其他内科杂病的治疗中也有着重要的作用。甲状腺疾病患者治疗上常疏肝健脾，用方常用逍遥散、柴胡疏肝散加减。慢性肝炎患者，常常遵循"见肝之病，知肝传脾，当先实脾"的原则，治疗上以健脾为主，用方常予参苓白术散等。如肿瘤晚期诸虚证，治疗上皆可从脾后天之本入手，益气健脾，培补气血以固本，用方常予参苓白术散、薯蓣丸等。

医案举隅：黄某，男，52岁，门诊病例号0000142238，2015年3月26日初诊。患者2014年10月罹患肺癌，行放化疗后中药调理。初诊时查看患者胃纳减退，面色㿠白，动则气喘，六脉皆虚，考虑其为虚劳诸不足，风气百疾，故立此薯蓣丸为法。方药：怀山药50g，川芎10g，当归10g，熟地黄15g，白芍15g，党参15g，白术15g，桔梗10g，茯苓15g，炙甘草6g，阿胶10g^(烊化)，白薇10g，大枣10g，石斛15g，五指毛桃20g，太子参15g，女贞子15g。

2015年4月16日二诊：药后患者胃纳好转，口干欲饮，心烦眠差，在外院查心脏彩超提示有少量心包积液，考虑其为脾虚不运，水湿内停，导致水湿泛溢经脉而致，以五苓散加味主之。方药：茯苓10g，泽泻15g，猪苓10g，白术15g，桂枝5g，黄芪30g，细辛5g，龙葵15g，车前子15g，花椒6g，大枣10g。

按：梁宏正认为：人之元气在肺，人之元阳在肾，既剥削则难于遽复，全赖后天之谷气资益其生。是营卫非脾胃不能宣通，而气血非饮食无由平复。李东垣有云，脾胃一虚，肺最受损，故方中重用怀山药（50g）以专理脾胃，上损下损，至此可以撑持；因患者口渴，太子参易人参，携白术、茯苓、大枣、甘草助之，除湿益气，而中土之令得行；以当归、川芎、熟地黄、白芍、石斛、阿胶养血滋阴；以桔梗、白薇下气开郁。唯恐虚而有热之人，滋补之药上拒不受，故为散其邪热，开其逆郁，而气血平顺，补益得纳。服药2周，胃纳好转。二诊方药中，猪苓、茯苓、泽泻皆化气之品，有白术从脾以传输之，则气化而水行也，配车前子加强利水消肿之功效，配桂枝使水精四布，上滋心肺，外达皮毛；桂枝配花椒、细辛、黄芪辛温益气之品，导逆上之火；配龙葵清热解毒。药后2周，复查心脏彩超，患者心包积液消失，继续以薯蓣丸、参苓白术散调理，目前为止患者状态良好，面色基本恢复正常，无气促、咳嗽，胃纳睡眠可。

五、关格肾水石淋燮理三焦

梁宏正认为，关格的病因病机多是各种肾脏疾病不解，病情进一步发展，深入厥阴而成。由于厥阴证情复杂，病至厥阴，所累及脏腑不同，而有不同的见证。在病机演变上，其以手足厥阴为主，可影响手足少阳从而出现厥阴少阳同病。厥阴疏泄失职，体内毒物不能顺利外排，瘀血浊物内积，亦可影响到少阳枢机，枢机不利，三焦壅滞，则气化俱废。另外，三焦水道与元气的通行尤赖于厥阴心火温化及肝之疏泄功能条达。若厥阴病变，势必影响到三焦气化及水道的通调，上焦不治则水泛高原，中焦不治则水留中脘，下焦不治则水乱二便。所以，若厥阴受病，则三焦必然失职，则上焦之吸纳、中焦之运化、下焦之排泄皆乖逆，二便闭塞不通于下，加之有形病理产物、浊毒、瘀血等留滞于内，于是出现全身上下俱病、寒热虚实交并的错综复杂之临床证候。三焦作为水液代谢和元气运行的通道，三焦不通，水液代谢紊乱，气化失司，湿浊尿毒蓄积体内不能排出体外，在关格肾水病机中起着重要的作用。

《素问·经脉别论》云："饮入于胃，游溢精气，上输于脾，脾气散精，上归于肺，通调水道，下输膀胱，水精四布，五经并行。"《素问·灵兰秘典论》曰："三焦者，决渎之官，水道出焉。"以上阐述了水液代谢升降气化之机。

《素问·水热穴论》云："勇而劳甚，则肾汗出，肾汗出逢于风，内不得入于脏腑，外不得越于皮肤，客于玄府，行于皮里，传为跗肿，本之于肾，名曰风水。""肾者胃之关也，关门不利，故聚水而从其类也。"以上阐述了气化不通则病为水。

清代《重订广温热论》曰："溺毒入血，血毒攻心，甚或血毒上脑，其症极危，急宜通窍开闭，利溺逐毒。"此论述提出了本病的治疗大法，即通窍开闭、利溺逐毒。

据此，梁宏正把关格辨证为：①厥少俱病，正虚邪恋，治以调和气机、利湿泄浊，方用柴苓汤加减。②肝肾亏损，浊毒攻逆，治以温肾助阳、降浊排毒，方用真武汤合升降散、连苏饮加减。③阳气衰虚，肾络瘀滞，治以温补肾元，化瘀和络，方用核桃承气汤合当归芍药散、大黄附子汤加减。④气血亏虚，浊毒内蕴，治以益气补血、解毒和中，方用柴胡四物汤合黄芪建中汤加减。梁宏正自拟经验方——燮理三焦方：藤梨根15g，僵蚕10g，蝉蜕10g，姜黄10g，草果15g，菖蒲15g，大黄10g，太子参20g，丹参20g，益母草20g，土茯苓20g。其功能为调和气机，利湿泄浊，化瘀排毒，用于湿浊、浊毒内壅之关格。方中藤梨根解毒除湿利尿；僵蚕、蝉蜕解毒散结；大黄攻下、解毒、泄浊；姜黄行气；草果、菖蒲偏于祛湿泄浊；丹参化瘀补肾；益母草化瘀利水；土茯苓祛湿解毒；太子参补气，调节免疫。全方升降有序，以调和气机、利湿泄浊、化瘀排毒为法，调畅气机，燮理三焦，并顾护正气，使邪去而不伤正。

在肾水的治疗中，经验方中治风水相搏证之苏连饮中用紫苏叶、蝉蜕、防风；治水湿浸渍证之苍地四苓汤中用厚朴、陈皮、大腹皮；治脾虚湿困证之参芪实脾饮用木香、槟榔、白豆蔻；治阳虚水泛证之肾综固本汤用附子、黄芪、肉桂。

在石淋治疗中，梁宏正常用琥珀、金沙牛、冬葵子、路路通等，并合用四逆散、金铃子散、五苓散。

以上立法处方，均体现了燮理三焦气机的理念。

六、以五脏水论治水肿病

对于水肿病的治疗，梁宏正常细审四诊，明辨病位，立从五脏水论治水肿病之说。

梁宏正认为，水液代谢，是指水液的生成、输布以及水液被人体利用后剩余水分和代谢废物排泄的过程。水液来源于饮食，是通过胃、脾以及大小肠等消化吸收而生成。水液的代谢过程，则是以脾、肺、肾三脏为中心完成的。故《医宗必读·水肿胀满论》有曰："脾土主运行，肺金主气化，肾水主五液。凡五气所化之液，悉属于肾；五液所化之气，悉属于肺；转输之脏，以制水生金者，悉属于脾。"

水液生成以后，首先由脾通过升清作用将其向上转输到心肺，同时一部分未被吸收的水液则与食物残渣一起下传于大肠，由粪便排出体外。

肺接受了脾上输的大量水液，通过宣发肃降作用将其敷布至周身。其中一部分水液经肺的宣发作用随卫气而运行于体表，外达四肢官窍，以濡养肌肉、润泽皮肤；代谢以后的废料和剩余水分，又通过阳气的蒸腾，化生成汗液从汗孔排出。另一部分水液经肺的肃降作用，以心脏为动力，随营气循经脉而运行于体内，以濡养五脏六腑，灌注于骨节和脑髓之中，在被机体组织器官利用之后，又集聚于肾。另外，在肺的呼气运动中，也排出了少量的水气。

肾为主水之脏，集聚于肾的水液在肾的气化作用之下，被泌别成清者和浊者两部分。其清者，通过肾中阳气的蒸腾气化作用，又复上归于肺，由心肺再布散周身，以维持体内的正常水液量；其浊者，则通过肾中阳气的温化推动作用，不断地化生成尿液，并且向下输送至膀胱。当膀胱内尿液积到一定量时，就产生尿意，从而及时自主地经尿道而排出体外。而水液的正常代谢与五脏系统的功能正常与阴阳平衡密切相关，阴阳并需，尤以阳气为要，阳旺则气化，气化则水自化。肾司开合，为主水之脏。脾主运化水液，为水液代谢之枢纽。肺主行水，为水之上源。肝主疏泄，调畅气机，气行则水行。心主血脉，行血而利水运。饮水入胃，中焦之水经脾气的运化、肝气的疏泄而散精于上焦；心肺同居上焦，上焦之水为清水，清中之清者经肺气宣发、心脉通利而散布到肌腠、皮毛、四肢、百骸，其代谢废物即变为汗液等排出体外；清中之浊者得肺气肃降而输达下焦；归肾之水为浊，浊中之清者复经肾气的蒸腾上升至心肺而重新参加代谢，浊中之浊者经肾气开合送至膀胱而排出体外。总之，人体水液代谢的全过程，需要五脏六腑生理功能的协同配合，又是以肺、脾、肾三脏的功能活动为主，故《景岳全书》有云："盖水为至阴，故其本在肾；水化于气，故其标在肺；水惟畏土，故其制在脾。"其中肾的气化作用又贯穿于水液代谢的始终，并且对脾、肺等脏腑在水液代谢方面的功能起着促进作用。如果脾、肺、肾三脏中任何一脏功能失常，皆可引起水液的输布排泄障碍，使水湿停留于体内，而产生痰饮、水肿等病理变化。

《金匮要略·水气病脉证并治》中提出五脏水病的证候，"心水者，其身重而少气，不得卧，烦而躁，其人阴肿。肝水者，其腹大，不能自转侧，胁下腹痛，时时津液微生，小便续通。肺水者，其身肿，小便难，时时鸭溏。脾水者，其腹大，四肢苦重，津液不生，但苦少气，小便难。肾水者，其腹大，脐肿腰痛，不得溺，阴下湿如牛鼻上汗，其足逆冷，面反瘦"，为水肿治疗五脏分型奠定了基础。梁宏正遵古之训，变化于临证，认为五脏水除遵上证而辨外，更应注重病因病机，通过四诊及现代辅助检查，辨分五脏水肿而治。

心水：为心气、心阳虚损，以致运血无力，瘀水相合而肿，多属阴水；治以益心气，壮心阳，温经利水；常用附子汤或苓桂术甘汤，可根据辨证加丹参、川牛膝、汉防己、葶苈子等。若血脉瘀阻明显，佐理气活血、祛瘀通络之品，或可改用血府逐瘀汤加减；若心阴耗竭明显，当佐养阴填精之品，如加生脉散；如阴阳并虚，则改用炙甘草汤；而阴竭阳脱的垂危病者，可予参附龙牡汤合生脉散，收敛心、肝、肾阴津的山茱萸亦当配入重用。

肝水：系肝气郁滞，疏泄失职，气不条达致津液难布，壅而为肿。此水多表现为热、实之证，因肝用为阳，多属阳水。若由于肝血虚损、肝阳不足，影响脾土运化，致湿浊壅积为水，或肝血瘀滞、血停为水而形成之水肿，又多表现为寒、虚之证，即为阴水。治法：阳水多用疏肝理气、清化消肿法；阴水宜用养血柔肝、温通利水或活血化瘀、温通利水法。方药：阳水以茵陈四苓汤合四逆散为主，或以甘露消毒丹加柴胡、枳实等。若兼有外感者，佐泻肺行水，可参入越婢汤；肿势颇剧且体质较壮者，可予十枣汤峻攻水邪。阴水若由于肝阳、肝血亏馁影响脾运而成者，可用柴苓汤或当归芍药散加减；若系血瘀化水，可用膈下逐瘀汤加槟榔、薏苡仁、猪苓、茯苓、大腹皮等。

脾水：主要病机为外袭之湿热困脾，或脾虚运化失职、水液失制外溢而成。前者大多发病较快，正气尚旺，故以实证为主，属于阳水；后者则多为慢性过程，邪恋体虚，多属阴水。治法：阳水予燥湿运脾、和中利湿之剂，而阴水则当健脾益气、温散利水。方药：阳水用防己黄芪汤或苍地四苓汤（梁宏正经验方），若体质较好、肿势颇甚者可予疏凿饮子合己椒苈黄丸加减；阴水用参芪实脾饮（梁宏正经验方）加减。

肺水：若肺气失宣，致水液输布乏权而泛溢肌表所致者，肿多由颜面而起，其发急速，正气未虚，为阳水；若系皮肤疮毒浸淫致水肿急发，伴恶风发热，亦属阳水。如因心脉瘀阻，影响肺的宣发肃降致水肿，且病程较长，体质偏虚，则为阴水。治法：阳水予宣肺利水，若因疮毒所致者可配清热解毒法；阴水当益气活血、强心利水。方药：阳水用越婢加术汤或苏连饮（梁宏正经验方），疮毒致肿者以麻黄连翘赤小豆汤合五味消毒饮或肾炎清解汤（梁宏正经验方）。阴水用黄芪桂枝五物汤合葶苈大枣泻肺汤。如气虚瘀甚，可加人参、附子、丹参、当归、红花等；若喘息自汗，不得卧，可加入蛤蚧、核桃、补骨脂等。

肾水：多因肾阳虚衰，命门火微，使膀胱不能气化行水，致水湿泛滥而肿。因其肿偏于下部，伴明显畏寒，病程较长，故为阴水。治法：补肾温阳，化气行水。方药：真武汤、金匮肾气丸或肾综固本汤（梁宏正经验方）加减。若同时伴心阳衰竭，可加人参。如后期现神昏、呕恶、口有尿味等浊阴上逆之证，宜用燮理三焦汤（梁宏正经验方）、大黄附子汤、真武汤合升降散等以温阳泻浊。

七、"五之肾病"的认识和证治

（一）何谓"五之肾病"

"五之肾病"是指心、肝、脾、肺、肾五脏疾病发生发展所产生的水肿病，又称为心水病、肝水病、肺水病、脾水病和肾水病，其源于《金匮要略·水气病脉证并治》，主要归属于"正水""石水"的范畴。"五之肾病"因其有别于其他水肿病的分类和概念，是梁宏正对五脏水病的称谓，主要针对五脏水病终末期而言，是其历年学习中医经典和临床实践的体会，也是其学术观点之一。

（二）"五之肾病"的病因病机

自古以来，历代医家均认为水肿的病因病机和分型十分复杂，正如《中藏经·论水肿脉症生死候》认为："人中百病难疗者，莫过于水也。水者肾之制也，肾者人之本也。肾气壮则水还于海，肾气虚则水散于皮。又三焦壅塞，荣卫闭格，血气不从，虚实交变，水随气流，故为水病……有因五脏而出者，有因六腑而来者，类目多种而状各不同。"巢元方《诸病源候论·水肿病诸候》："病源十水者，青水、赤水、黄水、白水、黑水、悬水、风水、石水、暴水、气水也……皆由荣卫痞涩，三焦不调，脏腑虚弱所生，虽名证不同，并令身体虚肿，喘息上气，小便黄涩也。"由于十水分类并不明晰，目前已基本少应用。此后，历代医家均有不同论述。南宋严用和《严氏济生方》

首次提出"阳水""阴水"的辨证概念。明代张介宾《景岳全书》云："凡水肿等证，乃肺脾肾三脏相干之病。盖水为至阴，故其本在肾；水化于气，故其标在肺；水唯畏土，故其制在脾。今肺虚则气不化精而化水，脾虚则土不制水而反克，肾虚则水无所主而妄行。"其总结的"其本在肾，其标在肺，其制在脾"的水肿病理论非常精辟，后世遵之，影响甚大。清代唐容川《血证论·阴阳水火气血论》提出："夫血家往往水肿，瘀血化水，亦发水肿，是血病而兼水也。"其和《金匮要略》"血不利则为水"的水肿病"水分"和"血分"的分类一脉相承，并进一步强调阐明"瘀血化水"的气、血、水三者相互因果关系。

　　临床上"五之肾病"的病因病机则有其独特的发生机制和特点。其一，《素问·玉机真脏论》云"五脏受气于其所生，传之于其所胜，气舍于其所生，死于其所不胜"，说的是五脏传变疾病有其规律，母病可从子脏接受病气，而五脏病气各传其所克之脏，病气传于克己之脏则病势危重，子脏之病气可以留舍于母脏。就是说，任何疾病都可以传变。《素问·生气通天论》谓："病久则传化。"疾病的传变形式是多样化的，除表里脏腑相传外，还有寒热虚实转移，即热邪相移、寒邪相移、虚病转实、实病转虚等。正如《素问·气厥论》云："五脏六腑寒热相移者何……肺移寒于肾，为涌水，涌水者，按腹不坚，水气客于大肠，疾行则鸣濯濯，如囊裹浆，水之病也。""肾移热于脾，传为虚。"其二，不同的病因对同一脏腑的致病作用和传变方式不同，而且导致疾病的后果严重性有别。正如《难经·五十难》曰："病有虚邪，有实邪，有贼邪，有微邪，有正邪，何以别之？然，从后来者为虚邪，从前来者为实邪，从所不胜来者为贼邪，从所胜来者为微邪，自病者为正邪。"故"五之肾病"可归纳为虚、实、贼、微、正五邪之别，其病情程度是有所区别的。其三，五邪中虚邪（相生传变）和贼邪（相克传变）对肾脏致病的预后有"七传"和"间传"的不同。一般"七传"为正气大衰、久治难愈、预后不良，故称"七传者死"。"间传"者因正气尚存，预后较好，称"间传者生"。但临床不能过于拘泥，当视具体病情、动态变化而看待。其四，邓铁涛教授提出的"五脏相关"学说认为人体五脏之间主要有相主、相成和协同三种作用模式。五脏相关的层面包括脏腑、气血津液、经络、八纲、六经、卫气营血、三焦等，各层面都有着密切的关系，其表现形式千变万化。五脏系统从生理功能的联系、病机的影响、治疗作用的协同均有关联，故"凡五脏之病，久病均可及肾"。

（三）"五之肾病"的临床症状

　　由于五脏之间传变、阴阳的关系，脏腑和经络之间的对应、络属关系，从而使五脏的传变疾病出现复杂的临床症状。其中五脏水，即心、肝、脾、肺、肾五脏有病所产生的水肿，以最终肾损害为趋归和预后，现具体分述如下。

1. 心水病

《金匮要略·水气病脉证并治》："心水者，其身重而少气，不得卧，烦而躁，其人阴肿。"《备急千金要方》"身重"作"身肿"。"心水"主要是由于心阳不振，寒水反胜所致。心阳虚，邪水有余，心气不足，所以身肿而少气；水气凌心，阳气被压郁，所以不能平卧，或"烦而躁"不能睡；心肾本上下相交，今心火郁于上，寒水闭于下，阳虚阴盛，水火不交，还可以形成阴肿症状。西医学心脏有病造成的心源性水肿，可产生如此类证候。临床上，心水病除上述症状外，由于手少阴心经的络脉关系，还会出现"是动病"和"所生病"的病证。《灵枢·经脉》所言"是动病"是指该经经气变动而出现的各种病变。《难经·二十二难》云："经言是动者，气也；所生病者，血也。邪在气，气为是动；邪在血，血为所生病。"张志聪云："夫是动者，病因于外；所生者，病因于内。"二者可以互参。凡五脏多各言所生病。《灵枢·经脉》云："心手少阴之脉……是动则病嗌干心痛，渴而欲饮，是为臂厥。是主心所生病者，目黄胁痛，臑臂内后廉痛厥，掌中热痛。"其系列症状，亦与心水病相关。正如《金匮要略·水气病脉证并治》所述之"阳损阴盛，结寒微动，肾气上冲，喉咽塞噎，胁下急痛"病机所致，故少阴也可有"掌心热痛"的里虚热证。这些都为我们在临床上辨识和治疗"五水肾病"提供了重要信息，亦与伤寒六经皆有内证、外证的原理相通的认识一致。

2. 肝水病

"肝水者，其腹大，不能自转侧，胁下腹痛，时时津液微生，小便续通。""肝水"主要是由于肝失疏泄，病及肾脏，水液运行不利所致。肝病导致腹水，其人腹部胀大，水侵肝络，气机受阻，所以不能自转侧；肝经瘀滞，胁下及少腹部位隐痛；气逆则水逆，气陷则水下，故上则"时时津液微生"，下则"小便续通"。临床上，肝硬化腹水、乙肝相关性肾病多有此类症状。而足厥阴肝病病邪传变及肾，还会出现"是动则病，腰痛不可以俯仰，丈夫癀疝，妇人少妇肿，甚则嗌干，面尘脱色。是主肝所生病者，胸满，呕逆，飧泄，狐疝，遗溺，闭癃"等症状。这是由于肝肾"精血同源"，病理上病变相互影响所导致的。

3. 肺水病

"肺水者，其身肿，小便难，时时鸭溏。""肺水"是由于肺失通调，不能下输膀胱，影响及肾所致。肺主通调水道，为水之上源，肺脏有病，不能外合皮毛，肺气壅滞，水道不通，所以身肿，气化不及于下，故小便困难。肺与大肠相表里，肺气宣发通调失职，水走肠间，加上肾主二便功能失调，肠道传导作用受影响，粪与水杂下，有如鸭溏。临床上，肺气肿、肺心病、老年哮喘，尤其发生感染后，常导致肾损害水肿。其症状还见"是动则病，肺胀满，膨膨而喘咳，缺盆中痛，甚则交两手而瞀，此为臂厥。是主肺所生病者，咳，上气喘喝，烦心胸满，臑臂内前廉痛厥，掌中热"。本经经气有余，"则肩背痛，风寒，汗出中风，小便数而欠"；本经经气不足，即气虚"则肩背痛寒，少气不足以息，溺色变"。究其原因，肺为气之主，肾为气之根。在气和水两方面，肺主宣发和肃降，肾主水液和纳气，二者互相配合，共同完成水液代谢。故《素问·水热穴论》云："肾者至阴也，至阴者盛水也，肺者太阴也，少阴者冬脉也，故其本在肾，其末在肺，皆积水也。"病理上，二者互相影响，出现"水病下为胕肿大腹，上为喘呼不得卧者，标本俱病，故肺为喘呼，肾为水肿"的水液代谢障碍、水毒潴留泛溢等证候。

4. 脾水病

"脾水者，其腹大，四肢苦重，津液不生，但若少气，小便难。""脾水"主要是由于脾失转输，不能散精，枢运不利，影响及肾所引起。因脾主大腹及四肢，故致四肢异常沉重，即"其腹大，四肢苦重"。脾虚不能散布水谷精微，所以"津液不生"口干舌燥。脾病则中气不足，水液不归正化，进而影响肾气化，"苦少气，小便难"。临床上，以上症状多见于慢性肾炎、肾病综合征等，其若脾经气机变动，还会出现"是动则病，舌本强，食则呕，胃脘痛，腹胀善噫，得后与气则快然如衰，身体皆重。是主脾所生病者，舌本痛，体不能动摇，食不下，烦心，心下急痛，溏瘕泄，水闭，黄疸，不能卧，强立，股膝内肿厥，足大趾不用"等症状。脾与肾为先后二天之本，病理上肾阳不足，不能温煦脾阳，脾阳久虚，则反损肾阳，遂致水病。诚如《丹溪心法·水肿》所云："水肿之因，盖脾虚不能制水，肾为胃关，关门不利则水渍妄行，渗透经络。"所以，脾主运化水液，肾为主水之脏，水液代谢莫不与脾肾相关。

5. 肾水病

"肾水者，其腹大，脐肿腰痛，不得溺，阴下湿如牛鼻上汗，其足逆冷，面反瘦。""肾水"多为肾之本病，乃由肾伤关门不利，不能化气利小便所致。肾病造成水肿，腹部肿大，腹水严重时，甚至因压力增高造成脐疝，肚脐外凸出；腰为肾府，病则腰痛，故曰"脐肿腰痛"。肾不化气，"不得溺"即小便不出。由于水性润下，水气趋向停留下部，致前阴肿胀潮湿，像牛鼻子泌出汗珠，即"阴下湿如牛鼻上汗"。肾中水邪盛，阳微阴盛，下焦不温，致两足冰凉畏冷，即"其足逆冷"。肾虚则不能上荣于面，相对于腹大脐突，面部却反而消瘦。临床上，由于肾病左肾静脉回流下腔静脉受阻，累及左睾丸静脉，故阴肿与阴下湿较常见，而体内精微物质流失，如蛋白等消耗，引起面部枯瘦。慢性肾炎、隐匿性肾炎、梗阻性肾病、多囊肾病、肾癌及尿毒症等多见上述症状。"肾水"临床表现还可见"是动则病，饥不欲食，面如漆柴，咳唾则有血，喝喝而喘，坐而欲起，目眡眡如无所见，心如悬若饥状，气不足则善恐，心惕惕如人将捕之，是为骨厥。是主肾所生病者，口热舌干，咽肿上气，嗌干及痛，烦心心痛，黄疸，肠澼，脊股内后廉痛，痿厥嗜卧，足下热而痛"等证候。肾中先天之精气为一身之本，其主水功能即主开阖。病理上，开阖失度会引起水液代谢紊乱。肾精不足或阴阳失调，或肾不纳气等都是引起上诸症的主要原因。

综合上述，我们所讲的"五之肾病"虽然证候和致病因素各异，但都与五脏病邪、寒热相移传变有关。而五脏的水病，因心肺两脏居于上焦，身肿为主，腹大少见；而肝、脾、肾三脏都处腹中，居于中、下焦，所以都有腹水腹大的表现，这是五脏水病的区别。

（四）"五之肾病"的相关治疗

1. 心之肾病的治疗（只列主要证型，下同）

（1）心肾阳虚：心水症状兼心悸气短，畏寒肢冷，面色苍白，或胸闷胸痛，小便不利，舌淡，苔白润，脉沉弱。此型多见于肾虚合并心衰，治宜温补心肾，化气利水。方用真武汤加人参合五苓散。如心悸气短脉结代，加生脉散；胸痛加丹参、郁金、降香。

（2）心肾亏虚，阳亡阴脱：心水症状兼气促惊悸，烦躁神昏，汗出如油，面紫肢厥，全身浮肿，舌暗，脉沉微欲绝等。治宜益气固脱，回阳救逆。方用参附龙牡汤合生脉饮。喘促甚加高丽参、蛤蚧；肿甚加牵牛子、丁香、沉香。

2. 肝之肾病的治疗

（1）肝肾亏虚，浊毒蕴结：肝水症状兼头痛，恶心呕吐，肤痒，口苦咽干，耳聋目赤，胸胁苦满，甚则四肢抽搐，舌淡或尖边红，苔黄或干或腻，脉弦细或沉弦等。治宜养肝益肾，解毒降浊。方用柴芍地黄汤合一贯煎加郁金、茵陈、藤梨根、鸡骨草。若肝寒浊逆、干呕吐涎、烦躁，合吴茱萸汤；腹胀纳呆、畏寒肢冷，合附桂理中汤或丁蔻理中汤治之。

（2）气滞血瘀，寒热错杂：肝水症状兼消瘦贫血，气短纳差，腹大坚满，壁硬筋露，胁痛攻冲，或黄疸肤粗，或蛛痣肝掌，尿赤涩短，舌质暗红，苔黄或红绛少苔，边瘀斑紫，脉沉弦细涩等。治宜疏肝化瘀，行气利水。方用膈下逐瘀汤或血府逐瘀汤合当归芍药散。若大便色黑或便秘，合用桃核承气汤；有出血者，加三七、仙鹤草、茜草根；抽搐者，加虫类药全蝎、地龙、僵蚕。

3. 肺之肾病的治疗

（1）肺肾两虚，水浊壅阻：肺水症状兼呼吸喘急，咳嗽痰多，气短语怯，动则尤甚，形寒腰酸，尿频量少，或易犯感冒自汗多，舌质淡，苔白干，脉细弱等。治宜益肺滋肾，平喘固本，化气行水。方用补肺汤合玉屏风散、加葶苈泻肺汤。若肺虚易感，加肉桂、干姜；兼血瘀、面唇发绀者，合抵当汤。

（2）阴阳俱虚，肺气衰竭：肺水症状兼喘促剧烈，张口抬肩，气促不续，心慌自汗，面暗唇紫，厥冷肢肿，舌暗或干红少苔，脉沉微或细弱乏力。治宜扶阳固脱，镇摄肾气。方用人参蛤蚧散合四逆汤加减。若喘甚，加山茱萸重用；汗出不止，加龙骨、牡蛎。

4. 脾之肾病的治疗

（1）脾肾气虚，固摄失常：脾水症状兼久病肢肿，神疲乏力，面白纳差，腹胀便溏或便难，尿少，甚或恶心呕吐，舌淡胖，苔薄白，脉沉弱等。治宜补脾益肾，化浊利水。方用防己黄芪汤合实脾饮加减。若下利益甚，合理中汤；尿毒性肠炎，合桂枝人参汤；纳少呕吐，加砂仁、草豆蔻。

（2）脾肾阳虚，浊毒水停：脾水症状兼面色苍白，畏寒肢冷，胸腹积水甚，腰疼肢肿，腹胀纳差，便溏尿频，或小便不利，舌淡或淡暗苔白，脉沉细或沉迟。治宜温肾扶阳，健脾利浊。方用温脾汤合肾气汤加减。若水肿甚，浊水壅阻，合五皮五苓饮；形寒肢冷甚，合二仙汤；腹胀呕恶，合温胆汤加减；贫血甚，合人参养营汤间服以益气养血。

5. 肾之本病的治疗

（1）肾衰水泛，湿浊内生：肾水症状兼神萎面白，眩晕少气，声低乏力，厌食恶心，腹水肢肿，腰疼尿少，肤痒便少，舌暗淡苔白或灰浊，脉沉微细等。治宜温肾利水，降浊清毒。方用真武汤合大黄附子汤加积雪草、藤梨根。若夹血瘀，加牡丹皮、益母草、紫草；内热心烦，肤痒难忍者，加四味消毒饮、地肤子、白鲜皮。

（2）三焦痞塞，浊毒内聚：肾水症状兼面色晦暗黧黑或萎黄，神差乏力，脘腹胀闷，恶心呕吐，肢冷浮肿，或瘦削，头晕目眩，四肢抽搐，便干尿少或尿频色黄，肤痒手麻，或兼见牙衄、鼻衄，舌胖淡有齿印，脉沉弱细无力。治宜补肾活血，升降斡旋，疏调三焦，解毒泻浊。方用燮理三焦方加减。若泛噁呕吐，合旋覆赭石汤；血虚血瘀，加桃红四物汤；便秘者，合用桃仁承气汤；衄血者，加仙鹤草、紫草、白茅根、白及等；阴虚水停，水热互结，小便不利，心烦失眠者，合猪苓汤。

综上所列五之肾病，主要为"五水"所致肾衰的治疗，临床上辨证施治应当注意如下几点：①在症状上，除应熟知"五脏水"的各自症状外，还应认识其各自的"是动病"和"所生病"的系列临床表现，这对五脏肾病的鉴别诊断是有重要作用的。②注重原发病因传变中的作用，采取对原发脏腑的恰当治疗，即截断其传变的疗法，如肝病及肾者，采用先治肝脏或肝肾同治，可防止肾功能的进一步损害。③在五水的治疗中，应当重视临床对症治疗，这是因为人是有机的整体，标症治疗如对感染、出血、水肿、神昏、贫血、呕吐等控制后，本病再缓图，可起事半功倍的效果。④在五之肾病的治疗上，应当配合药食同疗等方法，以增强和巩固治疗效果。

八、重视脉诊，擅梁氏特色"五行脉诊"

脉诊历史悠久，是中医传统诊病方式之一。脉诊虽在四诊之末，但其多医家认为脉诊的重要性甚于其他四诊，如《诊家枢要》云"百家者流，莫大于医，医莫先于脉"，可见脉诊在辨证论治中的重要性。现代中医临床治病，脉诊亦被认为极为重要。李士懋教授尊崇脉诊的地位，认为脉诊是中医辨治体系的核心、精髓和灵魂。梁宏正教授诊病亦甚认同前贤们的见解，重视脉证。

（一）脉诊的源流和发展

随着时代的发展，中西方思维模式的差异，脉学又分为经典脉学和现代脉学。根据《中国科技史》的相关记载，医学时代的划分以 1840 年为界限，经典医学完善于1840 年之前，而之后为现代中医学时代；"经典脉学"是从 1840 年上溯到《黄帝内经》时代的脉学，1840 年以后的脉学则称为"现代脉学"。

1. 战国之前经典脉学的启蒙

扁鹊是我国运用脉诊诊察疾病的第一人。《史记·扁鹊仓公列传》曰："至今天下言切脉者，由扁鹊也。"扁鹊擅用三部九候的遍诊法。继扁鹊之后是西汉初年的淳于意精于脉诊，其师公乘阳庆授予其"黄帝、扁鹊之《脉书》"，曰："意治病人，必先切其脉，乃治之。"

2. 经典脉学的发展和完善

（1）《黄帝内经》——脉学奠基之作：《黄帝内经》可以说是西汉以前的医学理论和经验的大汇总，其中当然包括脉学。《黄帝内经》总结了脉诊的规范及注意事项，还囊括了多种脉诊的部位（例如三部九候法、寸口诊法），此外对生理脉象（如四时脉）、病理脉象（如真脏脉等）也有详尽的描述，提出常脉之象应"有胃""有神""有根"，并提出有关脉学的经典观点。

（2）《难经》——"独取寸口"，奠定"三关定位法"的雏形：《难经》的主要贡献在于它使脉学更加实用和具体，是《黄帝内经》中脉学内容的进一步阐释和发展。它将《黄帝内经》烦琐的脉诊部位简单化，提出"独取寸口"的理论；将寸口脉明确分为尺、寸，并提出以关为界，奠定了三关定位法的雏形，开启了寸关尺分主脏腑的开端（将寸部和浮取对应上焦脏器，关部和中取对应中焦脾胃，尺部和沉取对应下焦脏器）；提出了脉象主病，用脉象说明疾病的病因、病位、病机及疾病的发展过程，为后世用脉象来指导临床辨证用药提供了方向。

（3）《伤寒杂病论》——开创脉证并治先河：《伤寒杂病论》是仲景的临床实践总结，它以阴阳五行和经络思想为主线，以条文的形式写作，以分经论治为总纲，大部分的条文是有疾病的证候、脉象、主治方剂及药物组成，建立起了"脉、证、方、药"的医学模式，这种脉、证、方、药相关的观点为今后的"脉方相应"理论提供了依据。此外《伤寒杂病论》延续《黄帝内经》（例如《灵枢·阴阳二十五人》）中人的体质的差异性，初步认识了体质脉象。

（4）《脉经》——经典脉学成熟之作：西晋王叔和总结前人脉象研究的大成，确定统一的具有确定脉名和脉形的24种脉象特征（即浮、芤、洪、滑、数、促、弦、紧、沉、伏、革、实、微、涩、细、软、弱、虚、散、缓、迟、结、代、动），为后人的学习提供了参考范本和脉象归类方式，这也是我国最早系统论述脉学的医籍。《脉经》还正式确定下来三部脉法和脏腑分候定位，此后诸医家也是在《脉经》的基础上对脉象加加减减，一种脉象统一的框架就此建立。但这些脉象的描述还只是站在整体感觉经验的立场，并且24种脉象中也包含像革、伏等这样的复合脉象。李时珍的《濒湖脉学》在24脉的基础上，修订了牢、革二脉，增加了长、短脉共成27脉，李中梓《诊家正眼》再增加疾脉为28脉。

3. 现代脉学的发展

现代脉学对疾病的诊断实则是定位与定性的诊断，只是所动用的手指感觉的差异与不同。这些都是脉学大家在几十年的临床实践中摸索出来的，非常具有临床实用性和技巧性。金氏脉学动用的是人手指的速度觉；许氏脉学运用的是形态觉；寿氏心理脉学动用的是脉搏中的谐波来追溯人的人生经历和心理状态；系统辨证脉学则是齐向华教授在综合了传统脉象和现代脉学的基础上，以系统论作为解说工具，用阴阳相反的25对脉象要素对疾病的病因病机进行回顾。

（二）梁氏"五行脉诊"学术思想

1. "五行"和"脉学"的联系

五行的概念形成于夏商之际，关于五行相生相克的理念则成熟于春秋末期。几千年来，五行学说不断地丰富发展，也为中医学的发生发展提供了理论基础。中医学理论皆离不开阴阳五行，其中五行在脉学中的表现对于疾病诊治意义极为重大。

（1）五行在脉学中的应用，首先体现在五行匹配到脏腑之中，通过脏腑与脉象进行联系。脉学与脏腑的对应首见于《黄帝内经》。《素问·五脏别论》中提出"气口独为五脏主"的观点，认为"五脏六腑之气味皆出于胃而变见于气口"。《素问·脉要精微论》中提到了五脏与脉位的对应关系："尺内两旁则季胁也，尺外以候肾，尺里以候腹。中附上，左外以候肝，内以候膈；右外以候胃，内以候脾。上附上，右外以候肺，内以候胸中；左外以候心，内以候膻中。前以候前，后以候后。上竟上者，胸喉中事也；下竟下者，少腹腰股膝胫足中事也。"《难经》开始运用五行理论解释脉与脏腑的对应关系，其有言："数者腑也，迟者脏也。数则为热，迟则为寒。"

五脏的五行属性不是一成不变的。在《吕氏春秋》中，五脏五行的分配是由脏腑生理解剖位置决定的，如肝在人体的西方，顺应五行分布的金，故而肝属于金。到《尚书》时期，五脏五行的分配则更注重脏腑的生理功能，如肝顺应春天的生发，则肝匹配于木。这种依照功能来匹配的方法，可以更好地将五行理论运用于临床，扩大五行理论的范围。

此后，王叔和《脉经》一书中明确定位了五脏对应的定位。《脉经·两手六脉所主五脏六腑阴阳顺逆》篇中记载，左手心肝肾为官，右手肺脾肾为府，官与府相对阳和阴。《脉经·辨脏腑病脉阴阳大法》一篇中讲：肺脉浮大，肾脉沉滑如石，肝脉弦，心脉来疾去迟，脉来当见不见为病。这里并没有把脏腑对应在脉位上，而是讲不同的脉象对应的脏腑，当见不见为病。

（2）五行对应五时，春、夏、长夏、秋、冬，五时又各有其脉象，如春弦、夏钩、秋毛、冬石。至于五脏中的脾，《素问·太阴阳明论》有云："脾者土也，治中央，常以四时长四脏，各十八日寄治，不得独主于时也。脾脏者，常著胃土之精也，土者生万物而法天地，故上下至头足，不得主时也。"并且有理论认为，这"十八日寄治"并不是连续完整的十八日，而是渗透进四时中的每一天，其中每一时共十八日。这反映了脾脏对于我们身体功能正常运行的重要意义。五脏又各有其脉象，《难经》认为：心脉大，肝脉急，脾脉缓，肺脉涩，肾脉沉。五行理论对应的三部、五脏、五时脉互相联系，可以相互为用。

（3）《难经·十八难》中记载了五行与五脏的对应，同时十二经脉亦在五行之中，其中可以清晰地看到五行关系。左右脉寸关尺三部皆对应五行，同时又十分契合五行相生理论。五行对应十二经脉的理论又为后代脉诊提供了理论思路，即现在我们普遍认为的左部寸关尺分别对应五脏的心肝肾，右部寸关尺对应五脏的肺脾三焦（也有一种理论认为应该是肺脾肾，肾脏特殊，左肾右命门）。三部脉皆有举按循三诊，共称为三部九候。同时《难经》又认为：上部法天，中部法人，下部法地。其在现今理论中主要认为反应疾病深浅。

（4）脉学与五行的联系，亦可体现于四季的脉象变化上。《脉经·诊四时相反脉证》记载："春三月木王，肝脉治，当先至，心脉次之，肺脉次之，肾脉次之。"以木火土金水的顺序相互传递，其中脾土为六月。该篇叙述了五脏相反的表现。肾反脾，六月脾土脉当至不至，反得肾脉，是为肾反脾，水反侮土。脾反肝，春当肝脉，不至，脾脉先至，是土反侮木。肾反肝，春当肝脉，不至，肾脉先至，水为木之母，子侮母，而见肾脉。肾反心，夏季应是心脉，心火反侮肾水，故而夏季见肾脉。诸如此类，四时脉象，当见而不见，是脏腑病变的相互传变，由五行生克所致。

2. 运用"五行脉诊"的诊疗思路

（1）人体气机升降模式与脉象气化结构模式的同构性：人体的气化模式可以通过脉象的气化结构模式体现出来。人体有二火，即君火与相火，肾居下（内藏相火），为人体真阳，是人体气机升降的原动力；肺居上，主肃降，主通调水道；肝居左主升发，肝肺一升一降；胆为肝气之所余，内藏相火，先升后降；脾胃居中，一升一降。心肾肝肺为四维，脾胃居中，内外呼应，同升同降，共同构成人体气机升降循环。脉象气化结构的脉诊定位源于人体气化结构，从中也可以看出人体的气机左升右降、阴升阳降的生命模式，故左手脉应阴升，右手脉应阳降，左手脉主血，右手脉主气。当将双手并在一起，双手寸口脉表达的就是人体气机升降出入的一个整体图。梁氏临床运用的脉诊方法，主要是传统脉法配合五行脉法。梁宏正将这两种方法糅合分析而作出诊断，具体包括定性、定位、定脏腑三方面。

（2）脉象定性、定位、定脏腑

1）定性：主要指通过脉诊定人体阴阳、气血、虚实、寒热等属性。《伤寒论·辨脉法》云："凡脉大、浮、数、动、滑，此名阳也；脉沉、涩、弱、弦、微，此名阴也。"脉分左右，左为心、包络、肝、胆、肾、膀胱、小肠，属血，血为阴，左脉盛即是阴盛，左脉虚即是阴虚。右为肺、膻中、脾、胃、命门、大肠，属气，气为阳，右脉盛即是阳盛，右脉虚即是阳虚。左三部脉旺，则阴分旺，阴邪盛或阴分受邪；右三部脉旺，则气盛，或由气分受邪。脉大为实证，脉弱为虚证，"邪气盛则实，正气虚则夺"；脉迟缓弦主寒，脉数洪促主热。由此，以脉可以定人体气血阴阳之盛衰、邪气之表里寒热。

2）定位：即通过脉诊定邪之部位，可有 3 种定法。

①按解剖部位定：如《金匮要略》云："脉来细而附骨者，乃积也。寸口，积在胸中；微出寸口，积在喉中；关上，积在脐旁；上关上，积在心下；微下关，积在少腹；尺中，积在气冲；脉出左，积在左；脉出右，积在右；脉两出，积在中央；各以其部处之。"

②按脏腑定位：如《难经·十八难》云："脉有三部，部有四经，手有太阴、阳明，足有太阳、少阴，为上下部，何谓也？然，手太阴、阳明金也，足少阴、太阳水也，金生水，水流下行而不能上，故在下部也。足厥阴、少阳木也，生手太阳、少阴

火，火炎上行而不能下，故为上部。手心主、少阳火，生足太阴、阳明土，土主中宫，故在中部也。此皆五行子母更相生养者也。"

③按空间结构定位：即用左右、上下、浮中沉来代表气化结构的定位，这样更能反映人体气化功能阴阳气血升降出入与虚实盛衰的实质。如《素问·刺禁论》云："肝生于左，肺藏于右，心部于表，肾治于里，脾为之使，胃为之市。"

3）定脏腑："五行脉诊"以五行属性代替脏腑定位，这样在临床上以五行生克制化关系代替脏腑之间的病理关系，分析起来简单明了，更易理解，这也是梁氏隔一、隔二治法的主要依据。如双尺肾水（左尺为主），生左关肝木；左关肝木，生左寸心火，并右尺命门火；双尺肾水（右尺命门火为主），生右关脾土；右关脾土，生右寸肺金；右寸肺金，生左尺肾水。循环无端，毫无间断，谓之相生。双尺主肾水，肾为水火之宅，水分阴阳之性，阴阳二水共生肝木，肝藏阴血，阴血生火；火中有二，分为君相，君火以明，相火以位，相火携君火降中土，而中土得温则建，故火生土；土温得建则生金；金气敛降，下化生水。左尺肾水，克制右尺命门火；右尺命门火，及左寸心火，克制右寸肺金；右寸肺金，克制左关肝木；左关肝木，克制右关脾土；右关脾土，克制左尺肾水。

在诊病方面，梁宏正强调尤需要鉴别"独脉"，所谓"独处藏奸"。如双手寸部脉诊得浮而无力即为气虚，左心右肺，而为心肺气虚，此为传统脉法。但又诊得右关脉弱，即为脾气虚导致的土不生金，治宜培土生金，即五行脉法，通过补脾益气，宜实子宜母，防止子虚盗母气，即补脾气以充实心气，也即所谓隔一治法。双手尺脉无力，左尺候肾水，右尺命门火，考虑肾阴阳俱不足，但又诊得左寸脉浮，左寸候心，考虑心肾不交，水火不济，治宜滋阴降火，交通心肾。梁宏正指导学生时还郑重提出：脉诊虽然重要，但可凭而不可持！虽经云"微妙在脉，不可不察"，但临床仍需全面综合、客观地分析病情，作出正确的诊断。

（三）医案举隅

医案一

莫某，女，42岁，2015年4月30日初诊。患者因失眠1年余为主诉求诊，自诉1年前发现慢性胃炎后渐出现入睡困难，睡后易醒，长期夜间睡眠3～4小时，时有头晕、心悸，曾辗转求医，前医多辨为心脾两虚，治以归脾汤、参苓白术散等加减，效果欠佳，转求梁宏正诊治。诊见面色少华，中气尚足，舌淡边有齿痕，苔薄稍黄，脉见左关弦满应指，右关虚弱无力。证属血虚脾弱，土虚木旺。治以益气补血，健脾养神，疏肝解郁。方以归脾汤加减：党参20g，茯苓15g，白术15g，黄芪20g，当归10g，远志10g，酸枣仁30g，木香6g，龙眼肉15g，炙甘草6g，大枣10g，柴胡10g，白芍

15g，龙骨 30g^{（先煎）}，牡蛎 30g^{（先煎）}，合欢皮 10g，首乌藤 15g，浮小麦 15g，牡丹皮 10g。连服 10 剂病情痊愈。

按：梁宏正重视脉诊，该患者心脾两虚而致不寐，然左关脉弦满应指，出现肝郁之象。肝之所以郁，其说有二：一为土虚，不能升木；一为血少，不能养肝。盖肝之木气全赖土以滋培，水以灌溉。患者因病思虑伤脾，长期用药克伐脾胃，既有脾胃中土虚弱致木气不得升而郁结，又有心阴血少不能滋养肝体，故在使用归脾汤的基础上，非加柴胡、白芍不得郁解。柴胡为厥阴之报使以升发诸阳，木郁得解，白芍柔肝敛阴，配以龙骨、牡蛎镇肝安神，合欢皮、浮小麦、首乌藤解郁养血以助眠。诸药合用，使肝郁得解，血虚得养，脾弱得健，则诸症自愈。

医案二

2007 年梁宏正曾治疗一女性患者，其产后曾患忧郁症，严重失眠 3 年，但白天仍能照常工作生活，就诊时眼圈暗黑，精神疲惫，自谓失眠反复，平素寐多寐少，迭经中西医治疗，效果甚微，刻下数月，更是彻夜不眠，甚为痛苦。梁宏正视其舌红苔薄黄，舌底络脉瘀青，脉象左关弦细涩，双尺沉涩，思前医多以补心安神、滋肾重镇等方药，未能见效。而脉之实由情绪忧思，肝郁日久，气滞不舒，久郁少阳厥阴升发受抑，反侮少阴肾水，子病及母，而见两尺沉涩，心肾不调而水火失济；迁延日久，遂致气滞血瘀，瘀遏心神，故长期不寐。因悟其为瘀血之不寐证，梁宏正于血府逐瘀汤加合欢皮 15g、首乌藤 15g、丹参 15g 给予治疗。服药后当晚患者已能入睡 1～2 小时；服药 1 周后，每晚已可睡眠 4～5 小时；药已显效，效不更方，连续治疗 1 个月后患者不寐渐愈，基本恢复正常睡眠状态，黑眼圈退去消失，容光焕发，与前判若两人。

九、经方、时方、小方的应用

（一）经方、时方的应用，喜用合方、复方

梁宏正认为经方的核心理论是方证对应，具有以下特点：组方严谨，药少而精，煎服有法，针对性强。而时方的核心理论是以阴阳五行、藏象、经络、运气等学说为主要内容，有轻灵多变和照顾面广的特点。刘渡舟教授认为，如把经方比作母亲，是方之源，时方则如同子孙，乃是方之流也，有源才能有流，有流才能取之不尽、用之不竭。随着时代的进步及环境的改变，如《顾松园医镜·论治大纲》云："用古方疗今病，譬之拆归料改新屋，不再经匠氏之手，其可用乎？是有察于古今元气之不同也。"因此，方虽有古、今之分，但临证用药既不可厚古而薄今，亦不能倡新而非古，而应当将经方、时方兼融一炉，互制其短而各展其长，这样不仅能扩大经方和时方的治疗范围，而且还能扩大疾病的治疗途径，提高疾病的治疗效果。梁宏正认为，《素问·至

真要大论》云"奇之不去则偶之，是谓重方"，其原文意思虽然是指当治疗效果不满意时可采用奇偶并进的重方治疗原则，但亦可将其理解为指导临床应用合方、复方的治疗原则。故梁宏正用方不拘一格，辨证灵活运用经方和时方，认为"经方治病起，时方擅收尾"。他认为现代人患病尤其是慢性疾病患者病机为多机因，病情多复杂，单用经方及时方不能根治疾病，在临证上喜用合方、复方。如对于慢性前列腺炎尿频，辨证为肝肾阴虚、气机郁滞者，梁宏正常用六味地黄汤和四逆散合方加减；失眠辨证为痰湿气滞者，梁宏正喜用小柴胡汤和温胆汤合方加减等。

（二）经方、时方、小方的合用

梁宏正在临证上常教导说，慢性疾病多为多机因，辨证论治上也要多方位辨证治疗，故梁宏正不仅喜经方、时方合用，也常常经方、时方、小方合用。因小方用药简单，可能对某病、某证或者对某一理化检查阳性结果有特殊疗效。如梁宏正常用双四散（四逆散、四苓散组合）、三四散（四逆散合四苓散、四妙散）来治疗急性痛风、湿热腰痛、慢性前列腺炎，用四四散（四逆散合四苓散、四妙散、四味消毒饮）治疗痤疮、湿疹、丹毒、荨麻疹等。

梁宏正用方不拘一格，如遇疑难病例，亦常根据五运六气的开阖枢和司天在泉理论，灵活运用司天方，结合经方、小方进行治疗，常取得较理想的疗效。如 2018 年 7 月梁宏正曾治疗一个 14 岁的郭姓男孩，该患者遇活动和动脑思考问题则引发高热长达 2 年，迭经中西医久治未愈，检查未发现任何身体异常病征。梁宏正考虑 2018 年（戊戌年）为岁火太过，太阳司天，太阴在泉之年，"民病身热头痛……气郁中满……"该患者症状表现发热、头痛、胸闷、双手冰冷，与三因司天方的六气时行民病证治方描述符合，故予以静顺汤合四逆散治疗，用药 3 周后，该患者即病愈。

十、"病机十九条"的认识和临床应用

（一）"病机十九条"的含义

病机，即疾病发生、发展和变化的机制。"病机"二字，前人释为"病之机要""病之机括"，含有疾病之关键的意思。

病机理论源于《黄帝内经》之《素问·至真要大论》的"谨候气宜，无失病机""谨守病机，各司其属"。明代张介宾云："机者，要也，变也。病变所由出也。"其指出了病机的重要性。《黄帝内经》从临床常见病证中总结归纳出的"病机十九条"，奠定了脏腑病机和六淫病机的基础，对后世病机学的发展具有重要的指导意义。

《素问·至真要大论》论述"病机十九条"内容如下："诸风掉眩，皆属于肝；诸寒收引，皆属于肾；诸气膹郁，皆属于肺；诸湿肿满，皆属于脾；诸热瞀瘛，皆属于

火；诸痛痒疮，皆属于心；诸厥固泄，皆属于下；诸痿喘呕，皆属于上；诸禁鼓栗，如丧神守，皆属于火；诸痉项强，皆属于湿；诸逆冲上，皆属于火；诸胀腹大，皆属于热；诸躁狂越，皆属于火；诸暴强直，皆属于风；诸病有声，鼓之如鼓，皆属于热；诸病胕肿，疼酸惊骇，皆属于火；诸转反戾，水液浑浊，皆属于热；诸病水液，澄沏清冷，皆属于寒；诸呕吐酸，暴注下迫，皆属于热。"

"病机十九条"是古代中医辨证的基本方法，其根据五脏和外感六淫的归类进行病机分析，有执简驭繁的作用。其中共属五脏的各 1 条，属火的 5 条，属热的 4 条，分属寒、湿、风以及属上、属下的各 1 条，共列掉、眩、收引、哮喘、水肿、胀满等 30 余种病证。后因六气病机中缺少"燥气"一条，金元刘元素补充了"诸涩枯涸，干劲皴揭，皆属于燥"，遂成"病机二十条"。"故《大要》曰：谨守病机，各司其属"是对掌握病机方法的高度概括。掌握病机的具体方法，要从探求病因、辨明病性、整体定位三方面着手。

（二）脏腑病机及临床应用举隅

梁宏正教授认为治疗内伤杂病尤需谨守病机，拓展其临床应用。

1. 诸气膹郁，皆属于肺

多种吸呼喘促、胸部胀闷、咳嗽之类的气病，大都属于肺的病变。肺司呼吸，故气之为病，首责于肺之宣降失常。下面以咳嗽为例进行论述。

（1）有关咳嗽的经典论述：咳嗽病名最早见于《黄帝内经》，该书对咳嗽的成因、症状、证候分类、转归及治疗等均有较系统的论述，尤其是《素问·咳论》对咳嗽病因、病理的认识均甚为详细。下面让我们先重温经典《素问·咳论》的原文。

黄帝问曰：肺之令人咳，何也？岐伯对曰：五脏六腑皆令人咳，非独肺也。帝曰：愿闻其状。岐伯曰：皮毛者，肺之合也，皮毛先受邪气，邪气以从其合也。其寒饮食入胃，从肺脉上至于肺则肺寒，肺寒则外内合邪，因而客之，则为肺咳。五脏各以其时受病，非其时，各传以与之。

人与天地相参，故五脏各以治时，感于寒则受病，微则为咳，甚者为泄为痛。乘秋则肺先受邪，乘春则肝先受之，乘夏则心先受之，乘至阴则脾先受之，乘冬则肾先受之。

帝曰：何以异之？岐伯曰：肺咳之状，咳而喘息有音，甚则唾血。心咳之状，咳则心痛，喉中介介如梗状，甚则咽肿喉痹。肝咳之状，咳则两胁下痛，甚则不可以转，转则两胠下满。脾咳之状，咳则右胁下痛，阴阴引肩背，甚则不可以动，动则咳剧。肾咳之状，咳则腰背相引而痛，甚则咳涎。

帝曰：六腑之咳奈何？安所受病？岐伯曰：五脏之久咳，乃移于六腑。脾咳不已，则胃受之,胃咳之状,咳而呕,呕甚则长虫出。肝咳不已,则胆受之,胆咳之状,咳呕胆汁。肺咳不已,则大肠受之,大肠咳状,咳而遗矢。心咳不已,则小肠受之,小肠咳状,咳而失气,气与咳俱失。肾咳不已,则膀胱受之,膀胱咳状,咳而遗溺。久咳不已,则三焦受之,三焦咳状,咳而腹满,不欲食饮。此缘聚于胃,关于肺,使人多涕唾而面浮肿气逆也。

(2)关于咳嗽的脉诊和痰的寒热辨证:在咳嗽之诊断上,梁宏正认为咳嗽的脉象应分虚实,其引用《脉诀》曰"咳嗽所因,浮风紧寒,数热细湿,房劳涩难;右关濡者,饮食伤肺,左关弦短,疲极肝衰;浮短肺伤,法当咳嗽,五脏之嗽,各视本部。浮紧虚寒,沉数实热;洪滑多痰,弦涩少血;形盛脉细,不足以息",指出咳嗽仍属外感内伤之虚实问题,故应当从脉之虚实来辨证。

在治疗咳嗽时,痰的特征不容忽视。湿痰较稠,量多易咯出者为脾不健运;痰多泡沫稀薄,量多易吐出者为肺胃俱寒;黏液样黄色或绿色痰提示肺胃燥热;铁锈色痰是肺胃实火;粉红色泡沫痰多为瘀阻络伤等。一般来说,急性咳嗽寒热易辨,但慢性咳嗽中,很多寒性咳嗽的患者偏吐的是黄痰。因此,对于慢性咳嗽,注意痰质的稀和稠比痰的颜色尤为重要。一般是痰稀多寒,痰稠多热。

(3)临床常用方药经验

1)关于十味止嗽散的认识:梁氏治疗咳嗽,除辨证施治外,凡外感之咳余邪未净,或久咳有所兼夹,如夹火、夹风、夹燥、夹湿、夹腻,见咽痒、胸紧、有或无痰、鼻塞咽痛或痰难咯出者,多用十味止嗽散治之。十味止嗽散即止嗽散合小陷胸汤。在运用止嗽散时,梁宏正教授喜用黄芩配黄连,乃因"黄芩色黄中空似肠胃,乃手足阳明兼太阴之药也",又主诸热,清肌表,使肺气通调,则水津四布,血气运行,治疗咳嗽更为实用。

临床上,在十味止嗽散的基础上,可扩充其应用,通过加减变化出麻杏止嗽散、杏苏止嗽散、桑菊止嗽散、泻白止嗽散、二陈止嗽散、葶苈止嗽散、苇茎止嗽散、夏朴止嗽散、三子止嗽散、生脉止嗽散、黛蛤止嗽散等,梁宏正称之为"十变"止嗽散,当然"十"只是个约数,也可以推之为百,正所谓理明则思路决定应用出路。

2)关于五脏六腑咳嗽的辨治:五脏之咳的病因主要在于外邪伤脏,其机制在于受邪之脏气失调,上影响于肺而发生咳嗽,正如《黄帝内经素问集注》曰:"肺主气而位居尊高,受百脉朝会,是咳虽肺证,而五脏六腑之邪皆能上归于肺而为咳。"由此,后代医家论咳的准则观点即为"五脏六腑皆令人咳,非独肺也"。对于肺咳、心咳、肝咳、脾咳、肾咳的五脏咳证治及胃咳、胆咳、小肠咳、膀胱咳等六腑咳证治,梁宏正各有其主治方药及临床经验。如肺咳证治,梁宏正认为内合邪为导致肺咳的主要原因,外受寒邪，内伤寒饮，即所谓"形寒寒饮则伤肺"。其症状特点为咳而喘息有声或咳逆倚息，心烦胸痛，甚则久咳数，肺络损伤而唾血。治疗可宣肺散寒，化饮通络，以小青龙汤为主方。若寒饮在肺，久郁而化热，可予厚朴麻黄汤；若咳而上气，烦躁而喘，则用小青龙加石膏汤；若咳而唾血，可用清燥救肺汤以清肺络降气止血。

又如膀胱咳和三焦咳证治，梁宏正认为膀胱咳乃固肾久咳，导致膀胱气化无力，出现尿频，甚者遗尿。《素问·咳论》云"肾咳不已，则膀胱受之，膀胱咳状，咳而遗溺"，即指此表现。其治宜补肾固摄，镇咳止遗。方用春泽汤加味，或茯苓甘草汤合缩泉丸、桑螵蛸散治疗。三焦咳乃因各种原因引起久咳不愈，致三焦气化不利，升降失职，肺宣脾运失利，肾气失衡，三焦水犯所致。正如《素问·咳论》所述："久咳不已，则三焦受之，三焦咳状，咳而腹满，不欲饮食。此皆聚于胃，关于肺，使人多涕唾而面浮肿气逆也。"其治宜调理三焦，宣肺化痰，健脾利水，补肾纳气，平喘止咳，综合调治。方可用异功散合甘桔汤、七气汤加半夏厚朴汤、小青龙汤、射干麻黄汤加减，要点在视其所犯何部，遣方治之。

（4）医案举隅：郭某，男，63岁，退休干部，2016年10月13日初诊。主诉：咳嗽、气紧、痰黏白，咳甚则遗尿7天。患者患有慢性支气管炎10年，每逢秋冬季必发咳嗽，此次发作以早晚为甚，症见胸闷气紧，发时连续顿咳，呈痉挛状，甚则颜面通红，痰少呈黏丝状带泡，小便不禁，舌红，苔黄白腻，脉弦尺沉细，曾服中西药治疗，咳嗽稍减，但仍发作时遗尿。其辨证当为风痰闭阻，气道不利，肺失宣降，肾气不纳，膀胱失约，病属中医膀胱咳证，治宜降气豁痰、祛风解痉、温肾摄纳，方用梁氏桑蛸益肾散（自拟方）加味：桑螵蛸12g，益智仁15g，怀山药20g，五味子10g，煅牡蛎15g，乌药10g，芡实15g，核桃肉30g。5剂，每日1剂，水煎服。

二诊：患者服桑蛸益智散5剂后，咳嗽次数减少，气紧减轻，仍有痰白，但咳甚遗尿现象明显减少，舌淡红，苔薄白，脉尺沉细，继予上方加菟丝子20g、补骨脂15g、法半夏12g，嘱服5剂，服法同上。

三诊：药后患者咳嗽已近愈，胸闷气紧已无，遗尿消失，舌淡红，苔白，脉细，方药已取显效，予原方5剂巩固，并嘱长服金匮肾气丸一段时间，以防病情反复。

按：梁宏正认为，临床咳嗽治疗常需辨因审果，如本例之膀胱咳证，缘起季节变化，素体肺肾亏虚，肺失宣降，肾失摄纳，痰浊蕴肺引起咳喘，气紧胸闷，又兼治失恰当，致脏病及腑，表里相移，导致膀胱失约，尿遗失禁。此属肾气亏虚不能制下，累及水道失约，导致膀胱腑病咳痰，故补肾纳气以恢复膀胱州都统摄水液之职能，施以自拟方梁氏桑蛸益智散治之取效。本方功能温补肾气，固涩下气，所以方证合拍，疗效良好。梁宏正又指出，若膀胱咳嗽属于由外邪原因导致膀胱制约失职引起的，又当以五苓散为主方，通因通用，使其恢复气化功能。

2. 诸痛痒疮，皆属于心

（1）含义：本条是指多种疼痛、瘙痒、疮疡的病证，大都与心有关系；或指多种疮疡及其痛痒之类的热证，大都属于心的病变。临床上，凡以痛和痒为其主要症状的疮疡，包括痈、疽、疖、疮、丹毒、带状疱疹、荨麻疹、口腔溃疡，甚至泌尿系统感染、尿道结石等，或与心阳偏亢，火热炽盛而壅滞肌肤局部形成的疾病，均可按此范畴论治。

（2）经典相关论述：《素问·气交变大论》"岁火太过，炎暑流行……民病疟……甚则胸中痛，胁支满胁痛，膺背肩胛间痛，两臂内痛，身热骨痛而为浸淫，"论述火运太过引起人体的多发病。

《素问·气交变大论》云"复则炎暑流火……病寒热疮疡、痱胗痈痤"，论述五运不及复气引起人体的多发病。

《素问·五常政大论》云"少阴司天，热气下临……大暑流行，甚则疮疡燔灼，金铄石流"，论述五行五脏司天之气引起人体发病的情况。

《素问·至真要大论》云"岁少阴在泉，热淫所胜……民病……寒热皮肤痛，目瞑齿痛"，论述在泉之气淫所胜出现气候变化导致人体的疾病。

《素问·至真要大论》云"少阴司天，热淫所胜，怫热至，火行其政。民病胸中烦热……皮肤痛……甚则疮疡胕肿"，论述司气之气淫所胜出现的气候及人体疾病的变化。

《素问·四时刺逆从论》云"少阴有余，病皮痹隐疹"，论述少阴心经受邪致皮肤病疾。

《金匮要略》："邪气中经，则身痒而瘾疹。"《诸病源候论》云："浸淫疮是心家有风热。"

《圣济总录》云："风热蕴于心经，则神志躁郁，气血鼓作，发于肌肤而为浸淫疮也。"

《医宗金鉴》云："此症（浸淫疮）初生如疥，搔痒无时，蔓延不止，抓渗黄水，浸淫成片，由心火脾湿受风而成。"

以上诸条，皆说明诸疮痒疾均与心经发病有关，亦泛指许多疮疡疔疖、痈疽等皮肤外科疾患，凡见症痛或痒者应考虑为心经虚实致邪引发，治疗上均可从心经入手论治。

（3）疮疡的治疗经验：心主血脉，其血行凝泣不畅，则皮之部失荣，抵抗力减弱而易致招邪。所以疮疡疔痈等疾患，临床上与血之盛衰、心脉之功能强弱有密切关系。

疮疡疖痈疽等疾病之疼痛，归血热或血寒，属血热则邪盛致痛，血寒则虚不胜痛；痒则多为血弱不足以制风而成血虚风盛，或由久病血虚而易招风所致。将愈之疮疡，亦多致痒，此乃久郁之血得以畅遂，邪舒发痒。所以痛与痒的症状，均可从治血与治心来考虑。

1）疮疡的主要脉象：心之常脉为洪，因心主火，气血涌盛于外，鼓荡充盈于血脉而致脉洪。洪脉主热盛，外邪入里化热，或五志化火，瘀血蕴而化热，热盛蒸迫气血，鼓迫脉流而脉洪。《金匮要略·疮痈肠痈浸淫病脉证并治》云："脉洪数者，脓已成，不可下也，大黄牡丹汤主之。"洪脉又主阴虚，阴虚不能内守，阳气浮于外而脉洪。但属阴虚阳浮者，舌当光绛无苔，可与热盛鉴别。

洪脉体状诗云："脉来洪盛去还衰，满指滔滔应夏时。若在春秋冬月分，升阳散火莫狐疑。"丹溪曰："大，洪之别名。"《素问·脉要精微论》曰："大则病进。"故临床上，新病疮疡脉大有力者为邪盛，久病脉大无力者则为真气外泄或阴虚，均是病情发展恶化，故曰病进也。洪脉的主病诗云："寸洪心火上焦炎，肺脉洪时金不堪；肝火胃虚关内察，肾虚阴火尺中看。"可供参考。

2）疮疡的方药应用

①中医治疗外证疗疖疮痈多用凉心血解热毒之剂。症状如出现红肿疼痛者，可用五味消毒饮合四圣饮（金银花、蒲公英、赤芍、生甘草）加味。一切红肿疼痛较剧者，可加入绿豆30g、牡丹皮12g。"泻心火即所以止疼痛"，此乃梁剑波教授的治疗经验，亦即《外科精义》所说："以凉血则心自宁，而痛自息也。"此方通治一切疗疮，以红肿热痛，或高肿，或根脚散漫，疼痛彻心肺者效果无好。

②治疗发背痈肿，或疗疮走黄，疼痛难忍者，或烦躁不寐作脓疼痛者，可用清心解毒、镇逆止痛之清心镇逆汤。该方出自《外科精义》，药由玄参、麦冬、丹参、三七、连翘、绿豆、金银花、竹叶、甘草、朱砂组成，可治疮、烫伤疼痛，有镇痛、保护心包膜的作用。如遇体虚自汗，或气血衰败者，可加当归、黄芪。

③若疮疡呈阴阳错杂或寒热错杂，多见于在成脓或未成脓之际，治疗上可采取托里透脓、消毒止痛，予仙方活命饮或托里消毒饮治疗。应用仙方活命饮时，应注意煎法"用水酒各半煎药"。其功效为排脓使之涣散，有"未成即消，已成即溃，不用收敛，恶腐自去"的良好效果。

总之，疮疡之治，要采用四大治疗原则：一是解表使其自消；二是排脓使其涣散；三为托里透脓使其外溃；四为调养血气使其自敛。临床上可根据不同阶段和不同症状表现而运用，但总需加上调心和入心的药物，以加强治疗效果。

（4）痒疹的治疗经验：临床上，荨麻疹、湿疹、神经性皮炎、药物性皮炎（即药疹，中医又称"中药毒"）、癣疾、瘾疹（又称游风）、瘄瘤等皮肤疾患，均以皮肤瘙痒为主要症状。痒来自于心，自古中医即有此认识，所谓"心痒难耐"。西医学也认为"皮肤是一种心理器官"，因而许多皮肤病都是"心因性"因素所致。前人亦有论述，痒乃人体阳气不能到达所致。如《明疮疡痛痒麻本论》曰："若人质肌肤附近火灼则为疮，近火则痛，微远则痒。痛者为实，痒者为虚，非为虚寒之虚，乃火热微甚之意。"故痒为阳气温煦不足所致。因而临床上，痒除血热风盛外，还有血虚生风的原因，治疗上宜审因辨证施治。

1）荨麻疹的方药应用：临床上荨麻疹多以急性发作或顽固发作为多见，治疗较困难。该病发病之因以心热作怪为多见，治疗上可先予以消风散加味治疗，如不效，则与犀角地黄汤合五味消毒饮加味治疗，此乃循《黄帝内经》"热淫（火淫）于内，治以咸寒"也。《黄帝内经》又云："心欲软，急食咸以软之，用咸补之，甘泻之……"又曰："心苦缓，急食酸以收之。"故临床上可加乌梅、五味子以收敛心气，生地黄、当归以滋养阴血，苦参、地肤子、白鲜皮以燥湿止痒。瘙痒甚时，还可加僵蚕、乌梢蛇、蜈蚣等以祛风止痒。如属阳气不足，营虚卫弱者，可用《金匮要略》中的桂枝黄芪汤加僵蚕、防风、白术、白鲜皮以治疗，亦有较好的疗效。

2）湿疹的方药应用：现代人湿疹高发的原因仍然是"心火"，前面许多条文的论述已经提到过。湿疹是由多种内外因素引起的炎症性皮肤病，又叫湿疹性皮炎。古代中医大多按其发病位置命名，如浸淫疮、耳弯疮、绣球风等，实指西医学的急慢性湿疹、耳周湿疹、阴囊湿疹等。无论何种湿疹，均以"心火脾湿受风"为形成的主要原因，治疗上以清利心经之火，兼以健脾利湿为治，方以《医宗金鉴》专治湿疹的除湿胃苓汤加味治疗，药用苍术、厚朴、陈皮、土茯苓、猪苓、泽泻、栀子、木通、黄连、滑石、防风、肉桂、生甘草、灯心球。其临床应用可按病发部位加味，如头面部加白芷、菊花，肋胁部加柴胡、黄芩，阴囊部加怀牛膝、薏苡仁，湿疹漫发加牡丹皮、赤芍、僵蚕，痒甚加苦参、地肤子。本方还可用于"缠腰火丹"的带状疱疹，效果亦优良。

此外，湿疹的治疗，还可配合外洗之方法，方用大黄苦参散：大黄30g，苦参30g，百部20g，黄柏15g，蛇床子15g，白鲜皮20g，枯矾20g，朴硝15g。诸药煎水外洗或泡浸，可收清热燥湿、祛风杀虫、止痒之功效。

3. 诸湿肿满，皆属于脾

（1）含义：本条是指浮肿和脘腹胀满之类的湿病，大都属于脾的病变；或释作多种因湿而出现的浮肿、腹满的病证，大都与脾有关系。

临床上，举凡疾病的发生发展过程中出现的津液输布和排泄代谢障碍，以及脾主运化功能失职所引起的病理变化，如内生水湿痰饮等病理产物导致的疾病，诸如腹满、腹痛、水肿、宿食、便秘、泄泻、痞证、呕吐、呃逆、噎膈、反胃、痰饮等病证，均可按此范畴论治。

（2）经典相关论述：《素问·太阴阳明论》曰"伤于湿者，下先受之"，《灵枢·百病始生》说"清湿袭虚，病起于下"，提示湿性趋下，易袭阴位。

《素问·阴阳应象大论》云："清气在下，则生飧泄；浊气在上，则生䐜胀，"提示痞满的病机是由于胃气不降所导致。

《金匮要略》云："湿家之为病，一身尽疼，发热，身色如熏黄也。""湿家，其人但头汗出，背强……或胸满，小便不利。"以上条文论述病湿之人易出现湿郁发黄和湿阻气化不行的症状。

《金匮要略》："趺阳脉微弦，法当腹满，不满者必便难，两胠疼痛，此虚寒从下上也，当以温药服之。"此条文论述虚寒腹满的病机和脉证。

《金匮要略》："病者腹满，按之不痛为虚，痛者为实，可下之。舌黄未下者，下之黄自去。""腹满时减，复如故，此为寒，当与温药。"以上条文论述腹满的辨证与治法。

《素问·异法方宜论》云："脏寒生满病"，提示外寒和内伤生冷饮食，致脾胃虚寒可致痞病。

《金匮要略》云"脉得诸沉，当责有水，身体肿重。水病脉出者，死"，论述水气病的主脉与预后。

《金匮要略》问曰"病下利后，渴欲饮水，小便不利，腹满因肿者，何也？答曰：此法当病水，若小便自利及汗出者，自当愈"，论述脾虚，气不化水导致水肿的病机。

《金匮要略》云"脾水者，其腹大，四肢苦重，津液不生，但苦少气，小便难"，论述脾病水肿的症状。

《兰室秘藏》云"因饮食劳倦，损伤脾胃，始受热中，未传寒中，皆由脾胃之气虚弱，不能运化精微而制水谷，聚而不散，而成胀满……亦有膏粱之人，湿热郁于内而成胀满者，此热胀之谓也。大抵寒胀多而热胀少，治之者，宜详辨之。"

《严氏济生方》曰："水肿为病，皆由真阳怯少，劳伤脾胃，脾胃既寒，积寒化水……治疗之法，先实脾土，脾实则能舍水，土得其政，面色纯黄，江河流通，肾水行矣，肿满自消。"

《温病条辨》云："湿之入中焦，有寒湿，有热湿，有自表传来，有水谷内蕴，有内外相合。其中伤也，有伤脾阳，有伤脾阴，有伤胃阳，有伤胃阴，有两伤脾胃。伤脾胃之阳者，十常八九；伤脾胃之阴者，十居一二。彼此混淆，治不中窍，遗患无穷，临证细推，不可泛论。"

以上诸条文，仅选择与脾关系较密切的湿、肿、满证主要条文作为重温经典的学习内容。

（3）湿证的论治经验：湿邪与脾虚关系至为密切，传统中医内科学中的湿阻，仅为湿邪致病范畴中的一部分。湿证之广泛性，一因病因学中五气均与湿邪相关；二为脾为坤土，人处天地之中，禀土湿之性以生养，故易招惹湿病。湿有外湿、内湿致病之分，应当明辨。《医学津梁·湿证明辨》中指出：前人有湿性重浊之说法，所以发病而见四肢酸重、头身困重、关节疼痛沉重等可辨为湿邪；又有湿性黏滞之说法，故发病而见病程较长，缠绵难愈，气机不畅，胸脘满闷，大便不爽等则可辨为湿邪；前人还有湿为阴邪的说法，所以发病而见水气停聚，濡泄肤肿，小便短少等，也应辨为湿邪。这些窍门是应该掌握的。由此可推，任何病疾，当其发展到某一阶段，或病的转化过程到某一时期，都会出现湿邪的存在现象，明白此道理，则在各种疾病中辨证施治亦会得到启发。

1）湿证的脉象：古人谓"湿脉自缓"。缓脉之象：不浮不沉，不大不小，不疾不徐、不强不弱，悠悠扬扬、往来均匀，一息四至。主病诗："缓脉营衰卫有余，或风或湿或脾虚；上为项强下痿痹，分别浮沉大小区。"但实际上，湿脉脉无定体，应看症状的从属，而以脉象作参考。如浮缓为风，沉缓为湿，缓大风虚，缓细湿痹，缓涩脾薄，缓弱风虚。

2）湿证的方药应用

①在此仅述涉脾湿证的有关治疗。湿邪伤表可分阴湿伤表与阳湿伤表两种类型。阴湿，即湿尚未化热，有近寒湿。薛生白的《湿热病篇》提出阴湿伤表，出现恶寒无汗、身重头痛、胸痞、脉濡缓、苔白或白腻，治疗可予羌活胜湿汤，取微汗解表。此为祛风胜湿法之一。若为湿热伤表，除上述阴湿见症，还可见渴饮自汗、身困溲黄、胸闷腹胀、舌苔黄腻、脉濡数等，可予当归拈痛汤加味治疗。当归拈痛汤并可治湿脚气病，以及因外伤湿热所致之疮疡、湿疹，脓水不绝者见效尤佳。

②湿热的证治亦各有区别，在此主要区别三仁汤和甘露消毒丹两常用方。此二方均治湿热困阻，但三仁汤偏于治表，所治之湿热在上焦，解决湿邪困阻肺表的系列症状；而甘露消毒丹主要偏于治里，所治之湿热在上中下三焦，解决湿热之邪弥散三焦的系列症状。

③寒湿困脾诸证，在此要区别五苓散与胃苓汤的应用。五苓散温阳化气，利水渗湿；胃苓汤行气利水，祛湿和胃。所治之证属寒湿困脾，阳虚水液不能布达，是一张能调节全身各处水液代谢，通调三焦水液的处方，能治水肿、呕吐、泄泻、发热烦渴、

癫眩、短气而咳、痰饮等病证，功效可概括为化湿邪、健脾胃、生津液，其中主药为桂枝；胃苓汤主治夏秋之间，脾胃伤冷，泄泻水谷不分，腹胀，小便不利等病证。

④湿郁三焦的治疗。本病乃湿温中邪由伤表入里，未解，郁滞三焦所致，在此要注意区分五加减正气散的应用：三焦湿郁，升降失司，脘连腹胀，大便不爽，一加减正气散主之；湿郁三焦，脘闷便溏，身痛，舌白，脉象模糊，二加减正气散主之；秽湿着里，舌黄脘闷，气机不宣，久则酿热，三加减正气散主之；秽湿着里，邪阻气分，舌苔白滑，脉右缓，四加减正气散主之；秽湿着里，脘闷便溏，五加减正气散主之。综合以上5条经文，其均属湿遏气机，都有脘腹胀闷等共同见症，治疗宜细分对待。

五加减正气散歌诀（自拟方歌）：加减藿香陈朴苓，一杏麦曲腹茵陈；二通豆卷防薏苡仁，三增杏滑藿香梗；四加楂果神曲灵，五谷腹皮苍术成；方随症机呈五变，湿遏脘胀总适宜。

（4）腹满的证治经验：《诸病源候论》云："腹胀者，由阳气外虚，阴气内积故也……冷积于腑脏之间不散，与脾气相壅，虚则胀。"《六元正纪论》云"太阴所至为中满"，指脾为阴中之太阴，同湿土之化，脾湿有余，腹满食不化也。脾胃主中州，大小腹是其候也。故腹满之证，多从脾而论治。

1）胀满的脉象：《古今医统大全》云："《脉经》曰：关上脉虚则内胀，脉迟而滑者胀，脉盛而坚者胀。严姓曰：脉浮者易治，虚者难治。"

2）腹满的方药应用

①厚朴三物汤：《金匮要略》云："痛而闭者，厚朴三物汤主之。"阳明气滞腹满，为实热夹有气滞，故症见腹部胀满，大便秘结不通。常用剂量：厚朴24g，大黄12g，枳实15g。主治：肠功能紊乱，腹痛，肠梗阻，胆道蛔虫病，胆绞痛等。该方可合木香槟榔丸、四磨汤等方应用。

②厚朴生姜半夏甘草人参汤方：《金匮要略》云："虚寒，腹胀满者，厚朴生姜半夏甘草人参汤主之。"脾胃虚寒，转运失职，气滞不通，壅而作胀满。其病由久病脾胃虚寒，腹胀特点时胀时消，食少便溏者可用之。方药歌诀：厚朴半斤姜半斤，一参二草也须分；半夏半升善除满，脾虚腹胀此方真。常用剂量：厚朴20g，半夏15g，生姜20g，党参6g，炙甘草6g。主治：慢性肠炎，肠功能紊乱，腹痛，肠梗阻，术后肠麻痹等。该方可配合理中汤、枳术丸、木香流气饮等方剂同用，以加强疗效。

4. 诸风掉眩，皆属于肝

（1）含义：本条是指多种肢体动摇不定和头目眩晕的风证，大都属于肝的病变，也可解释为，许多因为风邪导致的摇摆、震颤、头晕、目眩，大都与肝相关。

临床上，举凡疾病在发生发展过程中，出现类似风动的病理状态，如中风、眩晕、共济失调、震颤麻痹、高血压、痫证抽搐、痉厥、筋挛肉瞤、手足蠕动，肢体麻木不仁、皮肤瘙痒、小儿慢脾风等与肝关系密切的病证，均可按此范畴来论治。

（2）经典相关论述：《素问·生气通天论》："阳气者，大怒则形气绝，而血菀于上，使人薄厥。""汗出偏沮，使人偏枯。"

《素问·阴阳别论》："三阴三阳发病为偏枯痿易，四肢不举。"本条指病邪病及三阴三阳引发的病变，属内伤病因。

《金匮要略·中风历节病脉证并治》："夫风之为病，当半身不遂，或但臂不遂者，此为痹。脉微而数，中风使然。"此条论述中风的脉证及与痹病的鉴别。中风的根由是因气血不足，外邪诱发为病。

中风之病，唐代以前医家多从外邪立论。唐代以后，金代刘河间从"机根于内"中悟得中风非单是外风作用，从而开拓了内风理论，主张"心火暴甚……由五志过极，皆为热故也"。金代李东垣认为："中风者，非外来风邪，乃本气病也。"元代朱丹溪则主张："有风病者，非风也，皆湿土生痰，痰生热，热生风也。"由此一主火、一主气、一主痰，都着重于内在因素立论。为与外风病因区别，后世有"类中风"之名。明代张介宾明确提倡"非风"论；清代叶天士发明"内风"之说，认为此证之源本于肝风；而王清任则认为其病因乃气虚血瘀，从元气亏五成而立论；直至清末民国时期的张伯龙、张山雷、张锡纯与陆渊雷衷中参西汇通派，认识到中风乃脑充血所致，始力主内风立论的治疗。梁宏正认为，中风病的认识和治疗，不必拘泥于外内风之学说，总以临床表现症状为依据，务必辨清发病因机，而采用切合病情的立法处方，以求获得最佳的治疗效果。

（3）中风的治疗经验

1）中风的主要脉象：梁宏正认为，中风脉浮迟者生，为吉象，因邪尚在腑，阳病见阳脉，治疗较易。若急大鼓疾，是邪不受制，多致不救。若浮而鼓指，易变脱证，治疗较难。中风亦忌涩脉，脉现涩者多危，风邪乘脏之虚则脉涩也。

又《濒湖脉学·四言举要》云："中风浮缓，急实则忌，浮滑中痰，沉迟中气。尸厥沉滑，卒不知人，入脏身冷，入腑身温……诸风眩运，有火有痰，左涩死血，右大虚看"。喻嘉言认为："中风之脉，必有所兼，兼寒则浮紧，兼风则浮缓，兼热则浮数，兼痰则浮滑，兼气则浮涩，兼火则盛大，兼阳虚则脉微，兼阴虚则脉数或细如丝。"这些经验，可供参考。

2）中风的方药应用：从事中医者皆知，中风有中经、中络、中腑、中脏及中风后遗症的分类治疗。该病自张仲景起即根据病情深浅而分治。清代尤怡《金匮翼》则有开关、固脱、泄大邪、转大气、逐痰涎、除热风、通窍隧、灸腧穴八法。近代医家张山雷在《中风斠诠》著作中亦有中风治疗八法：闭证宜开，脱证宜固，肝阳宜于潜镇，痰涎宜于开泄，气逆宜于顺降，心液肝阴宜于培养，肾阴宜滋填及通经宣络。

梁氏医学认为，中风有卒中、偏枯、风痱、风懿（风喑）之别，宜分别论治。初起便当顺气，久病即宜养血。中脏中腑，为风中于里，多为本虚标实之体，元气素虚，过于劳役，或肾阴亏耗，肝阳上亢，痰壅气冲，猝然发病。中风宜分闭证、脱证、内闭外脱证论治，而闭证尤宜分清阳（热）闭、阴（寒）闭。鉴别阳闭和阴闭的目的，在于采用辛凉开窍法还是辛温开窍法。治疗方针关系患者生死存亡，稍有差池，危殆立至。

阳闭和阴闭共同必具主证：突然昏仆，不省人事，两手固握，牙关紧闭。阳闭则面赤身热气粗，二便秘结，肢体强痉，烦躁不宁。阴闭则痰涎壅盛，静卧不烦，面白唇紫，四肢不温等。前者为心肝之火邪与风痰合邪为害，而后者仅为风痰为害，故有此差别。另中风阴闭与中风脱证的鉴别更为重要。脱证是元气衰微，阴阳离失，正气颓败之势。其主要症状为突然昏仆，不省人事，目合口开，鼻鼾息微，手撒肢冷，肢体瘫软，汗出不已，二便自遗，舌痿，脉微弱等。

治疗上，热闭治以安宫牛黄丸和羚犀麻黄汤（梁氏自拟方）凉开药物，腑气不通者加用三化汤；寒闭治以苏合香丸和三生饮加人参、姜汁、竹沥以温开之。前者多见于出血性中风，后者多为缺血性中风。若为中风脱证，先急以苏合香丸灌之，再以参附汤、四逆汤或参附龙骨牡蛎汤加重山茱萸、五味子以固脱。若痰涎壅盛，予三生饮加人参、姜汁、竹沥以治之。如真阴亏虚，虚阳浮越，足冷面红者，予地黄饮子合二陈汤、姜汁以温阳养阴豁痰法治之。

中腑若神昏或清，热势极盛，大便闭结，腹满胀闷，可用三化汤加三七末，安宫牛黄丸以通下开上。若中风由脏出腑，转神志清醒，口眼歪斜，言语失利，半身不遂，可进行辨证治疗中风后遗症。如属肝阳上亢，可用天麻钩藤汤或镇肝熄风汤加味。天麻钩藤汤以治疗出血性中风偏瘫为适宜。气虚血瘀者用补阳还五汤以补气活血，黄芪五物汤、"左加当归下牛膝，筋软木瓜寒附添"为其加减法。

风中经或中络，又称为中血脉，乃病邪轻浅，病在分腠荣卫之间。其古分风痱、偏枯、喑痱三病，俱为神志清醒。风痱者，四肢不收，身无痛处；偏枯则半身不遂，肌肤麻木；喑痱，谓语謇不利，口角流涎。三者可分别列于中经中络治疗。中络比中经为轻，一般以口眼歪斜为主，可治以乌药顺气散合牵正散加减。而中经可选用大秦艽汤加人参、黄芪治疗，并可加豨莶草、鸡血藤、威灵仙等增强养血祛风通络之效。其所治疗的偏枯，以缺血性中风为适宜。若为风痱，可予小续命汤治疗，效果较好。若为喑痱，可予《医学心悟》解语丹治疗。

另有类中风之治疗，古有所谓中虚、中气、中食、中寒、中湿、中思者，见突然昏倒，不省人事，但没有口眼歪斜、偏废不仁不用等症，有别于真中风。其若属脾湿太过，四肢不举，脉缓大有力，宜胃苓汤加味以燥脾祛湿。如脉细无力，为脾气虚，治当补气，予补中益气汤加木瓜、葛根。如瘦人血枯筋急拘挛，为血虚风急，予芎防四物汤加钩藤；如肥人宗筋不收，为痰湿所困，可予加味六君子汤，此为王孟英方，即陈夏六君子汤加羚羊角、姜汁、竹沥也。如遇风痰久扰眩晕，老年血压高低不稳，有中风发兆者，可予李东垣《脾胃论》的半夏白术天麻汤加减治疗。

诸方药应用区别：①安宫牛黄丸，含金箔与非含金箔者应注意区别。②大秦艽汤治疗中风后遗以手足不遂间有疼痛为主；乌药顺气散以治口眼歪斜为主；补阳还五汤以治肢体痿，无力抬举为主；天麻钩藤汤以治头晕头痛，震颤肢摇，兼半身不遂为主；镇肝熄风汤以治高压较高，体胖壮实者为主；补中益气汤以老年中风，气虚夹瘀后遗症者为主；半夏白术天麻汤以治胸闷纳减，头晕痰扰为主；加味王氏六君子汤以气虚夹风痰之中风后遗症者为主；解语丹以治中风后遗症之风痰阻窍，语言蹇涩，口角流涎为主。

（4）医案举隅：陈某，男，72 岁，2016 年 3 月 18 日初诊。患者 8 年前无明显诱因开始出现左上肢不自主震颤，未予重视，逐渐发展至左下肢、右侧肢体行动迟缓，曾在外院诊断"帕金森病"，长期服用美多芭、森福罗维持治疗，近 1 月来四肢震颤加重，静止时明显，行走困难，伴腰痛，稍口干，伸舌震颤，夜尿频，3～4 次/晚，眠差，大便偏干。中医诊断：颤证。证候：肝肾亏虚，风痰阻络。治法：滋补肝肾，化痰息风。处方：熟地黄 15g，山茱萸 15g，肉苁蓉 15g，麦冬 15g，五味子 10g，附子 3g（先煎），巴戟天 15g，菖蒲 15g，益智仁 10g，牛膝 15g，续断 15g，狗脊 15g，远志 6g，茯苓 15g，石斛 15g。7 剂，每日 1 剂，水煎服。

2016 年 3 月 26 日二诊：患者自觉腰痛改善，肢体震颤同前，夜尿频，眠差，守上方加龟甲 15g、鳖甲 15g、生牡蛎 30g（均先煎），7 剂。

2016 年 4 月 3 日三诊：患者四肢震颤较前减轻，腰痛缓解，夜尿减少，睡眠改善，守方再进 7 剂以巩固疗效。

按：中老年人多见之"帕金森病"，当属中医"颤证"范畴。明代孙一奎《赤水玄珠》认为，"颤振者"，"非寒禁鼓栗，乃木或上盛，肾阴不充，下虚上实，实为痰火，虚则肾亏"。本案患者正乃虚实夹杂之证，肝肾亏虚为本，风痰阻络为标而出现肢体震颤之症，故首诊梁宏正予以治疗"喑痱"证之代表方地黄饮子以阴阳双补、开窍化痰，合益智仁、牛膝、续断、狗脊以加强补肝肾，二诊时患者腰痛虽减，但震颤如故，故加"三甲"以增强育阴潜阳息风之功，震颤症状明显减轻，由此可见，在辨证准确的情况下，血肉有情之品的"威力"可见一斑。

（张晓娟整理）

第三章　临证经验

一、治疗慢性肾衰竭经验

慢性肾衰竭是由于各种原因引起的肾脏损害和进行性恶化的结果，是机体在排泄代谢产物，调节水、电解质、酸碱平衡，以及某些内分泌炎性物质的生成和灭活等方面出现紊乱的临床综合征，临床上常见倦怠、恶心、呕吐、贫血、少尿、水肿等症状及肾功能受损、水电解质紊乱等。

本病属于中医学"癃闭""关格""水肿""虚劳"等范畴，慢性肾衰竭可由水肿、淋证、尿血、消渴等多种疾病发展而来。中医学认为各种疾病可伤及肾脏，而肾脏病日久，亦可损及各脏腑功能，并以脾肾虚损为主，病情逐步发展而使病情加重，最后导致正气虚衰，浊邪、瘀血壅滞肾络，肾脏失去开阖功能，湿浊毒潴留于体内，而发为本病。

本病之本质为脏腑阴阳俱损伤，正气衰败，故而形成关阳格阴之证，阴阳痞阻，寒热不调，是故在本病期中所表现出来寒热错杂、虚实并见是其特征。

慢性肾功能衰竭多是各种肾脏疾病不解，病情进一步发展，深入厥阴而成。厥阴证情复杂，病至厥阴，所累及的脏腑不同，而有不同的见证。首先，在病机演变上，厥阴可影响少阳从而出现厥阴少阳同病。厥阴疏泄失职，体内毒物不能顺利外排，瘀血浊物内积，亦可影响到少阳枢机，枢机不利，三焦壅滞，则气化俱废。另外，三焦水道与元气的通行尤赖于厥阴心火温化及肝之阴阳疏泄功能条达，若厥阴病变，势必影响到三焦气化及水道的通常。上焦不治，则水泛高原；中焦不治，则水留中脘；下焦不治，则水乱二便。所以，若厥阴受病，则三焦必然失职，上焦之纳、中焦之化、下焦之排皆乖逆，二便闭塞不通于下，加之有形病理产物、浊毒、瘀血等留滞于内，于是出现全身上下俱病、寒热虚实诸多证候交并出现的错综复杂之临床证候。其次，病在少阴，原有脾肾阳气衰微，水湿内留进一步发展，必致水湿内停生毒，浊毒损伤脏腑，败坏气血，入血犯脑，邪盛虚极生风，而见神昏谵语、抽搐、吐血、衄血等危候。若再贻误病机，就会导致五脏俱败，阴阳离决。

（一）分型辨治

慢性肾衰竭临床表现多为典型的虚实并见、寒热错杂，分为如下几型。

1. 厥少俱病，正虚邪恋

主证：常见腰膝酸软，头晕目眩，耳鸣耳聋，尿少不利，心悸怔忡，胸闷气短，皮肤瘙痒，体倦乏力，少气懒言，纳差食少，恶心呕吐，不思饮食，面色、唇甲不华，胸闷口苦，或四肢抽搐，颜面及下肢水肿，或晨起眼睑浮肿，病势较缓，舌质淡红，脉弦细弱或沉而无力。

证候分析：本病乃慢性肾病日久，进一步损伤正气，浊毒内留，深入厥阴，波及少阳而致。枢机不利，三焦不通，水道不行，致上、中、下俱病。上焦心肺不宣，邪毒内扰，则见胸闷气短，心悸怔忡，少气懒言。中焦不化，则食纳减少，不思饮食，恶心呕吐，体倦乏力。下焦不行，水道不通，则小便不利。厥阴受累，肝血不足，则见肝肾俱亏，如腰膝酸软、头晕耳鸣、唇甲色淡、面色不华等。肝肾精血不足，筋脉失养，浊毒内留，肝风内动，故可见四肢抽搐、皮肤瘙痒等。

治法：调和气机，利湿泄浊。

方药：柴苓汤加减。

柴胡 12g	黄芩 9g	半夏 12g	生姜 3g
猪苓 15g	泽泻 15g	土茯苓 15g	白术 12g
桂枝 6g	党参 15g		

加减：脾气虚明显者，加黄芪；脾虚湿困者，可加制苍术、佩兰、草果；便干者，加制大黄；浊毒偏盛者，加积雪草、桃仁；脾肾阳虚，水肿明显者，加胡芦巴、制附子、车前子。

2. 肝肾亏损，浊毒攻逆

主证：精神萎靡，四肢发凉，畏寒怕冷，面色㿠白，气短乏力，唇甲色淡，头晕耳鸣，两目干涩，纳少腹胀，或恶心呕吐，口苦，心中烦热，或急躁易怒，甚则四肢抽搐，神昏，皮肤瘙痒，或阳痿遗精，脉沉细无力等。

证候分析：阳主温煦，阳衰失温，则胃寒怕冷。脾阳虚不化，加之浊毒耗伤，肝血日乏，失于濡养，则见唇甲色淡、面色不华、头晕耳鸣、两目干涩等。邪热内郁，浊毒内攻，加之肝气不调，则肝风妄动，故见四肢抽搐、皮肤瘙痒等。阳虚气衰，气机阻滞，则水湿内留，小便不利。浊毒内郁，久而生火化毒，火毒内扰，则见心中烦热、口苦。热毒上攻，蒙心犯脑，则见神昏。肝气不条，郁而不畅，则见急躁易怒。肝肾阳气衰微，则见阳痿遗精等。

治法：温肾助阳，降浊排毒。

方药：真武汤合升降散、连苏饮加减。

茯苓 15g	白术 12g	附子 10g（先煎）	白芍 12g

| 太子参 15g | 黄连 4.5g | 紫苏叶 10g | 猪苓 15g |
| 泽泻 15g | 怀牛膝 12g | 僵蚕 10g | 姜黄 6g |

加减：眩晕、头痛、血压过高者，加桑寄生、钩藤等；腹胀、大便不畅者，加虎杖、大黄、枳实；足胫拘挛、疼痛者，加木瓜、鸡血藤、川牛膝；皮肤瘙痒者，加地肤子、白鲜皮。

3. 阳气衰虚，肾络瘀滞

主证：畏寒怕冷，或四肢不温，恶心呕吐，皮肤瘙痒，大便色黑，或大便硬，小便不利，腰及少腹疼痛，肌肤甲错，肢体麻木，面色萎黄或色暗，舌质暗红或紫红，或有瘀斑，脉沉细或沉涩无力。

证候分析：体虚阳衰，疏泄失常，邪毒瘀血内阻，阴阳通道不利，则见四肢不温，阳虚失温则畏寒怕冷。寒邪凝滞，致肝血瘀滞，则腰及少腹疼痛，舌质暗红或紫红或有瘀斑，面色暗，脉沉涩。瘀血阻滞，水湿不化，郁而生毒，则肌肤甲错，肢体麻木，气化不行则小便不利。

治法：温补肾元，化瘀和络。

方药：核桃承气汤合当归芍药散、大黄附子汤加减。

桃仁 12g	大黄 6g	桂枝 9g	炙甘草 5g
黄芪 30g	附子 10g$^{(先煎)}$	泽泻 15g	生益母草 30g
赤芍 12g	土茯苓 20g	川芎 10g	当归 10g

加减：肾元不足者，加菟丝子、淫羊藿；瘀水同病，水肿明显者，加泽兰、胡芦巴；久病瘀滞者，可加土鳖虫、水蛭。

4. 气血亏虚，浊毒内蕴

主证：面色少华萎黄，爪甲色淡，头晕目眩，眼睑苍白，或手足拘急，神疲乏力，动则气短，口干口苦，或手足心热，小便黄少，皮肤瘙痒，或恶心呕吐，舌淡，脉沉细或细弱。

证候分析：肝主藏血，病入厥阴，肝血不足，失于濡养，故见面色少华、爪甲色淡、头晕目眩、手足拘急。血虚不复，必致气虚，气血双亏，故见神疲乏力、动则气短。肝血不足，虚火内生，加之浊毒内积，故见口干口苦、手足心热、小便黄少、皮肤瘙痒、恶心呕吐。舌脉均为气血双亏之征。

治法：益气补血，解毒和中。

方药：柴胡四物汤合黄芪建中汤加减。

| 当归 12g | 生地黄 9g | 白芍 12g | 党参 12g |
| 白术 9g | 茯苓 15g | 黄芪 15g | 柴胡 9g |

| 大黄 6g | 川芎 9g | 益母草 20g | 丹参 12g |

加减：气血虚寒者，加鸡血藤、黄精；肝阴不足者，加女贞子、墨旱莲、山茱萸、沙苑子。

（二）分证治疗

在慢性肾衰竭的整个发展病程中，除上述几个证型外，常在早、中、晚期各阶段，病变涉及各个系统而出现错综复杂的症状，因而应在辨证基础上采取相应的治疗方法进行针对性的治疗。现将其主要出现者简述如下。

1. 呼吸系统

急性呼吸道感染者，常表现风水泛滥，可用麻黄白术汤、麻黄连翘赤小豆汤、越婢加术汤加味以宣肺利水；出现胸膜炎或胸腔积液，水凌心肺者，可用生脉散合葶苈大枣汤，或以苓桂术甘汤加减治疗。

2. 心血管系统

高血压者，可用半夏白术天麻汤、天麻钩藤汤、镇肝熄风汤加减以治阴不潜阳，水不涵木，肝阳上亢证；心力衰竭者，可予四逆汤、真武汤、苓桂术甘、独参汤以扶阳抑阴，振奋心阳，益气救逆。若出现尿毒症性心包炎的毒犯心包证，可予花旗参煎汤送服安宫牛黄丸、至宝丹以清心解毒，豁痰安神。

3. 消化系统

若尿毒症以消化道症状为主，可用柴芩温胆汤合半夏泻心汤，或以旋覆代赭汤加减，以通腑泄浊，和胃降逆；若脾湿肾热，湿热中阻，可予中满分消饮或疏凿饮子；若属脾阳虚水停，治以实脾饮加味；如形气较差，素体虚弱，应外散内利兼以固本，用茯苓导水煎加减治疗；肾功能不全代偿期或失代偿期湿邪壅滞，水气不利，可予泽泻牡蛎散宣泄通畅，因势利导治疗；若脾虚纳差，可予参苓白术散加减治疗。

4. 泌尿系统及其他证

命门火衰，水气不化者，可予金匮肾气汤；若气阴亏虚者，可予参芪地黄汤；若小便不利，其人若渴者，用瓜蒌瞿麦汤；若肾阴不足，湿热稽留，损伤血络，出现尿血者，可予猪苓汤加减；若上虚热，下沉寒，虚实夹杂，气上冲胸，心中烦热，或呕逆下利者，可予乌梅丸汤加减治疗。

（三）体会

1. 辨证宜详审，疗法重整体

慢性肾衰竭是多种慢性肾脏疾病末期的肾元衰竭、湿毒潴留、虚实错杂的病证，属于中医关格、虚劳、癃闭、肾风等范畴。其病机的关键在于肾功能的虚损，使机体在排泄代谢废物及调节方面出现紊乱。病机要点是"衰"与"毒"，前者为本，后者为标。"衰"可以分为肾阴衰与肾阳衰;"毒"包括湿热毒、寒湿毒和瘀浊毒;本虚以脾肾气虚、气阴两虚尤多见,晚期则常表现为阴阳衰竭。邪实主要有湿浊、湿热、水湿、血瘀等。其治则虽不离扶正祛邪,但仍需根据正虚邪实的孰轻孰重各有侧重。由于该病病情缠绵,并易急变,故辨证宜详审,权衡其主客,药随证转,因证制宜。并要采取配合口服、静脉注射、灌肠、食疗、泡脚、浸药浴、结肠透析等多途径一体化的综合治疗,方能较好地提高临床疗效。

2. 扶正固本,尤当顾护脾胃

慢性肾衰竭久病必伤两本,所以扶正除固先天肾元外,尤当顾护后天脾胃之本。人体一气周流,三阴之病统于太阴,太阴脾虚,散精不力,脾胃气机壅滞、紊乱,升降失常,水液不能正常转输代谢,诸证众生,故出现纳差腹胀、恶心呕吐、便秘腹泻、气血两亏等症状,故慢性肾衰竭患者由中焦影响下焦,表现为太阴病者占大多数,脾的运化统摄又与肾病后期蛋白尿、血尿、贫血等临床表现密切相关。此外,脾在免疫功能中亦占重要位置,健脾益气法和相应药物对机体各系统的紊乱有明显的纠正作用,可提高机体对各种有害刺激的抵抗能力,增强适应性。脾虚在慢性肾衰竭的发生发展中起着关键的作用,因此益气健脾就成为不可或缺的治疗方法。

3. 把握轻重缓急,安排治疗次第

慢性肾衰竭虽主病位在肾脏,但其病机关键是本虚标实,临床表现复杂多变,常以湿、浊、毒、瘀的病理贯穿病程始终。根据肾既藏精又排毒的生理特点,故临床上渗利泄浊、解毒泄浊、通腑泄浊等治疗,以及出现肾络瘀阻"血不利则为水",即血瘀生水时的活血化瘀方法的应用,始终贯穿于慢性肾衰竭的治疗全过程。病变过程中各种证候交替出现,或单独出现,或数证并发、数经合病。若以标症为主时,则急先治标,本病缓图。若数经同病,应数经同治,分清次第,有所侧重,方能取得较好疗效。

另外,慢性肾衰竭因其原发病不同,其病机特点亦各有侧重。如因高血压所致者,以阴虚阳亢、肝风内扰为主;糖尿病肾衰竭以气阴亏虚,瘀血阻络为主;而狼疮性肾衰竭则以阴虚内热,热毒内郁为甚等。其治疗均宜在既定治疗大法的原则下,方随法遣,分清主次,采用合治或分治,灵活变通,法中有法,相互兼容,以求达到治疗目的。

4. 慢性肾衰竭患者恢复期尤需注意以下问题。

(1) 保持心态乐观,避免刺激忧虑。

(2) 适当参加体育锻炼,积极配合综合治疗。

(3) 注意预防感冒疾病,避免诱发宿疾。

(4) 饮食以清淡为宜,免食辛辣刺激、肥腻、过咸的食物。

(5) 暂免房劳,养护肾元,以利康复。

二、治疗水肿经验

（一）概述

水肿病是由于肺脾肾三脏功能失调，水液调节失司，水不循常道，外溢肌肤、内滞胸腹所致。其是以大量蛋白尿、低白蛋白血症、高脂血症、高度浮肿为主要表现的水肿类疾病。

（二）分证治疗

1. 风水相搏

主证：浮肿由眼睑开始，继则四肢全身，皮肤光泽，按之凹陷易复，恶寒发热，头身疼痛，咽痛红赤，舌质偏红，苔白黄，薄或腻，脉浮紧或浮数。

治法：疏风解毒，宣肺利水。

方药：苏连饮（梁宏正经验方）加减。

紫苏叶 10g	白茅根 30g	土茯苓 30g	连翘 15g
滑石 20g	葫芦茶 30g	生薏苡仁 30g	玉米须 30g
蝉蜕 10g	防风 12g	甘草 5g	

2. 湿热内蕴

主证：浮肿较剧，肌肤绷急，腹大胀满，胸闷烦热，气粗，口干口腻，大便干结，小便黄热混浊，舌质红或红赤，苔黄厚腻，脉弦滑或滑数。

治法：清热解毒，逐水利湿。

方药：肾炎清解汤（梁宏正经验方）加减。

猪苓 15g	茯苓 15g	泽泻 20g	白术 15g
白芍 15g	白通草 12g	金银花 15g	滑石 12g
小甘草 10g	冬瓜子 30g	牡丹皮 12g	连翘 15g
蒲公英 15g	紫花地丁 15g		

3. 水湿浸渍

主证：多由下肢先肿，逐渐遍及全身，按之没指，不易随复，腹胸胀闷，身重困倦，纳少泛恶，舌淡红而胖，苔白腻，脉濡缓。

治法：健脾化湿，通阳利水。

方药：苍地四苓汤（梁宏正经验方）加减。

苍术 12g	地胆头 15g	茯苓 15g	白术 15g
猪苓 15g	泽泻 20g	大腹皮 15g	陈皮 10g
厚朴 10g	丹参 15g	益母草 15g	甘草 5g

4. 脾虚湿困

主证：面浮足肿，反复消长，劳后或午后加重，面色㿠白，神疲乏力，脘胀纳少，尿少色清，大便溏，舌苔白滑，舌质胖淡，脉细弱。

治法：温运脾阳，以利水湿。

方药：参芪实脾饮（梁宏正经验方）加减。

黄芪 30g	党参 30g	白术 15g	茯苓 15g
广木香 10g	木瓜 15g	尖槟榔 15g	泽泻 15g
赤小豆 30g	芡实 30g	白豆蔻 10g	甘草 5g

5. 阳虚水泛

主证：全身高度浮肿，腹大胸满，卧则喘促，畏寒神倦，口淡纳差，面色萎黄或苍白，舌淡胖有齿印，苔白，脉沉细或结代。

治法：温肾助阳，化气行水。

方药：肾综固本汤（梁宏正经验方）加减。

制附子 10g^{（先煎）}	肉桂 3g^{（焗服）}	黄芪 30g	猪苓 15g
白术 15g	赤芍 15g	甘草 10g	干姜 6g
仙茅 15g	淫羊藿 15g	菟丝子 15g	丹参 15g
三七 10g	金樱子 15g	芡实 20g	

6. 阴虚湿热

主证：浮肿不甚，五心烦热，口干咽燥，两颧潮红，目睛干涩，头晕耳鸣，舌质红嫩，苔黄腻或少苔，脉细数。

治法：滋阴清热利湿。

方药：益阴通利汤（梁宏正经验方）加减。

生鳖甲 30g^{（先煎）}	麦冬 15g	南沙参 15g	胡麻仁 15g
丹参 12g	白芍 15g	猪苓 15g	泽泻 15g
女贞子 15g	墨旱莲 15g	北黄芪 20g	三七 10g
益母草 20g	甘草 10g		

（三）分阶段论治［使用激素和环磷酰胺（CTX）或其他免疫抑制剂］

1. 使用激素的前 2 周，可在常规分型论治的基础上加用温补肾阳之药，如菟丝子、淫羊藿、制附子、仙茅、山茱萸、杜仲等。

2. 第 2 周开始改用清热解毒利水法（实热者），方用肾炎清解汤加减。

猪苓 15g	茯苓 15g	泽泻 20g	白术 15g
白芍 15g	通草 12g	金银花 15g	滑石 12g

| 小甘草 10g | 冬瓜子 30g | 牡丹皮 12g | 连翘 15g |
| 蒲公英 15g | 紫花地丁 15g | | |

3. 第 2 周开始或用益阴清热通利法（虚热法），方用益阴通利汤加减。

生鳖甲 30g	麦冬 15g	沙参 15g	阿胶 10g^{（烊化）}
胡麻仁 15g	丹皮 12g	白芍 15g	猪苓 15g
泽泻 20g	薏苡仁 15g	女贞子 15g	墨旱莲 20g
北黄芪 15g	三七 10g	益母草 15g	甘草 10g

4. 当激素减量至中小剂量时，着重益气固肾，方用还少丹合二至丸加减。

山茱萸 15g	怀山药 15g	茯苓 15g	熟地黄 15g
杜仲 15g	炒牛膝 15g	肉苁蓉 20g	楮实子 15g
小茴香 5g	巴戟天 15g	枸杞子 15g	五味子 5g
菖蒲 12g	大枣 15g	女贞子 15g	墨旱莲 15g
菟丝子 15g	桑螵蛸 15g	益智仁 15g	蒲公英 15g
丹参 15g	大黄 10g		

5. 使用 CTX 有胃肠道反应者，加用恶阻煎。

党参 15g	白术 15g	茯苓 15g	炙甘草 10g
大枣 15g	生姜 3 片	藿香 15g	紫苏叶 15g
陈皮 10g	法半夏 15g	砂仁 10g^{（后下）}	炒谷芽 15g
黄芩 12g			

6. 间歇炖服参芪汤预防骨髓抑制：花旗参 10g，北黄芪 15g，麦冬 15g。

（四）配合使用特色中成药

可选用下列药物 1～2 种（湿热内蕴型除外）。

1. 肾炎固本丸（梁宏正处方制剂），6g，口服，每日 3 次。

2. 益气启脾丸（梁宏正处方制剂），6g，口服，每日 3 次。

3. 参芪健脾糖浆（梁剑波处方制剂），10～15mL，口服，每日 3 次。

4. 活血散（梁宏正处方制剂：黄芪粉 1g，丹参粉 0.5g，水蛭粉 0.3g），9g，冲服，每日 1 次或 2 次。

5. 虫草制剂，3 粒，口服，每日 3 次。

6. 复方肾炎片，4 片，口服，每日 3 次。适用于湿热内蕴证者。

7. 五苓胶囊，3 粒，口服，每日 3 次。适用于水湿内停者。

（五）食疗

1. 鲤鱼 1 尾，红枣 15g，赤小豆 30g，蒜头 2 大枚，煲食。适用于脾肾两虚者。

2. 猪腰 1 只，白茅根 30g，薏苡仁 50g，加水煎汤服。适用于水湿浸渍者。

3. 鸭肾 1 只，土茯苓 50g，红枣 15g，加水煎汤服。适用于脾虚湿困者。

4. 猪瘦肉 50g，西瓜 250g，塘葛菜 100g，加水煎汤服。适用于湿热内蕴者。

5. 猪瘦肉 50g，积雪草 30g，车前草 30g，白通草 15g，加水煎汤服。适用于湿热内蕴者。

6. 鲫鱼 2 尾或猪瘦肉 50g，芡实 30g，五爪龙 50g，荠菜 30g，加水煎汤服。适用于脾肾两虚者。

7. 猪瘦肉或鸡肉 50g，花旗参 10g，黄芪 20g，麦冬 10g，炖服。适应于气阴两虚者。

8. 猪瘦肉或鸡肉 50g，冬虫夏草 10g，怀山药 15g，枸杞子 10g，炖服。适应于阴阳两虚者。

9. 鸽子肉 50g，鹿茸 9g，肉苁蓉 12g，巴戟天 10g，炖服。适用于阳虚者。

10. 红参 5g，黄芪 15g，石斛 12g，煎水代茶。适用于表虚易外感者。

11. 三七 15g，西洋参 10g，乌鸡（去皮）250g，适用于气虚血瘀者。

12. 猪瘦肉 50g（剁碎），红参片 5g，枸杞子 10g，红枣 5 枚，加水半碗，每天蒸或炖服。适用于气血亏虚者。

13. 鸽子肉（剁碎）50g，巴戟天 10g，石斛 3g，炖服。适用于肾阳虚者。

（六）经验用药

1. 常用消尿蛋白药有金沙牛、徐长卿、金蝉花、蝉蜕、芡实、桑寄生、益智仁、金樱子、丝瓜络、覆盆子、五倍子。

2. 治疗全过程均适当选用活血化瘀药和健脾益气药，如丹参、三七、桃仁、益母草、党参、黄芪、茯苓、白术。

3. 常用调理气机之药有四逆散、陈皮、木香、厚朴。

三、治疗紫斑肾病（紫癜性肾炎）经验

（一）诊断

1. 疾病诊断

定义：紫斑肾病是由于风热相搏，邪毒郁而化热，扰动血络，迫血妄行，导致斑点状或片状紫癜（多呈对称性）及血尿甚至蛋白尿，或伴腹痛、关节痛为主要表现的一种病证。西医学中的紫癜性肾炎与本证相似，可参考本篇诊治。

诊断依据：①主症：斑点状或片状紫癜，血尿。②次症：腹痛，关节痛，蛋白尿。③其他：淋巴结肿大，肝脾重肿大。

具有主症或兼有 1 项次症及其他症状者，即可以诊断。

西医诊断标准：参照《肾脏病学（第 3 版）》（王海燕主编，人民卫生出版社，2008 年）。

2. 证候诊断

（1）风毒外侵：突然发病，皮肤紫癜，斑色鲜红，自觉瘙痒，兼有发热恶风咽痛，或关节痛，腹痛，便干，尿血，舌红，苔薄黄，脉数。

（2）热毒炽盛：紫癜色鲜连片，分布稠密，此起彼伏，尿涩赤，色略深或暗红，大便秘结，舌红苔黄，脉洪数，甚则见高热烦躁、头痛、抽搐、谵语等重证。

（3）阴虚血热：皮肤紫癜已消，或紫癜轻如蚁迹，血尿、蛋白尿久治不去，伴腰膝酸软，头晕耳鸣，手足心热，潮热，口干少津，舌质红嫩，苔少或薄黄，脉细数。

（4）气阴两虚：紫癜散在，斑色暗红，身倦乏力，腰膝酸软，头晕耳鸣，舌红苔少，脉沉细。

（5）脾肾阳虚：面色晦滞，精神萎靡，腰膝冷痛，四肢欠温，纳呆便溏，全身浮肿，甚至胸腔积液、腹水，舌淡胖，苔白滑，脉沉细迟而无力。

（6）寒凝血瘀：畏寒肢冷，面色晦暗，口淡不渴，皮肤紫癜，斑色隐晦不鲜，或见血尿淡红，舌质淡暗，脉沉弦细。

（二）治疗

1. 中药汤剂

（1）风毒外侵

治法：祛风散邪，凉血清热。

方药：紫肾越婢汤（经验方）或消风散加减。

紫肾越婢汤：麻黄 10g，石膏 30g，金银花 15g，连翘 15g，桔梗 10g，蝉蜕 6g，生地黄 30g，牡丹皮 10g，甘草 6g。血尿甚加白茅根、大蓟、小蓟；关节痛加秦艽、桑枝；腹痛加白芍、延胡索；便血宜加侧柏叶、地榆。

消风散：荆芥 10g，防风 10g，生地黄 15g，黄芩 10g，苍术 10g，僵蚕 10g，赤芍 10g，牡丹皮 10g，甘草 4g。

（2）热毒炽盛

治法：清热凉血，化瘀止血，解毒益肾。

方药：犀地宁络汤（经验方）或普济犀牛饮（梁宏正经验方）加减。

犀地宁络汤：水牛角 30g，丝瓜络 30g，生地黄 10g，牡丹皮 15g，大蓟 15g，小蓟 15g，蒲公英 15g，紫草 10g。

普济消毒饮：黄芩 15g，黄连 10g，玄参 15g，板蓝根 15g，升麻 15g，天花粉 15g，

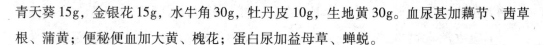

青天葵 15g，金银花 15g，水牛角 30g，牡丹皮 10g，生地黄 30g。血尿甚加藕节、茜草根、蒲黄；便秘便血加大黄、槐花；蛋白尿加益母草、蝉蜕。

（3）阴虚血热

治法：滋阴补肾，清热凉血。

方药：滋肾凉血汤（经验方）。

滋肾凉血汤：生地黄 30g，牡丹皮 10g，山茱萸 15g，泽泻 10g，知母 15g，黄柏 10g，女贞子 15g，墨旱莲 15g，丹参 15g。心烦失眠加麦冬、五味子；尿蛋白加金樱子、芡实；尿血加阿胶；高血压加石决明、牡蛎。

（4）气阴两虚

治法：益气养阴。

方药：参芪地黄汤加减。

参芪地黄汤加减：太子参 20g，北黄芪 20g，生地黄 10g，牡丹皮 10g，山茱萸 10g，茯苓 15g，怀山药 15g，泽泻 15g。

（5）脾肾阳虚

治法：温肾助阳，化气行水。

方药：健脾温肾汤（经验方）。

健脾温肾汤：黄芪 30g，白术 15g，党参 15g，茯苓 30g，菟丝子 20g，乌药 10g，淫羊藿 15g，当归 10g。尿少浮肿甚加泽泻、猪苓；血尿甚加三七、仙鹤草、阿胶；畏寒腰痛加续断、怀牛膝、制附子；胃纳差加谷芽、鸡内金；贫血甚加紫河车。

（6）寒凝血瘀

治法：温经通络活血。

方药：真武温经汤（经验方）。

真武温经汤：制附子 10g^{（先煎）}，干姜 10g，桂枝 10g，当归 10g，赤芍 15g，细辛 3g，茯苓 20g，王不留行 15g。气虚加黄芪、党参；尿少加怀牛膝、车前子；血尿明显加蒲黄、三七粉。

2. 中成药、专科制剂

（1）静脉用药：脾肾阳虚、气阴两虚证可选用参附注射液、参麦注射液、生脉注射液静脉滴注；热毒炽盛证可选用醒脑静注射液、炎琥宁注射液静脉滴注。

（2）口服用药：可选用下列药物 1～2 种。

1）肾炎固本丸：6g，口服，每日 3 次。适用于气阴两虚证，脾肾阳虚证。

2）益气启脾丸：6g，口服，每日 3 次。适用于脾肾气、阳虚证。

3）参芪健脾糖浆：10mL，口服，每日 3 次。适用于气阴两虚证，脾肾阳虚证。

4）虫草制剂：3片，口服，每日3次。适用于气阴两虚证，脾肾阳虚证。

5）复方肾炎片：3片，口服，每日3次。适用于风毒外侵证，热毒炽盛证。

3. 其他疗法

（1）艾灸：穴选足三里、肾俞、中极、关元、三阴交、气海。适用于气虚、阴虚、阳虚证。

（2）中药穴位敷贴：穴选足三里、脾俞、肾俞、中极、关元、气海，以肉桂末、附子末敷贴。适用于脾肾两虚。

（三）调摄

注意休息，避免疲劳；适寒热，适当活动，预防感染；忌食辛辣肥腻之品。

四、治疗消渴病经验

消渴病相当于西医学的糖尿病，其特征为血糖升高或糖尿，临床上早期可无症状，后期可出现多尿、多饮、多食等"三多"病征。本病在《黄帝内经》中已有记载，称为"消渴"或"消瘅"。唐代初期，医籍中有"消渴病尿甜"的记载。宋代以后医家又将本病按"三多"症状之轻重不同，分为上、中、下三消。

梁宏正在50多年的临证生涯中，积累了治疗糖尿病的丰富经验，认为消渴病，久之阴损及阳，导致肾阳亦虚，治疗上强调固本，固本尤重补肾，滋肾阴以制阳亢，因此治疗多以益气生津为主，常喜用生脉散。处方：花旗参10g，麦冬15g，五味子3g。若出现大渴多饮，舌上赤裂八字，梁宏正主张用润肺兼清胃热的方法，选用二冬汤或人参白虎汤。二冬汤方：天冬15g，天花粉15g，黄芩15g，知母12g，荷叶12g，麦冬15g，甘草5g，生晒参10g。人参白虎汤方：太子参15g，生石膏30g，知母12g，甘草5g，粳米15g。若血糖检查正常，而出现大渴引饮不止，烦热，食后即觉饥饿，脉大滑实，舌质绛红，又主张降其心火，选用甘露饮加味治之。处方：生地黄15g，熟地黄15g，茵陈15g，枳壳12g，枇杷叶15g，石斛12g，甘草10g，天冬15g，麦冬15g，水牛角10g，牡丹皮12g。若烦渴引饮，饮一溲二，小便混浊如膏，耳轮焦干，此又属于肾消范围，梁宏正常运用六味丸加生脉散。处方：山茱萸15g，生地黄15g，怀山药15g，牡丹皮12g，云茯苓15g，人参15g，五味子10g，麦冬15g。若渴欲引饮，不能多饮，这是中气虚寒，寒水上迫，浮游之火升腾所致，也是叶天士所说的"渴不欲饮，阴上承也"，即使患者面红烦躁，梁宏正也喜欢用反治与正治同用，以理中丸送服八味丸。若消渴日久，出现肾阳虚的症状时，治疗当以补肾固本为主，梁宏正则又选用还少丹加桑螵蛸、益智仁，均获良好效果。消渴日久，失治误治，必致阴阳亏虚。肾气不固，精微下漏，而见尿泡增多难消；脾肾阳虚，水湿运化气化失司，水湿内停，而见水肿。此阶段相当于西医学的糖尿病肾病，蛋白尿、低蛋白血症的出现。此时当补益脾肾，温阳利水固涩，可选用真武汤、金匮肾气汤加黄芪、桑螵蛸、莲须、芡实、益智仁，或自拟经验方肾综固本汤，并加用院内制剂肾炎固本丸或益肾涤浊丸。

医案举隅：黄某，男，81 岁，既往糖尿病史 20 多年，以双下肢浮肿反复发作 3 年余来诊。诊见患者面色㿠白，尿短少，双下肢高度浮肿，舌淡胖有齿印，苔白滑，脉沉细弱。24 小时尿蛋白定量为 6.5g/24h。此乃脾肾阳虚，水湿内停之象，予肾综固本汤（制附子、淫羊藿、菟丝子、熟地黄、芡实、金樱子、黄芪、白术、泽泻、猪苓、法半夏、大黄、冬瓜子、郁金、赤芍、柴胡、牛膝）加桑螵蛸、莲须、益智仁、桂枝，以及肾炎固本丸，连服 1 月后患者浮肿明显减轻，24 小时尿蛋白定量为 2.3g/24h。

五、从火郁病的治疗论升降散的应用

（一）关于升降散的来源

升降散方载于清代杨栗山《伤寒瘟疫条辨》卷四。据考证其源于明代张凤逵的《伤暑全书》，又名太极丸，用于治疗瘟疫病。杨氏从陈良佐《二分晰义》中得赔赈散方，易名为升降散，并辑录在《伤寒瘟疫条辨》书中。

（二）方药及功能主治

升降散的组成：白僵蚕二钱，蝉蜕三分，广姜黄三分，大黄四钱。共研细末为散。

原方服法：用黄酒一盅，蜂蜜五钱，调匀冷服，中病即止。现代服法：可改煎剂，药液煎好后，兑入黄酒三匙、蜂蜜二匙，调匀后冷服。

功效：升清降浊，清热散风。

主治范围：温病表里三焦大热，其证不可名状者。原方载主治温热、瘟疫、火郁病、头面肿大、咽喉肿痛、胸膈满闷、呕吐腹痛、发斑出血、谵语狂乱、不省人事、绞肠痧、上吐下泻、疙瘩瘟、大头瘟、蛤蟆瘟、丹毒疮疡、麻风等 60 余症。该方现代临床应用于外感内伤发热，头痛，咽炎，化脓性扁桃体炎，肺炎，原发性血小板减少性紫癜，再生障碍性贫血，高血压，低血压，糖尿病，慢性浅表性胃炎，频发性房性期前收缩，便秘，心肌炎，白血病，慢性肾病，肾衰竭，不寐，男科前列腺炎，妇科慢性盆腔炎、带下，儿科小儿遗尿、乳蛾，皮肤科白癜风、牛皮癣、荨麻疹等。此外，该方辨证应用于肝癌，以及头面部、鼻咽部等多种肿瘤，亦甚有良效。

方药解析：升降散以善能宣泄郁火，透发郁热，行气活血，升清降浊，杨栗山以其为治郁热的总方。方中白僵蚕辛苦咸平，气薄，散风除湿，清热解郁，化痰散结，解毒定惊，能辟一切怫郁之邪气，故以为君药；蝉蜕性味辛咸寒，升浮宣肺解表，开窍透郁，宣毒透发，以为臣药；姜黄气辛味苦性温，能行气活血散结，消肿止痛，用以为佐；使以大黄，其性苦寒，攻下热结，破瘀活血，推陈致新，擅降浊阴，安和五脏；又加黄酒为引，其性大热，味辛苦而甘，内通脏腑经络，无处不到，且和血养气；导以蜂蜜甘平无毒，性凉，清热润燥，善解百毒。方中诸药配伍，升清降浊，寒温并用，可使阳中之阳得升，阴中之浊阴得降，升降复常，内外通和，气血调畅，体内郁热邪毒全消，故凡郁热杂毒所致诸伤寒、瘟疫、内伤诸病，皆可以升降散治疗。

潘毅教授对本方研究颇有心得，他从中医方家角度认为："方之象既含所组药物之药象，更重药物相互间配合、协同、互动之象……中医之方是以整体协调之效对应整体失调之病证。"

（三）火郁病的机因和临床特点

1. 火郁又称热郁，其非一病之名称，乃是指一系列病证的共同病理表现，范畴较广。其病因主要为人体阳气气机郁遏，宣发失和，郁而化火。其因一为外邪所伤，尤其是受火热之邪侵入；二为七情所伤，影响脏腑气机升降出入；三为饮食失宜，劳倦失度，阳郁不达；四是痰饮、瘀血、药邪、烧烫外伤等。以上诸因，均可导致阳郁化火，而成火郁病证。

2. 火郁病之脉象，多见沉数或沉而躁动或躁数而急。《濒湖脉学·四言举要》曰："火郁多沉。"沉脉体状特点为轻取不应，重按始得，举之不足，按之有余。其主病诗云："沉潜水蓄阴经病，数热迟寒滑有痰；无力而沉虚与气，沉而有力积并寒。"由于郁热的病理主要是气机郁结，而热邪主动，冲激鼓荡，扰动气血，故脉见沉数有力或躁动不宁，这需要临证时与沉取无力的虚寒证分辨清楚。

3. 火郁病的舌诊辨证特点。郁热之舌多见红色，其因为气机郁结，邪热不能外达。舌红的程度和部位亦有差别。其轻者舌微红或仅尖红，重者全舌皆红，甚或舌质深红或绛紫。临床上，又当注重舌苔变化，如舌苔干燥枯黄，多为火热伤津，如苔白厚黄腻，则可判为湿浊阻遏，气机郁滞而热伏。

4. 火郁病的临床症状表现较为繁杂，主要是由于引发火郁的原因、病位、兼邪之异及疾病程度不同所致。火郁为病广泛，分类甚多，且呈现多变性。临床上，除伤寒、温病类外，单就因内伤杂病之火郁病而言，正如《医碥》所指出的，"六淫七情皆足以致郁""气不足则郁而成火"。其主要症状涉及五脏六腑，呈一派热象，如全身发热、胸腹灼热、口渴喜冷饮、便秘尿黄、口臭烦躁等；如热邪郁伏，阳郁不达，则反见恶寒肢冷、腹背冷冰、四肢厥逆，呈显热深厥深等见症。其主要症状，可以火热郁三焦来区别。热郁上焦，症见咳喘寒热、咽痛、胸闷胸痛、心烦不寐、口舌生疮、惊狂谵语、昏厥不识、斑疹疮疡；邪郁中焦，则见头晕目眩、肋胁胀痛、烦躁易怒、抽搐瘛疭、身热倦怠、牙龈肿痛、腹满呕吐等；火郁下焦，则见腹胀脐痛、痛泻肠鸣、膀胱窘迫、便秘溲赤溺痛等。另外，临床上，由于热郁之部位不同，尚兼有不同脏腑之见证，可分别进行辨证诊断。

（四）火郁病的治疗要点

1. 火郁病的治疗要注重透发

由于火郁病多由热邪亢盛，郁闭气机，邪难外达所致，故治疗上多采取"火郁发之"之法。"火郁发之"出自《素问·六元正纪大论》："木郁达之，火郁发之，土郁夺之，金郁泄之，水郁折之，然调其气，过者折之，以其畏也，所谓泻之。"为避免热邪壅滞，无从透发，治疗上疏通壅塞，布达气机透邪外出之法当贯穿于火郁病治疗的全过程。温病学中的所谓透热转气即其治法的具体体现。

2. 要重视邪郁三焦的不同治疗方法的运用

由于火热之邪郁于三焦有不同见症，治疗时宜区别对待，有所侧重。杨栗山指出："上焦如雾，升而逐之，兼以解毒；中焦如沤，疏而逐之，兼以解毒；下焦如渎，决而逐之，兼以解毒。"其观点就是要求在治疗火郁病的具体运用上，要区别运用不同治法，以达到治疗效果。临床上，运用升降散时，如邪在上焦，可加连翘、薄荷、栀子、竹叶、金银花等升散疏透之药物，痰热郁阻可加杏仁、瓜蒌皮、川贝母、黄芩、天竺黄等清化热痰；邪郁中焦，可加谷芽、麦芽、黄连、鸡内金、石膏、知母等，若属阳明腑实，大便燥实或热结旁流，可加芒硝、大黄、枳实；热在下焦，可加水牛角、牡丹皮、桃仁、牛膝、红花等凉血化瘀，清热解毒。升降散亦可分别与他方合用，如上焦疾病可配合导赤散、泻白散、凉膈散、青黛散、麻杏石甘汤、桑菊饮、银翘散等方，以清发心肺上焦之邪热；如中焦疾病，可配合三黄泻心汤、栀子柏皮汤、白虎汤、三乘气汤、黄连解毒汤、龙胆泻肝汤、大柴胡汤、清胃散、普济消毒饮、六一散等，以清泻肝胆、胃肠中焦的郁热；如下焦之疾病，火郁之邪往往深入血络，现热毒血瘀诸证，可给予升降散加犀角地黄汤、桃红四物汤、桃仁乘气汤、白头翁汤、地榆槐花散、八正散等，以清泻下焦肾、膀胱之热毒。

（五）临床应用心得

1. 慢性肾衰竭

慢性肾衰竭的临床表现多为虚实并见、寒热错杂。本病乃慢性肾病日久，正气耗损，浊毒内留，深入厥阴少阳，枢机不利，三焦不通，水道不行，致上、中、下俱病。上焦心病不宣，邪毒内扰，则见胸闷气短、心悸怔忡、少气懒言。中焦不化，则见食纳减少、纳呆脘胀、恶心呕吐、体倦乏力。下焦不行，水道不通，则见二便不利等。舌多暗红，苔白黄浊，脉弦细或沉细弦。治宜调和气机，利湿泄浊。方药用柴苓汤合升降散加减：柴胡、黄芩、法半夏、猪苓、土茯苓、白术、泽泻、僵蚕、蝉蜕、姜黄、大黄。若厥阴受累，肝血不足，肝肾俱亏，则见腰膝酸软、头晕耳鸣、唇甲色淡、面色不华；若累及肾阳，阳衰失温，则见形寒肢冷、尿少水肿。浊毒耗伤，筋脉失养，肝风内动，又可见四肢抽搐、皮肤瘙痒等，以及舌暗红、苔白兼黄、脉沉细无力等症。治宜补肾助阳，降浊排毒。方药用真武汤合升降散加减：制附子、土茯苓、白术、赤芍、怀牛膝、泽泻、僵蚕、姜黄、大黄、淫羊藿。上两方加减：气虚，加五爪龙、太子参；湿阻呕，加佩兰、草果、白豆蔻；腹胀便艰，酌加虎杖、枳实；浊毒瘀郁，加积雪草、益母草、桃仁；足胫拘挛、疼痛，酌加川木瓜、鸡血藤；皮肤瘙痒，加地肤子、白鲜皮、白蒺藜。

2. 颈椎病

本病以颈项强紧、背肩部肌肉拘急胀痛、俯仰顾盼不舒为主要症状，临床上以颈型颈椎病、椎动脉型颈椎病和神经根型颈椎病为常见，此外尚有交感神经型和脊髓型颈椎病，临床上每间会碰到。

中医学认为，头颈项背疾病多由外邪、气郁、痰湿血瘀与火凝结而成。气血失和，络脉不通为其病机，故见肿胀、拘紧疼痛、活动不利，所谓："郁火所凝，隧痰失道，停结而成"。其治疗宜舒解筋脉，疏调气机，升散郁火，可予葛根汤合升降散加味，或桂枝加葛根汤合升降散治之。两方的区别主要在于兼有表证时的有汗或无汗。如若辨证属湿热阻滞，湿火烁筋，则宜清热祛湿，散解郁热，疏调气机，可用四妙散合升降散加葛根、防风治疗。以上方剂的加减法：如手麻臂软，抬举无力，属气血亏虚不能濡养经脉者，可加黄芪、鸡血藤；如关节僵硬，肩臂疼痛固定，属痰瘀胶凝者，加丹参、乳香、海风藤、三七；如夜间肩臂疼痛难忍，多属寒凝血滞，宜加白附子、白芥子、威灵仙、豨莶草等以温阳通络，祛除麻木。

3. 尿酸性痛风

此病急性发作时多属热痹范畴。《黄帝内经》曰："其热者，阳气多，阴气少，病气胜，阳遭阴，故为痹热。"若患处呈红肿热痛，血尿酸偏高，甚或出现痛风石，肿胀疼痛，流水渗浊，可作热痹、湿热痹进行治疗，治宜上中下通用痛风方（《丹溪心法》）合升降散加减，以清热燥湿，祛风化痰，调气通络，祛瘀止痛。本方主要针对风湿热邪复杂病因致病，久羁不散，痹痛严重的痛风顽疾。若证型以单纯湿热为主，亦可用四妙散合升降散加味治疗。若湿热浊毒久郁，患处红肿溃烂，渗液流水，可予四妙勇安汤合升降散加味治疗。以上方法运用时，均需随症加减：如多处患发肿痛，加威灵仙、丝瓜络、防己；若肿处麻木固定，或伴抽筋疼痛，加川木瓜、白芍；若患处红紫发黑，瘀阻明显郁滞，加红花、三七；若痰瘀互结，形畸致石者，可加浙贝母、山慈菇等散结止痛。

六、治疗火热证的经验

梁宏正认为，在临床上火证分为实火和虚火两大类。实火，多因外感六淫之邪，火从热化而发；虚火，多因脏腑功能失调，或气血不畅，精神刺激，七情抑郁而导致。前者《黄帝内经》称为"五气皆能化火"，而后者又称为"五志皆能化火"。关于"五志之火"，《素问玄机原病式》说过："诸风掉眩，皆属于肝，火之动也；诸气𣸣郁，皆属于肺，火之升也；诸湿肿满，皆属于脾，火之胜也；诸痛痒疮，皆属于心，火之用也。是火皆出于脏腑者，然也。"所以，"五志之火，为物所感而动"。《张氏医通》说："气郁火起于肺，大怒火起于肝，醉饱火起于脾，思虑火起于心，房劳火起于肾。此五脏所动之火也。然六腑皆然。如牙痛龈宣，腮大颐肿，此胃火之所伤也；目黄口苦，坐卧不宁，此胆火之所动也；苔黄喉痛，便秘不通，此大肠之火动也；癃闭淋沥，赤白带浊，此小肠之火动也；小腹作痛，小便不利，此膀胱之火动也；头眩体倦，手足心热，此三焦之火动也。"以上论述都说明，实火和虚火的证候在临床上是非常广泛的。

（一）火热证的主要脉象

临床上，火热之病多见洪脉和数脉。数脉属阳脉，其体状诗云："数脉息间常六至，阴微阳盛必狂烦；浮沉表里分虚实，惟有儿童作吉看。"主病诗云："数脉为阳热可知，只将君相火来医；实宜凉泻虚温补，肺病秋深却畏之；寸数咽喉口舌疮，吐红咳嗽肺生疡；当关胃火并肝火，尺属滋阴降火汤。"

脉象若为数脉，反映阳气亢进，火热太甚，燔灼阴液所致。而正虚脉数者，又可包括阴虚脉数及阳虚、气虚、血虚的脉数，临床上宜根据其他症状和体征各有的特点鉴别。实热类数脉，当数而有力，治当凉泻为主。如正虚的脉数，必皆按之无力，治宜温补。

（二）火热证的方药应用

临床上，梁宏正常用下列方药治疗火热证。

1.《金匮要略》泻心汤与黄连解毒汤

泻心汤由大黄二两、黄连一两、黄芩一两组成。《金匮要略·惊悸吐衄下血胸满瘀血病脉证治》云："心气不定，吐血、衄血，泻心汤主之。"

黄连解毒汤由黄连三两、黄芩二两、黄柏二两、栀子十四枚组成，原方出自《外台秘要》，清代《成方切用》谓其能"治一切火热，表里俱盛，狂躁烦心，口燥咽干，大热干呕，错语不眠，吐血衄血，热甚发斑"。

二方皆为治疗急性热病的有效名方。二方中之主药黄连，《神农本草经》云其"味苦寒。主热气目痛，眦伤泣出，明目，肠澼，腹痛下利，妇人阴中肿痛。久服，令人不忘"。《伤寒论》将其用于热盛吐血、协热利、痰热结胸、寒热夹杂痞证、痢疾、蛔厥、狐惑湿疮、呕吐下利等病证，凡用黄连方有 15 方。后世医家对黄连应用多有发挥，尤其在配伍上，清代医家总结为："得木香，治热滞。得枳壳，治痔疮。得肉桂，使心肾相交。得吴茱萸，治夹热下痢。得白芍，泻脾火。得石膏，泻胃火。得知母，泻肾火。得黄芩，泻肺火。得木通，泻小肠火。得川柏，泻膀胱火。得槐米，泻大肠火。得山栀，泻三焦火……佐龙胆草，泻肝胆火。佐枳实，消痞气火胀。佐花粉，解烦渴。使细辛，治口疮，止下血。各经泻火药得川连，其力愈猛。"二方的临床新用，可广及上消化道出血、支气管张之咯血。如清代陈修园说："余治吐血，诸药不止者，用金匮泻心汤百试百效。"二方并可治鼻衄、眼衄、高血压、焦虑型精神分裂症、脑卒中后遗症、脑动脉硬化、高脂血症、便秘、过敏性紫癜、三叉神经痛、胃炎、痔疾、子宫内膜异位症、带下病、急性乳腺炎及鹅掌风、荨麻疹、痤疮等皮肤疾病，举凡符合"火热""火毒"证的各系统疾病，均可应用。但临床应用时，需要注意二方之鉴别和合方的应用。

2. 补脾胃泻阴火升阳汤

本方见于《脾胃论》，为李东垣创制。方药：柴胡，升麻，羌活，苍术，黄芪，党参，炙甘草，黄芩，黄连，石膏。主治：时值夏令，饮食伤胃，劳倦伤脾，阳气下陷，阴火乘之，引发诸病证。本方以党参、黄芪、白术、甘草补脾胃，以羌活、升麻、柴胡助阳升，佐以石膏、黄芩、黄连，以泻阴火。

阴火证，又称内伤热中证。《脾胃论》认为人体在脾胃不足时会出现火热内生，其火邪由饮食不节、形体劳役、七情内伤所生。由于其病生于内，属阴，因此称该火为"阴火"，称这种阴火内盛的病证为"热中"。热中证以脾胃虚弱，阳气不能升发，气机郁滞，升降失调而化生的火、湿、风、燥之邪，引起其他四脏功能紊乱，血脉荣卫发生病变，水液代谢发生紊乱，甚至引发皮毛、肌肉、筋骨、空窍出现病变。临床上症见气高而喘，身热而烦，心悸不宁，短气自汗，胃痛痞满。在上发为头痛及眼、耳、鼻、口齿诸证；在下则见淋证、带下、泻痢、痔疾、崩漏；在筋骨发为痿痹、流注；在皮肤发为疮疡、痈疽、荨麻疹等疾病。阴火证在治疗上主要以培补中气以治其根本，复其升降以祛邪气，除热祛湿以制阴火，分别应用甘温药、祛风药、清热渗湿药以随证施用，中病即止。

医案举隅：梁宏正曾遇一女性患者，盛夏进食较多冰冻西瓜后出现口糜咽痛口淡，脘腹痞满，胃纳呆，便溏，舌质淡而胖，舌苔白厚，脉细。思索有时，梁宏正认为，此当属阴火证，为夏过食生冷，伤及脾胃，阳气下陷，阴火乘之引发，立补脾升阳泻火为法，拟补脾胃泻阴火升阳汤加竹叶、小通草，3 剂而愈。

七、治疗历节腰痛病经验

（一）对历节病的认识

历节之病，因其往往出现疼痛遍历全身关节的症状而名。历节之病机，多属于先有肝肾不足的内因，后外受寒风湿邪侵入关节，发生关节肿大疼痛等症，后世亦称历节风或痛风，属于痹病中之行痹、痛痹的范围。西医学的风湿性关节炎、类风湿关节炎等是属于历节病范畴的疾病，其中类风湿关节炎当属中医学"顽痹""尪痹"范畴，为痹病中的特殊类型。临床上除辨证分型治疗外，当注意其正虚为内因基础，邪实为外致条件，病机多复合转化为其特点。

1. 历节病的主要脉象

历节病因以疼痛为主要症状，故其主涉脉象为弦脉和紧脉。

弦脉，端直以长。其体状诗云："弦脉迢迢端直长，肝经木旺土应伤；怒气满胸常欲叫，翳蒙瞳子泪淋浪。"其主病歌云："寸弦头痛膈多痰，寒热癥瘕察左关；关右胃寒心腹痛，尺中阴疝脚拘挛。"

紧脉，来往有力，左右弹人手。其体状诗云："举如转索切如绳，脉象因之得紧名；总是寒邪来作寇，内为腹痛外身疼。"其主病歌云："紧为诸痛主于寒，喘咳风痫吐冷痰；浮紧表寒须发散，沉紧温散自然安；寸紧人迎气口分，当关心腹痛沉沉；尺中有紧为阴冷，定是奔豚与疝疼。"

临床上，弦紧脉象主疼痛，因脉弦紧均属阴脉，乃寒凝收引之象，或为阳郁温煦不及所致，应用时宜四诊合参，以判明疾病性质。

2. 历节病的方药应用

梁宏正认为，痛痹的病机为肝肾亏虚，风湿痹阻，后期多见痰瘀互结，病性为本虚标实，治疗时以滋补肝肾、祛风除湿、温阳散寒、祛瘀化痰散结为大法，可在辨证的基础上予以化裁施治。正如《景岳全书·杂证谟》指出："风痹之证，大抵因虚者多，因寒者多。惟血气不充，故风寒得以入之；惟阴邪留滞，故经脉为之不利，此痛痹之大端也。"梁宏正常用以下方药治疗历节。

（1）桂枝芍药知母汤：《金匮要略·中风历节病脉证并治》："诸肢节疼痛，身体尪羸，脚肿如脱，头眩短气，温温欲吐，桂枝芍药知母汤主之。"

方药组成：桂枝四两，芍药三两，甘草二两，麻黄二两，生姜五两，白术五两，知母五两，防风四两，附子二枚（炮）。

功效：温经散寒，祛风除湿，滋阴清热。方中桂枝、麻黄温阳祛风；附子温经止痛散寒；白术、防风祛风除湿；知母、芍药清热养阴；生姜、甘草和胃调中。

本方可治剧烈的关节肿痛，身体消瘦，头晕气短，心中闷乱如欲呕吐，甚则关节出现畸形者。本方可广泛用于颈椎关节炎、类风湿关节炎、肩周炎、痛风、鹤膝风、坐骨神经痛、骨质增生、强直性脊柱炎、下肢静脉血栓、静脉曲张、脉管炎等疾病。

临床上，可采用辨病位特点加减用药。如全身各部位疼痛，气血瘀滞者，可合活络效灵丹，即当归、丹参、乳香、没药。如掣痛和抽筋者，可合芍药甘草汤以缓急止痛。神经疼痛甚者，可加止痉散，即蜈蚣、全蝎。痛在上肢项背者，加桑寄生、片姜黄、葛根、鸡血藤；痛在下肢腰背者，加怀牛膝、川木瓜、续断、独活；腰痛尿频，肢膝酸软无力者，加青娥丸（杜仲、补骨脂、核桃肉）。如属全身筋脉经络疼痛者，可加威灵仙、伸筋草、千年健、海风藤等。

（2）乌头汤方：《金匮要略·中风历节病脉证并治》："病历节，不可屈伸，疼痛，乌头汤主之。"乌头汤方，亦"治脚气疼痛，不可屈伸。"

方药组成：麻黄、芍药、黄芪各三两，甘草三两（炙），川乌五枚（蜜煎）。

功效：温经祛寒，除湿止痛。方中麻黄发汗宣湿；乌头祛寒解痛；芍药、甘草缓急舒筋；黄芪益气固表，助麻黄、乌药以温经止痛，防麻黄过于发散；白蜜甘缓，能解乌头毒性。

本方解痛力强，治疗寒性疼痛十分有效，临床上常用于膝关节炎、类风湿关节炎、周身关节肌肉疼痛、坐骨神经痛、皮肌炎、三叉神经痛、椎管狭窄症、腰椎间盘突出症，以及妇女痛经、肾绞痛、部分肿瘤疼痛等。其加减法可参考桂枝芍药甘草汤。痛呈游走性者加全蝎、乌梢蛇、蕲蛇，肿甚可加穿山甲、透骨消等以通络助消肿。

2. 腰痛的方药应用

梁宏正认为，腰为肾之外府，为水火之脏，腰痛的发病原因以寒湿外袭、肾亏不足、气滞血瘀为主，治疗方法以散寒除湿、补肾填亏等法为主。如遇其他原因，亦可辨证施以清热除湿、行气祛瘀等法。

（1）甘草干姜茯苓白术汤：本方又名肾著汤，《金匮要略·五脏风寒积聚病脉证治并治》："肾著之病，其人身体重，腰中冷，如坐水中，形如水状，反不渴，小便自利，饮食如故，病属下焦，身劳汗出，衣里冷湿，久久得之，腰以下冷痛，腹重如带五千钱，甘姜苓术汤主之。"

方药组成：甘草二两，白术二两，干姜四两，茯苓四两。

肾著为寒湿侵袭腰部而痹著不行的证候，多见腰以下冷痛、重坠、拘紧，身重酸痛感，尿多清长，颜面下肢轻度浮肿，舌苔多白腻或白滑水润，脉沉弱。方中用甘草、干姜温中散寒，白术、茯苓健脾利湿。功效：温中散寒除湿。寒去湿除，则其病自愈。

本方可治腰肌劳损、坐骨神经痛、小便失禁、老人夜尿频、泌尿系统结石、睾丸鞘膜积液、慢性湿疹、妇女慢性盆腔炎、带下病、慢性肠炎、腰椎间盘突出症等。

（2）临床应用：甘姜苓术汤合当归四逆汤用于顽固性腰痛；合当归芍药散治妇女慢性盆腔炎、腰痛、少腹痛；遗尿则合用青娥丸、水陆二仙丹、缩泉丸；腰椎骨质增生、骨质疏松可加鹿角霜、紫河车、龟甲、小海马等血肉有情之品以填精补髓，以达抑制骨质疏松进一步发展的目的。

（3）医案举隅：黄某，女，92岁，患类风湿关节炎数十年，长期服用西药止痛药、激素，以致骨质疏松、椎体压缩性骨折。诊时见患者双手多关节、双膝关节肿痛、拘急，部分畸形，皮色不变，口干，夜尿多，面色少华稍暗，形寒消瘦，舌暗淡干，苔白干，脉沉细弱。梁宏正拟桂枝芍药知母汤加减治疗1月余，拘急肿痛明显减轻，停用西药无加重。

八、关于五脏六腑咳嗽的辨治

（一）五脏之咳

1. 肺咳证治

外内合邪为导致肺咳的主要原因，外受寒邪，内伤寒饮，即所谓"形寒寒饮则伤肺"。其症状特点为咳而喘息有声或咳逆倚息，心烦胸痛，甚则久咳数，肺络损伤而唾血。治疗可宣肺散寒，化饮通络，以小青龙汤为主方。若寒饮在肺，久郁而化热，可予厚朴麻黄汤。若咳而上气，烦躁而喘，则用小青龙加石膏汤。若咳而唾血，可用清燥救肺汤以清肺络降气止血。

2. 心咳证治

心咳多由邪犯心肺，气机不利而致心病及肺，或肺病及心所致。其症状为咳则心痛，或胸痛憋闷，心悸面红，咽部如物梗阻不舒，甚则"心火刑金"而见咽喉肿痛。治疗可用麦门冬汤合加味甘桔汤。若属火逆上气者，则用清金降火汤或梁氏清肺饮加减治之。

3. 肝咳证治

凡肝病气逆犯肺，引起宣降失司而致咳嗽，或肺咳及肝者均为肝咳。其病因为各种原因导致肝气不舒，气逆郁滞，临床症状为咳则两胁下痛，甚则邪阻经气，使人不能转侧，转侧则两腋下胁上胀满。治疗当疏肝泻肺，用柴胡泻白散加青皮、枳壳、紫苏子治之。若遇见久咳胁痛，可予一贯煎加乌梅、五味子以清肝降逆，补肝之体，泻肝之用。若木火刑金，肝火犯肺之呛咳胁痛，治以泻白散合黛蛤散加龙胆、夏枯草之属。

4. 脾咳证治

脾咳乃肺咳及脾或脾满及肺引起的咳嗽，病因多为脾肺气滞或脾肺气虚，大气下陷，或土不生金所致。其临床症状为"咳则右胁下痛，阴阴引肩背，甚则不可以动，动则咳剧"，或见胸闷短气不足息，胸中窒塞，背紧痛。治当调理脾肺，引举中气。气滞者可予陈夏六君子汤加桔梗、枳壳、紫苏子、杏仁；气虚者用补中益气汤或升陷汤合二陈汤加减治之。

5. 肾咳证治

肾咳因肾受邪循上犯于肺，或肾病水气上泛侵肺形成。其症状为"咳则腰背相引而痛，甚则咳涎"，或见咳喘痰鸣，头晕重，腰冷，身动，但欲寐等。治疗宜温肾散，纳气化饮。方药可用郁气丸合生脉饮，或金匮肾气汤、真武汤加蛤蚧、紫河车、补骨脂、肉苁蓉、五味子等补肾纳气。如遇相火旺，水亏虚阳上浮，可予大补阴丸合三甲复脉汤以滋阴潜阳，或予知柏地黄汤加味以泻相火。如为寒邪直中少阴之咳，则用麻黄附子细辛汤加杏仁、款冬花。

（二）六腑之咳

六腑之咳乃病位传变于脏与腑之间，其传变是按脏腑之间表里关系而发生。由于表里相合脏腑的经脉直接属络，其病气可以相互移易所至，正所谓"五脏之久咳，乃移于六腑"也。六腑咳的表现均反映了本腑各自功能失常的特点。

1. 胃咳证治

胃咳乃久咳胃虚弱，胃气上逆所致。《素问·咳论》云："脾咳不已，则胃受之，胃咳之状，咳则呕，呕甚则长出虫。"因此咳而呕吐，是胃咳的症状特点。其治宜和中养胃、化痰止咳，可用乌梅丸加减，或陈夏六君子汤加焦山楂、乌梅、芒果核、布渣叶，或温胆汤合四君子汤。

2. 胆咳证治

胆咳为胆胃不和，肝邪犯胆，气逆火炎所致。《素问·咳论》云："肝咳不已，则胆受之，胆咳之状，咳呕胆汁。"因此，咳呕胆汁为其临床特征。其治宜利胆和胃、止咳化痰，方用柴芩温胆汤，或小半夏汤加黄芩、竹茹。

3. 大肠咳证治

大肠咳以久咳气虚不摄，传导失司，致大肠滑脱所致。《素问·咳论》云："肺咳不已，则大肠受之，大肠咳状，咳而遗矢。"其以咳而遗矢为临床特征，治宜温中补虚、涩肠固脱兼化痰止咳，方用赤石脂禹粮汤或桃花汤合二陈汤。

4. 小肠咳证治

小肠咳为久咳而受盛之官受影响，分别清浊功能失职，纳气失禁所致。《素问·咳论》所谓："心咳不已，则小肠受之，小肠咳状，咳而失气，气与咳俱失。"其症状表现以咳嗽伴有矢气不止为特征。治宜益气补中，缓急和脾。方用补中益气汤合芍药甘草汤加防风、五味子治之。

5. 膀胱咳证治

膀胱咳乃固肾久咳，导致膀胱气化无力，出现尿频，甚者遗尿。《素问·咳论》云："肾咳不已，则膀胱受之，膀胱咳嗽，咳而遗溺。"其症状以咳而遗溺为特征。治宜补肾固摄，镇咳止遗。方用春泽汤加味，或茯苓甘草汤合缩泉丸、桑螵蛸散治疗。

6. 三焦咳证治

三焦咳乃为各种原因引起久咳不愈，致三焦气化不利，升降失职，肺宣脾运失利，肾气失衡，水犯三焦所致。《素问·咳论》云："久咳不已，则三焦受之，三焦咳状，咳而腹满，不欲饮食。此皆聚于胃，关于肺，使人多涕唾而面浮肿气逆也。"治宜调理三焦，宣肺化痰，健脾利水，补肾纳气，平喘止咳。方可用异功散合甘桔汤、七气汤加半夏厚朴汤、小青龙汤、射干麻黄汤加减，要点在视其所犯何部，遣方治之。

九、半夏泻心汤治疗胃肠道疾病经验

（一）寒热错杂、虚实并见是慢性胃肠道疾病的主要病机

梁宏正认为，慢性胃肠道疾病为临床常见病、多发病，本类疾病病程较长，病情反复，为多机因疾病。患者往往多处求医，久病、误治加重病情复杂化，病性往往多为寒热虚实并见。脾胃为后天之本，同居中州，秉承土性，其职不同，胃主受纳且主降浊，脾主运化且主升清，胃喜湿恶燥，脾喜燥恶湿，两者纳化相合、燥湿相济、升降相因，而尤以升降最为重要，为阴阳升降之枢纽。慢性胃肠道病变多为脾胃受损，大小肠功能失常，寒热互结其中，清浊升降失常所致。

（二）半夏泻心汤方义

1. 本方出自《伤寒论》，其所治之痞，是小柴胡汤误下，损伤中阳，少阳邪热乘虚内陷所致。心下即是胃脘，属脾胃病变。脾胃居中焦，为阴阳升降之枢纽，中气虚弱，寒热错杂，故为痞证。脾气主升，胃气主降，升降失常，故见呕吐、肠鸣下利。方中半夏散结消痞、降逆止呕，故为君药；干姜温中散邪，黄芩、黄连苦寒，清热消痞，故为臣药；人参、大枣甘温益气，补脾气，为佐药；甘草调和诸药，为使药。

功效：寒热平调，消痞散结。

主治：寒热错杂之痞证。心下痞，但满而不痛，或呕吐，肠鸣下利，舌苔腻而微黄。

2. 经典相关论述

《伤寒论·辨太阳病脉证并治》："但满而不痛者，此为痞，柴胡不中与之，宜半夏泻心汤。"

《金匮要略》："呕而肠鸣，心下痞者，半夏泻心汤主之。"

《伤寒贯珠集》："痞者，满而不实之谓。夫客邪内陷，即不可从汗泄；而满则不实，又不可从下夺。故惟半夏、干姜之辛，能散其结，黄连、黄芩之苦，能泄其满。而其所以泻与散者，虽药之能，而实胃气之使也。用参、草、枣者，以下后中虚，故以之益气，而助其药之能也。"

《医方考》："泻心者，泻心下之邪也。姜、夏之辛，所以散痞气；芩、连之苦，所以泻痞热；已下之后，脾气必虚，人参、甘草、大枣，所以补脾之虚。"

3. 现代应用

①急慢性浅表性胃炎。②胃十二指肠溃疡。③口腔溃疡。④肠易激综合征。⑤失眠。⑥口臭症。⑦药物的胃肠道反应。⑧急性胃肠炎。

（三）梁宏正应用经验特色

1. 以合方为主衍化方证应用

（1）合四逆散：脘腹胀满，呃逆，不思饮食，胁部疼痛，脉弦。

（2）合温胆汤：头晕心烦，失眠，苔白腻，脉弦滑。

（3）合金铃子散：胃脘胀闷不适，口苦口干欲饮，梦多，性情暴躁，舌红，苔黄，脉弦数。

（4）合良附丸：脘腹胀满疼痛，呕吐酸水，进食寒凉食物后明显，苔白，脉沉迟。

（5）合交感丸（香附、茯神）：胸膈不宽，气闷不舒，抑郁烦恼，七情所伤。

2. 注意区别半夏泻心汤、生姜泻心汤、甘草泻心汤三个方证的病机、症状、应用指征

梁宏正认为，临床上应用本方时，要注意区别半夏泻心汤、生姜泻心汤、甘草泻心汤三个方证的病机、症状、应用指征。三个方证的病机是：中虚、上热、下寒，临床上均为水饮湿浊与热互结为患，故立法治疗均为辛开苦降、补泻同用、寒热共调。三方的区别在于，半夏泻心汤病位偏于中上焦，以呕吐、嗳气为主，生姜泻心汤和甘草泻心汤偏于中下焦。生姜泻心汤重在散水气之痞，主要用在胃有停饮、食滞、肠鸣方面，表现为心下痞满、干噫食臭、腹中雷鸣下利；甘草泻心汤用于下寒症状进一步加重，脾胃升降更加不调，下利更加明显，为中虚湿热痞利证，故重用炙甘草取其缓急作用。

3. 用药特色

疼痛明显者：加川楝子、延胡索等。

纳差：加鸡内金、谷芽、麦芽等。

失眠：加首乌藤、龙骨、牡蛎等。

呕吐泛酸：加竹茹等。

烦躁、焦虑：加合欢皮、郁金等。

便秘：加白术、厚朴等。

口疮溃疡：加黄柏、砂仁等。

十、治疗失眠经验

失眠是以经常不能获得正常睡眠为特征的一类病证，主要表现为睡眠时间、深度的不足，轻者入睡困难，或寐而不酣，时寐时醒，或醒后不能再寐，重则彻夜不寐，常影响人们的正常工作、生活、学习和健康。

（一）经典相关论述

《灵枢·邪客》云："今厥气客于五脏六腑，则卫气独卫其外，行于阳，不得入于阴。行于阳则阳气盛，阳气盛则阳跷陷；不得入于阴，阴虚，故目不瞑。"可见，邪伤脏腑是导致卫气不能由阳入阴而引起不寐的关键环节。

《灵枢·营卫生会》云："老者之气血衰，其肌肉枯，气道涩，五脏之气相搏，其营气衰少而卫气内伐，故昼不精，夜不瞑。"

《素问·逆调论》记载有"胃不和则卧不安"。胃气失其顺降之性，转而上逆，影响卫气运行，阳不入阴导致不寐。

汉代张仲景在《伤寒论》及《金匮要略》中记载了用黄连阿胶汤（少阴病热化伤阴的阴虚火旺证）及酸枣仁汤（肝血不足，虚热烦躁）治疗失眠。

《景岳全书·不寐》中将不寐病机概括为有邪、无邪两种类型："不寐证虽病有不一，然惟知邪正二字则尽之矣。盖寐本乎阴，神其主也，神安则寐，神不安则不寐。其所以不安者，一由邪气之扰，一由营气不足耳。有邪者多实证，无邪者皆虚证。"并在治疗上则提出："有邪而不寐者，去其邪而神自安也。"

明代李中梓结合自己的临床经验对不寐证的病因及治疗提出了卓有见识的论述："不寐之故，大约有五：一曰气虚；一曰阴虚，血少心烦；一曰痰滞；一曰水停；一曰胃不和。大端虽五，虚实寒热，互有不齐，神而明之，存乎其人耳。"

（二）辨证要点

病位：在心，与肝（胆）、脾（胃）、肾密切相关。

病机：阳盛阴衰，阳不入阴，阴阳失交。一为阴虚不能纳阳，一为阳盛不得入阴。

病性：虚多实少，热多寒少，虚实可相兼。

1. 辨脏腑

失眠兼头晕胀痛，急躁易怒，噩梦纷纭——肝火内扰。

失眠伴头重昏蒙，胸闷苔腻——脾湿生痰。

失眠伴心烦心悸，头晕健忘，腰酸耳鸣——心肾不交。

失眠伴多梦易醒，心悸健忘，面色少华，肢倦神疲——心脾两虚。

2. 辨虚实

虚证（心神失养）：体质瘦弱，面色无华，神疲懒言，心悸健忘。起病缓，病程长。多属阴血不足，心失所养。多因脾失运化，肝失藏血，肾失藏精所致。

实证（心神被扰）：或头或胸或胁或腹或乳房等胀痛，心烦易怒，口苦咽干，便秘溲赤，舌红苔黄或黄腻，脉弦数或滑数。起病急，病程短。多因心火亢盛、肝火、痰热、宿食所致。

3. 治疗原则方法

总原则：补虚泻实，调整阴阳。虚证者补其不足：益气养血、滋养心肾加养心安神之品。实证者泻其有余：清火化痰、消导和中、疏肝和胃加重镇安神之品。虚实夹杂者先去其实，后补其虚，或补泻兼顾。

重视宁养心神：正心宁神汤（经验方）：玄参、桔梗、五味子、延胡索、丹参、远志、党参、生地黄、熟地黄、麦冬、茯苓、白芍、酸枣仁、柏子仁。适用于心阴不足，心神失养之心悸、不寐、脏躁、百合等病。

调治注重肝胆：胆为中正之官、清净之府，主决断。肝胆相连，性喜宁静而恶烦扰，喜通利而恶壅郁，一气贯通，其功能与情志活动密切相关，相当多的失眠症是由情志异常引起。代表方剂：温胆汤类方（黄连温胆汤、柴芩温胆汤、十味温胆汤）、柴胡加龙骨牡蛎汤、龙胆泻肝汤、逍遥散、酸枣仁汤等

久病从瘀血论治：除失眠外，尚可见头痛胸痛，或胁部刺痛，目眶黧黑，面部褐斑，舌质暗红，或有瘀点、瘀斑，或舌下脉络迂曲、延长、怒张，脉涩或细。多用血府逐瘀汤加减。王清任《医林改错》中云："夜不能睡，用安神养血药治之不效者，此方若神。"又云："夜不安者，将卧则起，坐未稳又欲睡，一夜无宁刻。重者满床乱滚，此血府血瘀，此方服十余付可除根"。

十一、治疗癫痫经验

癫痫是临床常见的综合征之一，包括一种或多种神经精神的病征，是由多种原因引起的脑部神经元群阵发性过度放电和各种发作性脑功能障碍的一种疾病。其包括反复发作性、异常放电和脑部疾病的三大特征，其中反复发作为必备特征。该病临床上

可分为原发性和继发性两大类，其以反复的全部性痫性发作而未能找到器质性或代谢性病因者称为原发性或特发性癫痫，而继发于脑部器质性或代谢性障碍者则称为继发性或症状性癫痫。故其病因是各种各样，甚至是不明原因的。本病国际统一分类分为部分（局灶、局限）发作、全身性发作，以及不能分类的癫痫发作三大类型。

癫痫属中医学"痫证"范畴，历代有"风痫""痰痫""惊痫"及"五痫"等分类名称。癫痫的病因病机多为先天禀赋不足，或后天产伤、颅脑外伤、五脏受损、情志失调、气血逆乱，风、水、痰、瘀相交作祟，阻于包络，蒙闭神窍，猝然眩仆，癫痫发作。正如《素问·奇病论》所说："人生而有病巅疾者……此得之在母腹中时，其母有所大惊，气上而不下，精气并居，故今子发为巅疾也。"《黄帝内经》云："二阴急厥。"又云："肝阴先不足而肾气逆之，故肝脉小急，亦痫瘛筋挛也。"《丹溪心法·痫》篇认为本证的发生"非无痰涎壅塞，迷闷孔窍"。张介宾亦云："痫病多痰气……壅闭经络，格塞心窍。"这些记载都从不同角度指出了癫痫的发病原因。

癫痫属于神经系统疾病中的多发病之一，其典型的症状为间歇性或阵发性的突然昏倒，人事不省，口吐涎沫，四肢抽搐，或作猪羊鸣叫之声，须臾自行苏醒，醒后一如常人。有些患者因反复发作，常伴有意识改变。近年来，由于社会环境、生活饮食等因素的影响，小儿痫证发病率有上升趋势。因小儿癫痫是一种暂时性的脑功能失调的慢性疾病。其临床表现较为复杂，除上述典型症状外，常更多地表现为一过性的意识丧失，如短暂失神、愣神、头晕目眩、头痛，或仅限于某一局部肌肉抽动震颤，或不自主动作，或时发腹痛等，呈多种不同类型的癫痫发作症状，但大多数均能自行缓解，缓解后一如正常。据临床所见，本病发作之初期，多属实证；及久病不愈，反复发作，正气必虚，成虚中夹实之证，致风痰血瘀诸邪滞结深入络道，遂成棘手难愈之痫疾。

目前，癫痫的治疗目标主要在于控制和减少发作，尽可能清除病因，维持正常的脑神经功能。其治疗可分急性发作期和间歇期进行，历代医家前贤均依此阶段进行施治，经验甚丰。梁剑波教授在《痫证辨治撷华》中论及此病的病因及治法云："肾不足则水不涵木，木动则生风，风动则木势而害土，土病则聚液而成痰，痰并于心则为痫病。"治疗时可按大小发作、发作后的体质状况等，分标本缓急进行辨证。治疗的目的是使其症状得到完全控制。当发作急骤时宜息风涤痰、开窍定痫，必须治标；发作之后，一如常人，宜固肾平肝、健脾理气、养心安神，但固本而仍兼息风、除痰清热，注意调摄。"他还总结出"息风，涤痰，清热，镇惊，宁神"十字要诀，认为无论何种类型的癫痫，大抵不离此治疗原则。临床上，由于本病机因复杂，病程较长，故一方一法难以概括，下述仅为梁宏正的临证经验。

（一）癫痫间歇期的治疗

由于大发作是比较典型的证候，在急性期过后，间隙期应进行预防发作性治疗。此时，由于患者的体质虚实不一，其复发因病情轻重而异，轻者或数月或逾年一发，重者或数日一发，甚则一日数发。发作时间亦有长短，有数分钟以至数小时不等。临床上可据证分别论治。

1. 发作较频，甚或每日数次，发作前常伴头晕头痛，多呈大发作者，舌红脉大者，可用风引汤加减治疗。

风引汤见于《金匮要略·中风历节病脉证并治》，原文如下："风引汤：除热瘫痫。大黄、干姜、龙骨各四两，桂枝三两，甘草、牡蛎各二两，寒水石、滑石、赤石脂、紫石英、石膏各六两。上十二味，杵，粗筛，以韦囊盛之，取三指撮，井花水三升，煮三沸，温服一升。治大人风引，少小惊痫瘛疭，日数十发，医所不疗，除热方。巢氏云：脚气宜风引汤。"

梁宏正常用剂量：大黄10g，干姜6～10g，龙骨15g，牡蛎15g，桂枝6～10g，甘草6g，寒水石15～20g，滑石15～20g，石膏15～20g，紫石英15g，赤石脂15g，白石脂15g。本方为"下热清热"之剂，功效清热降火、镇惊息风，治疗中风、惊风、狂、癫痫等属于阳热内盛、肝阳化风、风邪内引等病证。其方药分析如清代莫枚士《经方例释》所曰："盖经意以紫石与滑石同用者，以紫石入血治心，滑石入气治小肠，一脏一腑之义也。二膏治热，二脂攻积，六石共为君；大黄、干姜，一泄一守为臣；龙骨、牡蛎，一入一敛为佐；桂枝、甘草治惊悸为使。风引之病，既由于风，故方从桂枝来。引者，一缓一急之谓。缓故用龙、牡之收，急故用姜、黄。风则生热，故用四石及大黄之寒以清之。热则生痰，故用二脂、滑石以攻之，二脂承紫石来，二膏承滑石来。风性善壅逆，故用紫石之重以治逆，滑石之利以治壅。此方之妙如此。"临床上，本方并可辨证运用治疗高血压、头痛、眩晕、肝风引起抽搐、病毒性脑炎发热、昏迷等病证。

若癫痫出现情绪低落，郁郁不乐，健忘，或惊搐抽筋，口唇上下不断抽动者，可予《外台秘要》的龙骨汤（散）。此方与风引方有大部分相同，由龙骨、牡蛎、桂枝、干姜、甘草、大黄、赤石脂、石膏、寒水石、天花粉组成，主治惊恐失志、喜哀悲伤、抽掣烦渴等症，运用此方时以嘴唇上下抽动、口渴等为辨证要点。

两方的加减法：如抽搐频繁者，可加全蝎、蜈蚣、钩藤；痰多黄稠者，加川贝母、天竺黄。

2. 癫痫呈频繁小发作为主，胸胁满闷，发作性抽搐，惊恐烦躁，腹部发作前常动悸，经常身重便秘者，可予柴胡加龙骨牡蛎汤加减治疗。

柴胡加龙骨牡蛎汤见《伤寒论》："伤寒八九日，下之，胸满烦惊，小便不利，谵语，一身尽重，不可转侧者，柴胡加龙骨牡蛎汤主之。"组成：柴胡四两，龙骨、黄芩、生姜（切）、铅丹、人参、桂枝、茯苓各一两半，半夏二两半（法），大黄二两，牡蛎一两半，大枣六粒（擘）。

上十二味药，梁宏正常用剂量如下：柴胡 12g，黄芩 10g，生姜 10g，丹参 10g，桂枝 6～10g，茯苓 15g，法半夏 10g，龙骨 15～20g[先煎]，牡蛎 15～20g[先煎]，大枣 10g，铅丹用磁石 10g 或代赭石 10g[先煎]，大黄 6～10g[后下]。

本方据《经方例释》云"……译此文，是方中应有甘草，为十三味也"，故临床应用时亦可合上炙甘草应用，即桂甘龙牡汤意。另方中铅丹一药固有毒，且目前市面已难寻觅只能代以他药。但铅丹治疗癫痫证是有特殊效果的，如《名医别录》认为其重治惊痫癫痰，除热下气，久服通神明。且古代以之入膏、丹、丸、散制剂中，以治疗多种精神类疾病，取得一定疗效这些认识，作为医者是应该了解的。

其方药分析，尤在泾在《伤寒贯珠集》中说："胸满者，邪痹于上；小便不利者，邪痹于下；烦惊者，邪动于心；谵语者，邪结于里，此病之在里者也；一身尽重，不可转侧者，筋脉骨肉，并受其邪，此病之在表者也。夫合表里上下而为病者，必兼阴阳合散以为治，方用柴胡、桂枝以解其外而除身重；龙、牡、铅丹以镇其内而止烦惊；大黄以和胃气，止谵语；茯苓以泄膀胱，利小便；人参、姜、枣，益气养营卫，以为驱除邪气之本也。如是表里虚实，泛应曲当，而错杂之邪，庶几尽解耳。"

本方功用和解清热、镇惊安神，可广泛应用于少阳病误治后上下表里俱病证候、癫狂、痫、癔症、神经症、惊悸、胸痹、高血压眩晕、妇女更年期综合征、小儿舞蹈症、秽语抽动综合征及梦惊、胆虚热乘等证。本方加减法：抽搐多者，加磁石、琥珀。琥珀一药在癫狂痫病中的治疗有安魂定魄的作用，《名医别录》谓其"气味甘、平、无毒，主安五脏，定魂魄，杀精魅邪气，消瘀血，通五淋"。对痫证表现胸满烦惊、小便不利者，梁宏正多取用之，以增加疗效。若善忘者，可加益智仁、远志，以益智善记忆。

应用柴胡加龙骨牡蛎汤治疗痫证，除烦躁惊悸，还可以患者胸胁满闷，平素或发作后身躯沉重，大小便不利为辨证应用要点。

实际上，临床运用柴胡类方治疗痫证常常能取得较好效果，前人在这方面已积累了许多成功的经验。究其原因，可能与足少阳胆、手少阳三焦的生理功能和病理变化有关。尤其是三焦，正如《中藏经·论三焦虚实寒热生死顺逆脉证之法》曰："三焦者，人之三元之气也，号曰中清之腑。总领五脏六腑，荣卫经络，内外左右上下之气也，三焦通则内外左右上下皆通也，其于周身灌体，和内调外，荣左养右，导上宣下，莫大于此者也。"三焦是气血津精化生之所、升降出入运化水液的通道，亦是五脏神志调节运转的通道。若三焦失其调节，气血津精运行失常，气滞、血淤、痰浊随生，导致神志失用，痫证发生。而柴胡类方功能调三焦，转运枢机，恰好发挥其长处，故临床上许多痫证治疗均可用柴胡类方辨证应用。其具体应用分别介绍如下。

若痫证见头晕目眩、口苦、心烦、神情默默、胸胁满闷者可用小柴胡汤治疗，抽搐者可合芍药甘草汤。

如痫证见腹痛拒按、大便秘结、口苦、舌红、苔黄燥、下午发作为多者，可视便秘程度而用柴胡加芒硝或大柴胡汤，或合调胃承气汤。此类患者多兼见颈肩、面部肌肉痉挛抽搐，可合桂枝加葛根汤，或加葛根、秦艽、防风。

又如痫证见发作时寒热、汗出、呕恶、头晕身痛、胸闷厌食、脉浮弦者，可用柴胡桂枝汤。呕吐痰多者，可合温胆汤加神曲、川贝母。

如若为腹型癫痫，常腹痛、食不下、肠鸣、腹泻便溏、胸胁不通、间低热、头汗出、口苦咽干，此乃寒热错杂，胆热脾虚之痫证，可用柴胡桂枝干姜汤治疗。腹痛可合芍药甘草汤，或加香附、草豆蔻、法半夏。腹痛并下利，可合黄芩汤。

另外，痫者喜怒乖常，时作惊悸，手指撮动重复，此乃脾湿肝郁，心肝火动，可用丹皮柴胡犀角汤（黄元御《四圣心源》方）加减：牡丹皮、柴胡、犀角（以水牛角代）、生地黄、芍药、茯苓、炙甘草、琥珀、丹参、灯心球。

又妇女月经或更年期，适时发作癫痫病者并症见胸胁不舒、乳房胀痛、心惊肉跳、善太息、失眠、月经不调者，可予加味逍遥散治疗。

临床实际应用上，柴胡类方中的柴胡加芒硝汤治痫证便秘者，柴胡加芒硝大黄桑螵蛸方（《玉函经》方）治痫证发作二便不禁、遗矢遗尿者，均有效果，可酌情运用。

癫痫之治，前人甚重三焦之火调控。因三焦之火易耗伤脏腑之气，而各脏腑之气有非三焦不能通达上下，其水火之关系正如《外经微言·三焦火篇》中云："少师曰：三焦，火也，火必畏水，何故与水亲乎？岐伯曰：三焦之火最善制水，非亲水而喜入于水也，盖水无火气之温则水成寒水矣。寒水何以化物。故肾中之水，得三焦之火而生；膀胱之水，得三焦之火而化。火与水合，实有既济之欢也。但恐火过于热，制水太甚，水不得益而得损，必有干燥之苦也。少师曰：然则何以治之？岐伯曰：泻火而水自流也。少师曰：三焦无脏，泻三焦之火，何从而泻之？岐伯曰：视助火之脏腑以泻之，即所以泻三焦也。少师曰：善。"所以痫证可视病及三焦的具体脏腑而选用龙胆、栀子、连翘、黄芩、桑白皮、夏枯草、石膏、知母、升麻、麦冬、葛根、青皮、牡丹皮、大黄、玄参、黄柏、地骨皮、滑石、泽泻等药物，以增强治疗的效果。

除柴胡类方外，经方在治疗癫痫病上亦甚堪大用，历代前贤积累了大量的成功经验，今择其主要者介绍如下：桂枝去桂加茯苓白术汤，治疗痫证之气水郁结者。葛根汤，治疗项背肩臂拘紧、面部抽掣者。葛根加半夏汤，治疗肌肉强直拘急伴呕吐者。桂枝加厚朴杏子汤，治疗伴过敏性哮喘、气管痉挛、痰浊黄稠者。桂枝甘草汤，治疗发作后心悸汗多、胸闷喜按，心阳虚损者。茯苓桂枝甘草大枣汤，治疗脐下动悸，发作时气从少腹上冲胸咽者。苓桂术甘汤，治疗发则头目眩晕、身振摇欲倒、小便不利者。五苓散，治疗伴有口渴、心烦、"吐涎沫而癫眩"、小便不利者。栀子豉汤，治疗伴虚烦不得眠、心中懊侬、饥不能食者；此证如兼见腹部胀满，亦可用栀子厚朴汤治疗。桃核承气汤，治疗妇女患者伴惊狂不安、烦躁不眠、经期发作、少腹急结、闭经或经痛夹瘀者。抵当汤，治疗伴下腹坚痛拒按、大便溏黑、烦躁口渴、健忘善饥饿者。桂枝去芍药加蜀漆牡蛎龙骨救逆汤或桂甘龙牡汤，治疗伴有心悸烦躁、常惊惕不安、自汗出者，前方去芍药恐伤阴，加蜀漆涤痰饮，故以方测证，推断其有痰迷心窍、胸阳不足的症状。大黄黄连泻心汤，治疗伴有面红目赤、烦惊、大便秘结、苔黄脉数者。猪苓汤，治疗伴有湿热伤阴、小便不利、心烦不寐、渴欲饮水者。旋覆代赭汤，治疗伴有胃虚痰浊、嗳气呕逆、恶心胸满者。瓜蒂散，治疗伴有气上冲咽、胸满而烦不安、饥不能食者。吴茱萸汤，治疗伴有头痛、烦躁胸闷、干呕吐涎、四肢不温者。乌梅丸，治疗伴有头痛、眼黑、烦闷肢冷、腹痛时作、呕吐下利者。调胃承气汤，治疗伴有便秘、腹痛、谵语或多以午后发作为主者。甘草泻心汤，治疗伴干呕心烦、腹泻肠鸣、腹痛时作、少气多涎者。

总言之，对痫证的治疗，只要方证相对，应用得当，许多经方都可以取得较好的临床效果。

3. 痫证临床上常见大小发作同时存在，或局限性发作和精神运动性发作间隔出现的情况。其症状呈多样性，复杂不一。如突然失神，意识可呈瞬息或短暂的丧失，但易迅速恢复，或突然动作停止，肢体手足、面肌等阵发局限性痉挛抽动后瞬间恢复如常等，每天发作多次甚或数十次不等。此类属中医学惊痫痫痪筋挛的范畴。此类发作，可以采用《医统》定痫丸（汤）作为通治方剂。该方由天麻、茯苓、茯神、川贝母、胆南星、法半夏、陈皮、丹参、菖蒲、远志、麦冬、全蝎、僵蚕、琥珀、竹沥组成。

本方功效：息风定痫，豁痰止痉。方中天麻息风止痉，茯苓、茯神可宁神，陈皮、法半夏、胆南星、川贝母、竹沥汁行气化痰，菖蒲、远志开窍醒心，丹参、琥珀活血，全蝎、僵蚕止痉定搐，甘草和中。本方加减法：若属痰涎盛，可合用白金丸。白金丸本身已是治痫良方，过去许多民间老中医都喜欢应用。白金丸源自《世医得效方》，又名矾郁丸、白玉化痰丸，功效豁痰通窍、清心安神，用于痰气壅塞，癫痫发狂，猝然昏倒，口吐涎沫。药由白矾、郁金、薄荷末、皂角汁或菖蒲汁和丸组成。其主要药物白矾酸寒入脾，清顽痰，除痼痰，燥湿；郁金苦降辛开，专入心包经，解郁清心，开窍破结。

4. 如癫痫发作时惊叫，声如猪羊，手足颤动，面色潮红，脉弦数或滑数，常属肝火内郁，肝风内动所致，可用梁剑波教授自拟方——经验凉肝丸加减治之。方药组成：桑叶，钩藤，黄连，正羚羊角，青黛，天麻，丹参，胆南星，川贝母，滑石，铁华粉，甘草。功效：清肝镇火，消痰定颤。主治：惊痫。

方中桑叶、羚羊角、青黛清肝热泻肺火，凉肝止痉；天麻、钩藤止眩息风；黄连、丹参清心活血安神；胆南星、川贝母除痰散郁结；铁华粉性味辛凉，能镇心安神，平肝镇惊；滑石、甘草利六腑之涩结。

本方加减法：临床若见常惊惕，或卧中突然惊骇梦醒者，可合用生铁落饮。生铁落饮见《医学心悟》，由天冬、麦冬、川贝母、胆南星、橘红、远志、菖蒲、连翘、茯苓、茯神、玄参、钩藤、丹参、朱砂组成。其中生铁落一物，《本草纲目》谓其可"平肝祛痰，善治怒发狂"，目前市面已难寻觅，可予生锈铁块代之，或改用灵磁石代替，临床亦有疗效。方中川贝母、胆南星、橘红涤痰；连翘、茯苓神清心安神；丹参、天冬、麦冬、玄参滋阴养血，壮水济水；远志、菖蒲开窍定志；钩藤平肝息风；朱砂重镇安神。全方共奏镇心安神，清热化痰之效，以治癫、狂、痫。

又或见咳喘痰稠，大便秘结，舌红苔黄厚者，可合用礞石滚痰丸。对顽痰引起的癫痫、狂，症见头眩耳鸣、四肢筋骨酸麻、陈年伏积老痰，非此方攻除不效。方中金礞石性味甘平咸，平肝镇惊，攻下积痰；大黄荡涤实积；黄芩凉心肺清火；沉香气芳香，性辛温，下气调达气机。其中沉香一药，目前市面价格昂贵，以降香或檀香代之亦可，均有一定效果。

梁宏正在临床还喜用广笔记治痫症效方（《顾松园医镜》）：茯神15g，远志6g，天冬10g，麦冬10g，白芍10g，皂荚6g，法半夏12g，旋覆花10g，天竺黄10g，紫苏子10g，香附10g，真沉香6g。方中茯神、远志安神定志；天冬、麦冬滋阴降火；白芍收阴敛逆；皂荚开闭；法半夏、旋覆花消痰祛饮；天竺黄清痰利窍；紫苏子、香附利气调肝；沉香降气纳肾。本方加减治疗痰涎多，伴咳嗽咯痰的痫证颇效。

临床上，如遇痫发痰涌，四肢厥冷，惊叫抽搐，可加白附子、僵蚕、姜汁以祛风豁痰；并可加乌梢蛇、全蝎、蜈蚣等虫类灵动善入络搜风之品以通络息风之痉。

（二）癫痫急性期的治疗

癫痫急性期发作多指癫痫大发作，若按阴阳来分，则阳痫多呈大发作。其在西医学则指各类型癫痫发作时或癫痫持续状态。此类型以强直痉挛性癫痫为多见，为神经科急症之一，目前多采取西医应急处理，以尽快中止癫痫发作，解除发作期危急证候，以免造成脑不可逆的损害和危及患者生命。癫痫大发作亦可采用中西医结合治疗，治疗原则为急则治其标，以开窍醒脑、豁痰息风、镇静解痉为基本治疗方法。

传统的中医疗法多以针灸开窍复苏，或以中药通关散取嚏开窍，羚羊角粉冲服以止搐，或安宫牛黄丸以清心开窍醒神涤痰，或为小儿则以抱龙丸涤热止搐镇静。过去梁剑波教授常以家备的冰麝止痉散作为痫证发作时的应急治疗。该方由全蝎、僵蚕、蜈蚣、天麻、琥珀、冰片、麝香、神曲组成，诸药共研为极细末，储瓷罐以备用。小儿以1岁起服0.5g，每增加1岁加服0.5g；成人每服3~10g，温开水送服。该方有清心安神、开窍息风、镇静解痉的作用，可供参考。

针对癫痫的急性发作，梁宏正还有家传验方乌沉益智散，方用制川乌、沉香、益智仁各20g，天麻、制附子、防风、法半夏各30g，羌活、独活各25g，当归、僵蚕、甘草各15g，雄黄精、冰片各3g，诸药共为极细末，瓷瓶收贮，每遇发作，以生姜汤送服6~10g（按人体质壮弱，酌量加减）。本方并可改作煎剂应用，药量需酌情调整。注意应用时需中病即止，及时调整后续方药。方中制川乌、附子温三阴之沉寒；沉香、益智仁益智温脾，降气定痫；天麻、防风、羌活、独活、僵蚕祛风平肝止痉；法半夏祛痰；当归补血；雄黄、冰片芳香开窍；甘草和中。全方共奏醒窍豁痰、息风止痉定痫之功。

此外，临床上癫痫持续状态者常易出现并发脱证的情况，患者表现为昏迷抽搐、面色苍白、痰涎壅盛、汗出肢冷、脉沉微或欲绝，此时急宜回阳救逆、益气固脱，可用高丽参或红参30g，即独参汤，浓煎灌服，或用参附汤口服或鼻饲救逆。

（三）癫痫发作后的调摄

痫证发作缓解后，尤需重视平时的调摄治理。该病病程冗长，缠绵难愈，故病情经控制后仍需坚持服药半年至一年，使体质改善，荣卫周流而疾病乃得根治。古人对此早有认识，如清代沈芊绿的经验认为："必经年峻补，方保无虞"。清代张璐在《张氏医通》亦指出："痫证已愈，然须防其再发，宜十全大补加枣仁、远志、麦冬。禀气素虚者，鹿角胶经年常服。六味丸加远志、沉香，亦不可缺。"此等经验均可资参考借鉴。

梁宏正的临床经验是在此阶段的治疗中仍坚持辨证施治原则，治疗必须整体考虑患者体质。如平素脾虚痰多、肝风扰络者，宜先杜绝生痰之源、健脾豁痰，后温胆息风为治。方先用陈夏六君子汤加胆南星、川贝母、广木香、丹参以健脾豁痰；然后予温胆汤加菖蒲、远志、全蝎、钩藤以温胆宁神息风。两方可交替间服，直至发作终止后亦要坚持服食一段时间。其间，亦可予梁氏断痫良方（自拟方）治疗，方用人参6~10g、茯苓15g、钩藤12g、远志10g、菖蒲15g、炒酸枣仁15g、当归10g、胆南星10g、黄连5g、僵蚕10g、木瓜12g、莲子10g、甘草5g，每天服1剂，直至病情完全控制为止。本方中人参、茯苓、莲子益气健脾，菖蒲、远志通窍定志，炒酸枣仁安神，当归和血，胆南星豁痰，黄连清心降烦，钩藤、僵蚕祛风，木瓜柔筋止痉，甘草调和诸药。全方共奏益气补血、安神镇定、除烦息风之功效。

此外，小儿癫痫患者在此阶段多呈食痫表现，其病在脾，如乳食过度，中脘停食，蕴结生痰，腹满吐利，可予《医宗金鉴》的清热和胃丸（汤）调理：黄连 3g、栀子 5g、竹茹 6g、麦冬 6g、连翘 5g、山楂 10g、神曲 10g、麦芽 10g、陈皮 3g、枳实 6g、大黄 5g、甘草 3g。本方功效为清积滞，定食痫。由于小儿为纯阳之体，此病只宜健脾、清心、凉肝，故亦可予参苓白术散加黄连、川贝母、钩藤、白芍治疗调理。

又成人的预后调治，当视其心阴或心阳虚损，采取峻补心阳或滋补心阴予以调补善后。补心阳可用桂枝加龙骨牡蛎汤、救逆汤或人参养荣汤加菖蒲、远志、山茱萸；补心阴可予正心宁神汤，或平补正心丹加龙齿、浮小麦、百合等；如妇女患者，可用加味逍遥散（柴胡、白芍、当归、茯苓、麦冬、生地黄、郁金、麦芽、合欢皮、白术、甘草）或柏子仁散（柏子仁、远志、人参、桑寄生、防风、琥珀、当归、生地黄、甘草）加减以作为善后调治，直至疾病痊愈。

（四）医案举隅

中国澳门某富商之子，患癫痫病 8 年。患儿 2 岁时突发癫痫，历时 8 年，曾先后赴 18 个国家医治，疗效不理想。1979 年 3 月初诊，该患儿症见形体虚胖，两目无神，表情呆滞，头晕乏力，手指时而不自主颤动，舌红，苔白黄腻，脉弦细滑数。家人谓其近半年来越发越甚，甚则出现昏仆、惊叫、四肢抽搐、口吐涎沫，移时苏醒，但醒后仍觉疲倦欲睡，平时靠服抗癫痫西药维持控制。其病属肝风夹痰，气逆痰涌，蒙蔽清窍所致，治以清热息风、豁痰定痫。梁宏正先予风引汤加钩藤 10g、全蝎 5g、蜈蚣 2 条为治，每日 1 剂；服药 6 周后患儿已无癫痫大发作，效不更方，予原方加川贝母、胆南星再服；3 个月后患儿小发作次数及程度较前明显减轻，嘱其逐步减少苯妥英钠、卡马西平等西药用量，直至半年后停服为止，中药改用益气健脾、化痰醒脑治疗，以陈夏六君子汤合导痰汤加川贝母、菖蒲、远志、郁金等逐步递减，慢病缓图法服药，直至癫痫无再发作，于 1980 年 1 月完全停药观察；患儿身体健康，精神正常，复查脑电图大致正常，病遂告愈，随访至今，未见复发。

（五）体会

1. 由于癫痫是一种病情较长，且有易于诱发反复、缠绵难愈特点的疾病，在辨证治疗取得效果时，坚持效不更方，守方用药就成为疾病痊愈的关键。尤其在癫痫间歇期间守方尤为重要，其原则是调补脏腑、疏理气机、调理阴阳、补偏救弊，使之达到"以平为期"控制疾病，乃至痊愈的目的。

2. 对于曾长期服用抗癫痫西药治疗而效果不理想的患者，可取用中西医结合治疗，但原服用的西药不能骤停，可采取中西药间服，视病情控制情况，逐步递减服药的次数和剂量，直至症状完全控制，并脑电图同步改善为止。据梁宏正教授经验，其治疗疗程设计不宜少于 2～3 年，其中包括西药完全撤除后，中药撤减可按患者体质情况，分步减至 5 天一剂、7 天一剂、10 天一剂、15 天一剂，直至病愈。如果患者晚上发作，可安排睡前服药，这样可充分发挥药效，对疾病予以截断，达到预期治疗效果。

3. 临床上，除根据痫证急性期以治标为先，间歇期以治本为要外，由于该病发作莫不与痰浊瘀血相关，故整个治疗过程均需选取豁痰化瘀的药物，如胆南星、川贝母、礞石、法半夏、竹茹、琥珀、郁金、桃仁、红花等加强疗效。在补益的基础上，祛除痰瘀要贯彻疗程之始终。另如用息风止痉虫类药物，如全蝎、蜈蚣、僵蚕、地龙、乌梢蛇等，需中病辄止。虽然此类药物息风镇痉能提高疗效，但长期服用，应注意其毒性对人体肝肾的损害，需定期复查肝肾功能，以便及时调整用药，确保治疗的安全性。

4. 对癫痫患者要作细微的思想工作，并力争取得其家人配合。应对患者及家属详细讲解病况因果关系、病情预后、预防措施，避免诱发因素等事项，平素的饮食调理宜忌亦要充分说明。鼓励患者本人及家属配合治疗，为最终战胜疾病奠定良好的基础。

十二、月经病临证经验

（一）月经的概念

胞宫周期性地出血，月月如期，经常不变，称为"月经"。因它犹如月亮的盈亏、海水之涨落，有规律和有信征地一月来潮一次，故又称它为"月事""月水""月信"等。

（二）月经病的病理特点

月经病表现在月经的期、量、色、质及经行前后或经期所出现的异常情况，以及与月经或周期有关的反应。月经病与脏腑、经络、阴阳气血的失调有关，与整个心、肾、子宫生殖轴的纵横调节功能失常有关。虽然其病因复杂，临床表现多端，但就其病机来说，主要为脏腑功能失常与经络、气血失调等。

（三）梁宏正结合太极阴阳分期分时调理月经周期经验

梁宏正提出的调理月经周期法，简称调周法，是一种全周期或半周期调治的系统方法。其根据月经周期中行经期、经后期、经间排卵期、经前期四个时期的生理病理特点而制定，凡是月经病均可应用，尤其对功能性崩漏、膜样性痛经、功能性不孕、功能性闭经有着重要的临床意义。月经的周期性、节律性是与阴阳消长转化的圆运动生物钟节律有关，太极双鱼图形象地表明了阴阳的动态变化，即阴阳的互根性和消长性：经后期阴长阳消，出现对抗状态；经间期重阴必阳，开始由阴转阳的活动；经前期阳长阴消，又出现对抗状态；经间期重阴必阳，开始由阴转阳的活动。而月经期的阴阳消长转化的演变，又完全符合圆周运动的规律：行经期，重阳必阴，排出经血，阳气下泄，让位于阴长；经后期阴长阳消，推动经后期的发展；经间期重阴必阳，阴精泄出，让位于阳；经前期阳愈长阴愈消，推动经前期的发展。故曰太极阴阳的自我调节异常影响了月经经期的变化：从太极阴阳鱼眼的病变，可分析先天性病变；阴阳对抗中的病变，可影响月经周期的演变；圆周运动规律的病变，影响月经周期的长短及经量的多少。

（四）梁宏正经验——月经周期四期的病理特点

1. 行经期的病理特点

（1）冲任子宫失调，排经失常：①排经不畅，血瘀为患。②排经太过，必伤其正。③排经不足，血海亏虚。

（2）重阳必阴的转换失常：①转化欠利，排经不畅。②转化太多，排经过多。③转化不协调，排经不一致。

2. 经后期的病理特点

（1）血、阴、精的不足：肝肾不足，脾胃失和，心肾失济。

（2）阴长运动的形式与3、5、7奇数律的失常：表现为经后初期、经后中期及经后末期延长。

（3）阳消的病变：阴者静也，由于经后期阴长运动较为缓慢，一般来讲，其病变也是缓慢的，临床上无明显症状，或症状轻微极易忽略。

3. 经间排卵期的病理特点

（1）重阴必阳的失常：重阴不足，重阴有余，重阴失调。

（2）氤氲状活动失常：活动不足，活动有余，活动失调。

（3）圆周运动生物钟节律调节失常：排卵期与行经期一样，是节律活动的转变时期，受外界影响明显。

4. 经前期的病理特点

关于阳长失调的病变：阴虚及阳，气中阳衰，血中阳弱。

（五）治疗

行经期也是重阳转阴的转化之期，梁宏正提出"经期以调经为要"，促进转化，顺利排泄月经；经后期阳长阴消，血、阴、精不足，惯用归芍地黄汤加味以滋养阴血；经前期阳长阴消，梁宏正提出此期以补阳疏肝为主，常用逍遥散加味；经间期阴精充实，阳气渐长，梁宏正提出此期辨证应阳助阴，顺应阴阳转化规律。

十三、治疗男科疾病经验

梁宏正自20世纪90年代初起，即重视新兴起的男科疾病的学习和开展。他认为男科疾病现代已成为独立的学科，男性生理特点和病理改变的特殊性是发挥中医专科特色治疗的广阔领域。他刻苦学习和钻研，开设专科门诊，运用中药治疗男科疾病，取得了较好疗效，积累了丰富的临床经验。

（一）益肾涤浊法治疗慢性前列腺炎

慢性前列腺炎相当于中医学"淋证""白淫""精浊"等范畴，为中老年男性患者的常见病、多发病，近年来青年患者亦不少。本病具有病因复杂，症状多变，病程较长，缠绵难愈，易于复发等临床特点。梁宏正根据临床观察，认为本病病机以虚实夹杂为主，且多以肾虚为本，湿热血瘀为标，治疗当以攻补兼施，辨证用药，以调节整体，提高自身抗病能力，恢复前列腺的分泌、排泄功能，发挥前列腺液抗菌因子的作用，达到痊愈的目的。梁宏正独创益肾涤浊法以治之，方药组成：萆薢30g，乌药15g，益智仁12g，菖蒲10g，虎杖15g，丹参15g，黄柏10g，怀牛膝12g，菟丝子15g，琥珀10g（冲），生甘草10g。随证加减：下焦湿热盛者加金银花、蒲公英；血尿或血精者加大蓟、小蓟、蒲黄；伴尿痛者加川楝子、郁金；肾阳虚阳痿、早泄者加芡实、淫羊藿；肾阴虚遗精不寐者加女贞子、墨旱莲、炒酸枣仁；伴前列腺增生或肿痛者则选加王不留行、炮山甲、土鳖虫、莪术、三棱、刘寄奴等。

医案举隅：伍某，男，46岁，教师，1995年1月18日初诊。自1993年6月起患者自感尿频尿痛，小便淋漓不尽，尿末滴白，下腹及会阴部疼痛，并向睾丸、腹股沟及大腿内侧放射，间见梦遗、腰骶酸痛，经检查诊断为前列腺炎，予消炎抗菌以及药物离子透入疗法物理治疗，症状反复未愈，近一周又因近辛辣酒烟而病情加重。刻诊：时尿频，尿道口痛，小便淋漓，尿后流白浊状黏液物，大便用力时尤甚，会阴部坠胀热感，头晕腰酸，舌质暗红，根部苔黄厚腻，脉弦细数。直肠指检：前列腺肿大，3cm×4cm，质稍硬，有触、压痛，无结节，中央沟存在。前列腺液检查：白细胞55～60个/HP，卵磷脂小体30%/HP。

西医诊断：慢性前列腺炎。

中医辨证：淋浊。证属下焦湿热，瘀阻膀胱，肾阴亏损。

治法：清利湿热，活血化瘀，兼佐补肾之品，以免祛邪伤正。予益肾涤浊法加女贞子15g，每日1剂，水煎服。

疗效：2周后患者症状大减。1个月后患者小便通畅，会阴部小腹胀痛缓解，偶见滴白。直肠指诊：前列腺肿大3cm×3cm，质软，无结节，中央沟存在，无触痛。前列腺液检查：白细胞 4～6 个/HP，卵磷脂小体 75%/HP。继续治疗 3 个疗程，患者症状消失，取前列腺液复查 3 次均正常，随访 1 年未见复发。

（二）春泽通癃汤治前列腺增生症

前列腺增生症为老年男性常见病，临床症状主要为排尿困难、淋漓不尽和尿潴留，属于中医学"癃闭"范畴。其发病机制与性激素和内分泌器官激素水平失调，腺体增生压迫尿道，形成梗阻有关。中医学认为老年肾气亏衰，经脉不利，血行不畅，相火妄动而阴阳失调，久则浊瘀互结，阻塞窍道，致成癃闭。因而肾气亏虚，气虚血瘀为前列腺增生症的主因。基于此，梁宏正以补肾温阳、活血化瘀为治本大法，取温肾益气利水春泽汤意，创春泽通癃汤。该方以菟丝子、肉桂、怀牛膝补肾助温阳；黄芪益气；炮山甲、王不留行、泽兰、皂角刺、丹参、大黄活血化瘀，消坚散结；猪苓、泽泻利水导浊。诸药合用，随证加减，标本兼治，使肾气得充，气化畅利，瘀浊遂化，积消窍通，癃闭自能痊愈。临床上若能再配合中药灌肠、坐浴、按摩及理疗等综合疗法，则便臻全功。春泽通癃汤基本方：黄芪 30g，猪苓 15g，泽泻 15g，穿山甲 15g，菟丝子 15g，丹参 15g，肉桂 3g，王不留行 12g，泽兰 12g，怀牛膝 12g，皂角刺 12g，大黄 10g。每日 1 剂，水煎服。10 天为一疗程，一般服 3～4 个疗程。治疗期间忌辛辣、油腻、烟酒等品。尿路感染者加六一散 30g、蒲公英 15g；伴血尿者加蒲黄 12g、大蓟 10g、小蓟 10g；伴尿潴留者加地龙 10g、路路通 15g；阳虚甚者加淫羊藿 5g、仙茅 15g。

医案举隅：盘某，男，63 岁，退休干部，1996 年 10 月 23 日初诊。患者排尿困难，尿线变细 2 年余，近日更觉小便费力，淋沥不尽，常湿裤袜，到西医院诊治。直肠指检：前列腺二度肿大，中央沟消失，质中等硬。B 超：前列腺 5.32cm×4.5cm，表面欠光滑，残余尿量达 200mL。尿常规：白细胞（＋＋），余无异常。西医诊为前列腺增生并尿潴留，行插管导尿，并经应用乙烯雌酚、氟哌酸、小苏打等治疗 6 天，仍未见效，遂转中医治疗。刻诊：精神萎靡，面色晦黄，小腹胀满，坠痛拒按，小便不利，努力时点滴而下，黄赤灼热感，大便秘结，胃纳差，舌质暗，苔白厚微黄，脉弦细。其中医诊为癃闭，辨证为肾虚夹瘀，湿阻溺道，予春泽通癃汤加六一散 30g，路路通 15g，每日 1 剂，水煎服。服药 3 剂后患者已无尿闭，不必再行导尿，但仍尿出不畅，大便稀软；服药 1 周后排尿通畅，小腹部无坠胀，舌红，苔薄黄，脉细缓，效不更方，守原方继续调治 1 周而愈，直肠指检示前列腺变小变软，尿常规无异常，随访半年未再发病。

（娄劢整理）

第四章 临证医案

第一节 呼吸系统疾病医案

咳嗽案二则（三拗汤案）

医案一：风寒闭肺证（感染后咳嗽）

患者姓名：刘某。

性别：女。

出生日期：1976年2月。

就诊日期：2016年1月8日初诊。

发病节气：冬至。

主诉：咳嗽咳痰2周。

现病史：患者诉2周前受凉后出现阵发性咳嗽，咯黄白色黏痰，量多，咯痰不爽，伴鼻塞、乏力，自行服用头孢、阿奇霉素、抗病毒冲剂（具体不详）后，咯痰量减少，鼻塞缓解，仍咳嗽不止，且以夜间尤甚，遂来就诊。症见：神清，精神疲倦，咳嗽，以夜间为主，咯少量白黏痰，咽痒，咳甚时胸闷，无胸痛，食欲一般，眠差，二便调。

既往史：既往休健。

过敏史：无。

体格检查：舌淡胖，尖稍红，苔薄白，脉细。体温36.7℃，咽充血，双肺呼吸音稍粗，未闻及干湿性啰音。

辅助检查：血常规正常，胸片检查未见明显异常。

中医诊断：咳嗽。

证候诊断：风寒闭肺。

西医诊断：感染后咳嗽。

治法：温肺散寒，宣肺止咳。

处方：三拗汤加减。

炙麻黄 12g	苦杏仁 12g	生甘草 5g	黄芩 12g
紫苏叶 12g	桔梗 10g	党参 15g	浙贝母 12g
淡竹叶 9g			

3 剂，每日 1 剂，水煎服。

2016 年 1 月 12 日二诊：患者咳嗽、胸闷明显减轻，痰少且较易咳出，舌苔薄白，脉细，效不更方，予上方继服 5 剂，煎服法同前。

2016 年 1 月 17 日三诊：患者诸症已平，略感乏力，嘱忌生冷酸收之品。

医案二：风寒袭肺证（支气管肺炎）

患者姓名：黄某。

性别：男。

出生日期：2013 年 4 月 12 日。

就诊日期：2016 年 5 月 9 日初诊。

发病节气：立夏。

主诉：咳嗽半个月，加重 3 天。

现病史：患儿半月前因发热、咽痛、咳嗽诊为支气管肺炎收住某院，住院期间使用抗生素等治疗，症状改善后出院，3 天前玩耍后咳嗽又作。刻诊：间有咳嗽，微恶寒，咳痰不爽，咳甚时伴气促，偶鼻塞流涕，面色苍白，胃纳不佳，大便溏。

体格检查：舌淡胖边有齿痕，苔白腻，脉浮滑。听诊右下肺仍可闻及喘鸣音。

辅助检查：胸部 X 线检查示支气管肺炎。

中医诊断：咳嗽。

证候诊断：风寒袭肺。

西医诊断：支气管肺炎。

治法：散寒宣肺，健脾化痰。

处方：三拗汤合二陈汤加减。

炙麻黄 6g	苦杏仁 9g	生甘草 6g	法半夏 9g
茯苓 9g	陈皮 6g	浙贝母 9g	炒紫苏子 9g
前胡 6g	桔梗 6g	炒白术 9g	

3 剂，每日 1 剂，水煎服。

2016 年 5 月 12 日二诊：患者诉药后咳嗽好转，胃纳转佳，嘱继服 2 剂。

按：咳嗽为患者首诊主症，《素问·咳论》云："皮毛者，肺之合也。皮毛先受邪气，邪气以从其合也。其寒饮食入胃，从肺脉上至于肺则肺寒，肺寒则外内合邪，因而客之，则为肺咳。"肺喜润恶燥，病初使用大量抗生素，但抗生素大多"苦寒"，虽可祛热，但伤肺损胃，阻遏肺气，以致邪无出路，寒邪内郁，津液不足，致肺气宣降失常，上逆作咳。"风"从口鼻而入，直犯肺咽，则咽痒不适。医案一患者发病季节为冬天，天气寒冷，夜间寒邪盛，寒邪客肺，则夜间咳嗽明显；肺气不清，津液凝滞，故痰液色白质黏；《黄帝内经》谓"正气存内，邪不可干"，又云"邪之所凑，其气必虚"，患者舌淡胖、苔白、脉细，皆为正气虚之象。

结合患者的病机，梁宏正选用三拗汤治疗。三拗汤源自《伤寒论》，后收录于《太平惠民和剂局方》，是治疗外感咳嗽的经典方。方中麻黄宣肺散寒止咳，桔梗宣肺祛痰止咳，杏仁降逆平喘，一宣一降恢复肺之宣降。紫苏叶散寒，党参扶正气，加黄芩、浙贝母清肺热化痰，乃因痰黏难咯，有外邪郁而化热之象。淡竹叶甘、淡、平、无毒，为阴中微阳之品，轻清向上，利咽除烦，外可和皮毛，内可达脏腑，并可清除人体代谢之废物，故可给邪以出路。该方宣中有降，寒温并用，诸药合用，共奏疏风宣肺、润肺止咳之功。经治，肺得清肃，津液输布，气机调畅，则咳嗽自止。

民国时期，上海名医陆士鄂在评注《俞根初伤寒时方歌括》时说："'三拗汤'是故意与张仲景圣法相拗，如张仲景用麻黄必去节，因为麻黄能发汗，麻黄节能止汗，去节是为了让患者充分发汗，可是'三拗汤'偏用带节麻黄，目的是既要让患者发汗，又不能发得太多。张仲景用杏仁必去皮尖，因为杏仁能降气，带皮则能滞气，有尖则有生发的作用，而'三拗汤'用杏仁偏留皮尖，只是略为杵一下把药性减轻。张仲景用甘草必用炙这种加工方法，一是调和其他药，二是顾护脾胃，健运中州，但'三拗汤'偏用生甘草，通过泻来达到补的目的。"

医案二为3岁多的患儿，幼儿形气未充，肌肤柔弱，卫外功能较差，且小儿寒暖不知自调，忽于增减衣物，不能适应外界气候的变化，容易为外邪侵袭。寒邪袭表，内犯肺脏，使肺失宣降，以致肺气不宣，其气上逆而发为咳嗽。张介宾《景岳全书》说："五脏之病，虽俱能生痰，然无不由乎脾生。盖脾主湿，湿动则生痰，故痰之化，无不在脾。"李中梓在《医宗必读·痰饮》中提出："脾为生痰之源，肺为贮痰之器。"肺主宣发肃降，通调水道，肺气失宣则水液停聚于体内，聚湿生痰，故加用二陈汤健脾化痰，理气和中。本方以半夏为君，一者辛燥而蠲湿痰，二者降逆以止呕恶，三者散结以消痞满。橘红辛苦而温，理气化痰，使气顺则痰降，气行则痰化，是为臣药，与半夏相配，共祛湿痰，调畅气机，使胃气得和，清阳得升，胃纳好转。因痰之生，多缘于中州失运，湿聚成患，故佐以茯苓，其性甘淡而兼入脾经，健脾渗湿，湿去则痰无由以生，所谓治病必求其本也。茯苓与橘红相伍，则脾湿得化，脾气得畅，运化有权，共杜生痰之源，而助君药祛痰之功。使以甘草，旨在调和药性，亦兼益脾和中之用。诸药相合，使湿去痰消，气机通畅，脾得健运，则诸症亦随之而解。

咳嗽案三则（麻杏石甘汤案）

医案一：风温外感，热郁于肺证（支气管肺炎）

患者姓名：李某。

性别：男。

年龄：2 岁。

就诊日期：2009 年 3 月 27 日初诊。

发病节气：春分。

主诉：发热 5 天。

现病史：5 天前患儿突然高热，咳喘，经 X 线与血常规检查，诊断为支气管肺炎。因病急，家人先带其就西医诊治，用抗生素联合治疗 3 天，病情未有改善，转梁宏正诊治。症见：发热，体温 39℃，咳嗽气促，喉间痰鸣，咳痰不利，面浮目红，口渴，小便短黄。

既往史：既往体健。

过敏史：未发现。

体格检查：舌红苔黄，脉数。两肺满布大量干湿啰音。

辅助检查：胸部 X 线检查示支气管肺炎。

中医诊断：风温。

证候诊断：风温外感，热郁于肺。

西医诊断：支气管肺炎。

治法：清热止咳平喘。

处方：麻杏石甘汤加味。

麻黄 10g	杏仁 10g	生石膏 30g	甘草 5g
羚羊角 10g	车前子 10g	川黄连 10g	黄芩 10g
瓜蒌子 12g	瓜蒌皮 12g	冬瓜子 12g	天竺黄 10g
桔梗 10g	连翘 10g	天花粉 10g	

4 剂，每日 1 剂，每剂药煎好药液后分 3 次服，每 3 小时 1 次，若热退则止。

2009 年 3 月 31 日二诊：前方服 4 剂后患儿热退，精神转佳，仍有咳嗽，小便微黄，舌质正常，苔微黄，脉数，嘱按前方减去羚羊角，继服 3 剂。

医案二：痰热壅肺，肺失宣降证（支气管炎）

患者姓名：刘某。

性别：女。

出生日期：1971 年 4 月。

就诊日期：2015 年 11 月 8 日初诊。

发病节气：立冬。

主诉：咳嗽半月余。

现病史：患者半个月前受凉后咳嗽不止，自服止咳药后症状仍反复，1 周前在诊所输抗生素治疗，输液 1 周症状无明显好转，今日前来我院就诊。症见：咳嗽频频，咯黄黏痰，不难咯出，间有低热，体温最高 37.9℃，咽喉干痒，口渴欲饮，偶觉胸闷，夜眠差，二便调。

体格检查：舌质红，苔黄，寸脉浮稍数。体温 37.8℃，咽充血，扁桃体无肿大，双肺呼吸音粗，未闻及干湿性啰音。

辅助检查：2015 年 11 月 8 日胸部 X 线检查示双下肺纹理增多。

中医诊断：咳嗽。

证候诊断：痰热壅肺，肺失宣降。

西医诊断：支气管炎。

治法：清热化痰，宣肺止咳。

处方：麻杏石甘汤加味。

炙麻黄 8g	苦杏仁 12g	桔梗 10g	白前 10g
紫菀 12g	百部 10g	钩藤 10g	桃仁 10g
生石膏 20g	冬瓜子 15g	薏苡仁 15g	芦根 15g
薄荷 6g(后下)	荆芥 6g	陈皮 6g	炙甘草 6g

5 剂，每日 1 剂，水煎服。

二诊：患者诉发热退，咳嗽明显好转，痰量减少，色不黄，无胸闷胸痛，口不渴，偶有咽痒，舌质红，苔薄黄，脉滑。守上方加浙贝母 15g、枇杷叶 10g，继服 5 剂患者后痊愈。

医案三：痰热阻肺证（肺炎）

患者姓名：杨某。

性别：男。

出生日期：1982 年。

就诊日期：2015 年 5 月 12 日初诊。

发病节气：立夏后。

主诉：咳嗽咯痰 1 周。

现病史：患者 1 周前劳累、受凉后出现咳嗽，咯痰，低热，无咯血，经外院西医治疗后已无发热，间中咳嗽咯痰，咯痰色黄，质黏、量少，难以咳出，胃纳欠佳，二便调。

过敏史：否认食物药物过敏史。

体格检查：体温 36.8℃，舌红苔薄黄，脉弦滑。双肺呼吸音粗，右中下肺可闻及少量湿啰音，余肺未闻及干湿啰音。

辅助检查：胸部 CT 示右肺中叶外侧段炎症。

中医诊断：咳嗽。

证候诊断：痰热阻肺。

西医诊断：肺炎。

治法：清热化痰，止咳平喘。

处方：麻杏泻白散合苇茎汤加减。

麻黄 6g	苦杏仁 15g	甘草 6g	桑白皮 15g
地骨皮 15g	芦根 15g	薏苡仁 15g	冬瓜子 12g
桃仁 6g	鱼腥草 15g		

5 剂，每日 1 剂，水煎服。

2015 年 5 月 17 日二诊：药后患者诸症基本缓解，微汗出，纳眠可，二便调，舌淡红苔薄白，脉弦。改方为参苓白术散加减。

炒白扁豆 15g	薏苡仁 15g	桔梗 10g	茯苓 15g
蒸陈皮 5g	莲子 15g	炙甘草 10g	白术 15g
怀山药 15g	大枣 15g	太子参 15g	百合 15g
法半夏 10g	浮小麦 10g		

5 剂，每日 1 剂，水煎服。1 周后随访，患者痊愈。

按：本三例患者虽都为麻杏石甘汤加味治疗，但所患疾病不尽相同。医案一患儿诊断为风温。风温之名，首见于《伤寒论》："若发汗已，身灼热者，名曰风温。"陈平伯《外感温病篇》："风温为病，春月与冬季居多，或恶风或不恶风，必身热，咳嗽，烦渴，此风温证之提纲也。"本例患儿以发热、咳喘就诊，虽使用抗生素，但西医治疗未果。梁宏正认为患儿感受风温之邪，且小儿为纯阳之体，外邪入里化热，邪热壅阻肺经气分。邪热入里，邪正相搏，阳热内盛，蒸达于外则身热、目红；里热蒸迫津液外泄则汗出；热盛伤津则口干引饮，小便黄。正如吴鞠通在《温病条辨》中云："温为阳邪，此论中亦言伤风，此风从东方来，乃解冻之温风也，最善发泄，阳盛必伤阴，故首郁遏太阴经中之阴气，而为咳嗽自汗口渴头痛身热迟热等证。"邪热壅肺，肺气失于宣降则喘促；肺热灼液为痰则咳痰黄稠，咳痰不利；舌红苔黄，脉数为气分里热征象。

医案二为中年女性，患者感受外邪，肺脏为了驱病邪外达，以致肺气上逆，冲激声门而发为咳嗽。患者虽自行服用药物，但表邪未清，表邪与正气相争，则出现发热；表邪入里化热，热蒸液聚为痰，故痰黄质黏；痰与热结，伤津耗液，则咽干口干欲饮；痰热壅肺，肺气不利，则胸闷；痰火扰心则夜眠差；舌红、苔黄、寸脉浮数皆为痰热壅肺之象。正如秦昌遇《症因脉治》曰："伤热咳嗽之症，咽喉干痛，面赤潮热，夜卧不宁，吐痰黄浊，或带血腥臭，烦躁喘咳，每咳自汗。此即痰饮门热痰嗽。"

医案三患者为年轻男性，患者为劳累后感受外邪，致肺气宣肃失司，肺气上逆，故有咳嗽；邪热壅肺，蒸液成痰，气分热毒浸淫及血，热壅血瘀，故出现发热、咳嗽、痰黏；舌红、苔黄、脉滑数皆为肺内郁热，邪热内盛之表现。其辨证治疗以清热化痰、止咳平喘为主，方选麻杏泻白散合苇茎汤加减。

有关医案一的治疗，清代叶天士《外感温热篇》治疗温病时云"在卫汗之可也，到气才可清气"，指出邪入气分，为表邪已解，里热已炽，治宜辛寒清气以透热外达，不可过用苦寒沉降之药，以免凉遏冰伏。同时《临证指南医案·风温》邵新甫云"大忌辛温消散，劫灼阴津"，所以梁宏正选用麻杏石甘汤加味宣肺清热，止咳平喘。其治重在宣清，麻黄开达肺气透表，用量宜轻，是给邪以出路，石膏清泄肺热，其量需重，内热泄、肺气宣而喘咳自息，是为杜绝邪热之源。用杏仁，一方面缓麻黄对肺的燥性，另一方面能降气平喘，与麻黄为对药；因小儿多为纯阳之体，邪热过盛易出现火热燔灼肝经，内动肝风，故加用羚羊角平肝息风、清肝明目、清热凉血，以防热盛风动，邪热入营；黄连、黄芩、连翘清里热，瓜蒌子、瓜蒌皮、冬瓜子、天竺黄清肺化痰，桔梗宣降肺气，天花粉清热生津，甘草调和诸药。复诊时患儿已无高热，遂去羚羊角。梁宏正认为因儿科临证，药量要精准，必须辨证非常准确方可运用，且要中病即止。本案患儿年仅2岁，高热数天西医治疗未果，热邪炽盛，拟重剂一矢中的，立见功效，非剑胆琴心不能为也。

医案二患者治疗上梁宏正予麻杏石甘汤加止嗽散加减。王节斋《明医杂著》云："咳谓有声，肺气伤而不清……咳嗽者，因伤肺气而动脾湿也。病本虽分六气五脏之殊，而其要皆主于肺。盖肺主气而声出也。治法须分新久虚实。新病风寒则散之，火热则清之……"本方中加用桔梗宣通肺气；钩藤、薄荷、荆芥、芦根疏风清热；冬瓜子、薏苡仁清热祛湿；杏仁、白前、紫菀、百部、陈皮化痰止咳；桃仁化瘀生新；甘草止咳，兼调和诸药。全方使肺气宣通，痰热消退，故疗效颇佳。在此用麻黄并非发散风寒，而在于宣通肺气，用量宜小，一般3~5g即可，《本草正义》言："麻黄轻清上浮，专疏肺郁，宣泄气机，是为治感第一要药。"钩藤配薄荷在《施今墨对药》中也有记载，有报道称单用两者泡茶饮用治疗咽痒久咳效果甚佳。梁宏正认为钩藤甘寒，入肝、心经，息风解痉而轻清透热，薄荷辛凉，入肺、肝经，清热解表而芳香疏风。二药相伍，疏风清热，利咽止咳。将该对药应用于处方中，增强了其疏风清热解表的作用。

医案三患者平素体健，年过四八，阳气正旺，外邪入里容易化热，致邪热壅盛，故加用泻白散和苇茎汤加减清热化痰。泻白散出自《小儿药证直诀》，方中桑白皮甘寒性降，专入肺经，清泻肺热，止咳平喘，为君药，地骨皮甘寒，清降肺中伏火，为臣药，清热而不伤阴，泻肺而不伤正，使肺气清肃，则咳喘自平。苇茎汤出自《备急千金要方》，原方主治热毒壅肺，痰瘀互结之肺痈。张秉承在《成方便读》这样说："痈者，壅也，犹土地之壅而不通也。是以肺痈之证，皆由痰血火邪，互结肺中，久而成脓所致。桃仁、甜瓜子皆润燥之品，一则行其瘀，一则化其浊；苇茎退热而清上，薏苡仁除湿而下行。方虽平淡，其散结通瘀、化痰除热之力实无所遗。以病在上焦，不欲以重浊之药重伤其下也。"方中以苇茎为君，苇茎是芦苇的地上部分，能够清热排脓，利尿而生津止渴，是消肿排脓的佳品；薏苡仁清热利湿排脓，配合苇茎功效更加，而且薏苡仁能够健脾，培土生金，兼顾到肺脏生脓痈的虚弱，不补肺是防止排脓不畅，健脾是不补肺而补肺；桃仁活血化瘀，冬瓜子既能活血，又能排脓，一药两用。梁宏正认为根据西医学检查，右肺闻及湿啰音，CT 示右肺中叶外侧段炎症可推知肺内脓痰正酿，喘亦将发，只是外候未现而已。上二方合用化裁用于病证之先，以防病之渐，使其愈于疾之初是也。复诊时患者无明显咳嗽咳痰，有微汗出，舌淡苔白，考虑邪热已清，正气耗伤，气阴两虚，故治疗上予以"培土生金"为主，予参苓白术散益气健脾，加用法半夏燥湿化痰，太子参、百合益气养肺阴，浮小麦敛汗。本病例本虚标实，先以祛邪为主，疾病后期邪去正损，当以扶正为主。

咳嗽案二则（半夏厚朴汤案）

医案一：气郁痰结证（急性支气管炎）

患者姓名：周某。

性别：女。

出生日期：1974 年 8 月 10 日。

就诊日期：2016 年 4 月 20 日初诊。

发病节气：谷雨。

主诉：咳嗽 2 周。

现病史：患者诉咳嗽近 2 周，咯白痰，量中等，咽痒，胸闷，口干不欲饮，两胁胀，无明显恶风寒，自服止咳药等效果欠佳，纳眠一般，二便调。

既往史：形体偏胖，平素有痰。

过敏史：无。

体格检查：舌淡红，苔白厚腻，脉滑细。咽稍充血，双侧扁桃体无肿大。听诊双肺呼吸音清，未闻及干湿啰音。

辅助检查：胸部 X 线检查示双肺纹理稍增粗。

中医诊断：咳嗽。

证候诊断：气郁痰结。

西医诊断：急性支气管炎。

治法：化饮降逆。

处方：半夏厚朴汤加减。

法半夏 12g	厚朴 10g	茯苓 12g	紫苏子 10g
橘皮 15g	苦杏仁 10g	桔梗 10g	生姜 10g

3 剂，每日 1 剂，水煎服。

二诊：患者诉咳嗽明显好转，痰量减少，无胸闷胁胀，舌淡苔白，脉滑，嘱原方继续服用 3 剂。

医案二：脾虚痰湿证（支气管炎）

患者姓名：黄某。

性别：女。

出生日期：1973 年 1 月 6 日。

就诊日期：2017 年 2 月 24 日初诊。

发病节气：雨水后。

主诉：咳嗽 2 月余。

现病史：2 个月前患者曾进食雪糕，后开始出现咳嗽，曾在我院门诊就诊，予西药抗感染、止咳等对症处理，中药汤剂曾口服止嗽散，疗效欠佳，现仍咳嗽，痰白，活动后稍气促，午睡起床时觉气促明显，纳眠一般，二便可。

既往史：否认高血压、糖尿病病史。

过敏史：未发现。

体格检查：舌淡，苔白腻，脉滑。双肺呼吸音稍粗。

中医诊断：咳嗽。

证候诊断：脾虚痰湿。

西医诊断：支气管炎。

治法：健脾化痰，利气止咳。

处方：二陈汤合半夏厚朴汤加味。

法半夏 15g	茯苓 12g	陈皮 10g	紫菀 15g
甘草 5g	百部 12g	桔梗 12g	荆芥 10g
白前 15g	紫苏子 10g	紫苏梗 12g	厚朴 12g

5剂，每日1剂，水煎服。

患者未来二诊，随访已痊愈。

按：《景岳全书》曰："咳嗽一证，窃见诸家立论太繁，皆不得其要……以余观之，则咳嗽之要，止惟二证。何为二证？一曰外感，一曰内伤而尽之矣。"本两例患者皆无明显的表证，考虑为内伤咳嗽为主。清代名医黄元御《四圣心源》曰："咳嗽者，肺胃之病也……胃土上逆，肺无降路，雾气堙塞，故痰涎淫生，呼吸壅碍，则咳嗽发作。"又云："而胃之所以不降，全缘阳明之阳虚……湿夺其燥，则脾陷而胃逆……"又云："咳证缘土湿胃逆，肺金不降。气滞痰生，窍隧阻碍，呼吸不得顺布。稍感风寒，闭其皮毛，肺气愈郁，咳嗽必作。其多作于秋冬者，风寒外闭，里气愈郁故也。"这说明咳嗽与脾胃关系密切。

本两例患者皆为中年女性，医案一的患者形体偏胖，平素有痰，肺为娇脏，清虚之体，受邪则咳。咳喘的根源在于风寒、温燥、痰饮等邪气犯肺，导致气机不利，升降失常。临床上除了常见的风寒、风温、燥邪而咳之外，还有比较容易忽略的水饮上逆证的顽固性咳嗽。医案一患者四诊合参考虑为痰饮而致的咳嗽，故梁宏正予以半夏厚朴汤加减化饮降逆止咳，并加用苦杏仁宣肺行气利水，陈皮燥湿健脾、理气化痰，使气顺而痰降，气行而痰化，与半夏相配，共祛湿痰，调畅气机，使胃气得和，痰饮则化。因表证不明显，故用紫苏子代替紫苏叶。

医案二患者发病前有进食寒凉史，且脾土为肺金之母，脾主运化，饮食生冷后致脾胃不和，脾虚则运化水湿失职，水湿内停，津液不布，则聚而生痰，痰浊上犯于肺，则肺气不利，宣降失司，发为咳嗽。此医案考虑为脾虚痰湿所致的咳嗽，故梁宏正在半夏厚朴汤的基础上亦加用陈皮健脾燥湿、化痰止咳，并加用百部温肺止咳，桔梗引诸药上行，荆芥疏风解表，因患者咳嗽日久，加用咳嗽降气之要药白前。

半夏厚朴汤出自《金匮要略·妇人杂病脉证并治》："妇人咽中如有炙脔，半夏厚朴汤主之。"《备急千金要方》曰："胸满，心下坚，咽中帖帖，如有炙肉，吐之不出，吞之不下。"历代医家多认为半夏厚朴汤为治疗气郁痰结，交阻咽中所致的梅核气，为治疗梅核气的专设之方剂，其依据就是来源于《金匮要略》和《备急千金要方》对半夏厚朴汤的描述。半夏厚朴汤方药组成是半夏、生姜、茯苓、厚朴、紫苏叶，是以小半夏加茯苓汤为基础底方，加入解表散寒的紫苏叶、降逆行气的厚朴而成。紫苏叶，《名医别录》其曰"味辛，温，主下气，除寒中，其子尤良"；《本草纲目》曰其"解肌发表，散风寒，行气宽中，消痰利肺，和血温中止痛，定喘安胎"。紫苏叶属于临床常用的解表药，其味辛性温，有发汗解表、行气宽中的功效。厚朴，《神农本草经》曰其"味苦，温"；《名医别录》曰其"大温，无毒，主温中，益气，消痰，下气，治霍乱及腹痛，胀满"；《药性赋》曰其"味苦、辛，性温，无毒，可升可降，阴中阳也"。其用有二：苦能下气，祛实满而泄腹胀；温能益气，除湿满散结调中。厚朴苦温、行气降逆，紫苏叶辛温、行气发表，一上一下，使气机升降恢复正常。因痰之生，多缘于中州失运，湿聚成患，故以茯苓，其性甘淡而兼入脾经，健脾渗湿，湿去则痰无由以生，所谓治病必求其本也，与橘红相伍，则脾湿得化，脾气得畅，运化有权，共杜生痰之源，而增加祛痰之功。单纯水饮上逆致咳，并无表证或表证不显，则可以紫苏子代紫苏叶，因紫苏子降气降逆功效较紫苏叶为优。

在《金匮要略》中，张仲景把咳嗽与痰饮放在一起，称之为"痰饮咳嗽病脉证并治"，表明了咳嗽与痰饮关系之密切。如《金匮要略》所言："留饮者，胁下痛引缺盆，咳嗽则辄已。"可见张仲景已明确指出了水饮上逆与咳密切相关，并提出了咳当从水饮论治的治疗原则，开从水饮治咳之先河。

梁宏正认为半夏厚朴汤证为表里合病的外邪里饮、水饮上逆证，而非专为梅核气而设。其主治应由其方证决定。故临床上顽固性咳嗽多见有水饮上逆证者可予半夏厚朴汤加减。本两例患者，咳嗽为症，痰饮为因、为证，治有对症与对证，其针对痰饮而处方用药，为对因对证。

咳嗽案四则（止嗽散案）

医案一：风寒犯肺证（急性支气管炎）

患者姓名：刘某。

性别：女。

年龄：58 岁。

就诊日期：2008 年 4 月 28 日初诊。

发病节气：谷雨。

主诉：反复咳嗽 20 余天。

现病史：患者 20 余天前因受凉后出现咳嗽，咯痰白稀，以晨起为甚，间有呛咳，胸痛，无发热，无鼻塞，至外院诊治，X 线检查示支气管炎，对症治疗（具体用药不详）后症状未有改善，汗出较多，于今日来诊。症见：咳嗽，咯痰白稀，以晨起为甚，间有呛咳，胸痛，无发热，胃纳一般，寐差，二便调。

既往史：无特殊。

过敏史：无。

体格检查：舌淡红，苔白，脉滑。双肺呼吸音粗，未闻及干湿啰音。

辅助检查：外院 X 线检查示支气管炎。

中医诊断：咳嗽。

证候诊断：风寒犯肺。

西医诊断：急性支气管炎。

治法：散寒解表，宣肺止咳。

处方：止嗽散加减。

紫菀 20g	荆芥 6g	白前 12g	百部 15g
橘红 5g	杏仁 12g	芒果核 2 只	桔梗 12g
前胡 12g	枇杷叶 12g	瓜蒌皮 15g	茯苓 15g
布渣叶 15g			

10 剂，每日 2 剂，水煎服，上下午各 1 剂。

二诊：药后患者咳嗽减少，已无胸痛，无痰，睡眠较前改善，胃纳一般，二便调，舌淡红，苔白，脉滑。方药如下。

紫菀 15g	荆芥 10g	白前 12g	百部 12g
陈皮 5g	桔梗 10g	前胡 12g	甘草 10g
瓜蒌子 15g	浙贝母 15g	僵蚕 15g	川黄连 10g

10 剂，每日 2 剂，水煎服，上下午各 1 剂。

经治疗后患者症状消失，病情痊愈。

医案二：风邪犯肺证（肺炎）

患者姓名：林某。

性别：女。

出生日期：1987 年 6 月。

就诊日期：2015 年 5 月 13 日初诊。

发病节气：芒种。

主诉：反复咳嗽 1 个月。

现病史：患者 1 个月前感冒后出现咳嗽，以干咳为主，不分昼夜，自服止咳药物后症状时好时差，半个月前在当地医院诊治，予阿奇霉素针及止咳药物治疗 1 周后咳嗽有所减轻，昨日发脾气后咳嗽加剧，伴气紧，咽喉不利，今日前来就诊。症见：神清，精神一般，反复咳嗽，不分昼夜，咳甚时气紧，有气上冲感，咽喉不利，如有异物，偶咯少量黄痰，胃脘稍闷，胃纳欠佳，眠差，二便尚调。

既往史：慢性胃炎。

过敏史：无。

体格检查：舌稍红，苔白，脉弦滑。咽充血，扁桃体无肿大，双肺呼吸音粗，未闻及干湿啰音。

辅助检查：胸片示左下肺肺炎。

中医诊断：咳嗽。

证候诊断：风邪犯肺。

西医诊断：肺炎。

治法：宣肺止咳。

处方：止嗽散合半夏厚朴汤加减。

桔梗 10g	白前 10g	蜜紫菀 12g	甘草 5g
陈皮 10g	枇杷叶 12g	法半夏 12g	厚朴 10g
紫苏梗 10g	瓜蒌皮 12g	茯苓 15g	苦杏仁 12g

3 剂，每日 1 剂，水煎服。

二诊：服药后患者咳嗽较前减轻，守前方再服 5 剂。

医案三：风痰郁肺证（肺炎）

患者姓名：赖某。

性别：男。

出生日期：1949 年 7 月 24 日。

就诊日期：2016 年 10 月 3 日初诊。

发病节气：寒露前。

主诉：反复咳嗽、胸痛 1 月余。

现病史：患者自诉 2 月余前无明显诱因开始出现咳嗽，伴胸痛，曾到当地医院就诊，予药物口服对症处理后（具体诊治及用药不详，未见具体病历），症状未见明显缓解；10 天前曾到我院门诊就诊，诊断考虑为"胃痛"，予药物口服对症处理，症状无明显缓解；近日开始胸痛较前加重，疼痛牵涉至肩背部、左手，痛甚难眠，为进一步系统诊治，由急诊拟"左下肺炎"收住我科。症见：神清，精神一般，间有咳嗽咳痰，痰难以咯出，诉胸痛，疼痛牵涉至肩背部、左手，痛甚难眠，自觉口干，偶有胃脘部胀闷不适，无心悸、气促，无头晕、头痛，无腹胀、腹痛，胃纳欠佳，睡眠差，二便调。

既往史：否认高血压、糖尿病等内科疾病史。

过敏史：否认药物、食物过敏史。

体格检查：舌淡暗，苔薄黄，脉滑。双肺呼吸音粗；左下肺可闻及湿啰音。

辅助检查：胸片示左下肺感染并左侧胸腔少量积液。

中医诊断：咳嗽。

证候诊断：风痰郁肺。

西医诊断：左肺感染。

治法：疏风化痰止咳，行气止痛。

处方：止嗽散合四逆散加减。

桔梗 12g	陈皮 6g	紫菀 12g	荆芥 10g
百部 10g	白前 12g	甘草 6g	黄芩 15g
法半夏 15g	瓜蒌皮 15g	柴胡 12g	白芍 20g
枳实 12g	延胡索 15g	川楝子 15g	

5 剂，每日 1 剂，水煎服。

2016 年 10 月 8 日二诊：患者诉咳嗽较前明显好转，伴有少量白痰，胸痛较前好转，无胃脘部不适，胃纳可，二便调，继守上方 5 剂。

医案四：风痰热阻肺证（支气管炎）

患者姓名：杨某。

性别：男。

出生日期：2013 年 2 月。

就诊日期：2016 年 6 月 21 日初诊。

发病节气：夏至。

主诉：反复咳嗽 3 月余。

现病史：患儿 3 个月前开始出现咳嗽，多次外院就诊，曾予静脉抗生素抗感染治疗，疗效欠佳。仍咳嗽时作。症见：咳嗽，早晚明显，有痰难以咯出，无气促，胃纳差，大便尚可，小便可。患儿家属代诉其为过敏体质。

既往史：既往蚕豆病病史。

过敏史：未发现。

体格检查：舌红，苔薄黄，双寸脉浮滑。听诊双肺呼吸音稍粗，可闻及散在的湿啰音。

辅助检查：胸部 X 线检查示双肺纹理增粗。

中医诊断：咳嗽。

证候诊断：风痰热阻肺。

西医诊断：支气管炎。

治法：疏风清热，化痰宣肺。

处方：止嗽散合小陷胸汤加减。

紫菀 10g	甘草 5g	百部 10g	桔梗 10g
荆芥 5g	陈皮 5g	白前 10g	枇杷叶 10g
黄芩 10g	法半夏 10g	瓜蒌皮 10g	牛蒡子 6g
杏仁 6g			

3 剂，每日 1 剂，水煎服。

2016 年 6 月 24 日二诊：患儿家长代诉患儿咳嗽较前明显减轻，仍痰多，舌红，苔薄黄，双寸脉浮滑，予上方加浙贝母 6g，4 剂。

按：张介宾曾倡："六气皆令人咳，风寒为主。"《素问·咳论》指出："五脏六腑皆令人咳，非独肺也。"程钟龄《医学心悟》云："肺体属金，譬若钟然，钟非叩不鸣。风寒暑湿燥火，六淫之邪，若自外击之则鸣，劳欲情志、饮食炙爆之火，自内攻之则亦鸣。"这说明外邪犯肺可以致咳，其他脏腑受邪，功能失调而影响于肺者亦可致咳。

医案一患者受凉后咳嗽，"风寒袭表，上先受之"，肺居上，外合皮毛，且为"娇脏"，不耐寒热，易受外邪侵袭而致宣肃失司。肺脏为了驱除病邪外达，以致肺气上逆，冲激声门而发为咳嗽。肺气失宣，津液凝滞，聚而为痰。外感风寒，则痰色白质稀。寒邪凝滞经络，经气不利，故胸痛。舌淡红、苔白、脉滑，为感受风寒之证。

医案二患者感受风寒，经治疗后病程长达 1 月余，并伴有情绪激动，考虑风邪稽留于肺，肺失宣降，肺气不利，又受情志所伤，情志不遂，肝气郁结，肺胃失于宣降，津液不布，聚而为痰，痰气相搏，结于咽喉，故见咽中如有物阻，咯吐不出，吞咽不下。

医案三患者咳嗽日久，咳痰不多，舌苔薄，考虑寒热之象不明显，以风邪袭表为主。肺主一身之气，为气机升降之枢，主宣发肃降，咳嗽日久，则宣发肃降失司，气机失调。肺主降而肝主升，肺失清肃，致肝之疏泄不利，气机郁结，则出现胸胁疼痛。因为肺胃经相互贯通，《灵枢·经脉》有言"肺手太阴之脉，起于中焦，下络大肠，还循胃口，上膈属肺"，又言"其支者，从大迎前下人迎，循喉咙，入缺盆，下膈，属胃，络脾"，另有《景岳全书》言"胃脘痛证，多有因食、因寒、因气不顺者，然因食因寒，亦无不皆关于气"，所以肺气宣肃畅达为脾胃发挥正常的生理功能的基础，即脾胃气机通畅必依赖于肺气宣肃畅达。肺胃之气相互协调，肺气以下降为顺，胃气以降则和，患者肺失肃降，则胃失和降，气机不畅，故出现胃纳呆滞、脘腹胀闷等症。

医案四为年过 3 岁的患儿，患儿为过敏体质，素体本虚，邪气闭郁于肺，肺失清宣肃降，水液输化无权，则凝而为痰，痰滞肺络，阻于气道，以致肺气上逆而为咳。小儿为纯阳之体，外邪入里易化热，热邪炽盛，灼津炼液成痰，痰热交结，壅于气道，致痰不易咳出。患儿双寸脉浮滑，寸属肺，浮主阳热，其结为浅，滑主痰热，其结未深，舌红苔黄，皆为痰热互结，病势轻浅。

在治疗上，梁宏正治疗外感咳嗽主张"宣肺祛邪"，使外邪能散，肺气清宣而咳嗽自止。大凡风寒犯肺，"治以辛温以疏散风寒，宣通肺气"，虽用药辛温而不主张过温，过温则易伤阴化燥，反伤肺气。因肺主宣降，故用药亦宣中有降。止嗽散温润和平，不寒不热，程钟龄认为："止嗽散既无攻击过当之虞，大有启门驱贼之势。"止嗽散出自《医学心悟》，为治咳嗽的主方，由紫菀、百部、白前、桔梗、荆芥、陈皮、甘草 7 味药物组成。方中紫菀、百部为君，两药味苦，均入肺经，其性温而不热，润而不腻，皆可温润止咳化痰。桔梗味苦辛而性平，善于开宣肺气，能升提肺气以利膈；白前味辛甘性平，长于降气化痰，下气开壅止咳。二者协同，一宣一降，以利肺气之宣降，增强君药止咳化痰之力，为臣药。此 4 味药物有调整气机升降的功能，佐以陈皮宣肺利气祛痰，荆芥散风解表。甘草缓急止咳，和桔梗配伍更有利咽止咳之功。针对医案一患者，梁宏正加用枇杷叶、瓜蒌皮化痰止咳，茯苓、布渣叶利水化湿，经治疗后患者的咳嗽明显好转。因患者咳嗽日久，复诊时予加用虫类的僵蚕祛风化痰，黄连、浙贝母清热化痰。

医案二加用半夏厚朴汤，《金匮要略·妇人杂病脉证并治》指出："妇人咽中如有炙脔，半夏厚朴汤主之。"患者自觉咽喉不利，如有异物，故加用温化水饮之半夏厚朴汤行气开郁。二方合用，温而不燥，降气止咳。半夏厚朴汤方中半夏辛温入肺胃，化痰散结，降逆和胃，为君药。厚朴苦辛性温，下气除满，助半夏散结降逆，为臣药。茯苓甘淡渗湿健脾，以助半夏化痰；生姜辛温散结，和胃止呕，且制半夏之毒；紫苏叶芳香行气，解表散寒，理肺疏肝，助厚朴行气宽胸、宣通郁结之气，共为佐药。全方辛苦合用，辛以行气散结，苦以燥湿降逆，使郁气得疏，痰涎得化，则咳嗽即止。

医案三是在止嗽散的基础上加用四逆散。虞抟在《医学正传》中强调治咳必须重视调畅气机，他认为"夫欲治咳嗽者，当以治痰为先；治痰者，必以顺气为主"。四逆散是仲景方，出自《伤寒论》："少阴病四逆，其人或咳，或悸，或小便不利，或腹中痛，或泄利下重者，四逆散主之。"阳气受到阴气抑郁，不能将营养物质输送到全身，就会出现"或咳，或腹中痛"等症状。本例患者有咳嗽、胃脘痛不适，故加用四逆散调畅气机，和胃止痛。方中用柴胡性味苦、微寒，气平，气味俱轻，升而不降，阳中阴也。《本草新编》曰："柴胡，风药中之温风也，肝得之而解郁，竟不知抑滞之气何以消释也，故忘其性之相制，转若其气之相宜。"故柴胡有和解表里，疏肝升阳之功效。《本草新编》曰："芍药，味苦、酸，气平、微寒，可升可降，阴中之阳，入手足太阴，又入厥阴、少阳之经。能泻能散，能补能收。其功全在平肝，肝平则不克脾胃，而脏腑各安……夫芍药平肝，而不平胃，胃受肝木之克，泻肝而胃自平矣，何必疑……与甘草并用，止痛实神。"故芍药有平抑肝阳，柔肝止痛之功。枳实味苦、酸，气寒，阴中微阳，少用可行气，多用则可破气。枳实与芍药搭配，能开达肝脾阴结，共奏祛痰、宣畅气机之功。甘草性甘、平，入心、肺、脾、胃经，行三焦之气，有补有泻，能表能里，可升可降，与芍药配合，为芍药甘草汤有，祛痰止咳、缓急止痛、调和诸药等功效。四药相合，可疏升肝木，理通脾滞，和解枢机，调畅道路，宣布阳气。

医案四患儿加用小陷胸汤。小陷胸汤出自《伤寒论》："小结胸病，正在心下，按之则痛，脉浮滑者，小陷胸汤主之。"结胸一证，泛指邪气滞于胸胁、脘腹之病证，为湿热互结而成。《医方论》云："小陷胸汤，非但治小结胸，并町通治夹滞时邪，不重不轻，最为适用。"治用小陷胸汤，是为辛开苦降，清热化痰开结。其中黄连苦寒，能泻心下热结；半夏辛温，善涤心下痰饮；瓜蒌甘寒滑润，除能荡热涤痰、导痰开结以下行之外，尚可助黄连清热，协同半夏化痰。三药配合，相得益彰，使痰热各自分清，结滞得以开散。正如《医宗金鉴》所云："黄连涤热，半夏导饮，瓜蒌润燥下行，合之以涤胸膈痰热，开胸膈气结；攻虽不峻，亦能突围而入，故名小陷胸汤。"

同时，梁宏正认为止嗽散加减变化甚多，当根据天时、病性、病之新旧、进退而定，如肺有伏热合泻白散，秋季燥邪偏盛加枇杷叶、杏仁，风邪偏盛咽痒难耐加蝉蜕、防风，气逆憋闷合四逆散，痰多胸闷合小陷胸汤，风热偏盛加桑叶、菊花，伴痰多微喘加麻黄、杏仁，风寒偏盛加杏仁、紫苏叶，寒伴咽喉异物感加厚朴、法半夏，伴气阴两虚合生脉散，痰多合二陈汤或三子养亲汤，寒饮盛加葶苈子，痰液脓血腥臭合苇茎汤等，从而变化出麻杏止嗽散、杏苏止嗽散、桑菊止嗽散、泻白止嗽散、二陈止嗽散、葶苈止嗽散、苇茎止嗽散、夏朴止嗽散、三子止嗽散、生脉止嗽散、黛饮止嗽散等。

咳嗽案二则（甘露消毒丹案）

医案一：湿热上蒸证（急性上呼吸道感染）

患者姓名：张某。

性别：男。

年龄：21岁。

就诊日期：2015 年 3 月 18 日初诊。

发病节气：惊蛰后。

主诉：咳嗽 1 周。

现病史：1 周前患者熬夜劳累后出现感冒咳嗽症状，低热，伴咽痛，口干口苦，痰黏色黄难咯出，无鼻塞流涕，无恶寒，自服抗生素后症状无改善，遂来门诊求治。刻诊：低热，时有咳嗽，痰黏色黄难咯出，咳声重浊，伴口干苦，咽痛，纳眠一般，小便调，大便偏干。

既往史、个人史：经常熬夜，有吸烟史 2 年余。

体格检查：舌偏红，苔黄腻，脉浮滑。咽部充血（＋＋），双肺呼吸音清，未闻及干湿性啰音。

中医诊断：咳嗽。

证候诊断：湿热上蒸。

西医诊断：急性上呼吸道感染。

治法：清热化湿，止咳祛痰。

处方：甘露消毒丹加减。

白豆蔻 6g(后下)	广藿香 10g	绵茵陈 15g	滑石 20g
菖蒲 15g	黄芩 15g	浙贝母 15g	射干 10g
薄荷 6g	连翘 10g	苦杏仁 10g	青蒿 10g(后下)

2 剂，每日 1 剂，水煎服。

2015 年 3 月 20 日二诊：患者已无发热，咽痛咳嗽已减轻，咽痒即咳，舌稍红，苔薄黄，脉浮。处方：桑菊饮加减。

桑叶 15g	菊花 15g	桔梗 10g	薄荷 5g(后下)
连翘 10g	苦杏仁 10g	芦根 20g	甘草 5g
牛蒡子 15g	枇杷叶 15g	金银花 15g	荆芥 15g
葛根 20g	玄参 15g		

5 剂，煎服法同前。

医案二：风热夹湿，肺气亏虚证（肺炎）

患者姓名：梁某。

性别：男。

出生日期：1938 年 8 月 10 日。

就诊日期：2015 年 5 月 23 日初诊。

发病节气：小满后。

主诉：反复气促 2 年，再发 1 天。

现病史：患者 2 年前活动后出现气促，间中咳嗽，咯白色黏痰，曾在我院 ICU 住院抢救治疗，诊断为"主动脉夹层、慢性支气管炎合并肺气肿、上消化道溃疡"，经治疗后症状好转出院，定期门诊复诊。昨日受凉后患者气促再发，活动后明显加重，间中咳嗽，咯较多白色黏痰，疲乏，发热，稍鼻塞咽痛，无咯血，无胸闷痛、心悸，纳差，眠一般，尿频，无尿急尿痛，无肉眼血尿，大便稍干结。

既往史：有主动脉夹层、慢性支气管炎并肺气肿、上消化道溃疡等病史。

过敏史：否认过敏史。

体格检查：舌淡暗，苔薄黄，脉弦滑。体温 39.3℃，血压 120/96mmHg。咽部充血，双肺呼吸音稍粗，双下肺可闻及少量湿啰音。心率 84 次/分，律齐，各瓣膜区未闻及病理性杂音。双下肢轻度凹陷性水肿。

辅助检查：胸部 CT 示：①符合慢性支气管炎并肺气肿，双肺感染，双下肺膨胀不全，请结合临床。②升主动脉增粗及胸主动脉改变，建议行增强 CT 进一步检查。③双侧胸腔积液。

中医诊断：喘咳。

证候诊断：风热夹湿，肺气亏虚。

西医诊断：急性上呼吸道感染，肺炎，慢性支气管炎。

治法：清热解毒，利湿化浊。

处方：甘露消毒丹合桑菊饮加减。

白豆蔻 15g	广藿香 10g	绵茵陈 20g	滑石 20g^(先煎)
小通草 10g	黄芩 10g	浙贝母 15g	射干 15g
薄荷 10g^(后下)	菖蒲 10g	佩兰 10g	薏苡仁 15g
桑叶 12g	菊花 15g	苦杏仁 15g	

3 剂，每日 1 剂，水煎服。

2015 年 5 月 26 日二诊：患者无发热，无鼻塞流涕，气促较前缓解，咳嗽少，咯少量白色痰，纳眠可，二便调，舌淡暗，苔薄白，脉弦滑。处方：陈夏六君子汤合葶苈大枣泻肺汤加减。

蒸陈皮 5g	党参 15g	白术 12g	法半夏 10g
茯苓 20g	甘草 6g	紫苏子 15g	姜厚朴 12g
浙贝母 12g	葶苈子 15g	大枣 10g	

共 5 剂，每日 1 剂，水煎服。

2015 年 6 月 1 日三诊：药后患者上症减，守方同前。

按：医案一患者平素经常熬夜，且嗜烟，虽为年轻男性，年不过三八，但本次发病为熬夜劳累后，正气虚，感受外邪。医案二为老年男性患者，平素体质差，有慢性支气管炎病史，且年近八旬，肺脾虚弱。朱丹溪尝谓："六气之中，湿热为患，十之八九。"且叶天士在《外感温热论》中说："……里湿素盛，外邪入里，里湿为合。在阳旺之躯，胃湿恒多……然其化热则一。"《温热经纬》云："热得湿则郁遏而不宣，故愈炽，湿得热则蒸腾而上熏，故愈横。两邪相合，为病最多。"温邪上犯口鼻，肺胃首当其冲，影响津气的运行，湿邪停留，湿与热结，上干于肺，致肺气失宣，肺气不利，则出现发热、咳嗽、咽痛；热蒸液为痰，则痰质稠色黄，难咳出；热伤津耗液则口干；热为湿遏，郁阻于内，不得发越，导致肝胆疏泄功能失常，则口苦；舌红苔黄腻，脉浮滑皆为湿温卫气同病，湿热并重之见症。

治疗上根据患者的病机，此两案一诊时梁宏正都选用甘露消毒丹加减以宣散清泄、泻火解毒。王孟英在《温热经纬》中论述甘露消毒丹说："此治湿温时疫之主方也……温湿蒸腾，更加烈日之暑，烁石流金，人在气交之中，口鼻吸受其气，留而不去，乃成湿温疫疠之病，而为发热倦怠……肢酸咽肿……颐肿口渴，溺赤便闭……等证。"方中重用滑石、茵陈、黄芩为君。其中滑石清利湿热，并能解暑，体滑主利窍，味淡主渗热，能荡涤六腑而无克伐之弊。《长沙药物》云："滑石甘寒，渗泻水湿，滑窍隧而开凝郁，清膀胱而通淋涩，善治黄疸、水肿、前阴闭癃之证。"茵陈清热利湿退黄，《神农本草经》云其"主风湿寒热邪气，热结黄疸"。其对于湿热病证最为相宜。黄芩清热解毒，燥湿，《滇南本草》谓其："上行泻肺火，下行泻膀胱火。"三药共奏利湿化浊解毒之功。菖蒲祛除湿浊，涤痰辟秽，宣通九窍，《神农本草经》谓其能"开心孔，补五脏，通九窍，明耳目"。九窍通利，湿热自有出路。白豆蔻行气悦脾，芳香化湿，《本草求真》谓其"上入肺经气分，而为肺家散气要药，且其辛温香窜，流行三焦，温暖脾胃"，令气畅而湿行。藿香芳香化湿，辟秽和中，宜于湿浊壅滞之证，其芳香而不过于猛烈，温煦而不偏于燥烈，能祛除阴霾湿邪。藿香、菖蒲、白豆蔻均辛温，开泄气机，芳香化湿，在热为从治，在湿为正治，共为臣药，此三药尤对湿阻中焦者更宜。藿香、茵陈合用则芳化清利，醒脾而助湿运，清热而能化浊。射干清利咽喉，《神农本草经》曰其主"咳逆上气，喉鼻咽痛不得消息，散结气，腹中邪逆，食饮大热"，《本草纲目》谓其"治喉痹咽痛为要药"。贝母乃肺经之药，因痰火上攻，故以其清肺利咽，与射干配伍，增强清咽利喉之效。连翘清热解毒，协黄芩以加强作用。贝母、射干、连翘共为佐药。薄荷辛凉宣肺透热，清利咽喉，取其性凉而轻清，善行头面，陈嘉谟在《本草蒙筌》中云其"下气令胀满消弥，发汗俾关节通利，清六阳会首，驱诸热生风，退骨蒸解劳乏，善引药入营卫"，亦为佐药。热毒上壅，咽颐肿痛，使以薄荷，既增强射干、贝母、连翘利咽解毒之功，又能使气机宣畅，水湿通利。全方重在清解渗利，芳化行气，解毒利咽，使气化湿亦化，湿化而热孤，热退而毒解。该方清热而不甚苦寒，化湿而不太香燥，宣发肃降，药物轻清平淡，不偏不倚。本方在选择药物方面顾护三焦，亦含有宣上、畅中、导下的治疗原则。其在应用除湿药方面，辛开肺气于上，是启上闸以开水源；芳香化湿于中，是理脾湿以复脾运；淡渗利湿于下，是通调水道以祛湿浊。全方配伍，利湿化浊，清热解毒，调畅气机，犹如甜美的甘露水清热解毒，故名"甘露消毒丹"。

医案一在二诊时患者的湿热之象已退，舌苔变薄，以卫分证为主，则更方为辛凉轻剂的桑菊饮加减以清宣肺热、化痰止咳。

医案二在二诊时患者的表证已去，但仍有咳嗽、气促，咯痰白色，舌淡暗，苔薄白，脉弦滑，为脾肺亏虚、痰饮内阻，当以健脾补肺化痰、泻肺逐饮为主，故以六君子汤配法半夏、陈皮益气健脾，和胃燥湿，祛生痰之源。葶苈、大枣泻肺中痰水，主治痰水壅实之咳喘胸满。梁宏正认为本病为本虚标实之证，瘥后防复当为治病之一环，故调护指导尤为重要。

虚人外感案三则

医案一：肺脾气虚，痰浊阻滞证（支气管炎）

患者姓名：苏某。

性别：女。

出生日期：1984 年 2 月 10 日。

就诊日期：2016 年 2 月 29 日初诊。

发病节气：雨水。

主诉：咳嗽 3 周。

现病史：患者 3 周前因受凉后出现咳嗽，痰少，伴咽痛、头痛、胸闷、鼻塞，不伴呼吸困难，无发热，无胸痛，无盗汗及体重改变，无嗳气、反酸，自行服用药物后无好转，遂至外院行胸部 X 线检查提示肺炎，予静脉滴注头孢类抗生素治疗 7 天后咳嗽明显好转，但仍偶尔咳嗽。现症：神清，精神疲倦，呈阵发性咳嗽，胸闷时或痰堵感时咳嗽加重，以夜间为主，咳白黏痰，月经 2 月 1 次，7 天净，量少，压力大，纳减，眠尚可，大便溏，小便调。

体格检查：舌淡，苔薄白，脉弦细沉。咽淡。双肺呼吸音粗，未闻及明显干湿啰音。

辅助检查：胸部 X 线检查示支气管炎。

中医诊断：咳嗽。

证候诊断：肺脾气虚，痰浊阻滞。

西医诊断：支气管炎。

治法：益气健脾，祛痰止咳。

处方：陈夏六君子汤合瓜蒌薤白半夏汤。

党参 10g	炒白术 10g	茯苓 15g	炙甘草 5g
紫苏叶 10g	陈皮 10g	法半夏 10g	瓜蒌皮 10g
薤白 15g	枳壳 10g	白芥子 10g	杏仁 10g
当归 10g	生姜 3 片	大枣 3 枚	

7 剂，每日 1 剂，水煎服。

2016 年 3 月 7 日二诊：药后患者咳嗽、痰堵感、胸闷等减轻，再予原方 7 剂。

医案二：脾胃虚弱，肺胃不降证（反流性咳嗽）

患者姓名：张某。

性别：女。

出生日期：1983 年 2 月。

就诊日期：2016 年 2 月 21 日初诊。

发病节气：雨水。

主诉：咳嗽 3 天。

现病史：患者诉 3 天前进食辛辣之品后出现咳嗽，伴胃脘不适，前来就诊。症见：咳嗽，以阵发性呛咳为主，饭后及夜卧时明显，无咯痰，间有嗳气、反酸，胃脘胀闷不适，饭后尤甚，无腹痛，食欲欠佳，眠一般，小便调，大便调。

既往史：慢性胃炎病史。

过敏史：无。

体格检查：舌淡红，有齿痕，苔白腻，脉细。咽部充血（＋－），双肺呼吸音清，未闻及干湿啰音。腹软，剑突下轻压痛，无反跳痛。

辅助检查：既往电子胃镜示慢性浅表性胃炎。

中医诊断：咳嗽。

证候诊断：脾胃虚弱，肺胃不降。

西医诊断：反流性咳嗽。

治法：制酸降逆止咳。

处方：四君子汤合旋覆代赭汤加味。

| 党参 15g | 炒白术 15g | 大枣 15g | 茯苓 15g |

| 法半夏 12g | 炙甘草 10g | 海螵蛸 15g | 煅瓦楞子 15g |
| 旋覆花 10g | 赭石 30g | 桔梗 10g | 苦杏仁 12g |

3 剂，每日 1 剂，水煎服。

二诊：患者诉服药后症状明显减轻，守上方再服 3 剂，后无咳嗽。

医案三：气虚感冒（上呼吸道感染）

患者姓名：彭某。

性别：女。

出生日期：1970 年 11 月 20 日。

就诊日期：2016 年 10 月 11 日初诊。

发病节气：寒露。

主诉：发热、头痛 1 周。

现病史：患者 1 周前自觉头晕头痛，微恶风寒，测体温 37.4℃，经休息后症状无改善，前往我院急诊就诊，予对症处理后症状缓解不明显。症见：神清，精神疲倦，消瘦，面色苍白，低热，周身乏力，头晕头痛，间有上肢麻木，微恶风寒，无汗出，无咽痛，无咳嗽咯痰，间有心悸，无胸闷胸痛，食欲差，间有腹胀，无恶心呕吐，无嗳气反酸，眠差，小便调，近两日大便稀，呈墨绿色，每日 2 次，月经延迟 2 个月。

既往史：贫血病史多年。

过敏史：对海鲜类过敏。

体格检查：皮肤苍白，舌淡，苔薄白，脉沉细，尺脉弱。

辅助检查：血常规：红细胞计数（RBC）4.89×10^{12}/L，血红蛋白（Hb）88g/L。

中医诊断：感冒。

证候诊断：气虚外感。

西医诊断：上呼吸道感染。

治法：益气解表。

处方：参苏饮加味。

党参 15g	紫苏叶 9g	茯苓 12g	炙甘草 6g
葛根 15g	前胡 9g	白芷 12g	桂枝 9g
白芍 12g	柴胡 9g	羌活 10g	防风 10g

5 剂，每日 1 剂，水煎服。

2016 年 10 月 16 日二诊：患者无发热，精神好转，但仍见面色苍白，兼有乏力，胃纳较前好转，舌淡，苔白，脉沉细。处方：归脾汤加味。

| 党参 20g | 茯苓 15g | 白术 15g | 炙甘草 10g |

蒸陈皮 10g	法半夏 10g	焦山楂 15g	鸡内金 10g
炒麦芽 15g	酒川芎 8g	龙眼肉 15g	炒酸枣仁 15g
首乌藤 15g			

按：此3例患者都为平素体虚，因外感或进食发病。明代医家张介宾在《景岳全书》中曰："咳嗽一证，窃见诸家立论太繁，皆不得其要……以余观之，则咳嗽之要，止惟二证。何为二证？一曰外感，一曰内伤而尽之矣。"医案一患者受凉后出现咳嗽日久，使用西药抗生素后症状仍未缓解，且伴有神疲便溏，脉沉细，说明目前表证已除，可按内伤咳嗽辨治。患者感受外邪，经治疗后表证已除，使用苦寒抗生素后，伤及脾肺之阳气，脾主运化，脾虚则失健运，出现疲倦乏力、大便溏；脾喜燥恶湿，脾虚则运化失司，致水湿内停，聚湿生痰，正如《景岳全书》所云："五脏之病，虽俱能生痰，然无不由乎脾生。盖脾主湿，湿动则生痰，故痰之化，无不在脾。"痰浊上扰于肺，故发为咳嗽，痰白质黏；痰邪阻肺，肺气不利，则胸闷不适；患者发病为冬春之季，夜间寒邪盛，古人云"热咳三焦火，夜咳肺间寒"，阴寒加重，血脉收缩，气血津液流通涩滞，寒与痰饮互结，则夜间咳嗽加重；舌淡、苔白、脉沉细皆为肺脾气虚，痰浊蕴肺之象。

医案二患者既往有慢性胃炎的病史，中阳素虚，本次因饮食辛辣，致肝胃积热，木横侮土，肝气上逆，胃失和降，气逆痰阻，肺失宣降而为咳。进食后因脾胃虚弱，运化无力，饮食不化，则腹胀、嗳气、吞酸。《诸病源候论》曰："脾胃有宿冷，故不能消谷，谷不消则胀满而气逆，所以好噫而吞酸……"夜卧后，胃中浊酸更易反流，刺激肺金，故夜卧咳甚。舌淡、苔白腻、脉细皆为脾胃气虚之象。

医案三患者素体有贫血病史，就诊时除发热恶寒、头痛等表证的表现外，尚伴有疲倦乏力、消瘦、面色苍白等虚证表现，考虑为气血两虚，气虚感冒。《灵枢·百病始生》有曰："风雨寒热不得虚，邪不能独伤人。"患者素体血虚，体质虚弱，卫表不固，稍有不慎，生活起居不当，以致腠理不密，营卫失和。正如清代李用粹在《证治汇补·伤风》中说："有平昔元气虚弱，表疏腠松，略有不慎，即显风证者。此表里两因之虚证也。"风寒束表，肺气闭郁，故见恶寒发热、无汗头痛；血为气之母，血能生气，血虚则气少，则出现精神疲倦、周身乏力、面色苍白；表证应当脉浮，今脉反弱，且见倦怠无力、气短懒言，是气虚之证。

治疗上，医案一梁宏正以健脾补肺益气兼除痰之陈夏六君子汤为主，合宽胸通阳之瓜蒌薤白半夏汤加减治疗。陈夏六君子出自虞抟的《医学正传》，是以"四君子汤"加味而成。四君子汤以人参甘温，扶脾养胃，补中益气，为本方君药；白术苦温，健脾燥湿，扶助运化，为本方臣药；茯苓甘淡，合白术以健脾渗湿，为本方臣药；炙甘草甘温，益气补中和胃，为本方使药。诸药合用，以奏甘温益气、健脾养胃之效。明代医家李中梓所著的《医宗必读·痰饮》言："脾为生痰之源，肺为贮痰之器。"大凡脾虚，脾失运化而易生湿，湿郁成痰。痰生中焦，则上出呕吐逆酸，中致胸膈痞闷，下使大便不实。本方加以陈皮、半夏强化功效。陈皮辛温，顺气宽膈，理气化痰；半夏辛温，燥湿化痰，和中止呕，消痞解郁。二者共奏益气补肺、健脾化痰之功效。正如龚廷贤在《万病回春》所言："湿痰嗽者，有痰，痰出嗽止是也。"另外，患者有明显的胸闷不适，故加用瓜蒌薤白汤理气宽胸，化痰散结。正如《本草求真》云："薤，味辛则散，散则能使在上寒滞立消；味苦则降，降则能使在下寒滞立下；气温则散，散则能使在中寒滞立除；体滑则通，通则能使久痼寒滞立解……"方中薤白辛温，通阳散结，化痰散寒，能散胸中凝滞之阴寒，化上焦结聚之痰浊，宣胸中阳气以宽胸；瓜蒌味甘性寒入肺，涤痰散结，开胸通痹。二者共为君药。枳实下气破结，消痞除满；加用白芥子温肺豁痰利气，杏仁降气化痰平喘，紫苏叶、生姜散寒理气，当归活血化瘀，大枣和中，调和诸药。

医案二根据《医约·咳嗽》"咳嗽毋论内外寒热……若形气病气俱虚者，宜补宜调，或补中稍佐发散清火"的理论，梁宏正予四君子汤加旋覆代赭汤加味，以温中健脾。方中党参、白术、茯苓、炙甘草四药配伍，共奏益气健脾之功。旋覆代赭汤出自《伤寒论》："伤寒发汗，若吐若下，解后，心下痞硬，噫气不除者，旋覆代赭汤主之。"原文中旋覆代赭汤用于伤寒因汗吐下伤其胃气，则胃气不能下行，或更转而上逆，此中原有痰涎与气相凝滞。本例患者亦为气虚夹痰上逆。方中旋覆花味酸、甘，能逐痰水除胁满，降胃兼以平肝；赭石苦、甘，寒，入肝、心经，能平肝泻热，镇逆降气。旋覆花以宣为主，赭石以降为要，二药伍用，宣降合法，共奏镇逆降压、镇静止痛、下气平喘、化痰消痞之功。《本草新编》云："或问旋覆花不可独用见奇功，有之乎？旋覆花固不可独用也，得赭石，则能收旋转之功。"方中法半夏降逆止呕，加用海螵蛸、煅瓦楞子制酸护胃，桔梗清肃肺金，苦杏仁降气止咳。诸药合用，使中焦健运，浊降清升，酸浊得除，肺金清肃，故病向愈。

医案三梁宏正根据病机，使用参苏饮加味益气解表为主。《类证治裁·伤风》云："体虚者，固其卫气，兼解风邪……"《证治汇补·伤风》云："如虚人伤风，屡感屡发，形气病气俱虚者，又当补中，而佐以和解。倘专泥发散，恐脾气益虚，腠理益疏，邪乘虚入，痛反增剧也。"方中紫苏叶辛温，归肺、脾经，功擅发散表邪，又能宣肺止咳、行气宽中，故用为君药；臣以葛根解肌发汗，人参益气健脾，紫苏叶、葛根得人参相助，发散而不伤正。半夏、前胡、桔梗止咳化痰，宣降肺气；木香、枳壳、陈皮理气宽胸，醒脾畅中；茯苓健脾渗湿，以助消痰。如此化痰与理气兼顾，既寓"治痰先治气"之意，又使升降复常，有助于表邪之宣散、肺气之开合，七药俱为佐药。甘草补气安中，兼和诸药，为佐使。诸药配伍，共成益气解表、理气化痰之功。《医宗金鉴·删补名医方论》云："盖邪之所凑，其气必虚，故君人参以补之。皮毛者，肺之合也，肺受风寒，皮毛先病，故有头痛无汗、发热憎寒之表，以紫苏叶、葛根、前胡为臣散之。肺一受邪，胸中化浊，故用桔、枳、二陈以清之，则咳嗽、涕唾稠黏、胸膈满闷之证除矣。加木香以宣诸里气，加姜、枣以调诸表气，斯则表里之气和，和则解也。"一诊服用后患者诉感冒基本痊愈，故二诊时结合患者素体血虚，月经推迟，考虑气血两虚，中药调整为益气健脾补血的归脾汤以扶正固本。

痰饮案三则

医案一：寒饮内停证（肺炎）

患者姓名：邓某。

性别：女。

出生日期：1935 年 6 月 12 日。

就诊日期：2015 年 4 月 15 日初诊。

发病节气：清明后。

主诉：反复咳嗽、活动后气促 3 年，再发 1 天。

现病史：3 年前患者开始出现咳嗽，活动后气促，在外院及我院诊治，考虑为"慢性阻塞性肺疾病、慢性肺源性心脏病"；昨日受凉后再发，间有咳嗽，咳白色稀痰，量少，活动后气促，无胸闷心悸，双下肢无水肿，纳眠可，二便尚调。

既往史：慢性阻塞性肺疾病，慢性肺源性心脏病。

过敏史：头孢匹罗、哌拉西林舒巴坦过敏。

体格检查：舌淡暗，苔薄白，脉细缓。血压 135/80mmHg。桶状胸，双肺呼吸音稍粗，左肺闻及少量湿啰音，右肺未闻及明显啰音。心率 67 次/分，律齐，各瓣膜区未闻及病理性杂音。

辅助检查：胸部 CT 示慢性支气管炎并肺气肿，双肺感染。

中医诊断：痰饮。

证候诊断：寒饮内停。

西医诊断：肺炎，慢性阻塞性肺疾病。

治法：温肺化饮。

处方：苓甘五味姜辛夏杏汤。

茯苓 25g	甘草 6g	蒸五味子 10g	干姜 10g

细辛 3g　　　　法半夏 12g　　　　苦杏仁 15g

10 剂，每日 1 剂，水煎服。

2015 年 4 月 25 日二诊：药后患者咳嗽咯痰症减，仍动后气促，故予上方加入人参 9g 大补元气，10 剂，并服金水宝胶囊。随访 1 月，患者无大发作。

医案二：寒饮内停证（咳嗽变异性哮喘）

患者姓名：罗某。

性别：女。

出生日期：1979 年 10 月 8 日。

就诊日期：2016 年 3 月 18 日初诊。

发病节气：惊蛰。

主诉：反复咳嗽 1 年余，加重 1 周。

现病史：患者 1 年前闻到刺激气味后咳嗽反复发作，间断服阿斯美、酮替芬、孟鲁司特钠等治疗，症状时好时坏。3 天前患者在工地闻到油漆味后咳嗽加重，咳声较剧，咳甚时觉憋闷，当地诊所予氨茶碱针静脉滴注后症状稍改善，但咳嗽仍反复，以夜间及晨起明显。刻诊：咳嗽不已，夜间、晨起明显，咯少量白痰，流清涕，咽痒，咳甚时胸闷，纳眠差，大便溏。

过敏史：未发现。

体格检查：舌质淡红，苔薄白，脉浮紧。咽部稍充血，双侧扁桃体不大，双肺呼吸音粗，未闻及干湿性啰音。

辅助检查：胸部 X 线检查示心肺未见异常。

中医诊断：痰饮。

证候诊断：寒饮内停。

西医诊断：咳嗽变异性哮喘。

治法：宣肺祛痰，下气止咳。

处方：射干麻黄汤加减。

射干 15g　　　　麻黄 12g　　　　半夏 9g　　　　细辛 3g

五味子 9g　　　　紫菀 12g　　　　款冬花 12g　　　荆芥 12g

防风 9g　　　　　生姜 7 片　　　　大枣 5 枚

5 剂，每日 1 剂，水煎服。

2016 年 3 月 24 日二诊：药后患者咽痒、咳嗽渐息，呼吸较前舒畅，喉中有白痰，清稀易出，胸满同前，予以上方合苓甘五味姜辛汤去生姜加茯苓 15g、干姜 12g、甘草 9g，5 剂。

2016 年 3 月 29 日三诊：药后患者咳止，咽部稍痒，有少量白痰，遂予二诊方加僵蚕 15g、蝉蜕 10g，7 剂。

医案三：寒饮内停证（支气管炎）

患者姓名：黄某。

性别：男。

出生日期：1968 年 5 月 10 日。

就诊日期：2016 年 2 月 25 日初诊。

发病节气：雨水。

主诉：咳嗽半月余。

现病史：患者半个月前受凉后出现恶寒、鼻塞流清涕、咳嗽，服感冒药后症状减轻，但咳嗽反复，已输液治疗 5 天，效果不理想。现症：咳嗽，咯少量白痰，难咳出，咽痒则咳甚，间感头痛，纳眠一般。大便干。

过敏史：无。

体格检查：舌淡，苔白，边有齿痕，脉沉弦紧。咽部稍充血，双侧扁桃体不大，心肺未见异常。

辅助检查：胸部 X 线检查示双肺纹理增粗。

中医诊断：痰饮。

证候诊断：寒饮内停。

西医诊断：感冒后咳嗽。

治法：宣肺散寒。

处方：小青龙汤加减。

麻黄 8g	桂枝 9g	细辛 5g	干姜 6g
半夏 10g	白芍 9g	五味子 5g	杏仁 9g
炙甘草 7g			

3 剂，每日 1 剂，水煎服。

2016 年 2 月 28 日二诊：患者诉咳嗽减轻，痰增多，可咯出，稍胸闷，大便不畅，脉弦滑。考虑此乃痰郁致气机不利，治以化痰行气，予瓜蒌薤白桂枝汤 4 剂。

按：此 3 例患者虽皆为寒饮内停之证，都是灵活运用经方，但各自又有不同之处。医案一患者既往有咳喘病史，素体肺气虚弱，肺宣降失司则经常出现咳嗽、气促，加之年老体衰，脏腑功能减退，脾胃虚弱，水谷不能化为精微上输以养肺，反而聚生痰浊，上干于肺，久延则肺脾气虚，气不化津，痰浊更易滋生，此即"脾为生痰之源，肺为贮痰之器"之理。痰湿困脾，且肺脏有病，卫外不强，易受外邪引发或加重，本次受凉后，痰从寒化入饮，寒饮犯肺，造成肺失宣降，肺气上逆，则咳嗽加重，正如《灵枢·邪气脏腑病形》所曰："形寒寒饮则伤肺，以其两寒相感，中外皆伤，故气逆上行。"肺虚不能主气，则活动后有喘；痰白而少，无颜面肢肿，舌淡，苔白，脉细，为脾肺阳虚，内有寒饮，但饮邪未盛之象。

医案二患者虽以咳嗽为主症，伴有胸闷不适，但口服或静脉滴注解痉平喘西药能缓解，可属哮证或喘证范畴。《临证指南医案·哮》说："若夫哮证，亦由初感外邪，失于表散，邪伏于里，留于肺俞。"本例患者1年前系因吸入异味气体后，影响肺气之宣降，津液凝聚，痰浊内生，痰阻喉间，致肺气不宣，发咳逆上气；气触其痰，致咳嗽呈挛急性；痰浊内阻致肺气胀满，呼吸不利则胸部憋闷；夜间及晨起时寒邪重，寒与痰结，触及气道，则咳嗽加重；患者才至五七之年，已不耐外邪，则印证其正气早虚，正如《素问·评热病论》所说"邪之所凑，其气必虚"，《灵枢·口问》所说"故邪之所在，皆为不足"；肺开窍于鼻，吸入异味，其窍不利，则流清涕；卫外不强，遇风则咽痒；中气不足，清阳不升，则胃纳差，大便偏溏；舌淡苔白皆为肺脾气虚之象；脉浮为邪在表，脉紧为邪在寒。本例患者为肺脾气虚，痰饮内郁兼有风寒，故治宜宣肺祛痰、下气止咳。

医案三患者不慎感外邪后出现恶寒、咳嗽，经治疗后症状减轻，但咳嗽久不除，且使用抗生素疗效亦不明显。患者已年近六八，阳气衰竭于上，又使用苦寒西药，易损伤脾胃，脾胃虚弱，则运化失司，水湿内停，聚湿生痰，受外感则痰饮寒化，邪伏于肺，致肺气不利则久咳不已；外感经治疗已不显，但仍有外邪郁滞于肺，肺上通咽喉，风邪袭表则咽痒；舌淡苔白边有齿痕，皆为脾肺虚弱、外寒内饮之象。本案脉沉弦紧，沉主水病，主寒饮内伏，弦紧乃寒邪郁伏；咳不已者乃病位在肺。

医案一治疗上梁宏正按张仲景原方文义，当为苓甘五味姜辛汤证。《金匮要略·痰饮咳嗽病脉证并治》云："冲气即低，而反更咳，胸满者，用桂苓五味甘草汤去桂加干姜、细辛，以治其咳满。"仲景又云："病痰饮者，当以温药和之。"且古人云："若要痰饮退，宜用姜辛味。"方中干姜，作为君药，味大辛大热，归肺、脾、胃经，善能温肺散寒化饮，既能温脾，又能温肺。细辛内能温肺化饮，外能发散风寒、散水气，它的温散有助于增强干姜温化寒饮散水之"辛散"作用。五味子性温，五味俱全，酸咸为多，收敛肺气，避免干姜、细辛这类辛散药物散失太过，耗伤肺气。陈修园云："干姜以司肺之开，五味子以司肺之合，细辛以发动其开合活动之机。"三者为伍，各司其职，又相须相制，使水饮去，寒邪散，宣降复，则咳喘自平。茯苓主健脾渗湿，脾为生痰之源，所以在干姜温化的基础上有茯苓健脾，体现了"治本"。甘草作使药，温必兼补，补脾胃之气，用干姜和甘草相配，就是张仲景《金匮要略》的甘草干姜汤，二者相配，体现了温补结合。另外，甘草还能调和药性，使全方缓慢持久地发挥作用。在本方中梁宏正加用法半夏、杏仁，其意有二：一为治未病，防其变；二为如上分析，患者久病邪深，当重药以强温化痰饮、肃降肺气之力。本例处方中二药用量偏大。另外，本方证当与小青龙汤证相鉴别。小青龙汤为外寒内饮之证，应有外感风寒之症状，本例虽为受凉引发，但无表证，故用苓甘五味姜辛夏杏汤。服药后患者症状明显好转，但年老体衰，肺气虚弱，故予加用人参大补元气，健脾益气，培土生金，治痰之来源。

医案二治疗上《金匮要略·肺痿肺痈咳嗽上气病脉证治》指出："咳而上气，喉中水鸡声，射干麻黄汤主之。"胡希恕注："表不解则气不得旁通，壅逆于肺，故咳而上气，若复有痰饮与气相击于喉中，则声嘶如蛙鸣也，射干麻黄汤主之。"方中射干消寒痰，散结气，降逆气而主咳逆上气，配伍麻黄主要是温化寒痰所致的气逆咳喘。半夏、细辛温化寒饮，涤痰降气平喘。紫菀、款冬花为《神农本草经》的中品，温而不热，润而不燥，寒热皆宜，是温化寒痰常用的对药。紫菀化痰力强，款冬花止咳力胜，紫菀专能开泄肺郁，定咳降逆，款冬花顺肺中之气，又清肺中之血，二者常相须为用。方用生姜在于宣散表邪，散水气。五味子酸收肺气，收敛麻黄、细辛之过散。大枣甘润，益气滋阴，既缓辛散之峻烈，又防温燥之伤阴。诸药合用，散中有收，燥中有润，则风寒去而气不耗，痰饮化而阴不伤，逆气平而咳自止。患者二诊时咳嗽减轻而胸满如故，为胸膈之寒饮复动，胸阳被遏，《金匮要略·痰饮咳嗽病脉证并治》云："冲气即低，而反更咳，胸满者，用桂苓五味甘草汤去桂加干姜、细辛，以治其咳满。"患者表证已解，予苓甘五味姜辛汤温肺散寒，蠲饮止咳；干姜温肺散寒化饮；茯苓利水消饮；甘草甘温益气，助茯苓补土制水。三诊时患者咽痒，有少量白痰，为风盛之象，故加僵蚕、蝉蜕虫类药搜风止咳，巩固疗效。梁宏正认为患者年轻已不耐外邪，其愈后防复为关键，因而益肺固卫、健脾补肾之剂当常服，同时可配以食疗、吐纳等以固之。

医案三运用小青龙汤加减。《伤寒论》第40条云："伤寒表不解，心下有水气，干呕发热而咳，或渴，或利，或噎，或小便不利，少腹满，或喘者，小青龙汤主之。"第41条云："伤寒，心下有水气，咳而微喘，发热不渴。服汤已渴者，此寒去欲解也，小青龙汤主之。"小青龙汤主治太阳表里俱寒，名曰青龙，取东方木神伏邪之义，龙兴则云升雨降品物咸亨。对此外寒内饮之证，若不疏表而徒治其饮，则表邪难解；不化饮而专散表邪，则水饮不除。故其治宜解表与化饮配合，一举而表里双解。方中麻黄、桂枝相须为君，发汗散寒以解表邪，且麻黄又能宣发肺气而平喘咳，桂枝化气行水以利里饮之化。干姜、细辛为臣，温肺化饮，兼助麻黄、桂枝解表祛邪。然而素有痰饮，脾肺本虚，若纯用辛温发散，恐耗伤肺气，故佐以五味子敛肺止咳，芍药和养营血；

半夏燥湿化痰，和胃降逆，亦为佐药。炙甘草兼为佐使之药，既可益气和中，又能调和辛散酸收之品。二诊时患者症见痰多胸闷、大便不畅，此乃胸阳不振，痰浊中阻，气结于胸所致。方中瓜蒌味甘性寒入肺，涤痰散结，开胸通痹；薤白辛温，通阳散结，化痰散寒，能散胸中凝滞之阴寒，化上焦结聚之痰浊，宣胸中阳气以宽胸，乃治疗胸痹之要药，共为君药。枳实下气破结，消痞除满；厚朴燥湿化痰，下气除满。二者同用，共助君药宽胸散结、下气除满、通阳化痰之效，均为臣药。方中佐以桂枝通阳散寒，降逆平冲。诸药配伍，使胸阳振，痰浊降，阴寒消，气机畅，则胸痹而气逆上冲诸症可除。

射干麻黄汤与小青龙汤都治外寒内饮之咳喘，但两者亦有区别。射干麻黄汤的外寒较轻，内在痰气互结明显，患者的喘急明显，且排痰困难，故予以去桂枝，不与麻黄相配，减轻发汗解表之力，加用紫菀、款冬花温化寒痰，同时改干姜为生姜，增强发散力，以散外邪、散水气；小青龙汤的外寒表证重，且患者的痰多易咯，痰量多质稀，所以予以干姜、细辛味温化寒痰，予以麻黄、桂枝解表散寒。

太阳少阳合病案（急性上呼吸道感染）

医案：太阳少阳合病

患者姓名：叶某。

性别：男。

出生日期：1982年5月。

就诊日期：2016年4月11日初诊。

发病节气：清明。

主诉：发热、头痛1天。

现病史：患者清明上山祭祖时淋雨后感冒，出现恶寒发热、微汗出、头痛、周身酸痛不适，后服用感冒退热药后症状稍改善，昨日再次出现发热、头痛，今日前来就诊。症见：神清，面色暗淡，疲倦乏力，发热，恶风，头痛，胸闷，口苦咽干，恶心欲吐，周身不适，无咳嗽咯痰，无鼻塞流涕，不欲进食，眠欠佳，二便调。

体格检查：舌淡，苔白，脉弦略浮。体温37.8℃，咽部无充血，双侧扁桃体不大，双肺呼吸音清，未闻及干湿啰音。

中医诊断：感冒。

证候诊断：太阳少阳合病。

西医诊断：急性上呼吸道感染。

治法：和解表里，调和营卫。

处方：柴胡桂枝汤加减。

柴胡 12g	黄芩 12g	法半夏 12g	党参 15g
大枣 15g	桂枝 12g	白芍 12g	生姜 3 片
甘草 5g			

2 剂，每日 1 剂，水煎服。

二诊：2 剂之后，患者症状明显好转。

按：患者淋雨受凉，出现恶寒发热、汗出、周身酸痛，为感受风寒，邪在肺卫而涉及太阳经，《伤寒论》云："太阳病，发热，汗出，恶风，脉缓者，名为中风。"太阳之经，有营卫之分，卫行脉外属阳，营行脉中属阴。患者感受风寒，风邪善行而数变，有开泄作用，迫使卫气不固，营阴不能内守，因而汗出；风阳之邪伤卫阳，以阳并阳，故发热；营伤则闭其卫气，故恶寒；风邪在表，卫气不利，则恶风，且汗出卫泄，是以表虚而恶风。患者外感 1 周后出现胸闷、不欲饮食、恶心呕吐、咽干、口苦、脉弦，此为邪入少阳。《素问·奇病论》曰："有病口苦……病名曰胆瘅……夫肝者，中之将也，取决于胆，咽为之使。"邪入少阳，热蒸胆气，上溢则口苦；热邪伤津耗液则咽干；不欲饮食、恶心呕吐皆为邪入少阳。

综合患者的症状，梁宏正认为患者为太阳表证未解，又有邪入少阳，为太阳少阳合并，故治疗上予以柴胡桂枝汤解表合里，调和营卫。柴胡桂枝汤见于《伤寒论》第146 条："伤寒六七日，发热，微恶寒，支节烦疼，微呕，心下支结，外证未去者，柴胡加桂枝汤主之。"明代医家许宏在《金镜内台方议》云："伤寒六七日，邪当传里，微呕，肢节烦痛，外证未去，故加桂枝汤和而用之，以解表里之邪正见者也。"本方为少阳、太阳表里双解之轻剂，原方取小柴胡汤、桂枝汤各半量，合剂制成。方中小柴胡汤寒温并用，升降协调，攻补兼施，外证得之，重在和解少阳、疏散邪热；内证得之，有疏利三焦、调达上下、宣通内外、运转枢机之效。桂枝汤辛甘合用，一开一敛，外调营卫，内补脾胃，外证得之，重在解肌祛邪、调和营卫；又因肺主气属卫，心主血属营，故内证得之，还有调和气血、变理阴阳之功。柴胡桂枝汤以二方相合，故其功效，当是二者之总括。故张介宾指出："邪在太阳者，当知为阳中之表，治宜轻法；邪在少阳者，当知为阳中之枢，治宜和解。此皆治表之法也。"

三阳合病案（急性上呼吸道感染）

医案：三阳合病

患者姓名：黎某。

性别：男。

出生日期：2011 年 9 月 6 日。

就诊日期：2016 年 3 月 3 日初诊。

发病节气：雨水。

主诉：发热 1 天。

现病史：患儿孩子家属诉 5 天前外出游玩，天气炎热，归途淋雨，次日出现高热，体温 39.5℃，前往当地西医院输液 5 天，予退热药、滴鼻剂、抗生素等，高热时退，但旋即反跳，为求中西医结合治疗前来就诊。刻诊：面容苍白瘦削，精神萎靡，头额、身躯灼热，全身无汗，咽喉微痛，唇红欠润，口干思饮，纳差，大便干结，小便黄少。

体格检查：舌偏红，苔薄黄，脉紧数。体温 38.7℃。双肺呼吸音粗，未闻及干湿啰音。

中医诊断：三阳合病。

西医诊断：急性上呼吸道感染。

治法：解肌清热。

处方：柴葛解肌汤加减。

柴胡 20g	葛根 15g	白芷 6g	羌活 6g
生石膏 30g	黄芩 10g	桔梗 10g	白芍 10g
甘草 5g	大枣 10g	生姜 6g	香薷 10g
滑石 15g	射干 6g	白马勃 10g	

2 剂，每日 1 剂，少量频频温服，6～8 小时内服完。

二诊：家属诉服 1 剂后患儿有微微汗出，头身热减，精神稍振，体温降至 37.6℃；续服 1 剂，体温正常，精神转佳，咽痛止。复诊时转用竹叶石膏汤原方 2 剂善后，停药观察 7 天，患儿未再发热。

按：本医案为 5 岁左右的患儿，患儿不慎淋雨，外感风寒，因为小儿为纯阳之体，表寒未解，寒邪入里化热，则有无汗、恶寒；寒郁肌表化热，则出现身热增盛；热盛伤津，则出现口干、唇红欠润。若纯用辛温发散，外寒虽去，而内热复炽；若纯用辛凉清解，则外寒留恋，内热亦无出路。

本医案用的是明代陶华创制的柴葛解肌汤，由柴胡、葛根、白芷、羌活、石膏、桔梗、黄芩、白芍、甘草、生姜、大枣 11 味药组成（《伤寒六书》），用以代葛根汤，治太阳阳明经病"恶寒渐轻，身热增盛，头痛肢楚，目痛鼻干，心烦不眠，眼眶胀痛等症"。本方配伍精妙，如羌活与石膏，辛温配辛寒，师大青龙汤法，发越恋表之风寒，清透内蕴之实热；葛根与白芷，轻清扬散，有升麻葛根汤意，善解阳明肌肉之热；柴胡与黄芩，寓小柴胡汤，旋转少阳枢机，引领邪热外出；桔梗与甘草，即桔梗甘草汤，轻清上浮，善除胸膈、咽嗌之浮热；白芍与甘草，即芍药甘草汤，酸甘化阴，和营泄肌腠之郁热。综合观之，柴葛解肌汤一方，因其取法或浓缩五个复方在内，故能同时兼顾外感邪热之表、里、半表半里三个病理层次，从而发越之、清泄之、引领之，直令其无所遁形。张秉成《成方便读》云："治三阳合病，风邪外客，表不解而里有热者。故以柴胡解少阳之表，葛根、白芷解阳明之表，羌活解太阳之表，如是则表邪无容足之地矣。然表邪盛者，内必郁而为热，热则必伤阴，故以石膏、黄芩清其热，芍药、甘草护其阴，桔梗能升能降，可导可宣，使内外不留余蕴耳。用姜、枣者，亦不过藉其和营卫，致津液，通表里，而邪去正安也。"

服药方法：梁宏正认为，小儿用药，且为外感之病，分量宜轻，然本例 5 岁之患儿，柴胡用至 20g，石膏 30g，关键是服药时间与量，法仲景之法，少量频服，中病即止，勿使太过。本医案首诊之方药，每剂先用冷水 500mL 浸泡 15 分钟，煮沸 15 分钟后倒出药液，再加水适量煮 15 分钟，连煮 2 次，共得药液 300~400mL，混匀，少量频频温服，6~8 小时内服完，并避风寒，忌生冷、油腻食物。方中羌活、石膏、柴胡、葛根 4 味，乃不可挪移之品。羌活宜轻用（3~6g），石膏则宜重用至 30g 以上，柴胡、葛根亦宜重用至 15g 以上。又因小儿苦于服药，若按常规日服 2 次，每次摄入量本不足，间隔时间又太长，收效必微。改用少量频服之法，小儿容易接受，摄入总量充足，药力亦时时相继。临床观察，一般于服药后 2 小时开始微微汗出，高热渐退。服 1~2 剂，俟体温逐渐降至正常后，热病后期，余邪未清，正气受损者，多可用竹叶石膏汤、王氏清暑益气汤善后续清余热。

咳嗽案（支气管扩张并感染）

医案：肝气郁结，木火刑金证

患者姓名：蔡某。

性别：女。

出生日期：1962 年 11 月 10 日。

就诊日期：2016 年 4 月 20 日初诊。

发病节气：谷雨。

主诉：反复咳嗽咯痰 5 年余，加重 5 天。

现病史：患者 5 年前受凉后咳嗽，咯黄黏痰，在当地医院诊断为支气管扩张并感染，经抗感染、化痰止咳等治疗后症状改善，但咳嗽咯痰症状易反复，多于感冒后发作。5 天前患者因气候变化咳嗽加重，咯黄黏痰。刻诊：咳嗽频频，咯黄黏痰，量中等，心烦易怒，咽痒气急，口苦，纳差，入睡困难，大便时干时溏。

既往史：慢性支气管炎，支气管扩张。

体格检查：舌红，苔黄厚，脉弦滑。双肺呼吸音粗，可闻及湿啰音。

辅助检查：胸片示支气管扩张并双下肺感染。

中医诊断：咳嗽。

证候诊断：肝气郁结，木火刑金。

西医诊断：支气管扩张并感染。

治法：疏肝理气，清肺降火。

处方：柴胡疏肝散合小陷胸汤加减。

柴胡 9g	枳壳 9g	白芍 15g	甘草 6g
川芎 18g	香附 9g	丹皮 12g	栀子 10g
陈皮 10g	前胡 9g	茯苓 20g	法半夏 15g
瓜蒌子 15g	黄芩 12g		

5 剂，每日 1 剂，水煎服。

二诊：患者诉咳嗽明显减轻，咯黄白痰，量减少，嘱继续服用原方 5 剂。

按：《素问·咳论》曰："五脏六腑皆令人咳，非独肺也。"肝主升而肺主降，二者相互协调，对于调畅全身气机是一个很重要的环节。患者平素脾气差，肝气郁结，失于调达，升发太过，郁而化火，木火刑金，肺失肃降，故见呛咳频频、咳痰不畅、喉痒气急；气郁化火，故见急躁易怒、口苦而干等症；肝郁脾虚，肝脾不调则纳差、大便时干时溏；苔腻干燥、脉弦带滑为气滞痰阻之象。尤在泾曾说："干咳无痰，久久不愈，非肺本病，乃肝木撞肺也。"

结合患者的病机，梁宏正认为该案治宜疏肝理气、清肺降火，方选柴胡疏肝散加减。四诊延伸，影像学检查有支气管扩张，当属中医之肺络胀，若兼邪袭，出现大量咯痰，可按肺痈论治，若出现咯血，可按咯血论治。柴胡疏肝散出自《医学统旨》。方中柴胡味苦，性平，疏肝解郁，《神农本草经百种录》曰："柴胡，肠胃之药也……能于顽土中疏理滞气，故其功如此……"川芎味辛，性温，行气活血止痛，《本草纲目》曰："川芎，血中气药也，肝苦急……辛以散之，故气郁者宜之。"香附辛、微苦、微甘、平，理气疏肝，《滇南本草》谓其可"调血中之气，开郁，宽中。"川芎与香附相合，助柴胡以解肝经之郁滞，并增行气活血止痛之效，共为臣药。方中佐以陈皮理气行滞，白芍养血柔肝、缓急止痛，枳壳行气消积，甘草调和诸药。梁宏正又加用栀子、黄芩清热泻火；牡丹皮清热凉血，与栀子、黄芩加强清热之功，以防川芎之燥；法半夏燥湿化痰，与陈皮增加化痰理气之功；瓜蒌子清热化痰通便；前胡清热止咳。诸药合同，共奏疏肝理气、清肺降火化痰之功。二诊时患者自述症状较前好转，予继续服用。

同时梁宏正指出本例从气从肝论治，用药当辨而施，因此证较易出现咯血，故用辛温之川芎当注意其动血，预防之法，一要中病即止，二要量轻，三要配药和之，如配黄芩、栀子、石膏等。

鼻鼽、鼻窒案二则（慢性鼻炎）

医案一：寒邪闭肺证（慢性鼻炎急性发作）

患者姓名：张某。

性别：女。

出生日期：1985年3月。

就诊日期：2016年3月24日初诊。

发病节气：春分。

主诉：鼻塞流清涕3天。

现病史：患者3天前不慎受凉后出现鼻塞、流清鼻涕，量多，自服感冒药、抗过敏药后症状改善不明显，今日前来就诊。症见：神清，精神焦虑，诉鼻塞不通，流清鼻涕，量多，鼻痛，觉呼吸困难，恶风寒，眠差，偶咳，少痰，纳一般，二便尚调。

既往史：慢性鼻炎病史。

过敏史：无。

体格检查：舌淡胖，苔白，脉弦略浮。耳鼻喉科检查示慢性鼻炎。

中医诊断：鼻鼽。

证候诊断：寒邪闭肺。

西医诊断：慢性鼻炎急性发作。

治法：散寒宣肺通窍。

处方：玉屏风散合桔梗元参汤加减。

黄芪20g	防风10g	白术15g	桔梗10g
玄参10g	苦杏仁10g	陈皮10g	法半夏10g
茯苓10g	甘草6g	生姜3片	

3剂，每日1剂，水煎服。

二诊：患者诉鼻塞减轻，鼻涕减少，微恶风，嘱服玉屏风颗粒。

医案二：二太气弱，少阴表寒证（鼻窒）

患者姓名：陈某。

性别：男。

年龄：33 岁。

就诊日期：2015 年 4 月 22 日初诊。

发病节气：谷雨后。

主诉：反复鼻塞流涕 5 年余。

现病史：患者近 5 年来每逢感冒后即出现鼻塞流涕，多数以清涕为主，早晚明显，无咽痛发热等，曾在外院专科门诊考虑为"慢性鼻炎"，予以对症治疗（具体不详）后症状时轻时重，缠绵不能痊愈，现为求中医治疗而来门诊求治。刻诊：面色少华，倦怠乏力，喷嚏流涕时作，多为清涕，晨起为主，无口干口苦，食欲欠佳，夜寐一般，小便调，大便偏溏。

既往史、个人史：平素易感冒。

体格检查：舌淡，苔薄白，脉弱，左脉弦细。

中医诊断：鼻窒。

证候诊断：二太气弱，少阴表寒。

西医诊断：慢性鼻炎。

治法：补中益气，温经解表。

处方：补中益气汤合麻黄附子细辛汤、玉屏风散加减。

黄芪 30g	白术 20g	党参 15g	当归身 5g
炙甘草 5g	升麻 5g	柴胡 5g	陈皮 6g
蜜麻黄 6g	细辛 5g	制附子 6g^{（先煎）}	防风 10g
辛夷 10g	白芷 10g	怀山药 15g	

5 剂，每日 1 剂，水煎服。

2015 年 4 月 27 日二诊：服用上方后患者自觉喷嚏减少，暂无感冒流涕，舌脉同前，继续守前方再进 10 剂。

按：医案一患者有慢性鼻炎的病史，鼻炎在中医学名为"鼻鼽"，《素问玄机原病式》说："鼽，出清涕也。""嚏，鼻中因痒而气喷作于声也"。鼻鼽，以阵发性鼻奇痒、喷嚏频作、大量清水涕为特点，伴有鼻塞、目痒等，分常年性和季节性两类。

梁宏正认为鼻鼽一证，与肺脾肾功能失调密切相关。脏腑虚损，正气不足，腠理疏松，卫表不固，风邪、寒邪或异气侵袭，邪束于皮毛，阳气无从泄越，故喷而上出为嚏。

肺主一身之皮毛，肺气虚寒，卫表不固，腠理疏松，则风寒异气乘虚而入，循经上犯鼻窍。《太平圣惠方》曰："肺气通于鼻，其脏若冷，随气乘于鼻，故使津液浊涕不能自收也。"肺为气之主，如肺气虚寒，则卫表不固，腠理疏松，邪气乘虚而入，临床上则出现恶风怕冷、流清涕、气短乏力、舌淡胖、脉细弱等。另外，如果肺经素有郁热，肃降失职，邪热上犯鼻窍，邪聚鼻窍，邪正相搏，肺气不宣，津液骤停，则致喷嚏、流鼻涕、鼻塞等，发为鼻鼽。

脾为后天之本、气血生化之源，脾气虚弱则化生不足，鼻窍失养，外邪或异气从口鼻侵袭则发病；脾气虚弱，则运化功能失职，津液不布，不能通调水道，则水湿上犯鼻窍。临床上见有鼻塞重，鼻涕多，倦怠乏力，食少便溏，舌淡，苔白腻，脉濡。

肾主纳气，肾虚则肾不纳气，耗散于外，上越鼻窍；肾阳不足，则摄纳无权，气不归元，温煦失职，腠理、鼻窍失于温煦，水湿上犯，可使清涕连连。《素问·宣明五气》提出："肾为欠为嚏。"临床常见喷嚏频作，伴有形寒肢冷，腰膝酸软，夜尿频多，小便清长，舌淡苔白脉沉。

治疗上梁宏正主要以益气固表、散寒宣肺为法。本医案使用玉屏风散益气固表、桔梗元参汤宣肺通窍。桔梗元参汤是清朝名医黄元御治疗鼻炎的方子。黄元御在《四圣心源》分析鼻病根源时云："肺降则宗气清肃而鼻通，肺逆则宗气壅阻而鼻塞。涕者，肺气之熏蒸也……肺金不清，雾气瘀浊，不能化水，则凝郁于胸膈而痰生，熏蒸于鼻窍而涕化。痰涕之作，皆由于辛金之不降也。"桔梗元参汤治肺气郁升，鼻塞涕多者，有升降气机、燥湿化痰的功效。方中桔梗味苦，引诸药上升，能开肺气、解毒排脓；玄参味苦微寒，入肺胃肾经，《本草新编》曰其"乃枢机之剂，领诸气上下，肃清而不致浊"，润燥解毒；杏仁味甘苦，专入太阴肺经，《本草新编》曰其"乃利下之剂，除胸中气逆喘促，止咳嗽"，能降肺金之气；橘皮辛温，《日用本草》曰其"能散能泻，能消膈气，化痰涎"，入气分，清理肺气，化痰降逆；半夏辛温，有毒，《药性论》曰其"消痰涎，开胃健脾，止呕吐，去胸中痰满，下肺气"，和胃降逆，燥湿化痰；茯苓甘淡平，去除水湿，助脾气之升；甘草补脾胃，坐镇中州；生姜散寒，可以散在外表之寒。因患者肺卫气虚故加用玉屏风散。两方合用，宣肺通窍，可获良效。

医案二鼻窒是指以长期鼻塞、流涕为特征的慢性鼻病，相当于西医学的慢性鼻炎，是临床上的常见疾病，且缺乏特效的治疗手段和方法。鼻窒一名首见于《素问·五常政大论》："大暑以行，咳嚏，鼽衄，鼻窒。"《素问玄机原病式·六气为病》曰"鼻窒，窒，塞也"，又曰"但见侧卧上窍通利，下窍窒塞"，指出了鼻窒的主要症状特点。本例患者虽为青壮年，但平素体质差，每因风邪外袭而诱发或加重，正如《素问》说："邪之所凑，其气必虚。"患者太阳过开，风邪易袭，则平素易感冒；中气不足，清阳不升，则面色少华，疲倦乏力，胃纳差，大便偏溏；肺不得温，其窍不利，卫不得固，外邪易袭，故鼻塞流涕，喷嚏频作；舌淡、苔白、脉弱皆为本虚之象。巢元方在《诸病源候论》中说："肺主气，其经手太阴之脉也，其气通鼻。若肺脏调和，则鼻气通利而知香臭；若风冷伤于脏腑，而邪气乘于太阴之经，其气蕴积于鼻者，则津液壅塞，鼻气不宣调，故不知香臭，而为齆也。"

治疗上李东垣在《东垣试效方》云："若因饥饱劳役损伤，脾胃生发之气既弱，其营运之气不能上升，邪害空窍，故不利而不闻香臭也。宜养胃气，使营运阳气、宗气上升，鼻则通矣。"又云："心肺有病，鼻为之不利……香臭辨而温暖者是也。治法宜先散寒邪，后补卫气，使心肺之气得交通，则鼻利而闻香臭矣。"此案患者病程反复迁延，一派肺脾气虚之象，属本虚标实，故梁宏正予补中益气汤合麻黄附子细辛汤、玉屏风散为主方，治之阔太阳、益中气、升中阳、固肺卫、散风邪并施。方中补中益气汤最早出自李东垣所著的《内外伤辨惑论》一书，方中黄芪味甘微温，入脾肺经，补中益气，升阳固表，故为君药；人参、炙甘草、白术补气健脾，为臣药；当归养血和营，协人参、黄芪补气养血，陈皮理气和胃，使诸药补而不滞，共为佐药；少量升麻、柴胡升阳举陷，协助君药以升提下陷之中气，共为佐使；炙甘草调和诸药为使药。麻黄附子细辛汤方中麻黄辛温，发汗解表为君药。附子辛热，温肾助阳，为臣药。二药配合，相辅相成，为助阳解表的常用组合。细辛归肺肾二经，方香气浓，性善走窜，通彻表里，既能祛风散寒，助麻黄解表，又可鼓动肾中真阳之气，协助附子温里，为佐药。加防风走肌表而散风邪，与黄芪、白术共为玉屏风散，起到益气固表的作用，加辛夷、白芷以通鼻窍，标本兼顾。梁宏正认为该方为六经辨证与脏腑辨证相结合之范例。

喉痹案（慢性咽炎）

医案：痰热内阻证

患者姓名：卢某。

性别：女。

年龄：28 岁。

就诊日期：2017 年 3 月 29 日初诊。

发病节气：立夏。

主诉：反复咽痛不适 1 年余。

现病史：患者 1 年余前进食油炸食物后开始出现咽痛不适，伴口干咽燥，无恶寒发热等，自服凉茶后症状减轻，但每当劳累及饮食不节即反复发作。刻诊：精神一般，时觉咽痛，伴口干口苦，喜冷饮，稍有胸闷，无恶心呕吐，无反酸，食欲一般，夜寐欠佳，小便调，大便偏干。

体格检查：舌稍红，苔黄腻，脉细。咽部稍红，见少量增生滤泡。

中医诊断：喉痹。

证候诊断：痰热内阻。

西医诊断：慢性咽炎。

治法：清热化痰，养阴利咽。

处方：温胆汤合甘桔汤加减。

法半夏15g	茯苓15g	陈皮10g	竹茹10g
枳实10g	甘草片6g	桔梗12g	玄参15g
木蝴蝶10g	沙参15g	麦冬20g	

5剂，每日1剂，水煎服。

2017年4月4日二诊：患者诉咽痛不适症状明显减轻，仍时有口干，舌脉同前，守上方加玉竹15g，再进7剂，煎服法同前。

按："喉痹"一词，最早见于《黄帝内经》，在《素问·阴阳别论》云："一阴一阳结，谓之喉痹。"本病属于西医学的慢性咽炎范畴，临床上外感、内伤均可引起。《杂病源流犀烛》云："喉痹，痹者，闭也，必肿甚，咽喉闭塞，为天气不通，乃风痰郁火……内外表里虚实，不可不辨……"《医学入门》曰："一阴肝心包，一阳胆三焦，四经皆有相火，火者痰之本，痰者火之标也，故言火则痰在其中矣。"可见本病多与"痰""火"有关。本例患者进食煎炸油腻之品后，蕴热积毒，火炎上攻，则咽痛不适，火热伤津则口干咽燥，虽经治疗后症状有好转，但病情反复1年多，热蒸液聚为痰，每当饮食不节则痰热上壅，发为喉痹。痰热互结，伤津耗液，则口干，喜冷饮，大便干；痰火扰心则夜寐差；痰热内蕴于胸，则胸闷不适；舌红苔腻为痰火内阻之证。因病程日久，火为阳邪，易损伤津液，故患者的病机以痰热内阻为主，伴有阴津受损。

治疗上梁宏正以温胆汤合甘桔汤为基础方。明代楼英《医学纲目》言："喉痹，乡村病皆相似者，属天行运气之邪……其病有二。其一属火……云：少阳司天之政，三之气，炎暑至，民病喉痹。治宜仲景桔梗汤……其二属湿。经云：太阴之胜，火气内郁喉痹。又云：太阴在泉，湿淫所胜，病嗌肿喉痹。"同时，清代许楣《咽喉脉证通论·通治用药》言："夫喉证向有三十六法，今余列十八证……要之十八证中，又可以风与痰与火概之。凡遇此证，不论缓急，只以下气消痰为主……"温胆汤出自《三因极一病证方论》。方中半夏辛温，燥湿化痰，和胃止呕，为君药。臣以竹茹，取其甘而微寒，清热化痰，除烦止呕。半夏与竹茹相伍，一温一凉，化痰和胃、止呕除烦之功备。陈皮辛苦温，理气行滞，燥湿化痰。枳实辛苦微寒，降气导滞，消痰除痞。陈皮与枳实相合，亦为一温一凉，而理气化痰之力增。佐以茯苓，健脾渗湿，以杜生痰之源；煎加生姜、大枣调和脾胃，且生姜兼制半夏毒性。甘草为使，调和诸药。甘桔汤出自《伤寒论》，原名桔梗汤。方中桔梗苦辛清肺而利膈，故治咽痛喉痹、肺痈咳嗽，取其辛苦散寒，甘平除热，生甘草味甘，性平微凉，入心胃肺经，能化痰止咳、清热解毒。根据患者症状，梁宏正加用木蝴蝶以利咽，沙参、麦冬、玄参养阴生津止渴，服用药物后患者的症状明显好转，复诊时仍有口干，则加玉竹用其养阴生津润肺之功。

（王艳丽整理）

肺胀案八则（慢性阻塞性肺疾病）

医案一：肺肾阴虚，痰瘀阻肺证

患者姓名：凌某。

性别：男。

出生日期：1939 年 8 月 10 日。

就诊日期：2016 年 11 月 2 日初诊。

发病节气：霜降后。

主诉：反复咳嗽气促 10 余年。

现病史：患者 10 余年前开始出现咳嗽，咯痰，活动后气促，曾在市内多家医院就诊，诊断为"慢性阻塞性肺疾病、支气管哮喘"等，多次住院治疗，间中门诊随诊。今早 8 时许患者自觉气促明显，活动后加重，有咳嗽咯痰，由家人送至我院门诊就诊，为求进一步系统治疗入院。刻诊：神清，精神稍倦，气促，活动后明显，间有咳嗽，咯少量白色痰，偶觉胸闷，无胸痛、心悸、头痛头晕、尿急，无尿频尿痛，无腰痛腹痛，纳眠一般，大便调。

既往史：既往有支气管哮喘、慢性阻塞性肺疾病、冠状动脉粥样硬化性心脏病、冠脉支架植入术后、稳定型心绞痛、高血压、慢性肾功能不全失代偿期、慢性胃炎、右侧气胸、前列腺癌等病史。

过敏史：对青霉素过敏，临床表现为过敏性休克。

体格检查：舌暗红，苔薄黄，脉弦细。形体消瘦，三凹征明显，双肺呼吸音减弱，未闻及干湿性啰音。

中医诊断：肺胀。

证候诊断：肺肾阴虚，痰瘀阻肺。

西医诊断：慢性阻塞性肺疾病，急性加重。

治法：补肺止咳，纳气平喘。

处方：七味都气丸加味。

熟地黄 15g	怀山药 30g	茯苓 15g	山茱萸 15g
泽泻 15g	牡丹皮 12g	紫苏子 10g	杏仁 12g
法半夏 12g	浙贝母 12g		

4 剂，每日 1 剂，水煎服。

2016 年 11 月 6 日二诊：患者上症较前明显改善，诉纳差，故在上方基础上加用健脾之品，予以七味都气丸加味。

熟地黄 15g	怀山药 30g	茯苓 15g	山茱萸 15g
泽泻 15g	牡丹皮 12g	紫苏子 10g	杏仁 12g
法半夏 12g	浙贝母 12g	鸡内金 15g	麦芽 15g

7 剂，每日 1 剂，水煎服。

按：肺胀病名首见于《灵枢》。《灵枢·胀论》说："肺胀者，虚满而喘咳。"隋代巢元方在《诸病源候论》中记载了肺胀的发病机制。《诸病源候论·咳逆短气候》云："肺虚为微寒所伤则咳嗽，嗽则气还于肺间则肺胀，肺胀则气逆，而肺本虚，气为不足，复为邪所乘，壅否不能宣畅，故咳逆短气也。"《诸病源候论·上气鸣息候》云："肺主于气，邪乘于肺则肺胀，胀则肺管不利，不利则气道涩，故上气喘逆鸣息不通。"清代李用粹在《证治汇补·咳嗽》中提出："肺胀者，动则喘满，气急息重，或左或右，不得眠者是也。如痰挟瘀血碍气，宜养血以流动乎气，降火以清其痰，用四物汤加桃仁、枳壳、陈皮、瓜蒌、竹沥。又风寒郁于肺中，不得发越，喘嗽胀闷者，宜发汗以祛邪，利肺以顺气，用麻黄越婢加半夏汤。有停水不化，肺气不得下降者，其症水入即吐，宜四苓散加葶苈、桔梗、桑皮、石膏。有肾虚水枯，肺金不敢下降而胀者，其症干咳烦冤，宜六味丸加麦冬、五味。又有气散而胀者，宜补肺，气逆而胀者，宜降气，当参虚实而施治。"

本患者以气促，活动后明显，间有咳嗽，咯少量白色痰，形体消瘦，舌暗红，脉细入院，患者久病伤阴，考虑患者证属肾阴不足，肾不纳气，故予以七味都气丸补肾纳气，加杏仁止咳，紫苏子下气，法半夏、浙贝母化痰；二诊患者症状改善，胃纳差，在上方基础上加消食健胃之品，取得良好的效果。本方应与六味地黄丸进行鉴别：两药同属补阴剂，均有补益肾阴之功，主治盗汗遗精等阴虚有热之证。但六味地黄丸为滋阴清虚热的代表方剂，方中熟地黄、山茱萸、怀山药补益肝肾、固精涩遗，茯苓、泽泻、牡丹皮起清泻作用，使补而不腻，全方有补有泻，补而不滞，甘淡平补，常用于肝肾阴虚所致的各种疾患。而七味都气丸是在六味地黄丸的基础上加上五味子而成，五味子敛肺滋肾、敛精止泻、生津敛汗，全方补中有泻，寓温于清，以通为涩，气化斡运，化机鼓荡，故其常用于肾阴不足，偏于无以收敛所致的咳嗽、虚喘、遗精、盗汗等。

医案二：痰气上逆证

患者姓名：黎某。

性别：男。

出生日期：1938 年 5 月 2 日。

就诊日期：2015 年 4 月 30 日初诊。

发病节气：谷雨后。

主诉：活动后气促 5 年，再发伴咳嗽咯痰 1 天。

现病史：患者 5 年前开始出现气促，活动后明显，在外院及本院诊治，考虑为"慢性肺源性心脏病、慢性阻塞性肺疾病"。昨日患者受凉后再发气促，半坐卧位，稍有心悸胸闷，胃脘不适，腹胀，腹隐痛，间中咳嗽咳痰，痰黄白，难咯出，无头痛、胸痛，无双下肢浮肿，胃纳、睡眠一般，二便尚调。

既往史：慢性阻塞性肺疾病，慢性肺源性心脏病，慢性胃炎。

过敏史：青霉素过敏。

体格检查：舌淡暗，苔薄白，脉弦滑。双肺呼吸音粗，双下肺可闻及少量湿啰音，未闻及干啰音。心率 98 次/分，律齐，心音遥远，各瓣膜区未闻及病理性杂音。下肢无浮肿。

辅助检查：血常规：白细胞计数（WBC）$19.3 \times 10^9/L$，中性粒细胞（N）0.883。床边心电图：窦性心动过速，胸导联 QRS 波群低电压。

中医诊断：肺胀。

证候诊断：痰气上逆。

西医诊断：慢性阻塞性肺疾病，慢性胃炎。

治法：降逆化痰，益气和胃。

处方：参赭镇气汤加减。

党参 30g	煅赭石 20g	盐牛膝 15g	白芍 20g
盐山茱萸 15g	丹参 15g	龙骨 30g	牡蛎 30g
蜜麻黄 10g	紫苏子 12g	旋覆花 12g^(包煎)	甘草泡地龙 12g
法半夏 12g	生姜 10g		

5 剂，每日 1 剂，水煎服。

2015 年 5 月 5 日二诊：药后患者诸症稍减，偶有反酸，大便溏，舌淡暗，苔白，脉弦滑，故予前方药去紫苏子，加入陈皮、海螵蛸等。

党参 30g	煅赭石 20g	盐牛膝 15g	白芍 20g
盐山茱萸 15g	丹参 15g	龙骨 30g	牡蛎 30g

蜜麻黄 10g   旋覆花 12g^(包煎)   甘草泡地龙 12g   陈皮 10g

法半夏 12g   生姜 10g   海螵蛸 15g

5 剂，每日 1 剂，水煎服。

药后患者症减，故予陈夏六君子汤加蛤蚧、银杏、补骨脂、丹参调服巩固疗效。

按：患者既往慢阻肺、肺心病、慢性胃炎等病史多年，可知肺脾胃肾心俱虚，病久阴阳受损。初诊乃患者受外邪诱发喘逆迫促，胃气不降，故选用参赭镇气汤加减。参赭镇气汤出自张锡纯的《医学衷中参西录》，主治"阴阳两虚，喘逆迫促，有将脱之势；亦治肾虚不摄，冲气上干，致胃气不降作满闷"。本方由人参、赭石、生芡实、生怀山药、山茱萸、生龙骨、生牡蛎、杭白芍、紫苏子等组成。方中人参补元气而固脱；怀山药、山茱萸健脾益肾，以助人参而补养阴阳。山茱萸之性，不独补肝，凡人身之阴阳气血将散者皆能敛之，故救脱敛汗之药，当以山茱萸为第一。赭石重镇降逆，开胸膈，坠痰涎，与人参相伍，可起到固元阳而镇逆气的作用。人参、赭石并用，一补一降，可使上逆之气下行而固守不散。生牡蛎、生龙骨摄纳浮气；生芡实、杭白芍益肝肾而收敛浮散之气；紫苏子降气平喘，祛痰开郁，助赭石以降逆气。诸药相合，使欲脱之元气得补，冲逆之气得以镇降，浮散之气得以收摄，则上逆之阴阳复归其他，元气得以固守，喘即得以平息。同时，旋覆花导饮下行，赭石镇心降逆。而邪之留滞者，复生姜半夏以开之；气之逆乱者，用人参甘草大枣以和之。虚回邪散，则痞可解而噫亦止矣。复诊标急既除缓，故予健脾益肺固肾理以续之。

医案三：痰浊阻肺证

患者姓名：陈某。

性别：男。

出生日期：1940 年 9 月。

就诊日期：2016 年 10 月 17 日初诊。

发病节气：寒露。

主诉：反复咳嗽、咯痰 10 年余，气促 1 年，再发加重 3 天。

现病史：患者长期吸烟，10 年前感冒后出现反复咳嗽咯痰，在当地医院诊治，予止咳、化痰、抗感染等药物治疗后症状缓解，但每逢天气变化时症状反复，1 年前逐步出现气促，行肺功能检查诊断为慢性阻塞性肺疾病，予舒利迭吸入。3 天前患者不慎受凉后出现咳嗽、气促加重，咯白痰，量较多，咽喉不适，胸闷，夜间尚可平卧，无鼻塞流涕，无发热恶寒，稍腹胀，双下肢乏力，食欲欠佳，眠一般，大便稍干，小便调。

既往史：慢性支气管炎并肺气肿病史。

体格检查：舌淡胖，边有齿痕，苔白腻，脉细略滑。呼吸急促，双肺呼吸音减弱，双肺未闻及干湿啰音。双下肢无凹陷性水肿。

辅助检查：胸部 CT 示慢性支气管炎并肺气肿。

中医诊断：喘证。

证候诊断：痰浊阻肺。

西医诊断：慢性阻塞性肺疾病急性加重。

治法：降气平喘，祛痰止咳。

处方：紫苏子降气汤加减。

紫苏子 10g	厚朴 10g	当归 6g	法半夏 15g
肉桂 5g	化橘红 10g	前胡 10g	炙甘草 6g
生姜 3 片	大枣 5g		

3 剂，每日 1 剂，水煎服。

二诊：患者咳嗽、气促症状较前减轻，守方继续服用 7 剂，症状逐渐平稳。

按：喘证以气促、呼吸困难为主。《灵枢·五阅五使》曰："肺病者，喘息鼻张。"《灵枢·本脏》曰："肺高则上气，肩息咳。"以上论述提出肺为主病之脏，并描述了喘证的症状表现。《灵枢·五邪》曰："邪在肺，则病皮肤痛，寒热，上气喘，汗出，喘动肩背。"《素问·举痛论》又曰："劳则喘息汗出。"以上论述指出喘证病因既有外感，也有内伤，病机亦有虚实之别。《丹溪心法·喘》曰："六淫七情之所感伤，饱食动作，脏气不和，呼吸之息，不得宣畅而为喘急。亦有脾肾俱虚，体弱之人，皆能发喘。"《景岳全书·喘促》云："实喘者有邪，邪气实也；虚喘者无邪，元气虚也。"该论述指出了喘证的辨证纲领。林佩琴《类证治裁·喘证》认为："喘由外感者治肺，由内伤者治肾。"

患者久患肺病，肺脾肾虚，不慎感寒后气促、咳嗽又作，痰多，胸闷，双下肢乏力，脉细，邪气尚实而正气已虚，表现为肺实肾虚的"上盛下虚"证。紫苏子降气汤始载于《备急千金要方》，原名为"紫苏子汤"，宋宝庆年间此方加紫苏叶，更名为"紫苏子降气汤"而辑入《太平惠民和剂局方》，主治"男女虚阳上攻，气不升降，上盛下虚，膈壅痰多，咽喉不利，咳嗽，虚烦引饮，头目昏眩，腰疼脚弱，肢体倦怠，冷热气泻，大便风秘，涩滞不通，肢体浮肿，有妨饮食"。本方是治疗上实下虚之喘咳的常用方剂，能宽胸理肺，温下利上，纳气平喘，引火归原。该方有行有补，有润有燥，治上顾下，标本兼顾。临床运用要注意：肺肾两虚之虚喘，形气俱实之实喘，表证未解，热盛灼肺或阴虚火旺者不宜选用此方。

医案四：肺脾气虚，痰湿内停证

患者姓名：梁某。

性别：男。

出生日期：1936 年 8 月。

就诊日期：2015 年 5 月 23 日初诊。

发病节气：小满。

主诉：反复咳嗽咯痰 20 余年，气促 3 余年，再发加重 1 周。

现病史：患者长期吸烟，20 年前感冒后出现反复咳嗽咯痰，在当地医院诊治，予止咳、化痰、抗感染等药物治疗后症状缓解，但每逢天气变化时症状反复，3 年前逐步出现气促，行肺功能检查诊断为慢性阻塞性肺疾病，予信必可都保吸入。1 周前患者不慎受凉后出现咳嗽，活动后气促，咯白黏痰，量多，无力咯出，恶寒，稍胸闷，夜间尚可平卧，无鼻塞流涕，无发热恶寒，食欲欠佳，稍腹胀，双下肢稍浮肿，眠一般，大便溏，小便多。

既往史：慢阻肺、高血压病史多年。

过敏史：青霉素过敏。

体格检查：舌淡暗，苔白腻，脉细略滑。双肺呼吸音减弱，双肺未闻及干湿啰音。

辅助检查：胸部 CT 示慢性支气管炎并肺气肿表现，心影稍大。

中医诊断：肺胀。

证候诊断：肺脾气虚，痰湿内停。

西医诊断：慢性阻塞性肺疾病急性加重。

治法：健脾化痰，降逆平喘。

处方：六君子汤和三子养亲汤加减。

陈皮 10g	法半夏 15g	党参 15g	炒白术 15g
茯苓 15g	炙甘草 10g	紫苏子 12g	白芥子 10g
莱菔子 15g	炒白扁豆 15g	细辛 4g	苦杏仁 12g

3 剂，每日 1 剂，水煎服。

二诊：服药后患者咳嗽气促减轻，痰量较前减少，守上方，加怀山药 30g、补骨脂 15g，再服 6 剂，后症状改善。

按：肺胀一证，病名首见于《灵枢》。《灵枢·胀论》说："肺胀者，虚满而喘咳。"本病乃咳嗽咯痰反复发作，迁延不愈，肺脾肾三脏已虚，痰浊气逆内阻，虚夹夹杂。《诸病源候论·咳逆短气候》云："肺虚为微寒所伤则咳嗽，嗽则气还于肺间则肺胀，肺胀则气逆，而肺本虚，气为不足，复为邪所乘，壅否不能宣畅，故咳逆短气也。"

初诊时患者受凉后感邪引发伏痰，肺失宣降，脾失健运，肾不纳气而痰浊上渍于肺，气逆不能归元，咳、痰、喘加重，治以急则治其标，当豁痰降气、止咳平喘，方用三子养亲汤合陈夏六君子汤。六君子汤健脾补气、和中化痰，三子养亲汤消食化痰，加白扁豆健脾，细辛温肺，苦杏仁降逆。两方合用，培土生金，祛邪不忘扶正。《医方考》讲"壮者气行则愈，怯者着而成病。东南之土卑湿，人人有痰，然而不病者，气壮足以行其痰也。若中气一虚，则不足以运痰而痰证见矣。六君子汤中，人参、白术、茯苓、甘草，前之四君子也，所以补气；乃半夏则燥湿以制痰，陈皮则利气以行痰耳。名之曰六君子者，表半夏之无毒，陈皮之弗悍，可以与参、苓、术、草比德云尔！"二诊时患者外邪已去，痰湿已减，缓则治其本，故加用怀山药、补骨脂补肺健脾，固肾纳气。

医案五：肺肾气虚，肾不纳气证

患者姓名：李某。

性别：男。

出生日期：1951 年 3 月。

就诊日期：2016 年 3 月 9 日初诊。

发病节气：惊蛰。

主诉：反复咳嗽气促 3 余年，再发加重 2 天。

现病史：患者长期吸烟，3 年前因咳嗽、气促在外院查胸部 CT 示慢性支气管炎并肺气肿、双肺多发肺大泡，行肺泡减容术，后仍间断气促发作，多次在当地医院住院及门诊治疗。2 天前患者无明显诱因觉气促加重，自行使用万托林吸入改善不明显，今日前来就诊。症见：神清，精神一般，消瘦，浅促呼吸，咳嗽，少痰，稍胸闷，无胸痛，纳欠佳，眠一般，小便调，大便稍干。

既往史：慢性支气管炎并肺气肿。

体格检查：舌暗红，苔白，脉细数，尺脉弱。桶状胸，双肺呼吸音减弱，未闻及明显干湿啰音。

辅助检查：胸部 CT 示：①左肺气胸，压缩 5%。②右下肺少许肺炎。③符合慢性支气管炎并肺气肿改变。

中医诊断：喘证。

证候诊断：肺肾气虚，肾不纳气。

西医诊断：慢性阻塞性肺疾病急性加重，肺炎，气胸。

治法：补肾纳气，止咳平喘。

处方：七味都气丸加减。

熟地黄 30g	怀山药 15g	山茱萸 15g	茯苓 10g

| 泽泻 10g | 牡丹皮 10g | 五味子 6g | 苦仁杏 15g |
| 天花粉 15g | 蛤壳 30g | 牛膝 10g | 红景天 15g |

5 剂，每日 1 剂，水煎服。

二诊：患者诉气促稍减轻，大便调，舌暗红，苔白，脉细数，尺脉弱，守上方继续服用 7 剂。

按：患者既往有慢性支气管炎并肺气肿病史，以气促为主来诊，气促亦即气喘，呼吸困难，甚者可见张口抬肩，鼻翼煽动，不能平卧。肺主气，肾主纳气，患者长期吸烟，烟草之气熏蒸气道，肺受外邪，迁延未愈，久病肺虚，气失所主，气阴亏虚，不能下荫于肾，肾元亏虚，肾不纳气而短气喘促。舌暗红为气虚血瘀之象，尺脉弱为肾气虚弱的表现。本案辨其病机为肺脾肾虚，肾不纳气之虚喘，故选用七味都气丸滋阴纳气，补肾敛肺。七味都气丸为六味地黄丸加五味子而成，功能滋肾纳气。方中重用熟地黄滋阴补肾，填精益髓，为君药。山茱萸补养肝肾，并能涩精，取"肝肾同源"之意，怀山药补益脾阴，亦能固肾，共为臣药。三药配合，肾肝脾三阴并补，是为"三补"，且熟地黄用量是山茱萸与怀山药之和，故仍以补肾为主。泽泻利湿而泄肾浊，并能减熟地黄之滋腻；茯苓淡渗脾湿，并助怀山药之健运，与泽泻共泻肾浊，助真阴得复其位；牡丹皮清泄虚热，并制山茱萸之温涩。三药称为"三泻"，均为佐药。六味合用，三补三泻，补药用量重于"泻药"，是以补为主；肝、脾、肾三阴并补，以补肾阴为主。五味子收涩之力强，能收涩肺阴、肾阴，故都气丸可肺肾双补。本医案于都气丸加入苦杏仁降气化痰止咳，天花粉清肺生津，蛤壳纳气平喘，牛膝补肾、引药下行，红景天活血通络，诸药合用，肺肾同治，以补肾纳气为主，固肺润肺为辅，气能正常摄纳，喘息则平。

医案六：风寒内饮证

患者姓名：陈某。

性别：男。

出生日期：1939 年。

就诊日期：2015 年 12 月 20 日初诊。

发病节气：大雪。

主诉：反复咳嗽咯痰气促 10 余年，再发加重 5 天。

现病史：患者 10 余年前开始出现反复咳嗽咳痰，每遇天气变化则症状反复发作，每年发作累及时间大于 3 个月，曾反复于我院门诊就诊，予抗感染、解痉、平喘、化痰治疗后症状好转。5 天前患者不慎受凉后再次咳嗽，咯白色黏痰，较难咯出，喘促，活动后加重，无端坐呼吸，无夜间阵发性呼吸困难，无咯粉红色泡沫痰，症状逐渐加重，遂于今天至我院门诊就诊，后收入我科。症见：神清，咳嗽气促，咯白稀痰，无咯粉红色泡沫痰，畏寒发热，周身酸楚，胸闷心悸，精神、睡眠、胃纳欠佳，二便尚调，近期体重无明显变化。

既往史：否认高血压、糖尿病、肝炎、肺结核病史。

体格检查：舌淡暗，苔白滑，脉浮紧偶结。体温36.6℃，桶状胸，呼吸气促，双肺呼吸音增粗，双下肺闻及干湿性啰音。心率76次/分，律不齐。

辅助检查：肺功能检测：①混合性通气功能极重度减退，第一秒用力呼气量/用力肺活量（FEV_1/FVC）为44.3%。②最大呼气中段流量（MMEF）、最大通气量（MVV）下降>20%。支气管舒张试验阴性，FEV_1/FVC为48.8%。胸部CT：①符合慢性支气管炎并肺气肿并感染，请结合临床。②双侧陈旧性胸膜（胸膜增厚）。

中医诊断：肺胀。

证候诊断：风寒内饮。

西医诊断：慢性阻塞性肺疾病急性加重，肺炎。

治法：温肺散寒，化痰平喘。

处方：①小青龙汤加减。

麻黄10g	芍药15g	细辛3g	干姜10g
炙甘草10g	桂枝10g	五味子6g	半夏5g
杏仁10g	浙贝母15g	瓜蒌皮15g	桃仁10g
丝瓜络15g	甘草6g		

3剂，每日1剂，水煎服。

②内科基础治疗予以抗感染，化痰、解痉平喘及对症处理。

2015年12月24日二诊：患者无恶寒发热，仍咳嗽，咯白色稀痰，量少，活动后气促，无胸闷心悸，双下肢无水肿，纳眠可，二便尚调，舌淡暗，苔薄白，脉细缓。患者表证已解，仍见咳甚喘急，拟方苓甘五味姜辛夏杏汤加减。

茯苓25g	甘草6g	蒸五味子10g	干姜10g
细辛3g	法半夏12g	苦杏仁15g	浙贝母15g
瓜蒌皮15g	桃仁10g	丝瓜络15g	甘草6g

10剂，每日1剂，水煎服。

2016年1月5日三诊：药后患者劳力后稍气促，咳嗽咳痰明显减少，纳食不佳，大便烂，舌淡暗，苔薄白，脉细。患者症减，易方予陈夏六君子汤加减调服巩固疗效，随访2月末见急性发作。

按：患者不慎受凉后再次咳嗽，畏寒发热，周身酸楚，脉浮紧，相当于伤寒表不解，咯白稀痰、苔白滑为心下有水气，寒饮内停，故予以小青龙汤解表化饮，并酌加杏仁、浙贝母止咳平喘、化痰。舌质暗，考虑为瘀血阻络，故予以桃仁、丝瓜络通血活络。二诊外寒已散，内饮未除，续之以苓甘五味姜辛夏杏汤。该方以干姜为君，既温肺散寒以化饮，又温运脾阳以化湿；臣以细辛，助干姜温肺散寒化饮之力；复以茯苓健脾渗湿、化饮利水，一则杜绝生饮之源，二则可导水饮之邪从小便而去；佐以五味子敛肺止咳，与干姜、细辛相伍，一温一散一敛，使散不伤正、敛不留邪；法半夏温化寒痰、降逆止呕，杏仁降气止咳，甘草和中调药。全方有温散并行、开合相济、肺脾同治、标本兼顾的配伍特点，为温化寒饮之良剂。患者无恶寒发热，仍咳嗽，咯白色稀痰，量少，活动后气促，辨证为寒饮犯肺，故拟苓甘五味姜辛夏杏汤温化寒饮收效而不至于伤正太过。喘平痰消咳减后，固本防复为此病治疗的重要一环。综合措施是最好的方法，包括吐纳、天灸、食疗、中药的补肺健脾固肾等。

医案七：阳虚水泛，寒痰阻肺证

患者姓名：凌某。

性别：男。

出生日期：1936 年 5 月。

就诊日期：2016 年 10 月 9 日初诊。

发病节气：大雪。

主诉：反复咳嗽咯痰 20 余年，再发加重 1 周。

现病史：患者 20 余年前受凉后出现咳嗽、咯痰，予止咳化痰等治疗后症状反复迁延，在当地医院诊断为慢性支气管炎，间断治疗，但多于感冒后或气候变化时症状明显，并逐渐出现气促。1 周前患者受凉后出现咳嗽，咯白稀痰，量多，在当地诊所予输注抗生素等药物治疗，症状无明显改善，遂来求诊。症见：神清，神疲身倦，咳嗽，夜间及晨起咳嗽明显，咯白稀痰，量多，恶风寒，活动后气促，夜间不能平卧，偶感心悸胸闷，稍头晕，双下肢轻度浮肿，纳少，眠差，小便多且清长，大便溏。舌质淡暗有瘀斑，舌体胖嫩而边缘多齿痕，苔白滑，根部厚腻。

既往史：慢性支气管炎。

体格检查：舌质淡暗有瘀斑，舌体胖嫩而边缘多齿痕，苔白滑，根部厚腻。双肺呼吸音减弱，双下肺可闻及少许湿啰音。双下肢轻度凹陷性浮肿。

辅助检查：胸片示符合慢性支气管炎并肺气肿，心影稍大。

中医诊断：喘证。

证候诊断：阳虚水泛，寒痰阻肺。

西医诊断：慢性阻塞性肺病急性加重期？慢性肺源性心脏病？

治法：温阳化气，止咳平喘。

处方：真武汤加减。

茯苓 20g	干姜 10g	白术 15g	制附子 12g^{（先煎）}
桂枝 10g	陈皮 10g	法半夏 15g	五味子 6g
细辛 4g	菖蒲 15g	丹参 15g	

6 剂，每日 1 剂，水煎服。

二诊：药后患者，咳嗽明显好转，痰亦减少过半，呼吸较前通畅，渐能平卧，双下肢已不觉肿，舌质稍转红润，厚腻苔减，守原方 7 剂。

按：患者咳喘反复发作，恶寒肢冷，气短倚息难卧，舌质暗淡无华，皆肾阳衰微之征。因肾为水脏，肾中真阳衰微不能化气，则水饮内停。水寒之气上泛，则头晕。水气停于胸肺，则咳嗽不已，痰涎清稀量多，气短难卧。水气溢于肌表，故双足浮肿沉重。舌质胖嫩，兼有齿印与瘀斑，舌苔白而厚腻，皆为水泛寒凝之象。同时患者年逾半百，阳虚益甚。综上所述，此属少阴肾阳衰微，水寒射肺，故投以温阳散寒、化气行水之真武汤为宜。《伤寒论·辨太阳病脉证并治》云："太阳病，发汗，汗出不解，其人仍发热，心下悸，头眩，身𣊅动，振振欲擗地者，真武汤主之。"又《伤寒论·辨少阴病脉证并治》云："少阴病，二三日不已，至四五日，腹痛，小便不利，四肢沉重疼痛，自下利者，此为有水气。其人或咳，或小便利，或下利，或呕者，真武汤主之。"清代汪昂《医方集解》关于真武汤的论述云："茯苓、白术补土利水，能伐肾邪而疗心悸；生姜、附子回阳益卫，能壮真火而逐虚寒；芍药酸收，能敛阴和营而止腹痛。真武，北方之神，一龟一蛇，司水火者也，肾命象之。此方济火而利水，故以名焉。"

本例咳嗽，应属少阴阳虚，水泛成痰，水寒袭肺，肾阳虚而累及于肺，既有水气，又系少阴寒化。梁宏正用真武汤加减，以附子之辛热，壮肾之元阳，则水有所主；以白术之苦燥，建立中土，则水有所制；兼干姜之温散，佐附子以补阳；茯苓之淡渗，佐白术以补土，并寓散水渗湿之意；桂枝温经通脉，加速温经散寒、化气行水之功。纵观全方，其壮元阳以消阴翳，逐寒痰以清水源，不攻肺而肺之病自愈，不止咳而咳嗽自平。

医案八：外寒内饮证

患者姓名：冯某。

性别：男。

出生日期：1942 年 3 月。

就诊日期：2016 年 1 月 19 日初诊。

发病节气：冬至前。

主诉：咳痰、背部寒热往来半月余。

现病史：半月前患者自觉背部寒热往来，间咳，有痰，色白，曾在我院急诊科就诊，予抗生素及热毒宁注射液静脉滴注后症状无明显改善，遂来我科就诊。

既往史：慢性支气管炎并肺气肿。

体格检查：舌淡暗苔薄白，脉沉，尺脉较弱。

辅助检查：2016 年 1 月 7 日我院胸部 X 线检查示慢性支气管炎并肺气肿。

中医诊断：饮证。

证候诊断：外寒内饮。

西医诊断：慢性支气管炎并肺气肿。

治法：散寒化饮，止咳化痰。

处方：小青龙汤加味。

桂枝 10g	白芍 15g	蜜麻黄 6g	五味子 10g
细辛 6g	法半夏 15g	干姜 6g	炙甘草 10g
紫菀 15g	款冬花 15g	桔梗 12g	葛根 30g

3 剂，每日 1 剂，水煎服。

2016 年 1 月 22 日二诊：患者自觉上症较前稍好转，背部微觉寒热往来，痰多，头部昏沉，颈部僵直不适感，舌淡，苔薄黄，脉弦滑。此为痰湿存在，湿邪拘挛故见颈部僵直，故方药调整为柴芩温胆汤为基础以清化痰浊、祛湿活络，并佐以党参以免寒凉太过伤阳。处方：温胆汤加减。

半夏 15g	枳实 12g	茯苓 15g	陈皮 10g
竹茹 10g	炙甘草 6g	柴胡 10g	黄芩 10g
党参 15g	菖蒲 15g	远志 6g	桂枝 6g
白芍 15g			

5 剂，每日 1 剂，水煎服。

2016 年 2 月 3 日三诊：患者自觉背部寒热往来明显减少，诉背部微汗出，夜尿 2 次，时有咳嗽咯痰，脉沉。外方：肾气丸加减。

熟地黄 20g	怀山药 30g	山茱萸 15g	枸杞子 15g
菟丝子 20g	杜仲 15g	肉桂 3g[焗服]	当归 10g
制附子 6g	五味子 10g		

3 剂，每日 1 剂，水煎服。

按：患者诉背部寒热，以恶寒为主，畏风，考虑表寒未解；慢性支气管炎病史多年，长期咳嗽存在，且痰白脉滑，在急诊使用清热解毒药物后症状无缓解，考虑寒痰内饮存在。《伤寒论》曰："伤寒表不解，心下有水气，干呕发热而咳，或渴，或利，或噎，或小便不利，少腹满，或喘者，小青龙汤主之。"又曰："伤寒，心下有水气，咳而微喘，发热不渴。服汤已渴者，此寒去欲解也，小青龙汤主之。"由此可知小青龙汤当为治疗外寒内饮咳喘病的主方，故首诊取之。梁宏正结合《金匮要略》相关条文认为，射干麻黄汤、厚朴麻黄汤均为小青龙汤的加减方，临床可随证选用。若无外邪，但见寒饮内停者，可予苓甘五味姜辛汤；若痰多欲呕者，加半夏以温化寒痰、降逆止呕，名苓甘五味姜辛夏汤；咳甚喘急者，加杏仁、厚朴以降气止咳，名苓甘五味姜辛夏杏汤；脾虚食少者，可加人参、白术、陈皮等以益气健脾。

二诊就诊时，患者一开口就强调痰多，头有昏沉感，询问病史时诉背部寒热较前改善，考虑寒饮稍松，目前以痰湿内盛为主。痰湿之邪多有沉重黏腻之性，困于头部则可见昏沉感，阻滞经络则可见颈部强直不适等。又思患者多处就诊未果，陈述病情时语速较快，不停重复，脉弦，考虑肝郁焦虑存在，故此次处方改予柴苓温胆汤合定志丸以疏肝解郁、化痰安神，再加桂枝汤以解表。

三诊时患者诉上症均得到缓解，尿频等肾虚表现突显，结合慢阻肺病史，金水相生，肺肾同补，中药汤剂调整为以温补肾阳为法，汤剂拟金匮肾气丸加减，并合用都气丸以纳气平喘。

纵观患者的整个治疗过程，慢性病多病因复杂，虚实并见，治疗上应分阶段辨证论治，"急则治其标，缓则治其本"，分阶段施治非常必要。

哮喘案五则（支气管哮喘急性发作）

医案一：寒哮证

患者姓名：苏某。

性别：男。

出生日期：1952 年 5 月。

就诊日期：2016 年 2 月 18 日初诊。

发病节气：雨水。

主诉：咳嗽、气促 1 个月，再发加重 3 天。

现病史：患者 2016 年年初感冒后出现咳嗽，咯痰，伴气促，夜间可闻及哮鸣音，在当地医院诊治，经抗感染、平喘等治疗后症状好转，后完善支气管激发试验，诊断为支气管哮喘，予舒利迭 1 吸，每 12 小时 1 次，抗炎平喘。3 天前患者夜间受凉，出现鼻塞流涕，咳嗽，痰多，气促，在当地诊所诊治，效果不明显，为求中医诊治故来我院求诊。症见：神清，鼻塞，流清涕，恶风，咳嗽，咯白稀痰，气促，夜间及凌晨可闻及喉间哮鸣音，纳差，眠欠佳，二便调。

过敏史：曾查过敏原示尘螨一级。

体格检查：舌淡，苔白腻，脉滑略浮。双肺呼吸音粗，双肺满布哮鸣音。

辅助检查：胸部 CT 示左下肺少许肺炎。

中医诊断：哮病。

证候诊断：寒哮。

西医诊断：支气管哮喘急性发作。

治法：温肺散寒，降逆平喘。

处方：小青龙汤加减。

细辛 4g	半夏 15g	甘草 5g	五味子 6g
干姜 10g	桂枝 10g	蜜麻黄 10g	白芍 12g
紫苏叶 10g	地龙 15g		

3 剂，每日 1 剂，水煎服。

二诊：药后患者鼻塞流涕减轻，气促、咳嗽减轻，仍夜间可闻及喉间哮鸣音，咯白稀痰，量减少，守上方再服 3 剂后，无鼻塞流涕，仍可闻及哮鸣音，改苓甘五味姜辛汤加减。

按：患者咳嗽、气促，发作时可闻及哮鸣音，经完善支气管激发试验，诊断哮证明确。哮证之病名，朱丹溪《丹溪心法》一书有专篇论述，并认为"哮喘必用薄滋味，专主于痰"，提出"未发以扶正气为主，既发以攻邪气为急"的治疗原则。《素问·阴阳别论》"阴争于内，阳扰于外，魄汗未藏，四逆而起，起则熏肺，使人喘鸣"，即包括哮症症状在内。《金匮要略·肺痿肺痈咳嗽上气病脉证并治》曰："咳而上气，喉中水鸡声，射干麻黄汤主之。"明确指出了哮证发作时的特征及治疗，并从病理上将其归属于痰饮病中的"伏饮"证。哮证的发生为痰伏于肺，每当外邪侵袭、饮食不当、情志刺激、体虚劳倦等诱因引动而触发，以致痰壅气道，肺气宣降功能失常。《临证指南医案·哮》说："若夫哮证，亦由初感外邪，失于表散，邪伏于里，留于肺俞。"该患者病前受凉，感受风寒，未能及时表散，邪蕴于肺，壅阻肺气，气不布津，聚液成痰，肺气宣降失常，故病机当属外感风寒，寒饮内停。小青龙汤出自张仲景《伤寒杂病论》，《伤寒论》第 40 条云："伤寒表不解，心下有水气，干呕发热而咳，或渴，或利，或噎，或小便不利，少腹满，或喘者，小青龙汤主之。"《金匮要略·痰饮咳嗽病脉证并治》第 35 条曰："咳逆倚息，不得卧，小青龙汤主之。"从以上论述可知，医圣用小青龙汤通治伤寒与杂病所致之寒饮咳喘病。该方由麻黄、桂枝、细辛、干姜、五味子、白芍、半夏、甘草组成，有解表散寒、温肺化饮之功，主治太阳病之外寒内饮证。方中麻黄宣肺解表平喘，开郁启闭，使邪有所去；桂枝、干姜、细辛、半夏祛寒逐饮，温通解痉；五味子敛肺止咳，与麻黄合用，一宣一敛，使肺道开合有度，挛急得解，肺气出入自如；白芍和营养血，与辛散之品相配，既可增强止咳之功，又能制约辛散温燥太过；甘草调和诸药。全方诸药合用，散中有收，开中有合，使风寒解，水饮去，宣降复，则诸症自平。

刘渡舟教授运用小青龙汤只在喘急必需之时一用，一旦病情缓解，即改用苓桂剂类温化寒饮。苓桂剂，指的是以苓桂术甘汤为代表的加减诸方。苓桂五味姜辛汤能治疗小青龙汤所不及的一些寒痰冷饮疾患，因干姜、细辛之辛可温散肺胃水寒之邪，而五味子入肺，又可收敛上逆之肺气，一收一散，则正邪兼顾，故治寒饮内伏之证十分得力，又有茯苓利水消饮，桂枝下气通阳，白术运化水湿，甘草顾护正气，故为小青龙汤之姊妹方，有相得益彰之效。因此，在使用小青龙汤冲锋陷阵以后，便用此方剿抚相兼，方能有始有终，使治疗井然不紊。

医案二：冷哮证

患者姓名：苏某。

性别：女。

出生日期：1977 年 12 月 15 日。

就诊日期：2016 年 1 月 5 日初诊。

发病节气：冬至。

主诉：咳嗽、气短 1 月余。

现病史：患者 1 个月前因感冒出现咳嗽，夜间为甚，咳痰少，咳出不爽，咳甚时可闻及喉间喘鸣声，偶有咽喉不适，无胸闷、气急。该患者平素体弱易感，每遇气候突变、体虚劳倦或闻及刺激性气味可致喷嚏流涕、咳嗽频频，且逐年加重，常持续一两月不见缓解，伴神疲畏寒，自汗，纳眠、二便尚可。

既往史：过敏性鼻炎。

过敏史：尘螨过敏。

体格检查：舌淡，苔白腻，脉弦紧。双肺呼吸音清，可闻及少许哮鸣音。

辅助检查：支气管激发试验阳性。

中医诊断：哮证。

证候诊断：冷哮。

西医诊断：支气管哮喘合并过敏性鼻炎。

治法：宣肺散寒，化痰平喘。

处方：射干麻黄汤加减。

射干 10g	法半夏 10g	前胡 10g	白芷 10g
桔梗 10g	藿香 10g	威灵仙 10g	紫苏子 10g
麻黄 6g	浙贝母 10g	蝉蜕 5g	鱼腥草 20g
败酱草 20g	甘草 6g		

5 剂，每日 1 剂，水煎服。

二诊：药后患者咳嗽好转，仍有鼻塞、汗出，予上方去鱼腥草、败酱草，加桂枝 9g、白芍 9g，续服 5 剂。

三诊：药后患者咳嗽、鼻塞、流涕、咽喉不适均减轻，疲劳，口干，舌苔偏腻，予二诊方加南沙参 10g、黄芪 15g，续服 7 剂。

按：患者既往有过敏性鼻炎病史，现合并咳嗽，喉间喘鸣声，检查支气管激发试验阳性，诊断哮证明确。《景岳全书·喘促》曰："喘有夙根，遇寒即发，或遇劳即发者，亦名哮喘。"《症因脉治·哮病》云："哮病之症，短息倚肩，不能仰卧，伛偻伏坐，每发六七日，轻则三四日，或一月，或半月，起居失慎，则旧病复发，此哮病之症也。"该患者发病季节在冬季，感冒后出现，伴有神疲畏寒，舌淡苔白腻脉弦紧，实则寒痰伏肺，遇感触发，痰升气阻，肺失宣畅。《金匮要略·肺痿肺痈咳嗽上气病脉证并治》指出："咳而上气，喉中水鸡声，射干麻黄汤主之。"本医案亦取射干麻黄汤之意，方中麻黄与射干为一药对，麻黄宣肺平喘，射干降气祛痰，一宣一降，顺发气机。蝉蜕辛咸寒入肝经，祛风清热，开郁疏表，桔梗辛微温入肺经，白芷、藿香芳香通窍，上述五药以升发为主。肃降药物包括紫苏子、前胡、制半夏和败酱草，降气祛痰，使宣中有降，降中有宣。诸药合用，共奏宣肺散寒、化痰平喘之功。二诊时患者鼻塞、汗出，予桂枝汤调理营卫。三诊时外感症减，疲劳、口干，为邪去正伤，气阴两虚，予加黄芪益气、南沙参生津之药以扶正，达到调畅气机，恢复肺之宣降功能的目的。故此，哮之一证，多与先天禀赋不足有关，急缓当分而治之。急时当治哮，以攻为主，缓时还当持续调理，以培元固本为主，所谓王道无近功。

医案三：痰饮郁结证

患者姓名：张某。

性别：男。

出生日期：1932 年 11 月 7 日。

就诊日期：2017 年 1 月 18 日初诊。

发病节气：大寒前。

主诉：左主支气管腺样囊性瘤行氩等离子体凝固术（APC）后咳喘 1 年。

现病史：患者 1 年前因左主支气管腺样囊性瘤行 APC 术，术后咳喘反复发作，在外院治疗后症状未见明显好转，今日前来就诊。刻诊：精神尚可，咳嗽，咳时伴气促及喉中哮鸣音，讲话时伴轻微气短痰鸣音，痰黏，色白，痰中无带血，纳可眠一般，二便尚可。

体格检查：舌淡红，苔白稍腻，脉弦紧，右寸浮滑数。

辅助检查：2017 年 1 月 17 日支气管镜检查示气管下段、左主支气管狭窄（治疗后）。

中医诊断：咳喘。

证候诊断：痰饮郁结。

西医诊断：气管下段、主支气管腺样囊性瘤术后。

治法：宣肺祛痰，下气止咳。

处方：射干麻黄汤加减。

射干 10g	蜜麻黄 6g	细辛 5g	紫菀 15g
款冬花 15g	法半夏 15g	五味子 10g	大枣 15g
浙贝母 15g	浮石 20g	百合 15g	白英 15g
桔梗 15g	甘草 6g		

5 剂，每日 1 剂，水煎服。

2017 年 1 月 23 日二诊：患者咳嗽减少，仍气促，喉中哮鸣音减少，痰黏，痰中无带血，予以上方加沙参 30g、麦冬 15g，5 剂。

2017 年 2 月 6 日三诊：患者听力减退，间中咳嗽，喉中时有哮鸣音，口苦口干，舌淡苔薄白，予二诊方加牡蛎 30g，7 剂。

按：射干麻黄汤见于《金匮要略·肺痿肺痈咳嗽上气病脉证治》："咳而上气，喉中水鸡声，射干麻黄汤主之。"患者咳嗽，咳时伴气促及喉中哮鸣音，讲话时伴轻微气短痰鸣音，痰黏，色白，舌苔腻，脉弦，考虑为寒饮内停，右浮考虑有表不解之证。综合辨证为太阳太阴合病，故选用射干麻黄汤解表化饮、止咳平喘。

从条文及小青龙汤的组成分析，射干麻黄汤的病机和小青龙汤的病机类似，两方同属解表化饮方剂，但前方主治风寒表证较轻，证属痰饮郁结、肺气上逆者，故于小青龙汤基础上减桂枝、芍药、甘草，加入祛痰利肺、止咳平喘之射干、款冬花、紫菀等药。可见小青龙汤以治表为主，解表散寒之力大，射干麻黄汤则以治里为主，下气平喘之功强。

临床上射干麻黄汤亦常用于素体寒饮内盛，复感寒邪，既有无汗发热、头身疼痛、周身酸痛、无汗等表实寒证，又有咳喘、痰涎清稀而量多、痰鸣明显等里寒饮证，舌质多为淡白或淡红，苔薄白腻或白腻，苔质多湿润或水滑。《神农本草经》谓射干：

"主咳逆上气，喉痹咽痛不得消息，散急气，腹中邪逆，食饮大热。"

患者首诊予以射干麻黄汤解表化饮、止咳平喘，加浙贝母、浮石化痰消积，白英具有清热利湿、解毒消肿、抗癌等功能，桔梗、甘草清利咽喉。二诊时患者症状好转，考虑患者久病伤阴，故于原方中加沙参、麦冬养阴。肾开窍于耳，肾阴虚损，导致听力减退，故三诊时加牡蛎以补肾阴。

医案四：痰热蕴肺证

患者姓名：周某。

性别：女。

出生日期：1950 年 2 月。

就诊日期：2015 年 11 月 29 日初诊。

发病节气：小雪。

主诉：咳嗽、胸闷 1 周余。

现病史：患者诉 1 周前受风后出现咳嗽，以夜间为主，咯黄黏痰，量一般，在当地诊所予输液治疗（具体不详），症状未见明显改善，今日前来就诊。症见：咳嗽，以夜间为主，咳甚时胸闷气促，可闻及喉间喘鸣音，咯黄黏痰，量多，不易咯出，无鼻塞流涕，无发热恶寒，双下肢无浮肿，食欲一般，眠差，夜尿稍多，大便干。

既往史：幼时有哮喘病史。

体格检查：舌暗红，苔黄腻，脉滑。双肺呼吸音稍粗，可闻及干啰音。

辅助检查：胸部 CT 示双肺未见明显异常。

中医诊断：哮证。

证候诊断：痰热蕴肺。

西医诊断：支气管哮喘急性发作。

治法：清热宣肺，化痰平喘。

处方：定喘汤加减。

白果 10g	蜜麻黄 10g	紫苏子 12g	法半夏 15g
黄芩 12g	桑白皮 12g	苦杏仁 12g	射干 10g
浙贝母 12g	瓜蒌子 15g	天花粉 15g	甘草泡地龙 15g

3 剂，每日 1 剂，水煎服。

2015 年 12 月 2 日二诊：患者诉气促、咳嗽症状较前明显减轻，夜间偶有咳时闻及喉间哮鸣，痰量减少，舌暗红，苔黄腻，脉滑。效不更方，守上方 6 剂，后诉未闻及喉间哮鸣音。

按：患者幼时有哮喘病史，成年复发，幼儿哮喘往往由于禀赋不足所致，故有称

"幼稚天哮"者。受风而发,《临证指南医案·哮》说:"若夫哮证,亦由初感外邪,失于表散,邪伏于里,留于肺俞。"《景岳全书·喘促》曰:"喘有夙根,遇寒即发,或遇劳即发者,亦名哮喘。"《症因脉治·哮病》亦指出:"哮病之因,痰饮留伏,结成窠臼,潜伏于内,偶有七情之犯,饮食之伤,或外有时令之风寒束其肌表,则哮喘之症作矣。"本医案患者冬季感寒诱发,四诊所得,为风寒束于表,痰热郁于肺,辨为热哮,选方用定喘汤加减。《王旭高医书六种》曰:"此定喘之主方也。凡病哮喘,多由寒束于表,阳气并于膈中,不得泄越,故膈间必有痰热胶固,斯气逆声粗而喘作矣。治之之法,表寒宜散,膈热宜清,气宜降,痰宜消,肺宜润,此方最为合度。"亦有张秉成《成方便读》曰:"治肺虚感寒,气逆膈热,而成哮喘等证。夫肺为娇脏,畏热畏寒,其间毫发不容,其性亦以下行为顺,上行为逆。若为风寒外束,则肺气壅闭,失其下行之令,久则郁热内生,于是肺中之津液,郁而为痰,哮嗽等疾所由来也。然寒不去则郁不开,郁不开则热不解,热不解则痰亦不能遽除,哮咳等疾,何由而止?故必以麻黄、杏仁、生姜开肺疏邪,半夏、白果、苏子化痰降浊,黄芩、桑皮之苦寒,除郁热而降肺,款冬、甘草之甘润,养肺燥而益金。数者相助为理,以成其功。宜乎喘哮痼疾,皆可愈也。"本医案于定喘汤更加用浙贝母清热润肺化痰,瓜蒌子化痰滑肠、天花粉清降肺热、生津润燥、甘草泡地龙搜风入络、祛顽痰伏痰,诸药合用,力能散寒清热、化痰平喘。

医案五:肝郁痰阻证

患者姓名:陈某。

性别:女。

年龄:61 岁。

就诊日期:2017 年 8 月 16 日初诊。

发病节气:春分后。

主诉:反复咳嗽咳痰、气喘 3 年余,再发 2 天。

现病史:患者 3 年余前感冒后出现咳嗽咳痰,伴气喘发热、喉间痰鸣等症状,曾在当地医院住院诊断为"喘息性支气管炎",经抗感染、化痰、止咳、解痉平喘等治疗可缓解,但每逢天气变化或感冒后复发,2 天前上症再作,患者曾在当地诊所静脉滴注药物(具体不详),效果不明显,遂来门诊求治。刻诊:稍恶寒,无发热,间中咳嗽咳痰,痰量多色白,气喘不能平卧,喉中痰鸣,咽干,时有胸胁胀满,纳眠欠佳,小便调,大便干结。

既往史、个人史:既往有慢性胃炎病史多年,未系统诊治,无烟酒等不良嗜好。

体格检查:舌稍红,苔薄黄,脉实。双肺呼吸音增粗,双肺满布哮鸣音。

中医诊断：哮证。

证候诊断：肝郁痰阻。

西医诊断：喘息性支气管炎。

治法：宣肺泻肝，化痰平喘。

处方：射干麻黄汤合大柴胡汤加减。

射干 10g	蜜麻黄 10g	细辛 3g	紫菀 15g
款冬花 15g	法半夏 15g	五味子 8g	大枣 15g
杏仁 12g	柴胡 12g	白芍 15g	大黄 10g
枳实 15g	前胡 10g	紫苏子 15g	

5 剂，每日 1 剂，水煎服。

2017 年 3 月 8 日二诊：患者咳喘症状明显减轻，大便转正常，舌脉同前，守上方再进 5 剂。

按：哮证，简称哮，临床多与喘证相提并论，"哮必兼喘，喘未必兼哮"。《医宗必读》云："别有哮证，似喘而非，呼吸有声，呀呷不已，良由痰火郁于内，风寒束于外，或因坐卧寒湿，或因酸咸过食，或因积火熏蒸，病根深久，难以卒除。"其临床可根据病因分为冷哮、热哮、食哮、痰哮等，治疗分发作期与缓解期而论，总之扶正祛邪为治疗的不二法门。此案患者当属哮证发作期无疑，临床有恶寒、咳痰喘等太阳证表现，故梁宏正选用了经典治哮方射干麻黄汤，但同时患者又见胸胁胀满、咽干、便干等少阳阳明合病症状，故合用大柴胡汤以治哮。用大柴胡汤治疗哮喘是著名经方家胡希恕老先生的独特经验，此处根据患者临床症状灵活加减运用，确实收到了较好的疗效。根据朱丹溪提出的"未发以扶正为主，既发以攻邪气为急"的治疗原则，哮喘在发作时，急宜解痉定喘止哮，以控制发作。扶正当以《素问·四气调神大论》的"春夏养阳，秋冬养阴，以从其根"的理论为指导，于哮喘未发作的春夏期间即予养阳的方法，可用人参蛤蚧散以扶阳壮肾或参苓白术散加蛤蚧、海马以温壮脾阳，长期服食一段时间，则到寒露季节或初冬就会少发或不发作，即使发作也会病证减轻而易治。如若在秋冬，则养肺肾之阴，可予六味地黄汤加紫苏子、沉香、五味子等治疗。

久咳案二则（慢性支气管炎）

医案一：肺脾亏虚，痰湿内阻证

患者姓名：梁某。

性别：男。

出生日期：1940 年 6 月。

就诊日期：2016 年 9 月 26 日初诊。

发病节气：秋分。

主诉：反复咳嗽咯痰 10 余年，再发加重 1 周。

现病史：患者于 10 余年前开始出现咳嗽、咳痰，每逢冬春季节转换时症状明显，经治疗后症状可缓解。患者 1 周前不慎外感后出现咳嗽，咯少量白色黏痰，呈阵发性，发时咳嗽剧烈，夜间较频，咳重时喘息出汗，咽干不适，口微干渴，口不苦，无恶寒发热，纳可，二便可。

既往史：慢性支气管炎并肺气肿病史，未行肺功能检查。

体格检查：舌淡暗胖嫩，舌尖红，苔薄白腻，舌中两处剥落。脉寸浮关尺弦数。咽部稍充血，双肺呼吸音粗，双下肺可闻及少许湿啰音。

辅助检查：胸片示：符合慢性支气管炎并肺气肿，请结合临床。

中医诊断：咳嗽。

证候诊断：肺脾亏虚，痰湿内阻。

西医诊断：慢性支气管炎急性发作。

治法：益气养阴，降逆止咳。

处方：麦门冬汤加味。

麦冬 20g	法半夏 15g	党参 15g	炙甘草 10g
五味子 8g	前胡 10g	紫苏子 12g	大枣 15g
苦杏仁 12g	瓜蒌皮 12g		

3 剂，每日 1 剂，水煎服。

二诊：患者诉咳嗽明显减轻，继服上方 6 剂后病情好转稳定。

按：本案患者咳嗽多年，因患者年龄大，病史长，肺脾渐虚，咳嗽喘息，咯痰不爽，咽喉不利，舌尖红，脉数，故以内伤之虚咳为主，合并痰浊内生矣。《景岳全书·咳嗽》认为"外感之邪多有余，若实中有虚，则宜兼补以散之。内伤之病多不足，若虚中夹实，亦当兼清以润之"，提出了外感咳嗽宜以"辛温"发散为主，内伤咳嗽宜以"甘平养阴"为主的治疗原则，丰富了辨证论治的内容。

麦门冬汤出自《金匮要略·肺痿肺痈咳嗽上气病脉证治》，其条文曰："大逆上气，咽喉不利，止逆下气者，麦门冬汤主之。麦门冬汤方：麦门冬七升，半夏一升，人参二两，甘草二两，粳米三合，大枣十二枚。上六味，以水一斗二升，煮取六升，温服一升，日三夜一服。"《神农本草经》谓麦冬"味甘平，主心腹结气伤中伤饱，胃络脉绝，羸瘦短气"，此药能力除心腹结气，润通胃络之闭结以通畅中焦，是为君药。半夏味辛平，下气止咳化痰饮。人参、甘草、粳米、大枣益胃气，生津液。全方特点是寓降于补中气，寓降于通结气。魏念庭在《金匮要略方论本义》中云："火逆上气，挟热气冲也；咽喉不利，肺燥津干也。主之以麦冬生津润燥，佐以半夏，开其结聚；人参、甘草、粳米、大枣，概施补益于胃土，以资肺金之助。是为肺虚有热津短者立法也。亦所以预救乎肺虚而有热之痿也。"辨证时，凡见中虚津伤（津液不足或气不化津），咳、喘较为剧烈，痰少或黏稠者，不论寒热，皆可应用。

该案咳嗽为久病中气亏损有饮，上焦津虚有热，胃络闭结不通，气机壅滞夹痰饮上逆而致，故以麦门冬汤补虚润通，降逆止咳。加前胡意在加强降气祛痰之效，《本草纲目》谓前胡"主痰满，胸胁中痞，心腹结气……去痰下气"；加五味子意在加强降气止咳之效并能生津敛汗，《神农本草经》谓五味子"主益气，咳逆上气，劳伤羸瘦，补不足"，且五味子与方中麦冬、党参相伍，暗合李东垣《内外伤辨惑论》之生脉散意，以加强益气生津之功。

医案二：痰浊阻肺证

患者姓名：李某。

性别：男。

出生日期：1942 年 9 月 10 日。

就诊日期：2016 年 8 月 3 日初诊。

发病节气：立秋。

主诉：反复咳嗽、咯痰 4 年余，气促 1 年，再发加重 2 天。

现病史：患者 4 年余前无明显诱因出现咳嗽、咳痰，症状反复，在天气变化时症状明显，经治疗后症状可缓解；1 年前出现症状加重，咳嗽、咳痰伴有气促，症状反复发作。患者诉 2 天前不慎受凉后出现咳嗽、气促加重，咯白痰，量较多，夜间尚可平卧，无鼻塞流涕，无发热恶寒，纳眠一般，大便稍干，小便调。

既往史：慢性支气管炎 4 年余。

过敏史：青霉素过敏。

体格检查：舌淡胖而润，边有齿痕，苔白腻，脉弦滑。呼吸急促，双肺呼吸音减弱，双肺未闻及干湿啰音。双下肢无明显水肿。

辅助检查：2016 年 5 月胸部 CT 示慢性支气管炎并肺气肿。

中医诊断：喘证。

证候诊断：痰浊阻肺。

西医诊断：慢性支气管炎并肺气肿。

治法：降气平喘，祛痰止咳。

处方：苏子降气汤加减。

紫苏子 10g	厚朴 10g	当归 6g	法半夏 15g
肉桂 5g	化橘红 10g	前胡 10g	炙甘草 6g
生姜 3 片	大枣 5g		

5 剂，每日 1 剂，水煎服。

2016 年 8 月 8 日二诊：患者诉气促减轻，咯白痰，量较前减少，嘱原方继续服用 5 剂。

按：苏子降气汤，《太平惠民和剂局方》说主治"男女虚阳上攻，气不升降，上盛下虚，膈壅痰多，咽喉不利，咳嗽，虚烦引饮，头目昏眩，腰疼脚弱，肢体倦怠，冷热气泻，大便风秘，涩滞不通，肢体浮肿，有妨饮食"。方中紫苏子、半夏、厚朴、生姜、橘红开胸降逆，利气化痰；前胡宣肺下气；当归润燥养血；甘草安脾，调和诸药。本方以紫苏子为主，其主要作用有三：一为除寒温中；一为降逆定喘；一为消痰润肠。紫苏子得前胡能降气祛痰，祛风散积；得厚朴、陈皮、生姜能内疏痰饮，外解风寒；得当归能止咳和血，润肠通便；得肉桂能温中散寒。本医案于苏子降气汤加沉香纳气入肾，同肉桂相伍，治上盛下虚更为有力。此方有行有补，有润有燥，治上不遗下，标本兼顾，为豁痰降气、平喘理嗽、利胸快膈、通秘和中、纳气归元之良方。

苏子降气汤治疗上盛下虚痰喘咳嗽诸症，临床常用于肺气肿、心脏病喘息、慢性支气管炎等病。根据中医学理论，此症与下虚上盛有关。正如刘渡舟老师认为，盖肺为气之主，肾为气之根，气虽主于肺，其根则在于肾。因天阳之气藏于肺，水谷之气聚于胃，两气相并积于胸中者是谓宗气。宗气虽在于上，必须下藏肾中，借肾气摄纳主持则抟聚不散，始能产生气化作用。所以肺虽主气实为气之标，肾主纳气方为气之本也。肺属金，肾属水，有母子之义，肺气下藏于肾，《道藏》称为"母隐子胎"。母子相亲，互相依附，"呼出心与肺，吸入肾与肝"，阴阳升降，息息相通，何病之有？然肾为水脏，中寄相火，如果水火相济，其气为温，是名"少火生气"，则肺气得悦，来就其子，是肾能纳气矣。如果下元虚衰，肾水不滋，相火过旺，少火变成壮火，是名"壮火食气"，肺畏火克，母子相仇，则肺气不能下藏于肾；亦有火衰水盛，水寒金冷，津液不得少火之蒸化，则留而为饮，上迫肺气，气不下达，亦不能下藏于肾。前者变生火旺灼金之喘咳，后者变生阳虚水寒，肾冷津凝之喘咳，然皆统属肾不纳气。苏子降气汤治疗属于后者。它能宽胸理肺，温下利上，纳气平喘，使肺肾之气相接，母子相亲，津气重新敷布，则以上诸症自可消除。

苏子降气汤是临床上经常选用的一个方剂，其治疗范围比较广泛，使用得法，效果明显，但以下情况不应随便应用：①肺肾双虚之喘咳，不见痰气湿盛者。②肺肾水湿瘀结，痰喘特甚，形气俱实者。③表证不解之痰喘咳嗽。④热盛灼肺，或阴虚火旺之喘咳。⑤大便溏泄，气少食衰之体质。⑥有蛔虫史，经常腹痛者。

咳喘案（肺炎）

医案：风热夹湿，肺气亏虚证

患者姓名：刘某。

性别：男。

出生日期：1933年1月10日。

就诊日期：2016年7月23日初诊。

发病节气：大暑。

主诉：反复气促、咳嗽2年，再发1天。

现病史：患者2年前出现活动后气促，间中咳嗽，咯白色黏痰，在当地医院诊断为慢性支气管炎并肺气肿，间断住院及门诊治疗。昨日患者受凉后气促再发，活动后明显，间中咳嗽，咯白黏痰，量多，疲乏，发热，稍鼻塞咽痛，无咯血，无胸闷痛、心悸，纳差，眠一般，尿频，无尿急尿痛，无肉眼血尿，大便稍干结。

既往史：有慢性支气管炎并肺气肿、上消化道溃疡等病史。

体格检查：体温39.3℃，血压120/96mmHg。舌淡暗，苔薄黄，脉弦滑。咽部充血，双肺呼吸音稍粗，双下肺可闻及少量湿啰音。双下肢轻度凹陷性浮肿。

辅助检查：胸部CT：①符合慢性支气管炎并肺气肿，双肺感染，双下肺膨胀不全，请结合临床。②升主动脉增粗及胸主动脉改变，建议行增强CT进一步检查。③双侧胸腔积液。

中医诊断：感冒，咳喘。

证候诊断：风热夹湿，肺气亏虚。

西医诊断：肺炎，慢性支气管炎并肺气肿。

治法：清热解毒，利湿化浊。

处方：甘露消毒丹加减。

白豆蔻15g	广藿香10g	绵茵陈20g	滑石20g^(先煎)
小通草10g	黄芩10g	浙贝母15g	射干15g
薄荷10g^(后下)	菖蒲10g	佩兰10g	薏苡仁15g
桑叶12g	菊花15g	苦杏仁15g	

3剂，每日1剂，水煎服。

2016年7月26日二诊：患者无发热，无鼻塞流涕，气促较前缓解，咳嗽少，咯少量白色痰，纳眠可，二便调，舌淡暗，苔薄白，脉弦滑。拟方陈夏六君子汤合苈大枣泻肺汤加减。

蒸陈皮 5g	党参 15g	白术 12g	法半夏 10g
茯苓 20g	甘草 6g	紫苏子 15g	姜厚朴 12g
浙贝母 12g	葶苈子 15g	大枣 10g	

5 剂，每日 1 剂，水煎服。

2016 年 8 月 1 日三诊：上症减，守方同前，继续服用 5 剂。

按：患者反复咳嗽气促咯痰 2 年，当属喘家，为太阴不足、痰浊内盛体质；本次夏暑受凉，诱发旧病，除咳痰喘外，更见发热咽痛、纳差乏力等暑湿新症，"当先治其卒病，后乃治其痼疾也"。《温热经纬》曰：暑湿热疫之邪尚在气分，但看病患舌苔淡白，或浓腻，或干黄者，悉以甘露消毒丹治之立效。故首诊取甘露消毒丹以解毒祛湿，药后果然热退咽痛除，后乃重治其痼疾。患者为老年男性，久病咳痰喘，胸部 CT 见胸腔积液，平素疲倦乏力，当辨为脾肺气虚、痰饮壅肺证。"脾为生痰之源，肺为储痰之器"，又《金匮要略》曰"支饮不得息，葶苈大枣泻肺汤主之"，故二诊予陈夏六君子汤扶其正，葶苈大枣泻肺汤攻其实，使标本兼顾，诸症终得平息。

发热案三则（不明原因发热）

医案一：气分余热证

患者姓名：张某。

性别：男。

出生日期：1995 年 6 月 6 日。

就诊日期：2015 年 12 月 18 日初诊。

发病节气：大雪。

主诉：发热 4 天。

现病史：患者 4 天前进食辛辣之品后发热，体温最高 38.5℃，不恶寒，咳嗽，口渴，恶心，腰疼。

体格检查：舌嫩红，苔少，脉数大。咽稍红。体温 38.1℃。

辅助检查：无异常。

中医诊断：发热。

证候诊断：气分余热。

西医诊断：发热原因待查。

治法：清透气分余热。

处方：竹叶石膏汤加减。

| 生石膏 30g | 麦冬 15g | 竹叶 10g | 党参 10g |
| 法半夏 9g | 甘草 8g | 前胡 10g | 苦杏仁 10g |

3 剂，每日 1 剂，水煎服。

2015 年 12 月 21 日二诊：患者诉未再发热，症状改善。

按：患者因饮食不节起病，当与外感病引起的发热鉴别。患者不恶寒流涕，非太阳病。《伤寒论》曰："阳明病外证云何？答曰：身热，汗自出，不恶寒，反恶热也。""渴者属阳明，以法治之。""伤寒三日，阳明脉大。"本患者发热不恶寒，口渴而脉大，未见口苦及腹胀便秘，当属阳明经热；舌嫩红苔少，气阴已伤；咳嗽恶心，属于气逆。《伤寒论》曰："伤寒解后，虚羸少气，气逆欲吐者，竹叶石膏汤主之。"竹叶石膏汤以竹叶、石膏清透阳明经热，党参、麦冬、甘草益气养阴，半夏降逆止吐，与本患者病证是相应的。又患者咳嗽明显，故梁宏正增用杏仁、前胡以降肺止咳。热清阴复，肺胃逆降，则诸症向愈。治阳明经热，白虎加人参汤与竹叶石膏汤均有使用机会。《伤寒论》曰："服桂枝汤，大汗出后，大烦渴不解，脉洪大者，白虎加人参汤主之。""伤寒若吐若下后，七八日不解，热结在里，表里俱热，时时恶风，大渴，舌上干燥而烦，欲饮水数升者，白虎加人参汤主之。""若渴欲饮水，口干舌燥者，白虎加人参汤主之。"由此可知，白虎加人参汤以清热治渴为主治，降逆作用不明显，以此为辨。

医案二：湿热蕴阻证

患者姓名：程某。

性别：男。

出生日期：1962 年 12 月 6 日。

就诊日期：2016 年 7 月 6 日初诊。

发病节气：夏至。

主诉：反复发热 2 个月。

现病史：患者诉 2 个月来反复发热，体温在 37.8℃ ～ 39.4℃，服退热药仍症状反复，伴恶风、多汗，间有头晕、胸闷、心悸、气短，且有乏力，肢体震颤，右足肿、便溏。

体格检查：舌暗红，苔白糙，脉沉滑濡数。体温 38.8℃，咽部无充血，双肺呼吸音稍粗，未闻及干湿啰音。

辅助检查：血常规：WBC 13.3×10^9/L，N 0.863。

中医诊断：发热。

证候诊断：湿热蕴阻。

西医诊断：发热原因待查。

治法：清化湿热。

处方：甘露消毒丹加减。

茵陈 18g	白豆蔻 7g	藿香 12g	佩兰 12g
滑石 15g	川木通 7g	菖蒲 9g	黄芩 10g
连翘 12g	浙贝母 12g	防风 7g	僵蚕 12g
黄连 7g	海风藤 18g		

5 剂，每日 1 剂，水煎服。

二诊：患者热退，胸闷减，肢颤除，足尚肿，微汗出恶风。其证属湿浊未尽，营卫未调。治法：调和营卫，通阳化饮。处方：桂枝汤合苓桂术甘汤加减。

桂枝 10g	白芍 10g	大枣 10g	炙甘草 6g
茯苓 15g	白术 10g	泽泻 12g	

7 剂，每日 1 剂，水煎服。

按：患者反复发热，四诊合参考虑湿热氤氲。发热久羁不解，以及头晕、胸闷、气短等，皆湿热所作。肢体震颤，乃风动之象，皆因筋脉动惕所致。筋主柔，赖气以煦之，血以濡之。今湿热蕴阻，气机不畅，筋失气血之温煦濡养，故见肢颤。湿热祛，风自息。多汗者，非表虚不固，乃因湿热阻遏，营卫不能正常敷布，致腠理不固而汗出。这种汗出，仍着重在化湿，湿去汗自止，故选甘露消毒丹加减清化湿热。

甘露消毒丹首载于《医效秘传》。王士雄《温热经纬》云："此治湿温时疫之主方也……温湿蒸腾，更加烈日之暑，烁石流金，人在气交之中，口鼻吸受其气，留而不去，乃成湿温疫疠之病，而为发热倦怠、胸闷腹胀、肢酸咽肿、斑疹身黄、颐肿口渴、溺赤便闭、吐泻疟痢、淋浊疮疡等证。但看患者舌苔淡白，或厚腻，或干黄者，是暑湿热疫之邪尚在气分，悉以此丹治之立效，并主水土不服诸病。"方由茵陈、黄芩、滑石、白豆蔻、菖蒲、贝母、木通、连翘、射干、藿香、薄荷等药组成，是治疗湿温时疫的一张名方，具有利湿化浊、清热解毒之功，广泛应用于临床内伤杂证及外感热病。

医案三：暑湿蕴结证

患者姓名：梁某。

性别：女。

年龄：60 岁。

就诊日期：2017 年 7 月 21 日初诊。

发病节气：大暑前。

主诉：反复发热 10 余天。

现病史：患者 10 余天前无明显诱因出现发热，全身乏力，伴恶寒，无鼻塞流涕，无咳嗽咳痰，无咽痛气促，无尿频尿急尿痛等，在外院及我院住院部予以抗感染、抗病毒及对症治疗，但每日下午仍有恶寒发热，体温最高达 39℃ 以上，有汗出，伴疲倦乏力，双膝关节稍有疼痛，口干欲饮，纳差，小便调，大便偏溏。

既往史、个人史等：有双膝关节炎数年，近半年反复双膝疼痛发作。否认近期有外出旅游及与发热患者接触，否认近期有接触动物及草丛活动。

体格检查：舌红，苔黄厚腻，脉浮滑数。

辅助检查：胸部 CT 示右下肺少许感染。血常规示轻度贫血。肝肾功能、尿培养、血培养、肥达氏试验、外斐氏试验、血液疟原虫检查、结核抗体两项检查、自身免疫抗体全套检查均阴性。

中医诊断：外感发热。

证候诊断：暑湿蕴结。

西医诊断：发热原因待查。

治法：祛暑清热，化湿解毒。

处方：甘露消毒丹加减。

茵陈 20g	藿香 12g	通草 6g	菖蒲 12g
黄芩 15g	连翘 15g	川贝母 10g	荷叶 15g
薄荷 10g(后下)	香薷 15g	葛根 15g	扁豆花 15g
厚朴 15g	青蒿 6g	白豆蔻 8g(后下)	滑石 30g

3 剂，每日 1 剂，水煎服。

2017 年 7 月 24 日二诊：患者服药后热势逐渐下降，昨日最高体温未超过 38℃，仍觉轻微恶寒，口干，胃纳欠佳，舌红，苔稍黄腻，脉浮滑。方予香薷清络饮加减。

香薷 15g	厚朴 15g	扁豆花 15g	金银花 15g
连翘 15g	丝瓜络 15g	黄连 3g	冬瓜皮 15g
薏苡仁 15g	荷叶 15g	甘草 6g	

3 剂，每日 1 剂，水煎服。

药后患者热退症消，舌淡红，苔白稍厚润，脉细。此余邪出卫分，再予香薷饮 3 剂祛之。

按：患者病发于夏暑，出现午后高热恶寒、汗出口渴、纳差乏力，舌红，苔黄厚腻，脉浮滑数，当为暑湿病，卫气同病、湿热并重。《温热经纬》记载，暑湿热疫之邪尚在气分，但看病患舌苔淡白，或浓腻，或干黄者，悉以甘露消毒丹治之立效。初诊梁宏正即取甘露消毒丹合香薷饮清暑除湿、解毒透热，重治气分。二诊时患者热势减退，舌苔变薄，暑湿之邪明显减轻，余邪未尽。《温病条辨》曰"手太阴暑温，发汗后，暑证悉减，但头微胀，目不了了，余邪不解者，清络饮主之。"故梁宏正改用清络饮合新加香薷饮继续清除余邪、化湿清热，重治卫分，而收全功。

本例始以气分证治之，气分证消，邪出卫分，则以卫分证治之，完全遵循叶天士提出的"在卫汗之可也，到气才可清气，入营犹可透热转气"的法旨。梁宏正认为，温病之卫气营血辨证是临床上对外感热病最常用的辨证方法之一，尤其适合南方水土气候。此方法反映外感热病的一般传变规律，但临床上亦有初起即见气分证者，亦有相兼证者，如卫气同病、气血两燔等，立法处方时当细辨病位之所在、疾病之进退。

疰夏案（夏季热）

医案：暑湿伤气证

患者姓名：温某。

性别：女。

年龄：57 岁。

就诊日期：2017 年 8 月 9 日初诊。

发病节气：立秋后。

主诉：乏力、纳差 1 周余。

现病史：患者 1 周余前无明显诱因开始出现全身疲倦乏力，伴有低热，无恶寒，易汗出，曾自服感冒药物（具体不详）后发热退，但仍乏力、纳差，遂求诊于梁宏正。

刻诊：精神倦怠，周身乏力嗜卧，易汗出，心烦口干喜饮，头晕，脘腹胀满，不欲饮食，无发热，夜眠一般，二便尚调。

既往史、个人史：既往慢性胃炎病史多年，未系统治疗，偶有胃胀不适。

体格检查：舌淡，苔薄白腻，脉沉弱。

中医诊断：疰夏。

证候诊断：暑湿伤气。

西医诊断：夏季热。

治法：清暑化湿，益气生津。

处方：李氏清暑益气汤加减。

五指毛桃 30g	太子参 15g	当归 5g	麦冬 15g
五味子 10g	青皮 10g	陈皮 10g	葛根 30g
苍术 12g	白术 15g	黄柏 12g	泽泻 12g
木瓜 15g	甘草 6g		

7 剂，每日 1 剂，水煎服。

2017年8月16日二诊：患者精神好转，乏力等症状明显减轻，舌脉同前，守方再进5剂以巩固疗效。

按：疰夏，又名注夏、泄夏，是有明显夏令季节发病特点的一种病证，岭南地区由于夏季时间相对较长，故更多见此类病证。金元时期著名医家朱丹溪在《丹溪心法》中有云："疰夏者，每逢春夏之交，日长暴暖，忽然眩晕，头痛，身倦，脚软，体热食少，频欲呵欠，心烦自汗是也。"清代沈金鳌《杂病源流犀烛·暑病源流》云："劳之为病，其脉浮。又手足烦热，寒精自出，脚酸削不能行，小腹虚满，春夏剧，秋冬瘥，谓之疰夏病。"《医碥》云："瘵发于夏者，俗名注夏。"

此病发病有明显的季节性，多始发于长夏（梅雨季节），盛于夏暑（伏天），入秋后减缓，秋分后自平。疰夏的发病还与人的体质相关，临床多见于老弱幼小者或气阴不足、脾胃虚弱之人。正如《杂病源流犀烛》所云："疰夏病，脾胃虚弱病也，然虽由脾胃薄弱，亦必因胃有湿热及留饮所致"。脾胃为后天之本，主司运化水谷、水液。脾胃气虚，故而夏季暑湿之气易困遏中焦脾胃，阻滞气机，导致升降失司，运化无权，而出现脘腹胀满、不欲饮食、精神倦怠、周身乏力嗜卧等脾虚湿困的证候。此案患者无论从发病季节，还是临床证候及舌脉都符合该病特点，故梁宏正予以李东垣清暑益气汤加减以清暑化湿、益气生津。本医案用方为补中益气汤去柴胡易葛根，合生脉散，两补气阴，复用二妙散加泽泻、青皮治其湿热，加木瓜以加强消暑生津，又可除湿通络，药证相合，故疗效显著。疰夏有实证与虚证之分，治疗应辨而施之。临床上多见虚证，多由素体气阴不足，或夏热伤气阴，或多食寒凉伤阳气，并夹有暑热之邪袭体所致。实者常用藿朴夏苓汤、六一散；虚者辨证采用李氏清暑益气汤、生脉散、补中益气汤、参苓白术散等。

此清暑益气汤与王（孟英）氏清暑益气汤略有区别，临证使用时仍需细细鉴别。

（罗齐军整理）

第二节 脑系疾病医案

头痛案三则

医案一：气虚清阳不升证

患者姓名：蒙某。

性别：男。

出生日期：1940 年 10 月。

就诊日期：2016 年 4 月 2 日初诊。

发病节气：谷雨后。

主诉：头痛 1 月余。

现病史：患者 1 个月前开始出现头痛，以两侧头痛为主，头重如裹感，间中胸闷，自觉气短乏力，胃纳一般，无耳鸣，平素血压偏低。

既往史：既往有颈椎病病史。

体格检查：舌淡红，苔薄黄，脉细滑。

中医诊断：头痛。

证候诊断：气虚清阳不升。

西医诊断：颈椎病。

治法：益气健脾升清，祛湿活血止痛。

处方：益气聪明汤加味。

蔓荆子 15g	升麻 10g	葛根 30g	黄柏 10g
白芍 15g	党参 15g	黄芪 15g	川芎 10g
白芷 10g	丹参 15g	菖蒲 15g	延胡索 15g

5 剂，每日 1 剂，水煎服。

2016 年 5 月 5 日二诊：患者诉上症明显改善，继投上方 5 剂。

医案二：气血亏虚证

患者姓名：黄某。

性别：女。

出生日期：1988 年 2 月。

就诊日期：2015 年 8 月 13 日初诊。

发病节气：立秋。

主诉：头痛 1 月余。

现病史：患者 1 个月前开始出现头痛，以头顶部绵绵胀痛为主，无恶心呕吐，无搏动感，休息后可以减轻，时有心悸，经期头痛明显加重，食欲一般，夜寐欠安，二便尚调。

既往史：平素月经量偏少，色偏淡。

体格检查：舌淡，苔薄白，脉沉弱。剑突下轻压痛。

中医诊断：头痛。

证候诊断：气血亏虚。

西医诊断：紧张性头痛（可能性大）。

治法：益气养血，活络止痛。

处方：归脾汤加味。

党参 15g	白术 15g	黄芪 30g	当归 10g
茯苓 20g	远志 10g	大枣 15g	酸枣仁 15g
龙眼肉 15g	炙甘草 6g	白芍 15g	熟地黄 15g
川芎 10g	白芷 10g	龙骨 30g	牡蛎 30g
何首乌 15g			

3 剂，每日 1 剂，水煎服。

2015 年 9 月 23 日二诊：患者诉上症较前明显改善，停药后近两日再次出现头痛，纳差，舌脉同前。

白芍 15g	熟地黄 15g	川芎 10g	白芷 10g
丹参 15g	龙骨 30g	牡蛎 30g	

5 剂，每日 1 剂，水煎服。

医案三：太阳少阳合病证

患者姓名：杜某。

性别：女。

出生日期：1979 年 5 月 11 日。

就诊日期：2017 年 3 月 1 日初诊。

发病节气：雨水后。

主诉：反复头痛 2 月余。

现病史：患者 2 个月前患者开始出现头痛，伴头部冷感，易出汗，伴周身疼痛，腰痛，末次月经 2017 年 2 月 4 日，平素月经量少，色偏暗，10 天左右干净，时有腰背疼痛，时有腹痛，易出汗，自觉汗冰凉，经前乳房胀痛、皮肤瘙痒，大便干结，小便可。

既往史：曾行胃息肉术。

体格检查：舌暗淡，苔薄白，脉弦滑数。

辅助检查：2016 年 11 月 17 日外院彩超示子宫肌瘤、子宫颈囊肿。

中医诊断：头痛。

证候诊断：太少合病。

西医诊断：神经性头痛。

治法：和解少阳，发散太阳。

处方：麻黄桂枝各半汤合柴胡桂枝葛根汤加减。

麻黄 6g	桂枝 6g	白芍 10g	杏仁 12g
大枣 10g	炙甘草 6g	柴胡 10g	葛根 30g
神曲 10g	法半夏 12g		

3 剂，每日 1 剂，水煎服。

2017 年 3 月 8 日二诊：现经后，月经量少，无头痛，诉头晕，舌淡红，苔白腻，脉沉滑细。处方：黄芪桂枝五物汤合玉屏风散、桂枝葛根汤加减。

黄芪 20g	桂枝 6g	白芍 15g	炙甘草 6g
大枣 15g	葛根 30g	防风 10g	白术 15g
制附子 3g^(先煎)			

制附子 3g^(先煎)

3 剂，每日 1 剂，水煎服。

2017 年 3 月 13 日三诊：患者头痛完全缓解，诉胃纳差，时有腹部绞痛，便后可缓解，改为参苓白术散益气健脾祛湿。

按：头痛是常见的临床症状之一，可见于各种急、慢性疾病过程中，其病因非常复杂。西医学认为，引起头痛的原因包括对疼痛敏感的颅内组织、颅外结构的病变，也可由于全身其他脏器疾病或功能性疾病导致。在中医学中，历代医家均对头痛作了不少的论述，其中《素问·奇病论》指出，"当有所犯大寒，内至骨髓，髓者以脑为主，脑逆故令头痛"，提出脑髓受邪即出现头痛。《素问·脏气法时论》则有"气逆则头痛"，为后世论述头痛的病因病机奠定了理论基础。《医宗金鉴·头痛眩晕总括》云："头痛痰热风湿气，或兼气血虚而疼；在右属气多痰热，左属血少更属风；因风眩晕头风痛，热晕烦渴火上攻；气郁不伸痰呕吐，湿则重痛虚动增。"其对头痛的各类病因进行了详细的描述。梁宏正最为推崇《景岳全书·头痛》篇的论述，其谓："凡诊头痛者，当先审久暂，次辨表里。盖暂痛者，必因邪气；久病者，必兼元气。以暂病言之，则有表邪者，此风寒外袭于经也，治宜疏散，最忌清降；有里邪者，此三阳之火炽于内也，治宜清降，最忌升散，此治邪之法也……所以暂病者当重邪气，久病者当重元气，此固其大纲也。"此可视为头痛辨证的纲领。梁宏正指出，引起头痛的原因很多，不外虚实两面。虚证方面，气血阴阳亏虚，清窍失去濡养，不荣则痛；实证方面，风、寒、热、湿、痰饮、气滞、瘀血等邪阻滞清窍均可引起头痛。临床上又多见虚实夹杂之证，故临证之时当仔细鉴别。治疗则遵循辨证论治的总原则，以补虚泻实为主，尚可结合头痛的部位、经络的循行特点、引经药物的不同，适当进行加减。

医案一患者反复头痛 1 月余，平素血压偏低，兼见气短乏力症状，又见脉细，辨证考虑为气虚存在，脾气虚清阳不升清窍失养故见头痛不已；另头痛时兼见头重如裹、胸闷不适、脉细滑，考虑兼夹痰湿之邪。梁宏正处以《东垣试效方》之益气聪明汤以益气升阳，另加川芎、白芷既可祛风止痛，又可引药直达病所；菖蒲化湿豁痰开窍，《本草经集注》谓其"主治风寒湿痹，咳逆上气，开心孔，补五脏，通九窍，明耳目……久服轻身，聪耳明目，不忘，不迷惑……"延胡索行气止痛。丹参活血止痛，诸药配伍得当，使清阳得升，清窍得养，故二诊时患者头痛诸症明显改善，守方以巩固疗效。方中川芎、白芷二药在《古今医鉴》中称为"芎芷散"，可"主治远年近日偏正头风，疼痛难忍，诸药不效者"。梁宏正平日在处理头痛症状时常常喜在辨证的基础上加用此二味药治疗，常可取得较好的疗效。本案中梁宏正所选用的益气聪明汤出自"补土派"代表医家李东垣所著之《东垣试效方》一书，此方乃集足太阴、阳明、少阴、厥阴药于一方，十二经清阳之气皆上于头面而走空窍，本方原主治清阳不升、空窍失养、邪害空窍之耳聋目障，延伸至治疗本例头痛，诚为病机一致，用之当见效果。

医案二患者为青年女性，头痛反复1月余，头痛特点为绵绵胀痛，休息后可减轻，舌淡、苔薄白、脉沉弱皆为气血不足之表现，加之平日月经量少、色偏淡亦是气血亏虚之象，经行则血海更为不足，清窍失养故头痛明显加重，心神失养故见心悸、眠差，治当益气养血、活络止痛，方用归脾汤加减治疗。其中黄芪、人参、白术、甘草甘温补脾益气；当归、龙眼肉补血养心；酸枣仁、远志、茯苓宁心安神；木香行气舒脾，使补气血之药补而不滞；加熟地黄、当归、川芎乃合四物汤之意，加强补血之功；白芷通窍止痛，合川芎为治疗头痛要药；龙骨、牡蛎重镇安神；何首乌补益精血，《本草纲目》谓"此物气温味苦涩，苦补肾，温补肝，能收敛精气，所以能养血益肝，固精益肾，健筋骨，乌发，为滋补良药，不寒不燥，功在地黄、天门冬诸药之上。气血太和，则风虚、痈肿、瘰疬诸疾可知矣"。诸药相伍，使气旺血自生，血足则清窍得养，头痛自除，二诊患者因停药后症状反复，但气血不足之证仍在，故仍以原方加减治疗。

案三患者为太阳经证、桂枝汤证、少阳证合病。头痛、腰背部疼痛为太阳经证表现，出汗为桂枝汤证表现，经前乳房胀痛为少阳气滞证表现，故初诊时予麻桂各半汤联合柴胡桂枝葛根汤和解三阳。二诊时患者头痛明显缓解，且为经后，经期月经量少，考虑血去阴分亏虚，阴阳俱虚，营卫不和，故予黄芪桂枝五物汤合玉屏风散、桂枝葛根汤补气补血、调和阴阳，巩固疗效，三诊时头痛痊愈，改投他方。伤寒论中的处方并非都是治疗外感，临床中很多内科杂病均可运用。此例三阳合病，阳明病证不显，主要为太阳少阳病，未过经，属表，当可汗之，故予麻黄桂枝各半汤合柴胡桂枝葛根汤加减。若过经，阳明病显，可下之。当注意，临床上妇女经年头痛，多与肝胆气郁，情志致病有关，故治疗上当兼顾疏肝理气调志。

口僻案（面神经炎）

医案：风中经络证

患者姓名：欧某。

性别：男。

出生日期：1979年12月9日。

就诊日期：2017年3月24日初诊。

发病节气：春分后。

主诉：口角歪斜4个月。

现病史：4个月前患者早晨起床后开始出现口角向右侧歪斜，伴麻痹不适，无疼痛及流涎，进食稍受影响，曾于当地医院行针灸理疗及口服药物，疗效欠佳，现四肢活动正常，纳眠一般，二便尚可。

既往史：既往体健，否认高血压、糖尿病、脑梗死等内科疾病史。

体格检查：舌淡红，苔稍腻，脉左弦右弱。左侧额纹稍浅，左眼闭合欠全，左侧鼻唇沟变浅，鼓腮漏气。

中医诊断：口僻。

证候诊断：风中经络。

西医诊断：面神经炎。

治法：祛风通络，疏调气机。

处方：乌药顺气散合升降散加味。

乌药20g	橘红15g	桔梗12g	枳壳12g
僵蚕10g	白附子10g	大黄10g	姜黄10g
钩藤15g	蝉蜕10g	甘草6g	

5剂，每日1剂，水煎服。

2017年3月31日二诊：药后患者症状明显改善，守上方加天麻10g，5剂；后电话随访已痊愈。

按：口僻，俗称吊线风，亦名口歪（喎）、口喎僻、口眼歪斜等，指口角向一侧歪斜，目不能闭合等。本证相当于西医学的特发性面神经麻痹（面神经炎），是属于周围性面瘫的一种，其主表现为一侧鼻唇沟变浅，口角歪向另一侧，口喎重者则口角流涎，咀嚼时食物滞留在患侧齿颊之间，又因面瘫口歪，说话则吐字不清。《诸病源候论·偏风口喎候》曰："偏风口喎是体虚受风，风入于夹口之筋也。足阳明之筋，上夹于口，其筋偏虚，而风因乘之，使其经筋急而不调，故令口歪僻也。"其指出了本证多是由于正气不足,络脉空虚,卫外不固,风邪乘虚入中脉络,气血痹阻而发生。治疗当以祛风通络、养血和营为主要思路。本案患者因口角向右侧歪斜4个月就诊,虽在当地经中西医治疗,恢复仍不理想。考虑其发病时间为冬天清晨临醒之时,人体腠理尚开,络脉空虚,风寒之邪乘机而入发,同时患者平素体质尚可,病虽迁延4个月,然正气内存,诊脉左脉偏弦,考虑气机不利,邪毒内伏,仍辨为风中经络之轻证,治宜以祛风通络、疏调气机为大法,方用乌药顺气散合升降散加减。方中乌药重用为君,性辛温香窜,为疏郁散气之妙品;桔梗宣通肺气,肺主一身之气,肺气通则周身之气皆通;陈皮、枳壳理气化痰,和降胃气,胃气降则周身气机皆畅;升降散(僵蚕、蝉蜕、大黄、姜黄)以调理气机,协调阴阳,促邪外出;加白附子以增强祛风痰之功,乃合牵正散之意;钩藤一味,《本草述》谓其"治中风瘫痪,口眼歪斜,及一切手足走注疼痛,肢节挛急。又治远年痛风瘫痪,筋脉拘急作痛不已者",故合用于此增其效。二诊时患者症状明显改善,数月之疾仅数剂药见效,疗效出人意料,故守原方加天麻以加强祛风通络之力,后电话随访已痊愈。

梁宏正指出,中医对中风的辨证有中脏、中腑、中经、中络之区别,中络为最轻,常以口眼歪斜为主症。明代楼英在《医学纲目》中云:"凡半身不遂者,必口眼歪斜,亦有无半身不遂而歪斜者。"他所指的单纯口眼歪斜而不伴偏瘫者,即此口僻。乌药顺气散功能疏通气道,主治一切风气攻注,而升降散功能升清降浊、散风清热,原主治"温病表里三焦大热,其证不可名状者"。本医案灵活运用二方治疗中络之证,实为抓住该病气机郁滞不畅之病机而立,故"谨守病机,各司其属"是临床处理疾病的根本出发点。

颤证案(帕金森病)

医案:肝肾亏虚,风痰阻络证

患者姓名:陈某。

性别:男。

年龄:72岁。

就诊日期:2016年3月18日初诊。

发病节气:惊蛰后。

主诉:四肢不自主震颤8年余,加重1月。

现病史:患者8年余前无明显诱因开始出现左上肢不自主震颤,未予重视,逐渐发展至左下肢及右侧肢体,行动迟缓,曾在外院诊断为"帕金森病",长期服用美多芭、森福罗维持治疗,症状尚稳定,近1月来四肢震颤加重,静止时明显,行走困难,伴腰痛，稍有口干，伸舌亦震颤，夜尿频，3~4次/晚，眠差，大便偏干。

既往史、个人史：有高血压病史10余年，长期服用氨氯地平片、厄贝沙坦胶囊降压，血压尚稳定。无烟酒等不良嗜好。

体格检查：舌红，苔白腻，脉细滑。神清语利，面具脸，伸舌震颤，四肢肌力4$^+$级，肌张力增高，可见静止性震颤。

中医诊断：颤证。

证候诊断：肝肾亏虚，风痰阻络。

西医诊断：帕金森病。

治法：滋补肝肾，化痰息风。

处方：地黄饮子加减。

熟地黄 20g	山茱萸 15g	肉苁蓉 15g	麦冬 15g
五味子 10g	制附子 3g$^{(先煎)}$	巴戟天 15g	菖蒲 15g
益智仁 10g	盐牛膝 15g	续断 15g	狗脊 15g
远志 6g	茯苓 15g	石斛 15g	

7剂，每日1剂，水煎服。

2016年3月26日二诊：患者自觉腰痛改善，肢体震颤同前，夜尿频，眠差，守上方加醋龟甲15g、醋鳖甲15g、生牡蛎30g$^{(均先煎)}$，7剂。

2016年4月3日三诊：患者四肢震颤较前减轻，腰痛缓解，夜尿减少，睡眠改善，守方再进7剂巩固疗效。

按：帕金森病是是以英国内科医生 Parkinson 的名字命名的一种常见于中老年的神经系统变性疾病，其病变部位主要在黑质和纹状体，临床症状以静止性震颤、运动迟缓、肌强直和姿势步态障碍为主，同时可伴有抑郁、便秘和睡眠障碍等非运动症状。该病在中医学中当属"颤病"范畴。明代孙一奎《赤水玄珠全集·振颤门》指出"振颤者非寒噤鼓栗，乃木或上盛，肾阴不充，下虚上实。实为痰火，虚则肾亏"，较为精辟地阐述了颤证的基本病机，可为临床参考。此案患者年过七旬，罹患此疾已有八年有余，长期靠服用西药控制症状，但近1月来症状明显加重，若再加大西药剂量恐出现异动症等不良反应，故求诊于中医。刻诊患者静止性震颤明显，伴腰痛尿频，此乃肝肾不足，筋脉失养，肝阳化风动风所致，舌苔白腻为夹痰浊之象，治宜滋补肝肾、化痰息风，故首诊梁宏正予以治疗"喑痱"证之代表方剂地黄饮子为基础方以阴阳双补、开窍化痰，摄纳浮阳以息风止颤，加上牛膝、续断、狗脊以加强补肝肾、强筋骨之功，加益智仁以温肾缩尿。二诊患者腰痛虽减，震颤如故，梁宏正考虑上方息风之力不足，故加上"三甲"以加强育阴潜阳息风之功。此三者一为软体动物牡蛎之甲壳，一为脊椎动物鳖之背甲，一为龟科动物乌龟之腹甲，皆为骨质药物，骨属肾水，能潜藏入肾以补肾阴潜阳，吴鞠通将其用于温病后期水不涵木、虚风内动之候，梁宏正借用于此治疗帕金森病有异曲同工之妙。三诊时患者震颤症状较前减轻，余诸症改善，故守方再进巩固疗效。

梁宏正指出，老年颤证，多责之于脑髓空虚，或兼内风扰动，临床上多以肝肾亏虚论治。肾藏精生髓，脑为髓海，肝肾不足则精髓不足，久之脑髓空虚而见此证。除本例处方用药外，梁宏正常配以食疗，用海龙、海马、紫河车为主配补肝肾之中药炖服，兼内风扰动者可加用羚羊角，以加强药物之功效。

颤证案（特发性震颤）

医案：水瘀互结证

患者姓名：陈某。

性别：女。

年龄：45 岁。

就诊日期：2015 年 6 月 10 日初诊。

发病节气：芒种后。

主诉：双手不自主震颤半年余。

现病史：患者半年前无明显诱因开始出现双手不自主震颤，以持物时明显，紧张时加重，睡眠时消失，曾在外院门诊考虑为"特发性震颤"，予以心得安等治疗效果不明显，遂来我院门诊求治。刻诊：双手时有不自主震颤，持物及活动时明显，间中头晕、心悸感，无口干，纳眠一般，小便调，大便偏溏。

既往史、个人史：否认"甲亢"等特殊病史。

体格检查：舌暗淡，苔白滑有瘀斑，脉沉弦。神清语利，颅神经（-），四肢肌力、肌张力正常，生理反射存，病理征（-）。

辅助检查：外院查头颅 MRI 未见异常。

中医诊断：颤证。

证候诊断：水瘀互结。

西医诊断：特发性震颤（可能性大）。

治法：温阳化饮，活血祛瘀。

处方：苓桂术甘汤合桂枝茯苓丸加减。

茯苓 20g	桂枝 10g	白术 15g	炙甘草 6g
桃仁 10g	赤芍 15g	牡丹皮 10g	桑寄生 15g

钩藤 15g^(后下)　　　全蝎 10g

7 剂，每日 1 剂，水煎服。

2015 年 6 月 17 日二诊：患者自觉震颤有所减轻，头晕心悸感消失，偶有肢体麻木，舌脉同前，守上方加鸡血藤 20g 再进 7 剂，煎服法同前。

按：颤证又称振掉、颤振、震颤。《素问·至真要大论》曰："诸风掉眩，皆属于肝。"《金匮翼》中云："颤振，手足动摇，不能自主，乃肝之病，风之象，而脾受之也。肝应木，木主风，风为阳，阳主动；脾应土，土主四肢，四肢受气于脾者也。土气不足，而木气鼓之，故振之动摇，所谓风淫末疾者是也。"故临床医家多从肝脾论治颤证，验之临床，有效，有不效。观此案患者以双手不自主震颤为主要表现，持物及活动时明显，兼有头晕、心悸症状，但舌暗淡、苔白滑、脉沉弦的特点比较突出，属典型的"水气病"的舌脉，舌边有瘀斑提示夹有血瘀存在。考虑该患者的震颤乃水瘀之邪侵渍经络所致，《金匮要略·痰饮咳嗽病脉证并治》云"心下有痰饮，胸胁支满，目眩，苓桂术甘汤主之"，故梁宏正予以苓桂术甘汤合桂枝茯苓丸加减以温阳化饮、活血祛瘀。方中茯苓健脾利水，渗湿化饮；合桂枝温阳化气，利水平冲；白术健脾燥湿，崇土以利制水；牡丹皮、桃仁、芍药活血化瘀；佐以钩藤、全蝎、桑寄生息风通络，《本草述》记载"钩藤治中风瘫痪，口眼歪斜，及一切手足走注疼痛，肢节挛急。又治远年痛风瘫痪，筋脉拘急作痛不已者"。由于药证相合，二诊患者震颤症状明显减轻，头晕心悸等水饮上逆之征消失，故守方再进以巩固疗效，偶有肢体麻木故加鸡血藤以养血活血通络，后电话随访病已愈。

梁宏正指出，"水气病"是中医特有的病证概念，包括了仲景所记载的水饮、痰饮、水毒之证，只要是体内水液代谢出现了障碍，就可以引起全身各个系统出现问题，而四诊中的舌诊和脉诊对于此类疾病病机的准确把握非常重要。与此同时，临床熟读经典是临床应用经方的基础，但经典记载经方之证毕竟局限，因此，临床上要遵古而不泥古，只要病机相扣，即可尝试，知常达变方能充分发挥经方的作用。

痫证案（症状性癫痫）

医案：肝胆失调，风痰闭窍证

患者姓名：黄某。

性别：男。

出生日期：1990 年 2 月 11 日。

就诊日期：2015 年 3 月 3 日初诊。

发病节气：惊蛰前。

主诉：反复发作性意识障碍 10 余年，加重半年。

现病史：患者 10 余年前无明显诱因开始出现发作性意识障碍，伴活动中断，双目凝视，有时跌倒，无肢体抽搐，无口吐白沫等，每次持续数秒或数十秒后可自行恢复，每日发作数次，遂至广州某医院诊断为"症状性癫痫（失神发作）、脑血管瘤"，经 γ 刀处理脑血管瘤后上症基本缓解，但自 2010 年开始上述症状再次反复，一直口服丙戊酸钠片治疗，近半年来仍频繁出现失神发作，多因惊恐、生气诱发，每日 1～3 次，可自行缓解，时有胸闷，胃纳一般，夜眠差，小便调，大便偏干。

体格检查：神清语利，高级神经功能检查正常，颅神经（－），四肢肌力、肌张力正常，生理反射存在，病理征未引出，脑膜刺激征（－）。舌淡紫而暗，苔白，脉细缓。

辅助检查：外院脑电图（EEG）监测示见棘慢波节律性爆发。

中医诊断：痫证。

证候诊断：肝胆失调，风痰闭窍。

西医诊断：症状性癫痫（失神发作）。

治法：和解肝胆，潜阳息风，祛痰开窍。

处方：柴胡加龙骨牡蛎汤加减。

党参 20g	柴胡 15g	法半夏 15g	黄芩 15g
炙甘草 10g	大枣 10g	茯苓 15g	桂枝 10g
丹参 15g	炒酸枣仁 12g	钩藤 15g	大黄 9g(后下)
龙骨 30g(先煎)	牡蛎 30g(先煎)		

7 剂，每日 1 剂，水煎服。

2015 年 3 月 11 日二诊：服上方 7 剂后患者失神发作频率明显减少，近 2 日均无发作，睡眠改善，故守上方去丹参、酸枣仁、钩藤，加全蝎 10g、僵蚕 10g、菖蒲 15g、远志 10g，同时配合本院制剂痫得安丸，5g，每日 3 次，以巩固治疗。

按：痫证是一种反复发作的神志异常类疾病，轻者表现为短暂的神志模糊，目睛直视，失神或口角牵动等，重者猝然昏倒，不省人事，手足抽搐，口吐涎沫，两目上视，移时可自行苏醒，醒后如常人。梁宏正将痫证病因概括为：肾不足则水不涵木，木动则生风，风动则挟木势而害土，土病则聚液而成痰，痰并于心则为癫痫，并提出"祛痰、涤热、镇惊、健脾、宁神"的十字治疗法则，认为无论何种类型的癫痫，大抵不离此治疗原则。

本例患者癫痫病史长达 10 年之久，虽坚持服用西药抗癫痫药物，但仍多遇惊恐、生气等情志因素而诱发失神发作，此乃肝胆之气失调，气血逆乱，风痰蒙闭神窍而发作，痰阻胸中故见胸闷，舌淡紫而暗、苔白、脉细缓均为风痰交阻且有夹瘀之象。因此梁宏正抓住"胸满烦惊"之主症，选用经方柴胡加龙骨牡蛎汤加减治疗以和解清热、镇惊安神。方中小柴胡汤调和肝胆，加桂枝抑上冲之气，龙骨、牡蛎重镇安神，法半夏、茯苓能豁肝胆之惊痰，大黄使痰滞得下，再加钩藤息风，酸枣仁、丹参宁心安神，且丹参又可活血祛瘀。诸药和解肝胆，潜阳息风，寒温并用，攻补兼施，因势导之，可使痰化风息，壅滞之机得畅，能取定癫平痫之效。二诊时患者失神发作频率明显减少，治疗有效，效不更方，睡眠改善故去丹参、酸枣仁，虑及患者久病入络故加用全蝎、僵蚕等虫类药以搜风剔邪、息风止痉；菖蒲、远志以加强豁痰开窍之功，后继以丸剂痫得安丸缓以图之。柴胡加龙骨牡蛎汤见于《伤寒论》第107条："伤寒八九日，下之，胸满烦惊，小便不利，谵语，一身尽重，不可转侧者，柴胡加龙骨牡蛎汤主之。"梁宏正认为此方可广泛应用于少阳病误治后上下表里俱病证候、癫狂、痫证、癔症、神经症、惊悸、胸痹、高血压眩晕、妇女更年期综合征、小儿舞蹈症、秽语抽动综合征，以及梦惊、胆虚热乘等证，且对多种类型癫痫发作均有疗效。其以胸胁苦满、心烦口苦、精神不安为投药指征，此为较易掌握者。但许多医家易忽略柴胡加龙骨牡蛎汤中的"一身尽重，不可转侧者"的表述所指正符合痫证发作后患者的疲倦乏力的表现，此亦是本方能治疗癫痫病的信息所具，故仲师的条文宜细玩味之。

眩晕案三则

医案一：肝肾亏虚证（高血压病）

患者姓名：崔某。

性别：女。

出生日期：1967年10月15日。

就诊日期：2015年3月23日初诊。

发病节气：春分。

主诉：反复头晕不适3年余，加重2天。

现病史：患者3年余前开始出现头晕不适，以胀闷感为主，视物旋转、恶心呕吐、言语不利等，曾在外院门诊测血压175/90mmHg，考虑为"高血压病"，间断服用降压药物，血压控制欠佳，上症时有反复，2天前再次出现头晕症状，经休息后缓解不明显，故来就诊。刻诊：头晕胀不适，少许头痛，视物昏花，间有左耳耳鸣，纳眠一般，夜尿稍多，大便调。

既往史：有慢性胃炎病史多年，未系统诊治。

体格检查：舌暗红，少苔，脉弦细。血压165/95mmHg。双肺呼吸音清，未闻及干湿性啰音。心率86次/分，律齐，无杂音，双下肢无浮肿。

中医诊断：眩晕。

证候诊断：肝肾亏虚，肝阳上亢。

西医诊断：高血压病2级（中危）。

治法：滋肾养肝，潜阳息风。

处方：杞菊地黄汤加减。

熟地黄20g	山茱萸15g	怀山药20g	牡丹皮15g
茯苓20g	泽泻15g	枸杞子15g	菊花15g
钩藤15g	天麻15g	盐牛膝15g	丹参15g

石决明30g^{（先煎）}

7剂，每日1剂，水煎服。

2015年4月1日二诊：服上药后患者头晕明显减轻，无头痛，胃纳欠佳，夜梦稍多，测血压138/90mmHg，上方去天麻，加炒麦芽15g、白芍15g，再进5剂以巩固疗效。

按：眩晕病乃临床常见病证，在《黄帝内经》中称为"眩冒""眩"。《素问·至真要大论》谓"诸风掉眩，皆属于肝"，《灵枢·卫气》曰"髓海不足，则脑转耳鸣，胫酸眩冒"，均强调本病的发生根于阴阳气乱，与肝木风动和髓海空虚关系最为密切。梁宏正根据多年的临床经验总结出老年眩晕主要与肝肾虚特点有关，治疗多以补益肝肾为基础，若兼见肝阳上亢则佐以潜阳息风，兼夹痰浊则佐以祛痰化浊之品，夹瘀血阻窍者则配合活血祛瘀药物。本案患者为中老年女性，经云"女子……七七，任脉虚，太冲脉衰少，天癸竭，地道不通，故行坏而无子也"，故肝肾逐渐亏虚，肝开窍于目，肾开窍于耳，二窍失养故见视物昏花、耳鸣等症；腰为肾之府，肾气不足故见腰痛；阴不制阳，风阳升动上扰清窍而见头晕痛不适，舌暗红、少苔、脉弦细皆为肝肾亏虚、肝阳上亢之佐证。治疗当以滋肾养肝、潜阳息风为原则，方用杞菊地黄汤加减为主治疗。其中杞菊地黄汤滋肾养肝、清头明目，加天麻、钩藤以平肝息风；石决明咸寒质重，功能平肝潜阳；牛膝既能补肝肾，又能引血下行；患者舌质暗红，虑其久病入络，故佐丹参以活血祛瘀。药证相合，故效如桴鼓，二诊患者诸症明显减轻，血压较前稳定，肝风逐渐平息，故守上方减去天麻，加白芍以敛肝阴，胃纳欠佳故加炒麦芽以健脾开胃，后期可继续予以中成药杞菊地黄丸口服以固本。

梁宏正指出，眩晕一病，当先分清虚实或虚实相兼，其主要症状虚实之辨当包括眩晕、头痛、耳鸣、神志4个方面，然后分辨肝阳上亢眩晕与肝风内动眩晕的鉴别，之后再鉴别肝阳上亢与肾精不足眩晕，其余气血不足眩晕、痰浊中阻眩晕及其他原因引起的眩晕则相对较易鉴别。如此则能在临床应用上自从容应对，不致错判矣。

医案二：脾虚清阳不升证（颈椎病）

患者姓名：梁某。

性别：男。

出生日期：1955 年 11 月 22 日。

就诊日期：2016 年 10 月 8 日初诊。

发病节气：寒露。

主诉：反复头晕 2 个月。

现病史：患者于 2 个月前无明显诱因出现头晕眼花，晨起时明显，体位改变时加重，无视物模糊，间中伴有头痛，休息后可缓解，但时常反复，近日来自觉胃纳变差，体质消瘦，近半月来体重减轻 1 公斤。刻诊：神清，精神疲倦，口干口苦，头晕无头痛，体位改变时加重，间有耳鸣，左上肢时有麻痹，无发热，无咳嗽咳痰，无胸闷心悸，自觉乏力，有踩棉花感，无肢体麻木，纳眠差，小便黄，大便正常。

既往史：既往有地中海贫血、颈椎病、左肩周炎、痛风病、肝囊肿病史，否认高血压病、糖尿病等内科疾病病史。

体格检查：舌暗，苔薄黄，脉沉弱，右关明显。心肺腹查体未见异常。

辅助检查：头颅 CT 未见异常。

中医诊断：眩晕。

证候诊断：脾虚清阳不升。

西医诊断：颈椎病。

治法：益气健脾升提。

处方：益气聪明汤加味。

党参 20g	黄芪 15g	炙甘草 6g	升麻 6g
白芍 12g	葛根 30g	蔓荆子 12g	鸡内金 15g
麦芽 15g	黄柏 12g		

3 剂，每日 1 剂，水煎服。

2016 年 10 月 12 日二诊：患者诉上症较前明显好转，续守上，7 剂。

按：眩晕，又称眩运、头旋眼花，是目眩与头晕的总称。目眩即眼花或眼前发黑，视物模糊，头晕即感觉自身或外界景物旋转，站立不稳，二者同时并见，故统称为"眩晕"。《证治汇补·眩晕》曰："其状目暗，耳鸣，如立舟车之上，起则欲倒，不省人事，益眩者言视物皆黑，晕者言视物皆转，二者兼有，方曰眩晕"对眩晕的临床表现进行了生动的描述。本病可见于西医学的多种疾病，如梅尼埃病、位置性眩晕、后循环缺血、高血压病等。本案患者头晕眼花症状反反复复2个月，头晕以体位改变时加重，时伴有耳鸣，时重时轻，虽未至影响行走等日常生活，但仍颇以为苦。《医方集解》云："五脏皆禀气于脾胃，以达于九窍；烦劳伤中，使冲和之气不能上升，故目昏而耳聋也。"此例患者除头晕症状外，就诊时还诉胃纳差，不思饮食，且面色萎黄，既往又有地中海贫血病史，辨证考虑为脾胃亏虚，右侧关脉弱符合脾虚证象，进一步考虑其眩晕为脾虚清阳不升所致之眩晕，故梁宏正予益气聪明汤加味治疗。方中黄芪、党参、炙甘草补中益气，升麻、葛根升发清阳，蔓荆子清利头目，白芍平肝敛阴，黄柏清热泻火，再加鸡内金、麦芽以健胃消食，增加中焦脾胃运化之功能，使中气得以补益，从而清阳上升。服药后患者诸症明显改善，药已中病，故二诊时继续守方再进以巩固疗效。方中所用之蔓荆子在《本草汇言》中有记载："蔓荆子，主头面诸风疾之药也。前古主通利九窍，活利关节，明目坚齿，祛除风寒风热之邪。其辛温轻散，浮而上行，故所主头面虚风诸证……"此亦梁宏正喜用于治疗头面部疾病的常用药物之一，既能清利头目，又可达到引经直达病所的作用。

益气聪明汤一方始载于李东垣所著之《东垣试效方》一书，原方"主治饮食不节，劳役形体，脾胃不足，得内障，耳鸣或多年目暗，视物不能"，可"令目广大，久服无内外障、耳鸣耳聋之患；又令精神过倍，元气自益，身轻体健，耳目聪明"。东垣曾曰"医不理脾胃及养血安神，治标不治本，是不明理也"，故"外感法仲景，内伤法东垣"之说不无道理。梁宏正在临床上极为推崇李东垣的脾胃学说，经常以此方加减用于气虚清阳不升之眩晕、头痛、耳鸣、目障类疾病，收效理想，此乃异病同治也，值得吾辈临床细细体会。

医案三：肾虚水气上冲证（后循环缺血）

患者姓名：冯某。

性别：男。

年龄：75岁。

就诊日期：2015年5月27日初诊。

发病节气：小满后。

主诉：反复头晕1年余，再发1天。

现病史：患者近1年来反复出现头晕不适，以头部晕沉感为主，无旋转感，严重时伴站立不稳，曾在外院诊断为"后循环缺血"，予以改善循环等治疗后症状稍改善，但时有反复，昨日头晕再作，伴站立不稳，自觉周身困重感，时有心悸腰痛，无口干，纳眠欠佳，二便调。

既往史、个人史：否认高血压、糖尿病病史，有高脂血症病史。无烟酒等不良嗜好。

体格检查：舌淡红，苔白润，右脉沉弱。神经系统体查无特殊。

辅助检查：外院头颅 MRI（2015 年 4 月 5 日）示双侧大脑缺血灶。

中医诊断：眩晕。

证候诊断：肾虚水气上冲。

西医诊断：后循环缺血。

治法：温阳利水，降逆止眩。

处方：真武汤加减。

制附子 6g^{（先煎）}	白术 15g	白芍 15g	炙甘草 6g
茯苓 20g	党参 15g	菖蒲 15g	桑寄生 15g
盐山茱萸 15g	生姜 15g		

5 剂，每日 1 剂，水煎服。

2015 年 6 月 2 日二诊：患者自觉头晕感明显减轻，行走尚稳，心悸腰痛亦减，故守方再进 5 剂。

按：眩晕一病在仲景著作里并没有专门列出专篇论述，而是散见于多种病变之中，有"头眩""头重眩""癫眩""眩""冒""眩冒"等名称，其论述多认为与痰饮水邪有关，如《金匮要略真解》曰："支饮留于心膈，则上焦之气浊而不清，清阳不能走于头目，故其人苦冒眩。"这也为后世朱丹溪提出"无痰不作眩"奠定了理论基础。此案患者反复发作性头晕 1 年余，以头部晕沉感、站立不稳为主要表现，此乃与仲师《伤寒论》"太阳病发汗，汗出不解，其人仍发热，心下悸，头眩，身瞤动，振振欲擗地者，真武汤主之"所描述之症状颇为贴切。本案患者虽无发汗伤阳之病史，但患者已逾古稀之年，肾中阳气自然衰退，故见腰痛；寒水失制，水湿中阻，清阳不升则头眩；水气凌心则见心悸；水湿泛溢于四肢则见周身困重；水渍筋肉则身体瞤动，站立不稳；舌淡红、苔白润、右脉沉弱皆属肾虚水泛之征。故梁宏正给予真武汤加减以温阳利水、降逆止眩。方中附子温肾助阳，化气行水；茯苓利水渗湿；白术健脾燥湿；生姜温散；白芍既可利水，又可防止附子燥热伤阴；加桑寄生、山茱萸以补肝肾，既是考虑"肝肾同源"，亦是"阴中求阳"之意；党参益气；菖蒲开清窍醒神。诸药配伍严谨，切中病机，故二诊见患者诸症明显减轻，效不更方，原方再进 5 剂以巩固疗效。

真武汤原名玄武汤，宋代医家因避讳，改之为真武汤沿用至今。古代谓真武为水神，有所谓"北方玄武戊癸水"的说法，故此方治水之意亦寓于其中矣。本方乃少阴病传入太阴病之少阴太阴并病之治疗方剂。其主证或"或然"证，凡此种种均为阳虚不能化水，阴寒水气泛滥的病机下出现的各种症状。其关键病机为虚寒水盛。故无论何种急慢性疾病，只要是由水气停留，同时伴有虚寒的风证，均可以应用本方或合该方进行治疗。

不寐案四则（失眠症）

医案一：肝郁脾虚化火证

患者姓名：陈某。

性别：女。

年龄：48 岁。

就诊日期：2015 年 9 月 11 日初诊。

发病节气：白露后。

主诉：失眠 7 年余。

现病史：患者反复失眠已 7 年余，初起多梦易醒，醒后难以再入睡，间中服用阿普唑仑片助眠，近期入睡困难明显加重，服用镇静药物亦难入睡，每晚仅能睡 3～4 小时，自觉间有右侧胁肋部隐痛，口干，饮食减少，小便调，大便偏溏。

既往史、个人史：既往有肠易激综合征，间断门诊治疗。已停经 2 年。

体格检查：舌淡，苔薄黄，脉弦细。

中医诊断：不寐。

证候诊断：肝郁脾虚化火。

西医诊断：失眠症。

治法：疏肝清热，健脾安神。

处方：丹栀逍遥散加减。

柴胡 10g	当归 10g	白芍 15g	茯苓 20g
白术 15g	薄荷 6g	牡丹皮 10g	栀子 10g
合欢皮 15g	首乌藤 20g	醋延胡索 15g	浮小麦 20g
煅龙骨 30g[先煎]	煅牡蛎 30g[先煎]		

5 剂，每日 1 剂，水煎服。

2015 年 9 月 16 日二诊：患者睡眠较前改善，舌淡红，苔薄白，脉弦细，予上方去牡丹皮、栀子，加醋香附 15g，5 剂。

2015 年 9 月 21 日三诊：患者每晚睡眠增加至 6 小时左右，胁痛消失，舌脉同前，故改正心宁神汤加减善后。

按：失眠一症，中医称为"不寐"，《黄帝内经》谓之"不得卧""不得眠""目不暝"。《灵枢·大惑论》谓"卫气不得入于阴,常留于阳。留于阳则阳气满,阳气满则阳跷盛,不得入于阴则阴气虚,故目不暝矣",道出了不寐的根本原因就是阳气不能交于阴。阳气由动转静,即入寐,阳气由静转动则醒,一旦这种阴阳之气自然而有规律的转变被破坏,或为阴虚不能纳阳,或为阳盛不得入于阴,就会导致不寐的发生。因此临床治疗的目的就是调整脏腑的阴阳,恢复阴阳之间的平衡,使阴阳相交则目暝矣。

本案为女性患者,已近七七之年,月事已停,失眠长达7年余,病情反反复复,近期借助安眠药物亦难入睡,每晚仅能睡3~4小时,颇以为苦。细询患者病史,其有肠易激综合征多年,此乃肠道的一种功能性疾病,与情志关系密切,日久必致肝失条达,气郁不舒,故见间中右胁肋部隐痛,脉弦亦是肝郁之表现;饮食减少、大便偏溏、舌淡、脉细均为脾虚之象;口干、苔黄乃提示肝气郁久化火,火性上炎,扰动心神,阳不能入阴,神不安宁而致不寐。其辨证当属肝郁脾虚化火之证,治宜疏肝清热、健脾安神,方选丹栀逍遥散加减治疗。本方即在宋代《太平惠民和剂局方》逍遥散基础上加牡丹皮、栀子以增强疏肝清热的作用;另加上合欢皮、首乌藤解郁安神,浮小麦养心除烦安神;龙骨味甘、涩、平,入心、肝、肾、大肠经,牡蛎味咸、凉,入肝、经,二者联用既可平肝火,又可镇惊安神。全方配伍得当,药证相合,故能收速效。二诊时患者睡眠情况即较前改善,舌淡红,苔薄白,脉弦细,虑其火热之象已除,故去牡丹皮、栀子,仍间中有胁痛,加香附加强疏肝之功,再进5剂。三诊时患者睡眠继续改善,胁痛消失,乃肝郁之象明显缓解,虑及郁久伤阴,故改为以滋养心神为主的正心宁神汤(梁氏家传经验方)善后,巩固疗效。

对于肝胆气郁所致之不寐,梁宏正还常采用柴胡加龙骨牡蛎汤等柴胡类方加减治之,亦能取得较好疗效。梁宏正指出,对于不寐,其病因病机与五脏六腑均有密不可分的关系,临证时必须找准辨证眼目,方能药到病除。与此同时,临证时还必须根据患者证候灵活应变,能够做到药随证变才是真正考验医家的临床功力。

医案二:心阴不足证

患者姓名:珈某。

性别:男。

年龄:47岁。

就诊日期:2017年5月3日初诊。

发病节气:立夏前。

主诉:反复失眠1年余。

现病史:患者近1年来睡眠质量差,经常失眠,凌晨3时醒后不能入睡,白天头昏脑胀,严重影响工作生活,曾服用百乐眠胶囊等中成药物,效果不佳,又拒服西药,故求诊于中医。症见：精神较倦，每晚仅能睡 2～3 个小时，醒后难以入睡，自觉心烦，口干咽燥，时有腰酸，食欲一般，小便调，大便稍干。

既往史、个人史：既往有胆囊结石病史 6 年余，未予系统诊治。有吸烟史 10 年余，每日约 1 包。

体格检查：舌暗红，苔腻微黄，脉左寸弱。

中医诊断：不寐。

证候诊断：心阴不足。

西医诊断：失眠症。

治法：滋阴清热，养心安神。

处方：正心宁神汤加减。

玄参 15g	桔梗 10g	五味子 6g	延胡索 12g
丹参 15g	远志 6g	生地黄 15g	熟地黄 15g
麦冬 15g	茯苓 20g	五指毛桃 30g	酸枣仁 15g
柏子仁 15g	太子参 15g	白芍 15g	浮小麦 30g
合欢皮 15g	龙骨 30g(先煎)	牡蛎 30g(先煎)	

12 剂，每日 1 剂，水煎服。

2017 年 5 月 16 日二诊：患者睡眠好转，可增加至 5 小时左右，舌脉同前，守方 7 剂巩固疗效。

按：不寐是临床上的一类常见疾病，属于西医学睡眠障碍中睡眠量不足的失眠类别，通常整夜睡眠时间少于 5 小时，表现为入睡困难、浅睡、易醒或早醒等，常常是由于长期的思想矛盾或精神负担过重、劳逸结合长期处理不当、病后体弱等原因引起。《灵枢·营卫生会》云："壮者之气血盛，其肌肉滑，气道通，营卫之行，不失其常，故昼精而夜瞑；老者之气血衰，其肌肉枯，气道涩，五脏之气相搏，其营气衰少而卫气内伐，故昼不精，夜不瞑。"其指出了夜寐不安是心神虚而阳亢不得入于阴所致。心为五脏六腑之大主，心主神明，人的寤寐是由心神控制，所以与失眠关系最为密切的就是心，无论是实证还是虚证，都是因心神被扰或心神失养而导致不寐，因此，梁宏正在治疗失眠症的时候非常重视调养心神。

本案患者为中年男性，有反复失眠病史 1 年余，对西药抗拒，曾服用中成药治疗，效果不理想，遂求诊于中医。初诊时该患者每晚仅能睡 2～3 个小时，醒后难以入睡，心烦、口干咽燥均为心血不足、虚火内扰心神之象，尤其脉诊见左寸脉弱，因为左寸候心，更是心血亏虚之佐证，故辨证当属心血不足，心神失养，治宜滋阴清热、养心安神，方用梁剑波老先生的正心宁神汤为主加减。方中生地黄、熟地黄、白芍补血滋阴，麦冬、玄参助生地黄滋阴清热，太子参、茯苓补益心气，柏子仁、酸枣仁、五味子、远志收敛心气、益智安神，丹参、延胡索皆入心经，可活血、清心除烦，桔梗载药上行，加上合欢皮、浮小麦、龙骨、牡蛎等安神之品，诸药配伍得当，疗效确切，二诊患者睡眠即增加至 5 小时左右，效不更方，继续守方以巩固疗效。正心宁神汤一方乃为先师梁剑波名中医由古方天王补心丹（《校注妇人良方》）化裁而创，原用于心阴不足，心神失养之心悸、不寐、脏躁、百合等病，后不断扩大其使用范围，如从心经治疗泌尿生殖系统疾病（精癃、淋证等），均取得了不错的临床疗效。方中延胡索一味，味苦、辛，性温，入肝、胃、心、肺、脾经，《本草纲目》谓"延胡索，能行血中气滞，气中血滞，故专治一身上下诸痛，用之中的，妙不可言"。由于其活血止痛之功效强，现代药理研究发现其对中枢神经系统不但有较强的镇痛作用，还有很好的催眠、镇静与安定作用，故于上述病证中发挥了特殊的作用。

医案三：气滞血瘀证

患者姓名：孔某。

性别：男。

年龄：33 岁。

就诊日期：2015 年 4 月 29 日初诊。

发病节气：谷雨后。

主诉：反复失眠 2 年余。

现病史：患者近 2 年来因工作压力大，应酬多，逐渐出现难以入睡，夜梦多，曾在外院予以西药镇静催眠及中药（养心安神为主），症状反复。刻诊：面色晦暗，经常整夜不能入睡，服用安眠药也仅睡两三个小时，噩梦纷纭，时有胸闷、耳鸣，易惊，纳差，小便调，大便干结。

既往史、个人史：有颈椎病病史；吸烟史 5 年余，每日约半包。

体格检查：舌暗红，苔薄白，脉细涩。内科体查无特殊。

辅助检查：无。

中医诊断：不寐。

证候诊断：气滞血瘀。

西医诊断：失眠症。

治法：活血祛瘀，养血安神。

处方：血府逐瘀汤加减。

柴胡 10g	白芍 15g	枳壳 15g	甘草 5g
桃仁 10g	盐牛膝 12g	红花 10g	生地黄 15g

| 酒川芎 12g | 赤芍 15g | 当归 6g | 合欢皮 12g |
| 知母 15g | 桔梗 10g | | |

5 剂，每日 1 剂，水煎服。

2015 年 5 月 4 日二诊：服用上方后患者睡眠增加至 4~5 小时，精神亦好转，守方加首乌藤再进 7 剂。

按：此案患者为年轻男性，缘于工作压力等情志因素致肝失条达、气滞血瘀、心神失养而致不寐诸症。查患者面色晦暗，时有胸闷易惊，舌暗红，脉细涩，皆为气滞血瘀之佐证，故梁宏正选用清代名医王清任所创的血府逐瘀汤为主方。王清任曾在《医林改错》中云："夜不能睡，用安神养血药治之不效者，此方若神。"方中桃仁破血行滞而润燥，红花活血祛瘀以止痛，共为君药。赤芍、川芎助君药活血祛瘀；牛膝活血通经，祛瘀止痛，引血下行，共为臣药。生地黄、当归养血益阴，清热活血；桔梗、枳壳，一升一降，宽胸行气；柴胡疏肝解郁，升达清阳，使气行则血行；桔梗并能载药上行，兼有使药之用，甘草调和诸药。合而用之，使血活瘀化气行，则诸症可愈，加一味合欢皮以解郁安神，由于方证对应，故 5 剂药后即收显效，患者睡眠时间明显增加，精神好转，二诊守原方再加首乌藤一味以巩固疗效，收效颇佳。

梁宏正指出，不寐一证，以七情内伤为多见，而气机郁滞或轻或重见于疾病全过程，久则瘀生。瘀血既是病理产物，又是一种致病因素，因此活血化瘀法只是针对其中一环节而设，临证当配以理气安神或针对其他机因而增加治法，当以辨脏腑及虚实为第一要务。

医案四：心脾两虚证

患者姓名：赖某。

性别：女。

年龄：38 岁。

就诊日期：2015 年 9 月 9 日初诊。

发病节气：白露后。

主诉：失眠 5 个月。

现病史：患者近 5 个月来出现失眠症状，虽能入睡，但睡眠浅，容易醒，醒后难以再入睡，颇以为苦，曾间断服用镇静助眠药物，但停药后症状同前，今为求中医治疗，遂求诊于梁宏正。刻诊：神疲乏力，失眠易醒，时有心悸，偶有腹胀，食欲欠佳，无口干口苦，二便尚调。

既往史、个人史：有颈椎病病史多年，未予系统诊治，偶有头晕等。

体格检查：舌淡，苔薄白，脉沉细。

中医诊断：不寐。

证候诊断：心脾两虚。

西医诊断：失眠症。

治法：健脾益气，养心安神。

处方：归脾汤合生脉散、甘麦大枣汤加减。

黄芪 20g	白术 20g	党参 15g	当归 10g
茯苓 15g	远志 6g	木香 10g	龙眼肉 12g
酸枣仁 15g	麦冬 15g	五味子 6g	浮小麦 30g
合欢皮 15g	生龙骨 30g(先煎)	生牡蛎 30g(先煎)	炙甘草 6g

5 剂，每日 1 剂，水煎服。

2015 年 9 月 16 日二诊：患者精神好转，睡眠及心悸症状改善，舌脉同前，予上方加太子参 15g，7 剂。

按：失眠症在临床上非常多见，既可以单独作为一种疾病，也可以是继发于某种疾病的主要症状表现。清代沈朗仲所著《病机汇论》云："不寐之病，盖有多端。若伤寒、伤风、疟疾而然者，邪气内扰也。饮食过度而然者，胃不和则卧不安也。忧劳愤郁而然者，痰火内乱也。曲运神机而然者，心血耗损也。大病新产，年高而然者，气血交伤也。然虽有数种不同，总之虚实二字足以尽之。"因此，明辨病因是处理该类疾病所要解决的首要问题。

观此案患者为年轻女性，睡眠不足则心悸不寐，舌淡苔薄白、脉沉细均属气血不足之象。其失眠将近半年，虽能入睡，但睡眠浅，容易醒，醒后难以再入睡，考虑多为思虑过度，劳伤心脾所致。脾气亏虚故见神疲乏力、纳差腹胀。其辨证当属心脾两虚之证，故梁宏正径予补益心脾之代表方剂归脾汤为主方加减治疗，加麦冬、五味子乃合生脉散之意以益气养阴，并加龙骨、牡蛎重镇安神，合欢皮、浮小麦宁心安神，全方共奏益气补血、健脾养心安神之功。药证合拍，二诊时患者诸症均有改善，故守方再进，并加太子参以加强益气安神之功，后电话随访病已告愈。

归脾汤是梁宏正及先师梁剑波名中医临床上使用率相当高的一首方剂，该方原载于宋代严用和的《严氏济生方》，但方中无当归、远志，至明代薛己补此二味，使养血宁神之效尤彰。梁宏正将其用于治疗心脾两虚的不寐证时多加上"安神药对组合"如龙骨与牡蛎、合欢皮与浮小麦，以提高疗效。除此以外，梁宏正还将本方广泛应用于"内伤脾胃，百病由生"的虚劳、胁痛、胃脘痛、血证、儿科疳积、妇科闭经崩漏等多个领域，认为许多病证虽病因、症状各殊，而归于脾病则一，故从调理脾胃枢机入手可取得较好的效果。

梁宏正指出：不寐一证之患者，在现代社会骤增，原因多为生活节奏快，工作压力大，情志失调非常普遍，因而调神之法尤显重要。神之病有虚实，实者宜疏之、导之、清之、宣之、潜之，虚者以滋补养护安神为主。本案即为典型之心脾神虚证，故用归脾汤加减。在药物治疗的同时，配合心理方面的疏导也是必不可少的。

（娄劼整理）

第三节 心系疾病医案

胸痹案二则（冠心病）

医案一：痰热互结，心脉瘀阻证

患者姓名：唐某。

性别：女。

出生日期：1948 年 1 月。

就诊日期：2016 年 3 月 11 日初诊。

发病节气：惊蛰后。

主诉：胸闷不适 2 个月。

现病史：患者 2 个月前开始出现胸闷不适，夜间尤其明显，伴憋气感，平卧时明显，曾于外院心血管科住院诊疗。现症：夜间胸闷时有发作，背部疼痛，平卧后明显，伴憋气感，自觉喉中有痰难以咯出，胃纳可，大便可，夜尿频。

既往史：冠状动脉支架植入术、甲亢病史。

体格检查：舌暗红，苔黄腻，脉弦滑。体型肥胖。

中医诊断：胸痹。

证候诊断：痰热互结，心脉瘀阻。

西医诊断：冠心病，冠状动脉支架植入术后。

治法：清热化痰，理气活血。

处方：黄连温胆汤合瓜蒌薤白半夏汤加味。

黄连 6g	法半夏 15g	枳实 15g	竹茹 12g
陈皮 9g	茯苓 15g	瓜蒌皮 15g	薤白 10g
郁金 15g	太子参 20g	丹参 20g	三七 10g

菖蒲 15g　　　　炙甘草 9g

7 剂，每日 1 剂，水煎服。

2016 年 3 月 19 日二诊：患者诉胸闷背痛较前明显减轻，夜间胸闷发作时伴有汗出，余症同前，舌脉同前。处方：上方加浮小麦 30g，7 剂。

2016 年 4 月 5 日三诊：患者诉上症较前明显改善，夜间胸闷发作次数较前明显减少，自觉喉中有痰略不出，周身疲倦乏力，口苦口干，舌暗红，苔黄腻，脉弦滑。处方：上方加浙贝母 15g，7 剂。

2016 年 4 月 26 日四诊：患者诉胸闷背痛基本痊愈。

按：胸痹为内科常见病证之一。葛洪《肘后备急方》有云："胸痹之病，令人心中坚痞忽痛，肌中苦痹，绞急如刺，不得俯仰，其胸前皮皆痛，不得手犯，胸满短气，咳嗽引痛，烦闷自汗出，或彻引背膂。"其较为详细地描述了胸痹的临床症状特点，大多相当于西医学冠心病（心绞痛）之类的疾病。

胸痹主要病位在心，主要病机为心脉痹阻，涉及肝、脾、肾、肺四脏，临床当细辨虚实。虚证方面，五脏气血阴阳亏虚，心脉失养，不荣则痛；实证方面，气滞、血瘀、寒凝、痰湿等痹阻心脉，不通则痛。

本案患者为老年女性，反复胸闷不适 2 月余。其形体肥胖、自觉喉中有痰、脉弦滑，为内有痰湿之表现；舌质暗红、苔黄腻为痰已化热，痰热互结之象；痰热阻滞胸中气机，故见胸中憋闷感。患者冠心病病史较长且曾行冠状动脉支架植入术，症状以夜间发作为主，舌质偏暗，考虑久病多瘀，瘀阻筋脉故见背部疼痛，心脉瘀阻故胸闷不适，因此痰湿、气滞、热、瘀同时存在，辨证为痰热互结、心脉瘀阻，治宜清热化痰、理气活血，方用黄连温胆汤合瓜蒌薤白半夏汤加减。黄连温胆汤出自《六因条辨》，乃温胆汤去大枣加黄连而成，功能理气化痰清热；瓜蒌薤白半夏汤"治胸痹不得卧，心痛彻背者"，可通阳散结、祛痰宽胸；此外，梁宏正另加丹参、三七活血祛瘀，菖蒲豁痰，郁金行气活血；同时考虑到瘀血、痰浊的形成每与气虚有关，故加太子参一味以益气。全方配伍严谨，药证合拍，二诊时患者诉症状进一步改善明显，但汗出较多，所谓"汗为心之液"，故守方加浮小麦一味以益气、止汗；三诊时患者胸闷症状进一步改善，故守方再进，加浙贝母以加强清热化痰之功；四诊时患者胸痹已除。梁宏正指出，对于此类痰邪、热邪、瘀血等多种因素互结而成的疾病，治疗起来相对比较棘手，所谓"冰冻三尺，非一日之寒"，若辨证准确，守方亦是非常重要的。

医案二：心阳不振，瘀血阻脉证

患者姓名：周某。

性别：女。

出生日期：1963 年 2 月 14 日。

就诊日期：2016 年 3 月 21 日初诊。

发病节气：春分前。

主诉：反复胸闷半年。

现病史：患者半年前无明显诱因出现胸闷，以夜间阵发性胸骨下压榨感为主，伴有呼吸困难，伴有背部持续性酸痛，体位改变后症状可稍缓解，今日求诊我院。症见：神清，精神稍焦虑，胸闷发作以夜间阵发性胸骨下压榨感为主，伴有呼吸困难、背部持续性酸痛、汗出，每次持续半小时余，体位改变后症状可稍缓解，饱餐、受寒后无加重，无向他处放射，可平卧，无明显劳力性或夜间阵发性呼吸困难，无发热咳嗽，餐后上腹胀，无腹痛呕吐，无肢体浮肿，胃纳一般，眠差，梦多，无排尿困难，大便可。

既往史：既往体健，否认高血压、糖尿病等内科疾病。

过敏史：对芒果、牛油果过敏，临床表现为全身风团、瘙痒，否认其他药物及食物过敏史。

体格检查：舌淡暗，舌下络脉曲张，苔薄白，脉沉缓。心率 55 次/分，律齐，各瓣膜听诊区未闻及病理性杂音。肺部查体未见异常。形体肥胖，面色偏暗。

辅助检查：当日心电图（ECG）示窦性心动过缓。

中医诊断：胸痹。

证候诊断：心阳不振，瘀血阻脉。

西医诊断：冠心病。

治法：温阳通脉，化瘀除痹。

处方：桂枝加龙骨牡蛎汤加减。

桂枝 10g	炙甘草 10g	龙骨 30g(先煎)	牡蛎 30g(先煎)
白芍 15g	桃仁 10g	红花 10g	丹参 15g
檀香 10g	沉香 5g(后下)		

3 剂，每日 1 剂，水煎服。

2016 年 3 月 25 日二诊：患者诉症状较前改善，续守上方 5 剂。

按：胸痹是指以胸部闷痛，甚则胸痛彻背，喘息不得卧为主症的一类疾病的总称，其病名最早见于《金匮要略·胸痹心痛短气病脉证治》："夫脉当取太过不及，阳微阴弦，即胸痹而痛，所以然者，责其极虚也。今阳虚知在上焦，所以胸痹、心痛者，以其阴弦故也。"仲景不仅提出了"阳微阴弦"的病机，还制定了瓜蒌薤白白酒汤等临床常用方剂。后世医家多认为该病是由于正气亏虚、饮食、情志、寒邪等因素引起心脉痹阻所致，虚则多以气虚、阳虚、阴虚、气阴两虚为主，实则以寒邪、痰湿、气滞、瘀血为主，临床上以虚实夹杂多见。其治疗亦是遵循"急则治其标，缓则治其本"或标本兼治的原则。

观本案患者为更年期女性，形体肥胖者多阳气本虚，心阳不足使心脉失于温煦，气血运行不畅，心脉瘀阻而见胸闷不适症状；且患者胸闷以夜间为重，面色偏暗，舌体也较暗，且舌下络脉曲张，均符合血瘀辨证；发作时汗出为营卫不和之表现，脉沉缓亦为心阳不足之佐证。故其辨证为心阳不振、瘀血阻脉，治宜温阳通脉、化瘀除痹，方用桂枝加龙骨牡蛎汤以温通心阳、调和营卫，加上桃仁、红花、丹参以活血祛瘀，檀香、沉香以行气止痛，此乃合丹参饮之意。全方配伍精当，面面俱到，二诊时患者症状明显改善，故守方再进以巩固疗效。丹参味苦、微寒，归心、肝经，《神农本草经》谓其"心腹邪气，肠鸣幽幽如走水，寒热积聚，破癥除瘕，止烦满，益气"，故对于胸痹有血瘀表现的患者，梁宏正必用丹参。此外，桂枝加龙骨牡蛎汤见于《金匮要略·血痹虚劳病脉证并治》："夫失精家，少腹弦急，阴头寒，目眩发落，脉极虚芤迟，为清谷，亡血失精。脉得诸芤动微紧，男子失精，女子梦交，桂枝加龙骨牡蛎汤主之。"此为调和阴阳、潜阳固脱之方也，梁宏正于此案将该方加味治疗胸痹，为活用经方之举，其临床上还用于心悸、自汗、不寐、遗尿等病证，均取得了不错的疗效，值得吾辈研究学习。

（娄勍整理）

第四节　消化系统疾病医案

胃脘痛案五则

医案一：痰热中阻证（胆汁反流性胃炎）

患者姓名：付某。

性别：女。

年龄：38 岁。

就诊日期：2000 年 6 月 29 日初诊。

发病节气：夏至后。

主诉：胃脘灼热胀痛半年余，加重 5 天。

现病史：患者胃脘部疼痛反复发作半年余，无明显规律，有夜间痛，自服法莫替丁可缓解，近日再发，胃脘胀满不适，反酸，嘈杂灼热，纳差恶心，食欲欠佳。

既往史、个人史：痛经病史1年多。

体格检查：舌红，苔腻微黄，脉滑。

辅助检查：2000年6月22日电子胃镜示胆汁反流性胃炎。

中医诊断：胃络痛。

证候诊断：痰热中阻。

西医诊断：胆汁反流性胃炎。

治法：理气化痰，和胃利胆。

处方：温胆汤合四逆散、乌贝散加减。

法半夏 10g	陈皮 10g	茯苓 15g	炙甘草 5g
竹茹 8g	枳实 10g	乌贼骨 15g	浙贝母 15g
柴胡 10g	白芍 10g	厚朴 12g	生姜 5片
大枣 3枚			

二诊：上方连服3剂后，患者胀满、疼痛、反酸等减轻，未再呕吐，食欲渐复；继服3剂已不觉胀满疼痛，自停服。

三诊：1周后，患者疼痛反复，夜间呕吐黄浊胃内容物一次，口苦，心烦，予上方加黄连6g、吴茱萸3g，连服10剂诸症未犯。

医案二：脾胃虚弱，气滞痰阻证（慢性浅表性胃炎）

患者姓名：林某。

性别：男。

出生日期：1985年5月。

就诊日期：2015年11月17日初诊。

发病节气：立冬。

主诉：反复胃脘部不适2年余。

现病史：患者于2年前开始出现反复胃脘部不适，时有隐痛、餐后饱胀、反酸、嗳气等症状，曾到多家医院就诊，予口服奥美拉唑片、莫沙必利片及中成药香砂养胃丸等药物治疗，症状时好时坏，故前来就诊寻求中药调理。症见：神清，胃脘时有隐痛，喜温喜按，进食生冷后疼痛发作或加重，餐后饱胀，胸闷嗳气，反酸水，纳差，不欲进食，倦怠乏力，大便溏薄。

体格检查：舌淡，苔白，脉细弱。形体消瘦。

辅助检查：外院电子胃镜提示慢性浅表性胃炎（伴平坦糜烂）。

中医诊断：胃脘痛。

证候诊断：脾胃虚弱，气滞痰阻。

西医诊断：慢性浅表性胃炎。

治法：益气健脾，行气和中。

处方：香砂六君子汤合四逆散加减。

党参 15g	木香 10g	砂仁 6g (后下)	陈皮 12g
法半夏 12g	白术 15g	茯苓 15g	白芍 15g
柴胡 10g	海螵蛸 15g	佛手 15g	枳壳 12g
香附 15g	麦芽 15g	谷芽 15g	甘草 6g

5 剂，每日 1 剂，水煎服。

2015 年 11 月 24 日二诊：患者诉胃隐痛不适、胸闷嗳气、反酸症状较前明显缓解，仍饱胀，舌淡苔白，脉细弱。处方：在上方基础上加厚朴 12g，5 剂，每日 1 剂，水煎服。

2015 年 12 月 1 日三诊：患者诉药后近日无胃脘隐痛，时有嗳气，无胸闷反酸，饱胀减轻，胃纳改善，服用中药期间已停用奥美拉唑片、莫沙必利片等西药治疗，舌淡红，苔薄，脉细。效不更方，继续予上方去谷芽、麦芽，7 剂。随诊 1 个月，患者症状明显好转，自诉无明显胃脘不适。

医案三：脾虚湿滞证（慢性浅表性胃炎）

患者姓名：李某。

性别：男。

年龄：67 岁。

就诊日期：2015 年 6 月 10 日初诊。

发病节气：芒种后。

主诉：反复胃脘部胀痛不适 3 月余。

现病史：患者近 3 个多月来反复胃脘部胀痛不适，伴食欲减退、困倦感，曾在外院查胃镜示慢性浅表性胃炎，予以改善胃动力、护胃等治疗效果欠佳，现仍觉时有胃脘部胀痛，以餐后明显，反酸嗳气、恶心呕吐、口干口苦等，肢体倦怠乏力，纳差，睡眠一般，小便调，大便偏溏。

既往史、个人史：有吸烟史 20 余年，每日约半包。无饮酒及其他特殊病史。

体格检查：舌淡红，苔薄，边有齿痕，脉缓。腹软，剑突下轻压痛，无反跳痛。

中医诊断：胃脘痛。

证候诊断：脾虚湿滞。

西医诊断：慢性浅表性胃炎。

治法：补气健脾，渗湿和胃。

处方：参苓白术散加减。

党参 20g	茯苓 20g	白术 15g	白扁豆 15g
陈皮 6g	怀山药 30g	莲子 15g	薏苡仁 15g
炙甘草 6g	砂仁 6g^(后下)	炒稻芽 15g	炒麦芽 15g
鸡内金 15g	法半夏 15g	木香 10g^(后下)	

7 剂，每日 1 剂，水煎服。

2015 年 6 月 18 日二诊：患者胃脘部胀痛感基本消失，大便仍偏溏，予上方加防风 10g 再进 5 剂。

医案四：脾虚湿阻气滞证（慢性浅表性胃炎）

患者姓名：欧某。

性别：女。

出生日期：1982 年 8 月 23 日。

就诊日期：2015 年 9 月 12 日初诊。

发病节气：白露。

主诉：反复胃脘部胀痛、反酸 2 年余，再发加重 1 周。

现病史：患者 2 年前开始反复胃脘部胀痛，曾在外院治疗，自诉诊断为"慢性胃炎"予以治疗（具体不详）后当时症状有所好转，1 周前反复，自服药物后症状缓解不明显，伴有反酸、嗳气，腹痛餐后加重，胃纳差，自觉疲倦乏力，口干，大便溏。

体格检查：舌质暗淡，苔白腻，脉细稍弦。

辅助检查：胃镜示慢性浅表性胃炎。

中医诊断：胃脘痛。

证候诊断：脾虚湿阻气滞。

西医诊断：慢性浅表性胃炎。

治法：健脾化湿，行气止痛。

处方：

①香砂六君子汤加味。

党参 15g	白术 12g	茯苓 12g	甘草 6g
陈皮 10g	法半夏 15g	木香 10g	砂仁 10g
佛手 15g	鱼古 15g		

14 剂，每日 1 剂，水煎服。

②中成药：本院制剂益气启脾丸，6g，每日 3 次，口服。

二诊：服药 14 剂后，患者腹胀等症稍有缓解，胃纳好转，仍有餐后腹痛，予前方去鱼古、木香，加白芍、厚朴、乌药、香附，再服 15 剂。

三诊：药已尽服，患者诸症悉除，随访 2 个月未见复发。

医案五：中焦虚寒，气机郁滞证（慢性胃炎）

患者姓名：陈某。

性别：女。

出生日期：1978 年 9 月。

就诊日期：2014 年 9 月 11 日初诊。

发病节气：白露后。

主诉：胃痛不适 1 年。

现病史：患者 1 年前开始出现胃脘部隐痛不适，伴反酸，曾于外院行胃镜提示慢性浅表性胃炎伴糜烂，多次外院门诊就诊，疗效欠佳。刻诊：神清，精神稍焦虑，饭后胃痛不适，进食生冷食物后更加明显，反酸，喜叹气，二便可。

体格检查：舌淡，苔薄白，边有齿痕，脉沉。剑突下轻压痛。

中医诊断：胃脘痛。

证候诊断：中焦虚寒，气机郁滞。

西医诊断：慢性胃炎。

治法：温中补虚，行气止痛。

处方：黄芪建中汤合良附丸加减。

黄芪 15g	白芍 15g	桂枝 10g	炙甘草 6g
高良姜 10g	香附 15g	百合 15g	乌药 10g
海螵蛸 15g	炒麦芽 15g	大枣 12g	

5 剂，每日 1 剂，水煎服。

二诊：患者诉上症明显改善，但喜叹气，舌脉同前，继服上方 5 剂后症状基本改善。

按：胃脘痛，中医古籍中又有脘痛、胃心痛、心痛、心中痛、心腹痛、心下痛、心脾痛、胃痛、脾心痛等名。《灵枢·经脉》曰："脾足太阴之脉……是动则病，舌本强，食则呕，胃脘痛……"《灵枢·胀论》曰："六腑胀，胃胀者，腹满，胃脘痛，鼻闻焦臭，妨于食，大便难。"唐宋以前，"胃脘痛"多与心痛相混，金元以后胃脘痛才逐渐与心痛区分开来，并逐渐发展完善。有关"胃脘痛"症状的确切描述始见于《黄帝内经》，汉代张仲景首次对胃脘痛进行了证候分类，金元时期张元素首次将胃脘痛作为病证名记入文献。

外感六淫、饮食劳倦、情志失调、先天禀赋不足等因素均是导致胃脘痛发生的重要因素。其证有虚有实，气机不畅、不通而痛是其基本病机。本病与多脏腑相关，其中与胃、肝、脾关系最为密切。

梁氏流派认为胃脘痛的病位虽在胃，但病因多与肝、脾有关。首先，因脾与胃在中医学的理解上为脾内而胃外，脾阴而胃阳，脾主运而胃主化。如果脾胃素虚，一遇外感寒邪、饮食失调或情志刺激致脾失健运则致胃痛。其次，又因肝与脾有乘制的关系，每因郁怒伤肝，肝失疏泄，横侮脾土致胃失和降而发生胃痛。情志不和或者精神刺激，也是本病发生的内因之一。如《诸病源候论》中云："思虑烦多则损心，心虚故邪乘之。邪积而不去，则害饮食，心里幅幅如满，蕴蕴而痛。"李东垣在《脾胃论》中有言："喜怒忧恐，损耗元气，资助心火。火与元气不两立，火胜则乘其土位，此所以病也。"

关于胃脘痛的脉象，多为沉弦、细、动，正如《脉诀》所说："沉弦细动，皆是痛症，心痛在寸，腹痛在关，下部在尺，脉象显然。"梁宏正认为，胃脘痛的脉象，当以左右关为准，因关脉主中焦，每多见肝脾二经与胃腑皆以关脉之诊为主。关紧为寒，关实多为热，沉涩为血瘀，沉微、促为里虚，胃大出血则关动如豆。

梁宏正重视脾胃，推崇《脾胃论》，认为凡内科杂病治疗均可从脾胃入手，提出"百病多归于脾"的学术观点，临床上喜用归脾汤类方。

关于胃脘痛的治疗，病因不同，临床表现就不一样，临床需辨证论治。总的治疗原则如下：①寒者温之，热者寒之；郁结者宜解之，积滞者宜消之；劳倦内生者宜补之。②胃宜降则和，腑以通为补，故用补不宜过早。③初痛在经，久痛在络，初病在气，久病在血，故初痛宜温散行气，久痛宜辛温合营。其辨证分型证治如下。

脾虚气滞，肝胃不和：多见上腹部胀痛，嗳气频频，反酸呕恶，痛连胸胁，甚时攻痛游走，按之气走散而痛减轻，脉弦，舌淡红，苔薄白。治以疏肝和胃，理气止痛。方选梁氏自拟兰洱延馨饮、柴胡疏肝汤、左金丸、四逆散、柴芩温胆汤类方加减。

脾胃虚寒：多见上腹部隐痛，得温则舒，喜暖喜按，面色㿠白，肢寒畏冷，大便溏，小便清长，舌淡，苔白，脉沉、迟，关脉沉紧。治以温胃散寒止痛。方选黄芪建中汤、理中汤、小建中汤类方加减。

脾胃虚弱：多见上腹部隐痛，喜揉喜按，食后腹胀，喉中有痰，大便溏，舌淡，苔薄白，脉沉弱。治以健脾和胃，行气止痛。方选香砂六君子汤、陈夏六君子汤、参苓白术散类方加减。

寒热错杂：多见上腹部痞满疼痛，口腔溃疡，口干口苦，大便质烂，舌淡红，苔薄黄，脉沉弦。治以平调寒热。方选半夏泻心汤类方加减。

胃阴亏虚：多见胃痛隐隐，病史较长，五心烦热，咽干口苦，大便便秘，小便色黄，脉弦数，舌红，少苔。治以滋养胃阴，清热止痛。方选化肝煎、左金丸及梁氏自拟素馨养胃汤加减。

心脾两虚：多见胃痛隐隐，病史较长，乏力厌食，焦虑多言，大便无力，舌淡，苔薄，脉沉弱。治以健脾益气止痛。方选归脾汤加减。

前人治疗胃痛的经验丰富，如朱丹溪的治疗经验："凡心胃痛，须分新久，明知身受寒、口吃冷而得者，初得时即温散，或温利，稍久则郁，郁久则热，热久生火，便不可用温，必以山栀为热药为先导"。总结上述，朱氏是认为无论寒热皆可致郁，治以平肝、凉肝。

李东垣提出"胃实宜平胃散，胃虚宜异功散，不进饮食宜养胃进食汤"，即治疗以"和胃"为要。《脾胃论》首创了"升阳益气、温阳益胃、升阳泻火、调畅升降"治疗胃脘痛的独特体系。

另如外吸凉风，内食冷物，猝然腹痛者，可予二陈汤合白豆蔻、干姜、吴茱萸；因寒而痛者，可加草果、厚朴、良姜等；因热而痛者，可予清中汤；因瘀血而痛者，可予桃仁承气汤；因气滞而痛者，可予沉香降气汤；因饮酒而痛者，可予干姜、砂仁、枳棋子、葛花等；因食后而痛者，可予大柴胡汤或保和丸之类。

对于胃脘痛的治疗，梁氏自拟了许多验方用于临床，验方如下。

兰洱延馨饮：该方由佩兰、普洱茶、延胡索、素馨花、厚朴、炙甘草组成。功效：芳香解郁，行气止痛。主治：适用于胃神经症、慢性胃炎、胃痛，症见胃脘部有灼热感，胁胀嗳气，食欲不振，舌淡，苔白厚腻，脉弦，中医辨证属肝郁气滞、湿浊阻脾者。临床应用时凡见上腹部胀痛，嗳气频频，反酸呕恶，痛连胸胁，甚者有时攻痛游走，按之则气走散而痛变渐缓，或遇情绪变化时更甚，属肝胃不和型的慢性胃炎、胃神经症者，本方治疗确有良效。方解：本证多由情感不畅，肝胃不和，疏泄失职，湿阻气机所致，故见嗳气反酸、胃脘胁肋诸痛，治宜疏肝化湿、理气镇痛。方中主药素馨花味辛性平，疏肝解郁，芳香醒脾；厚朴、佩兰芳香化湿以为使；佐以延胡索行气止痛；而普洱茶味甘苦，入肝、胃二经，消胀去滞，《纲目拾遗》谓之"清香独绝……消食化痰，清胃生当，功力尤人"；炙甘草益气和中，调和诸药以为使。诸药合用，共奏疏肝化浊、行气止痛之功效。加减法：痛甚可加白芍、木香；胁肋胀痛加炒麦芽、郁金；吐酸嗳气加鱼古、佛手花；纳食不馨加炒谷芽、鸡内金。方歌：梁氏兰洱延馨汤，厚朴炙甘草六味良；举凡胃痛肝郁气，对症加减病自宁。

素馨养胃汤：该方由素馨花、沙参、麦冬、石斛、白芍、女贞子、墨旱莲、川楝子、牡丹皮组成。功效：滋养胃阴，滋水养肝。主治：胃阴不足型胃痛，相当于西医学的慢性胃炎与胃、十二指肠溃疡。方解：本方以素馨花行气止痛为君；沙参、麦冬、石斛养阴益胃生津，白芍养阴柔肝，女贞子、墨旱莲养阴补肝肾为臣；佐以牡丹皮养阴凉血，川楝子疏肝泻热行气。

理虚溃疡汤：该方由党参、黄芪、白术、砂仁、沉香、干姜、煅瓦楞子、炙甘草组成。方解：方中党参、黄芪、白术补气健脾；砂仁、沉香、干姜温中止呕；煅瓦楞子制酸止痛；炙甘草和中缓急，调和诸药。本方以温补脾胃为主，兼以制酸止痛，以补为主，攻补兼施。功效：温中散寒止痛。主治：脾胃虚寒型胃痛，相当于西医学的十二指肠溃疡。

溃疡促愈汤：该方由阿胶10g、桂枝15g、炙甘草15g、黄芪20g、沉香10g、煅瓦楞子30g、白芍10g、干姜5g、白及5g、乌梅2枚组成。方解：本方以阿胶补血，桂枝温阳通脉，炙甘草、黄芪补气，沉香、干姜温中止呕，煅瓦楞子制酸止痛，白及止血生肌，乌梅收敛固涩。本方温补脾胃，气血双补，在补中兼顾制酸、涩肠，具收敛固涩之功。功效：温补脾胃，生肌止血，收敛涩肠。主治：脾胃虚寒型胃痛，相当于西医学的十二指肠溃疡愈合期。

本院制剂：①参芪健脾糖浆：组成：党参、黄芪、茯苓、怀山药、白扁豆、薏苡仁、莲子、白术、防风、陈皮、白豆蔻、甘草。功效：健脾开胃，行气祛湿。主治：脾虚湿阻证。②益气启脾丸：组成：砂仁、山楂、党参、茯苓、陈皮、炒谷芽、怀山药、白术、炒白扁豆、薏苡仁、莲子、炙甘草。功效：健脾开胃，补中益气。主治：脾胃虚弱证。

胃痞案三则

医案一：寒热错杂，肝郁脾虚证（慢性胃炎）

患者姓名：黎某。

性别：女。

出生日期：1967年10月2日。

就诊日期：2015年10月12日初诊。

发病节气：寒露后。

主诉：胃脘部不适2个月。

现病史：患者2个月前开始出现胃脘部不适，曾于外院行胃镜提示慢性浅表性胃炎，多次于外院门诊就诊，疗效欠佳。刻诊：神清，胃脘部隐痛，头晕，眠差，梦多，口苦口干，便秘。

体格检查：舌淡，苔薄白，脉弦。心肺查体未见异常。剑突下轻压痛。

中医诊断：胃痞。

证候诊断：寒热错杂，肝郁脾虚。

西医诊断：慢性胃炎。

治法：寒热平调，行气消痞止痛。

处方：半夏泻心汤合四逆散加味。

法半夏 15g	黄芩 15g	黄连 10g	干姜 6g
党参 20g	柴胡 15g	枳实 12g	白芍 15g
炙甘草 10g	香附 15g	麦芽 15g	延胡索 15g
川楝子 15g			

3 剂，每日 1 剂，水煎服。

10 月 15 日二诊：患者诉上症明显改善，疼痛缓解，纳差，舌脉同前，处方如下。

法半夏 15g	黄芩 15g	黄连 10g	干姜 6g
党参 20g	柴胡 15g	枳实 12g	白芍 15g
炙甘草 10g	香附 15g	麦芽 15g	稻芽 15g

3 剂，每日 1 剂，水煎服。

医案二：寒热错杂，中焦气机不畅证（慢性胃炎）

患者姓名：张某。

性别：女。

出生日期：1953 年 7 月。

就诊日期：2016 年 12 月 9 日初诊。

发病节气：大寒。

主诉：胃脘部胀闷不适 3 个月。

现病史：患者 3 个月前开始出现胃脘部胀闷，时有隐痛，餐后饱胀，曾行胃镜检查提示慢性胃炎、胃底息肉，经抑酸治疗症状缓解不明显。刻诊：胃脘胀满不适，进食辛辣及冷食后诸症加重，一直服用奥美拉唑片；恶心欲呕，胃纳差，不欲进食，自觉心烦意乱睡眠差，大便干，小便正常。

既往史：既往脱髓鞘病史，目前口服小剂量激素治疗。

体格检查：舌边尖红，苔薄黄腻，脉沉弱。胃脘按之不痛。

中医诊断：胃痞。

证候诊断：寒热错杂，中焦气机不畅。

西医诊断：慢性胃炎。

治法：平调寒热，调畅气机。

处方：半夏泻心汤加味。

法半夏 15g	黄连 5g	干姜 6g	黄芩 10g
党参 15g	甘草 5g	大枣 15g	厚朴 12g
白术 12g	谷芽 15g	麦芽 15g	鸡内金 15g
山楂 12g	白豆蔻 10g[后下]	枳实 12g	

3 剂，每日 1 剂，水煎服。

2016 年 12 月 16 日二诊：患者自诉药后即自觉诸症明显减轻，服药期间未服西药，喜吐清涎，舌边尖红，苔薄白腻，脉沉弱。予原方黄连减至 3g，3 剂。

2016 年 12 月 23 日三诊：服上方 3 剂后患者胀满感及餐后不适症状基本消失，睡眠可，胃纳大增，但因进食生冷后胀闷不适再发，恶心欲呕，舌淡红，苔白，脉沉弱。予守二诊方调整干姜量至 10g，加砂仁 6g，3 剂。

2016 年 12 月 30 日四诊：患者诉药后胀闷不适、恶心欲呕症状再次消失，停药后至今胀闷未作，现求开药预防复发时服，予三诊方 3 剂。

医案三：湿热中阻证（慢性胃炎）

患者姓名：刘某。

性别：男。

年龄：58 岁。

就诊日期：2015 年 3 月 25 日初诊。

发病节气：春分后。

主诉：反复胃脘部胀闷不适 2 月余。

现病史：患者近 2 月余来时觉胃脘部胀闷不适，多以餐后为主，间中恶心欲呕，偶有嗳气，无胸闷、反酸、无腹痛等，曾在外院查心电图无异常，服用西药（具体不详）治疗症状改善不明显，遂求诊于梁宏正。刻诊：精神稍倦，时有胃脘胀满不适，间中恶心欲呕，口干口苦，容易上火，偶有嗳气，食欲欠佳，夜寐差，小便调，大便稀溏。

既往史、个人史等：有慢性胆囊炎病史多年，未系统治疗。偶有饮酒，无嗜酒。

体格检查：舌红，苔黄腻，脉弦滑。腹软，剑突下轻压痛，无反跳痛。

中医诊断：胃痞。

证候诊断：湿热中阻。

西医诊断：慢性胃炎？

治法：清利湿热，和胃除痞。

处方：柴芩温胆汤加减。

法半夏 15g	茯苓 20g	陈皮 6g	枳实 15g
柴胡 12g	黄芩 15g	神曲 10g	炒麦芽 15g
炒稻芽 15g	姜厚朴 10g	白豆蔻 6g^(后下)	竹茹 15g

7 剂，每日 1 剂，水煎服。

2015 年 4 月 2 日二诊：患者胃脘胀闷等症明显减轻，无呕吐等，舌红，苔薄黄，脉弦滑。效不更方，继续守原方 7 剂巩固疗效。

按：医案一患者以胃脘部不适为主诉，辨病属"胃痞"。梦多、口干口苦、便秘为热象，头晕、舌淡、苔薄白为寒象，辨证考虑寒热互结存在；两胁部疼痛，脉弦为肝郁气滞之象。故其辨证为寒热错杂、肝郁脾虚，治疗上以寒热平调、行气消痞止痛为则。复诊上症缓解，无明显疼痛，故予去川楝子、延胡索；纳差，加谷芽、麦芽以健脾消导。

医案二患者出现心下胃脘痞满、呕、心烦不得眠、舌边尖红、苔薄黄腻、脉沉，四诊合参，符合半夏泻心汤证表现，为脾胃虚弱，寒热错杂，升降失调，胃气不降则生热，脾气不升而生寒，进一步寒热之气错杂于中焦所致。故梁宏正拟半夏泻心汤和胃降逆，散结消痞，加用白术、白豆蔻健脾化湿和中，麦芽、鸡内金、山楂健胃消食，枳实、厚朴调畅中焦气机，辛开苦降、补泻兼施，使得气机通畅，痞满得消。患者初诊时舌边尖红、苔薄黄腻、心烦不得眠等热象明显，故黄连 5g、干姜 6g；二诊时诸症明显减轻，但喜吐清涎，苔黄转白，故减黄连量为 3g；三诊时患者因进食生冷后胀闷不适再发，恶心欲呕，考虑中焦虚寒，故黄连用 3g，调整干姜量至 10g，加砂仁温中散寒，体现了梁宏正临证用药之妙。

医案三患者病程尚短，临床以胃脘痞满、恶心欲呕、口干口苦为主要表现，结合舌脉，乃湿热壅滞中焦致胃气郁滞，窒塞不通而为痞证。半夏泻心汤为治疗痞证代表方，然其方证当为脾气受损，甚或寒化，胆胃有热，为寒热平调之剂；而柴芩温胆汤纯为攻邪泻实之剂，方证主要为少阳气滞并痰热。本案病之不久，未显虚寒之象，因而用柴芩湿胆汤，而患者食后症状加重，显然食积为诱因，故加用消食化积导滞之品而收效。虽然泻心汤类方是临床常用治疗痞证的方子，但仍要辨证论治，因人无同质，病无定形，遵古而不泥古、知常达变是为医之道。"胃痞"一证，是以胃脘部自觉满闷阻塞为主要表现，临床颇为常见。《景岳全书·杂证谟》言："痞者，痞塞不开之谓……凡有邪有滞而痞者，实痞也；无物而滞而痞者，虚痞也。"实痞多责之为气滞、湿阻、寒凝、热郁、痰结、食积等，虚痞多责之为脾胃中虚，病久者或见虚实夹杂。

对于胃痞的治疗，首先要分清虚实、寒热之别，其次要注意脾胃升降失常，久治疗效欠佳者，应考虑多证复杂与脏腑兼病，当综合辨证，灵活分析。

《伤寒论·辨太阳病脉证并治》："但满而不痛者，此为痞，柴胡不中与之，宜半夏泻心汤。"《金匮要略》："呕而肠鸣，心下痞者，半夏泻心汤主之。"半夏泻心汤为治疗痞证的代表方，梁宏正常用剂量如下：半夏15g，黄芩、干姜、人参、炙甘草各9g，黄连3g，大枣4枚。

常用加减法：①疼痛明显者：加川楝子、延胡索等。②纳差：加鸡内金、谷芽、麦芽等。③失眠：加首乌藤、龙骨、牡蛎等。④呕吐泛酸：加竹茹、鱼古等。⑤烦躁、焦虑：加合欢皮、郁金等。⑥便秘：加白术、厚朴等。⑦口疮、溃疡：加黄柏、砂仁等。

本方所治之痞，是小柴胡汤误下，损伤中阳，少阳邪热乘虚内陷所致。心下即是胃脘，属脾胃病变。脾胃居中焦，为阴阳升降之枢纽，中气虚弱，寒热错杂，故为痞证。脾气主升，胃气主降，升降失常，故见呕吐、肠鸣下利。方中半夏散结消痞、降逆止呕，故为君药；干姜温中散邪，黄芩、黄连苦寒，泻热消痞，故为臣药；人参、大枣甘温益气，补脾气，为佐药；甘草调和诸药，为使药。

梁宏正临床应用半夏泻心汤时，常以合方为主衍化方证应用：①合四逆散：主治脘腹胀满，呃逆，不思饮食，胁部疼痛，脉弦。②合温胆汤：主治头晕心烦，失眠，苔白腻，脉弦滑。③合金铃子散：主治胃脘胀闷不适，口苦口干欲饮，梦多，性情暴躁，舌红，苔黄，脉弦数。④合良附丸：主治脘腹胀满疼痛，呕吐酸水，进食寒凉食物后明显，苔白，脉沉迟。⑤合交感丸（香附、茯神）：主治胸膈不宽，气闷不舒，抑郁烦恼，七情所伤。

泄泻案二则

医案一：肝脾不和证（肠易激综合征）

患者姓名：张某。

性别：女。

年龄：27岁。

就诊日期：2017年9月6日初诊。

发病节气：白露前。

主诉：反复腹泻1年余。

现病史：患者1年余前不慎受凉后开始出现腹泻，每日4～5次，呈水样，不臭，伴腹痛，无发热恶寒等，自服藿香正气颗粒等药物后缓解，但后来每逢情绪不好或受凉均出现腹泻情况，服药亦不能缓解，曾在外院查肠镜未见异常，颇以为苦，遂求诊于梁宏正。刻诊：情绪稍紧张，腹泻伴腹痛，每日 4~5 次，大便有黏液，便后痛减，有肠鸣，伴口干，嗳气食少，小便尚调。

体格检查：舌淡红，苔薄黄腻，脉弦细。腹软，无压痛及反跳痛，肠鸣音稍活跃。

辅助检查：外院电子肠镜（2017 年 5 月 23 日）未见异常。

中医诊断：泄泻。

证候诊断：肝脾不调。

西医诊断：肠易激综合征（可能性大）。

治法：抑肝扶脾，清化湿热。

处方：四逆散合半夏泻心汤、痛泻要方加减。

柴胡 10g	炒枳实 10g	白芍 15g	炙甘草 10g
法半夏 12g	黄芩 10g	黄连 5g	干姜 6g
党参 15g	大枣 15g	陈皮 6g	白术 15g
防风 10g			

7 剂，每日 1 剂，水煎服。

2017 年 9 月 17 日二诊：患者大便次数减少到 2~3 次/日，较前成形，无腹痛，舌淡红，苔白腻，脉细，改为参苓白术散加炒麦芽、神曲，7 剂。

医案二：脾胃虚寒，浊阴上逆证（急性胃肠炎）

患者姓名：黎某。

性别：女。

出生日期：1945 年 4 月 3 日。

就诊日期：2016 年 10 月 7 日初诊。

发病节气：寒露后。

主诉：大便次数增多，呕吐 4 天。

现病史：患者 4 天前开始出现大便次数增多，解稀烂便，每日约 10 余次，无黏液及脓血便，恶心，非喷射状呕吐胃内容物多次，无咖啡样物及呕血，曾自行服用藿香正气丸、腹可安等药物，上述症状无明显缓解。刻诊：神清，精神疲倦，上腹胀痛，恶心呕吐，稍头晕，乏力，双膝关节痹痛，解稀烂便，纳差，眠一般，小便尚可。

既往史：既往类风湿关节炎病史多年，时有双膝关节疼痛发作。

体格检查：舌淡暗，苔薄白，脉沉弱。双膝关节肿胀畸形。

中医诊断：泄泻。

证候诊断：脾胃虚寒，浊阴上逆。

西医诊断：急性胃肠炎。

治法：温中补虚，降逆止呕。

处方：黄芪建中汤合吴茱萸汤加味。

黄芪 20g	桂枝 6g	白芍 20g	甘草 6g
大枣 12g	吴茱萸 6g	干姜 6g	白术 12g
蒸陈皮 6g	木香 10g	砂仁 6g	

3 剂，每日 1 剂，水煎服。

2016 年 10 月 10 日二诊：患者腹泻呕吐痊愈，诉关节痹痛，改投他方。

按：泄泻是一种常见的脾胃病证，一年四季均可发生，病程短者，多以实邪为主，病因较为单一，而病程长者，病因相对复杂，多虚实夹杂。《素问·阴阳应象大论》记载"湿盛则濡泻""春伤于风，夏生飧泻"，认为风寒湿热都可以致泻，并有长夏多发的特点。《医学心悟·泄泻》载："湿多成五泻，泻之属湿也，明矣。然有湿热，有寒湿，有食积，有脾虚，有肾虚，皆能致泻，宜分而之。"

泄泻病因常见为湿邪导致泄泻，为肠道功能失司，而病机则与脾、胃、肝、肾等脏腑功能密切相关，正如《景岳全书·泄泻》云："泄泻之本，无不由于脾胃……泄泻之因，惟水火土三气为最。"《景岳全书·泄泻》载："凡遇怒气便作泄泻者，必先以怒时挟食，致伤脾胃，故但有所犯，即随触而发，此肝脾二脏之病也。盖以肝木克土，脾气受伤而然。"脾胃运化功能失常，湿邪内生则可导致泄泻，而肝气盛则乘脾，发为飧泄。另外，久病劳伤脾肾，致肾阳亏虚，以致命门火衰无以温煦脾阳，则引起虚性泄泻，即五更泻，正如《医碥·泄泻》所云："每天明时泻一二次，名肾泻。"

治疗上，据寒热虚实特点，泄泻可分为火热泄泻、寒湿泄泻、伤暑泄泻、伤食泄泻，久泻包括脾虚下泄、命门火衰、肝木乘脾，因病机不同，各型的泄泻治疗不同。李中梓在《医宗必读·泄泻》中提出了著名的治泻九法，即淡渗、升提、清凉、疏利、甘缓、酸收、燥脾、温肾、固涩，是临床上治疗泄泻的不二法门。

医案一患者年轻，由情志不遂，肝气失于疏泄，影响脾胃气机升降，导致脾胃虚弱，二者相互影响，日久湿热之邪内生，虚实夹杂，故见腹痛腹泻、口干、肠鸣等症，舌脉亦为之佐证。本例患者病历 1 年余，初受寒伤太阴脾胃，后忧虑郁抑情绪常现，脾更伤，少阳气结，郁而热生，木气太过而乘脾土，出现寒热虚实夹杂之复杂病机，因而三方合用，各施其功，分对各证，用之即效。故梁宏正将四逆散、半夏泻心汤、痛泻要方三个方巧妙地整合在一起，以达到抑肝扶脾、清化湿热之功效，收效后二诊即更方为参苓白术散以健脾渗湿固本。

医案二为阳明少阴合病证。阳明证多以湿热证多见，也有虚寒证，《伤寒论》云：

"阳明病，若中寒，不能食，小便不利，手足濈然汗出，此欲作固瘕，必大便初硬后溏。所以然者，以胃中冷，水谷不别故也。"又云："食谷欲呕者，属阳明也，吴茱萸汤主之。"本例患者类风湿关节炎病史多年，从病辨证属寒证居多。就诊时呕吐频作、腹胀，辨证属脾胃气机紊乱；纳差、脉弱，符合虚证表现，脾虚辨证成立。大便稀烂、双膝关节疼痛、肤色不变，符合寒证、阴证证象。故其脾胃虚寒、气机紊乱存在，处方以黄芪建中汤和吴茱萸汤温中补虚、降逆止呕。

梁氏治疗泄泻的经验是先辨寒热。寒证多表现为泄利不止，完谷不化，吐利腥秽，身凉不渴，畏寒怕冷，脉沉细而微；而热证则多表现为泄利不止，小便赤涩，泄下秽臭，肛门灼热，烦渴引饮，脉数大有力。治疗除辨寒热外，还可辨暴泄、久泄，暴泄包括寒、热、暑、伤食，久泄包括脾泄、肾泄、滑脱之泄等。把泄泻分为暴、久之后，再根据发病急慢、症状分型治之。如寒泄，则予理中汤类方；热泄，可予葛根芩连汤；暑泄，可予藿香正气散；伤食泄，则予保和丸、枳实导滞丸类等；脾泄，可予参苓白术散类；肾泄，可予四神丸类；肝木乘脾，可予痛泻要方类。梁氏对于久泄不止，病情复杂，寒热虚实夹杂的病例，治法从多机因出发，灵活多变，方从法出，随证变之，如对胆热脾寒之泄泻善用柴胡桂枝干姜汤，少阴下利者善用吴茱萸汤加减等。

梁氏在用药方面的经验：①在治疗慢性泄泻时强调"利小便实大便"，喜通因通用，用药如车前子、泽泻、猪苓等。②认为百病多生于郁，泄泻也不例外，常从气机升降入手，重视脾胃升降功能，善调肝、肺、肾气机与泄泻的关系。③久泄滑脱不尽辨证为虚者，喜用收敛固涩、升提药物。④重视脾肾先后天之本，在疾病的巩固收尾阶段喜健脾补肾，用药如怀山药、山茱萸、熟地黄等。

腹鸣案二则

医案一：中焦虚寒证（肠功能紊乱）

患者姓名：陈某。

性别：男。

年龄：54岁。

就诊日期：2017年3月1日初诊。

发病节气：雨水后。

主诉：反复腹中鸣响不适1年余。

现病史：患者1年余前出境旅游受寒后即开始出现腹中鸣响不适，以夜间明显，受凉后加重，伴脘腹痞满，间中有腹痛，无反酸暖气、恶心呕吐等，大便偏溏，在我院门诊考虑为"肠功能紊乱"，先后予以健脾理气化湿、温中散寒等中药及改善胃肠动力、肠道菌群调节等西药治疗，上症改善不明显，颇以为苦，遂求诊于梁宏正。刻诊：自觉腹中鸣响阵作，以凌晨 3~5 时最明显，受凉或进食生冷食物时加重，无腹胀腹痛，无恶心呕吐，稍觉口干，双下肢怕冷，夜寐欠佳，时有潮热汗出，小便调，大便成形质稍软。

体格检查：舌淡稍暗，苔薄白，脉弦细。腹软，无压痛及反跳痛，肠鸣音稍活跃。

辅助检查：我院电子结肠镜检查（2015 年 11 月 19 日）未见异常。

中医诊断：腹鸣。

证候诊断：中焦虚寒。

西医诊断：肠功能紊乱。

治法：温中散寒，补脾健胃。

处方：丁蔻附桂理中汤加减。

丁香 5g^(后下)	肉豆蔻 5g^(后下)	干姜 6g	白术 15g
党参 15g	制附子 6g^(先煎)	炙甘草 12g	吴茱萸 5g
肉桂 3g^(焗服)	大枣 15g		

3 剂，每日 1 剂，水煎服。

2017 年 3 月 3 日二诊：患者自觉服用第一剂药后无明显感觉，服第二剂药后觉口干口渴明显，有痰，腹中鸣响同前，睡眠差，双下肢冷感稍减，舌淡稍暗，苔薄白，脉弦细。处方：乌梅丸加减。

乌梅 30g	细辛 3g	黄柏 12g	桂枝 6g
花椒 6g	制附子 6g^(先煎)	党参 20g	黄连 5g
当归 6g	干姜 5g	白术 12g	白芍 20g
炙甘草 6g			

3 剂，每日 1 剂，水煎服。

2017 年 3 月 6 日三诊：患者诉服上药后夜间腹部鸣响明显减少，晨起稍活跃，双下肢怕冷改善，口干减轻，睡眠好转，舌淡稍暗，苔薄白，脉细。守上方加木香 10g，4 剂。

医案二：气郁不舒，阳气不足证（肠功能紊乱）

患者姓名：肖某。

性别：男。

出生日期：1965 年 9 月 26 日。

就诊日期：2016 年 1 月 6 日初诊。

发病节气：立春。

主诉：腹鸣20天。

现病史：患者近月思虑较多，20天前开始出现晨起时腹鸣阵阵，矢气频频，大便不成形，四肢欠温。

体格检查：舌暗，苔白薄，细弦缓。

中医诊断：腹鸣。

证候诊断：气郁不舒，阳气不足。

西医诊断：肠功能紊乱。

治法：理气解郁，温肾补气。

处方：痛泻要方合四神丸加减。

防风10g	白术12g	白芍12g	陈皮10g
吴茱萸3g	补骨脂15g	五味子9g	肉豆蔻12g
生姜10g	大枣12g	枳壳12g	香附12g
布渣叶15g	炙甘草10g		

4剂，每日1剂，水煎服。

2016年1月11日二诊：药后患者上症明显减轻，大便成形，舌暗，苔白厚，脉细缓弦。予上方加芒果核2只、炒麦芽20g、藿香12g，4剂。

2016年1月18日三诊：患者症状基本消失，舌稍暗淡，苔白略厚，脉弦缓。

防风10g	白术12g	白芍12g	陈皮10g
吴茱萸3g	补骨脂15g	五味子9g	肉豆蔻12g
枳壳12g	党参15g	黄芪15g	茯苓12g
麦芽20g	神曲15g	炙甘草10g	

按：腹鸣，又名肠鸣，为肠中鸣响之症，始见于《黄帝内经》。其病机概括来说，为脾虚、水湿痰饮、热、寒。

关于腹鸣的病因，一为脾虚，且为主要因素，正如《素问·评热论》所云："腹中鸣者，病本于胃也。薄脾则烦不能食……"《素问·脏气法时论》曰："脾病者，身重，善肌肉痿，足不收，行善瘛，脚下痛；虚则腹满肠鸣，飧泄，食不化。"脾主运化，主升清，若脾运化无权，气不行则聚于肠中，故而腹满肠鸣。

二为水湿痰饮。脾为土，喜燥而恶湿，水湿痰饮同属于阴邪，若脾运化失司，同气相求，水湿痰饮不能运化，聚于肠腹中则见腹鸣，正如《素问·气交变大论》所云，"岁土太过，雨湿流行……病腹满溏泄肠鸣"，"岁水太过……湿气变物，病反腹满肠鸣溏泄，食不化"。内生痰饮，下趋于肠道，故肠鸣辘辘有声，正如《金匮要略·痰饮咳嗽病脉证并治》所云："其人素盛今瘦，水走肠间，沥沥有声，谓之痰饮。"

三因于热。阳盛则热，其性燔灼升腾，可加快气血运行。《素问·至真要大论》云："鼓之如鼓，皆属于热。"《素问·刺疟》曰："脾疟者，令人寒，腹中痛，热则肠中鸣，鸣已汗出。"鼓为有声，肠鸣亦为病之有声，故说肠鸣即肠中有热。

四因于寒。因寒性凝滞收引，可致络脉拒急，气机运行不畅，寒邪滞于肠中，雷鸣切痛。《灵枢·师传》云："脐以下皮寒，胃中寒则腹胀，肠中寒则肠鸣飧泄。"《灵枢·五邪》云："阳气不足，阴气有余，则寒中肠鸣腹痛"。

从以上论述可知，《黄帝内经》将肠鸣一证归于"脾病""脾疟"等消化异常的症状来论述。自《黄帝内经》以来，有关肠鸣症状的记述多散见于"泄泻""胃痛""腹痛"等病之中，近现代论治本病的较少，总结相关的报道，有从脾胃虚弱、肝脾不调、湿热蕴结、气虚津亏、命门火衰等分型论治论述者。

医案一患者历经1年多的多方治疗，综观既往治疗方法，多单一治则治法居多，如健脾益气法、疏肝理气法、温中化湿法、清热利湿法、温肾固涩法等，而少有寒热并用、攻补兼施、上下共调者。本例主因寒困中土，木邪肆横，相火内生，病兼寒热虚实，病及三阴，故以乌梅丸治之。该方辛热甘温以助脾胃之阳，重用酸以平肝，佐以苦寒泻火，兼引药入经，温为主，寒为次。

医案二为他脏腑累及脾胃所致。患者近月思虑多，肝气郁结不舒，肝木乘脾，肾阳不足，脾不得温，以致中焦虚寒，腐熟运化不力而生诸症。针对此机因，梁宏正拟四神丸合补脾柔肝、理气止泻之痛泻要方加减以温肾暖脾固肠和补脾柔肝理气，三诊加用健脾益气消食之品善后。

梁氏认为本病病位在脾、胃肠，病因有脾虚、水湿痰饮，有寒，有热，也有寒热错杂，也有因精神因素导致肝旺乘土，脾虚不运，气机不通而致腹鸣，病性为寒热虚实并存，治疗上应针对不同的病因，审因论治，且久病者，每多病机复杂，治当多参各种辨证，多角度分析问题。

胃疡案（胃溃疡）

医案：寒滞积瘀，化热伤络证

患者姓名：李某。

性别：男。

年龄：55岁。

就诊日期：2012年11月17日初诊。

主诉：间歇胃脘痛6年余，黑便2天。

现病史：患者6年多前开始胃脘痛反复发作，痛时如刀割，遇寒冷饥饱疼痛更甚，呕吐酸水，形体消瘦，头晕肢冷，近 2 日来大便如柏油样，稍劳则气短倦怠乏力。

体格检查：舌质淡红，苔黄厚，脉象芤弦。面色㿠白。剑突下压痛明显。

辅助检查：胃镜检查示胃溃疡。

中医诊断：胃疡。

证候诊断：寒滞积瘀，化热伤络。

西医诊断：胃溃疡。

治法：温通积瘀，养血止血。

处方：寒积胃痛汤加减。

党参 15g	茯苓 15g	白术 15g	甘草 5g
木香 10g^(后下)	砂仁 5g	吴茱萸 5g	黄连 10g
白芍 15g	阿胶 10g	侧柏炭 12g	丹参 15g

3 剂，每日 1 剂，水煎服。

二诊：药后患者柏油样便已止，胃痛缓减，苔转薄黄，脉细不弦，此乃积瘀渐清，仍宗前方 3 剂。但因患者仍头晕肢冷，加当归 10g。

三诊：服药后患者大便已转正常，纳佳，头晕肢冷渐减，再拟溃疡促愈汤善后，以期根治。

阿胶 10g^(烊化)	炙甘草 10g	黄芪 20g	沉香 10g
煅瓦楞子 30g	白芍 10g	干姜 5g	白及 5g
乌梅 2 枚			

以 28 剂为一疗程，连服 2 个疗程后，患者胃镜复查示溃疡面缩小。

按：梁宏正认为溃疡病概括在中医学的心胃气痛、胃脘痛、呕吐反胃等门中，临床表现的证候是多种多样的，治疗时必须按照不同的证候给予不同的药物。中医学对于治胃痛的目的并不限于止痛，主要为针对病因治其根本，并调节胃肠功能，总的原则可分为下列几方面：①寒者温之，热者寒之，郁结者宜解之，积滞者宜消之，劳倦内伤者宜补之；以疏肝和胃为主，用药宜温通。②胃宜降则和，腑以通为补，故用补不宜过早。③初痛在经，久痛入络。经主气，络主血。故初痛宜温散以行气，久痛宜辛温以和营。懂得这三点原则，然后用药治疗，可以说"得其环中"了。

本案患者胃病已 6 年余，头晕肢冷，遇寒冷饥饱疼痛更甚是本已大虚。其大便如柏油样，苔黄腻，经曰"大便黑者，必胃中有瘀"。患者痛时如刀割，苔黄腻，为瘀血化热伤络。今正虚邪实，不可妄用攻伐益伤其正，大寒之剂反致瘀停，故先用寒积胃痛汤治标，再拟溃疡促愈汤治本，标本兼治，颇有启发。

梁宏正还认为前人治胃痛的经验很丰富，但归纳起来不外乎"平肝、和胃、清热、制酸、散寒、镇痛"十二个字。

寒积胃痛汤和溃疡促愈汤均为梁氏自拟验方。寒积胃痛汤组成：党参、茯苓、白术、甘草、木香、砂仁、吴茱萸、黄连、干姜、陈皮、法半夏、大枣。方解：本方以党参补脾气为君；吴茱萸、干姜、大枣温补脾胃；木香、砂仁行气和胃；陈皮、法半夏健脾化痰；白术健脾；甘草调和诸药。本方由香砂六君、陈夏六君、吴茱萸汤合方组成，功效为温补脾胃、和胃止呕、理气止痛，主治脾胃虚寒型、顽固性胃痛，相当于西医学的胃溃疡、十二指肠溃疡。

溃疡促愈汤组成：阿胶 10g，桂枝 15g，炙甘草 15g，黄芪 20g，沉香 10g，煅瓦楞子 30g，白芍 10g，干姜 5g，白及 5g，乌梅 2 枚。方解：本方以阿胶补血；桂枝温阳通脉；炙甘草、黄芪补气；沉香、干姜温中止呕；煅瓦楞子制酸止痛；白及止血生肌；乌梅收敛固涩。本方温补脾胃，气血双补，在补中兼顾制酸、涩肠，具收敛固涩之功。功效：温补脾胃，生肌止血，收敛涩肠。主治：脾胃虚寒型胃痛，相当于西医学的十二指肠溃疡愈合期。

治疗胃痛必用制酸药，如《沈氏尊生书》用白螺蛳壳，《万病回春》用乌贼骨、煅瓦楞子，梁氏还常喜用甘松、桑螵蛸之类。另外，制酸还可使用味苦而带碱性的药物，如大黄、黄连、苦楝子等，如在治疗胃痛的处方中加入左金丸，可明显提高制酸止痛的效果。

腹痛案（结肠炎）

医案：大肠湿热，气机郁滞证

患者姓名：赵某。

性别：男。

出生日期：1958 年 7 月。

就诊日期：2017 年 5 月 22 日初诊。

发病节气：大寒。

主诉：腹痛、黏液血便 2 周。

现病史：患者 2 周前开始出现腹痛，排黏液便，夹血丝便，曾于外院行电子肠镜提示"结肠炎（未分型）、结肠多发息肉"，建议行息肉摘除术，患者要求中医调理，待症状减轻后再予手术治疗，故前来就就诊。刻诊：腹痛，里急后重，排黏液便，夹血丝，肛门灼热，口苦口臭，小便黄。

体格检查：左下腹部压痛。舌暗红，苔黄而干，脉滑实。

辅助检查：外院电子肠镜提示结肠炎（未分型）、结肠多发息肉。

中医诊断：腹痛。

证候诊断：大肠湿热，气机郁滞。

西医诊断：结肠炎，结肠多发息肉。

治法：清热利湿，理气止痛。

处方：四逆散合白头翁汤加味。

柴胡 10g	枳实 12g	白芍 15g	甘草 6g
白头翁 15g	秦皮 15g	黄连 10g	黄柏 10g
黄芩 10g	侧柏叶 15g	槐花 15g	皂角刺 15g
败酱草 30g	薏苡仁 30g		

5剂，每日1剂，水煎服。

2016年5月27日二诊：药后患者腹痛、里急后重、肛门灼热症状明显减轻，黏液便减少，大便黄，成条状，无血丝便，口苦口臭，小便黄。患者症减，守前方5剂，其后患者上症基本消失，拟外院行结肠息肉摘除术。

按：秦景明说，"痛在胃之下，脐之四旁，毛际之上，名曰腹痛；若痛在胁肋，曰胁痛；痛在脐上，则曰胃痛而非腹痛"，明确了胁痛、胃痛、腹痛的部位。腹部从西医学来分，包括胃、十二指肠、肝、胆、脾、肾、肠、膀胱、子宫等器官，如果上述器官发生病理变化，均可引起腹痛。而这些器官又分属于足三阴、足少阳、足阳明、冲脉、任脉、带脉的循行部位，牵涉范围广，内容复杂，故辨证上也应全面辨证，要根据病因、疼痛部位、性质、寒热虚实全面考虑。病因多由外感寒凝热积，内伤饮食积滞，邪正相搏，气滞血瘀，虫积癥瘕，如客脏腑，营卫不能周流而发病，寒邪凝聚、湿热气滞、食积不消、血脉瘀滞等皆可以成为病因。

湿热腹痛的病因，或由于膏粱酒热，日积于中，或心肝火动，煎熬于内，或多食过饱，停积于内，气滞不通，郁而发热。湿热腹痛常伴有气滞不痛的病机。《沈氏尊生书》曰："腹痛，五脏病。"腹痛的治疗，需先确定何脏有病，再遵循急则治其标、缓则治其本的原则予以治疗。对于湿热腹痛的治疗，治以清热攻下或清热祛湿，配以调畅气机。

本案患者以腹痛，里急后重，排黏液便，夹血丝，肛门灼热，口苦口臭为主症，其病机为恣食肥甘厚腻辛辣，酿生湿热，蕴蓄肠胃，腑气通降不利，气机阻滞，而发生腹痛；湿热熏蒸肠道，壅滞气血，妨碍传导，肠道脂膜血络受伤，而发生黏液血便。治疗拟四逆散合白头翁汤加味以清肠道湿热，调畅肠道气机，恢复大肠的传导功能。方中柴胡、枳实调气行滞，芍药、甘草缓急止痛，白头翁清热解毒凉血，配黄连、黄芩、黄柏、秦皮清热解毒化湿以清肠道湿热，槐花、侧柏叶凉血止血，皂角刺、败酱草、薏苡仁消痈排脓以清肠道壅滞，全方具有清肠化湿、解毒、调气和血功效。本例以厥阴热利论治。白头翁汤源自《伤寒论》辨厥阴病脉证并治——厥阴病，主治邪从热化，肝热迫肠之下利。本案配以调理气机之四逆散，可缓急止痛，助湿热之清化。

胃垂案（胃下垂）

医案：脾虚下陷证

患者姓名：谢某。

性别：男。

出生日期：1937 年 3 月。

就诊日期：2015 年 12 月 30 日初诊。

发病节气：冬至前。

主诉：胃脘部下坠不适 10 余天。

现病史：患者 10 余天前自觉胃脘部下坠不适，活动时明显加重，胃纳尚可，无恶心呕吐及呃逆等不适，大便质烂，小便尚可。

既往史：慢性胃炎病史。

体格检查：舌淡，苔薄白，右手关脉沉弱。

中医诊断：胃下垂。

证候诊断：脾虚下陷证。

西医诊断：慢性胃炎。

治法：补中益气，升阳提陷。

处方：补中益气汤加味。

党参 20g	升麻 10g	炙甘草 10g	黄芪 20g
陈皮 5g	当归 10g	白术 15g	柴胡 12g
大枣 15g	白芍 20g	木香 10g	

6 剂，每日 1 剂，水煎服。

2016 年 1 月 6 日二诊：患者诉症状明显改善，继续予上方 7 剂巩固。

按：《灵枢·海论》："胃者，水谷之海。"胃主纳运，以通降为和。胃的通降功能和五脏密切相关，《素问·六元正纪大论》云："木郁之发，民病胃脘当心而痛……"《素问·水热穴论》云："肾者，胃之关也……"《灵枢·口问》云："谷入于胃，胃气上注于肺。"胃的通降功能，赖肝木之疏泄、肾阳之蒸腾、脾气之运化，以及肺气之宣降。胃病的病机为气机升降失常，或为脾虚不能升举；或为胃内浊邪害清，胃气失于通降；或为肝失舒畅调达，气机郁滞；或为肾失温煦濡养，运化失常；或为肺之宣发肃降失常；或可因血瘀、湿阻、湿热、食积等，病久不愈，伤阳损阴。本病实证以气滞、血瘀、痰浊为主，虚证以气虚、阳虚、阴虚为主，病位在胃、脾、肝、肾、大肠、小肠，治疗上应依据疾病的属性辨证论治，以平衡脏器气机为要。

本医案是一例胃下垂中脾虚下陷病例。其辨证除表现胃脘部下坠不适，活动时明显加重的典型中气不足症状外，其右关脾胃之候脉象沉弱亦为辨证眼目，结合脉诊，辨证考虑脾虚下陷不固导致胃脘部下坠感，治疗上以补中益气、升阳提陷为法，方药以补中益气汤加用木香行气、白芍解痉。二诊时患者症状明显缓解。

对于胃下垂的治疗，可从五脏相关学说入手辨证论治，除从脾胃论治外，还可从肝、肾、肺、心论治。肝气疏泄失职，影响脾胃的升降功能，致使清气不升，浊阴不降，中脘受损，阳气升提无力可导致胃下垂，治疗上可予疏肝和胃、益气升提，方可选用左金丸、柴胡疏肝汤之类。而肾阳衰败，无以温养脾胃中土，日久脾胃虚损下陷，治疗上可健脾固肾升提，可用金匮肾气丸类方加减。肺与脾胃关系密切，因肺朝百脉，使五脏六腑均可得到精气的濡养，若肺气虚损，失去宣发肃降功能，则脾胃失去濡养，筋脉松弛则见胃下垂，治疗上可从宣肺和胃入手，方剂可用四逆散合香砂六君子汤之类入手。心藏神而主血脉，心阳不振，水饮凌心，日久母病及子，水湿困脾，湿泻重着下垂，治疗上可以温阳利水健脾为法，方剂可予苓桂术甘汤类方加减。

另外，脾胃作为中焦升降之本，气机郁滞，升降失常也可导致胃下垂，治疗上上可从气郁入手，以行气升提为法，可予四逆散、越鞠丸类方随证加减。

厌食案（慢性胃炎）

医案：脾虚证

患者姓名：王某。

性别：女。

出生日期：1935 年 10 月。

就诊日期：2015 年 12 月 29 日初诊。

发病节气：冬至后。

主诉：纳差，恶心欲呕 10 余天。

现病史：患者 10 余天开始不思饮食，进食后恶心欲呕，时有呃逆，面色暗黄无华，消瘦倦怠，口干，大便 3～4 天/次，半夜牙痛，眠差，醒后难以再次入睡。

既往史：慢性胃炎、高血压、冠心病。

体格检查：舌淡，苔薄白，两部脉均沉弱。

中医诊断：厌食。

证候诊断：脾虚证。

西医诊断：慢性胃炎。

治法：健脾和胃安神。

处方：香砂六君子汤加味。

太子参 15g	茯苓 15g	白术 15g	甘草 15g
木香 6g	砂仁 6g^(后下)	白芍 20g	佛手 12g
浮小麦 30g	合欢皮 15g	炒稻芽 15g	酸枣仁 30g

3 剂，每日 1 剂，水煎服。

2016 年 1 月 22 日二诊：患者上腹部有冰凉感，喜暖恶寒，胃纳欠佳，舌淡，苔白稍腻，脉象沉细。处方：香砂六君子汤合四逆汤加味。

党参 15g	制附子 6g^(先煎)	干姜 6g	谷芽 15g
麦芽 15g	丁香 5g	木香 10g	炙甘草 5g
白术 15g	砂仁 5g^(后下)	陈皮 5g	法半夏 10g
茯苓 15g			

4 剂，每日 1 剂，水煎服。

2016 年 2 月 3 日三诊：患者胃脘部有不适感，胃纳差，排便无力感，眠差，舌淡暗，苔薄白，脉象沉细。处方：归脾汤加味。

党参 15g	白芍 20g	砂仁 10g	谷芽 15g
麦芽 15g	法半夏 15g	佛手 12g	当归 6g
大枣 15g	龙眼肉 15g	白术 15g	茯苓 15g
远志 5g	木香 5g	黄芪 15g	炙甘草 5g

3 剂，每日 1 剂，水煎服。

2016 年 2 月 7 日四诊：患者精神倦怠明显好转，胃纳较前明显改善，但时有头晕、心慌心悸发作，大便无力感，舌暗淡，苔薄白，脉沉细。上方有效，头晕、心慌心悸更加符合气血两虚的表现，治疗上予上方加用安神之品。

党参 15g	白芍 20g	砂仁 10g	谷芽 15g
麦芽 15g	法半夏 15g	佛手 12g	当归 6g
大枣 15g	龙眼肉 15g	白术 15g	茯苓 15g
远志 5g	木香 5g	黄芪 15g	炙甘草 5g
酸枣仁 15g	龙骨 30g^(先煎)	牡蛎 30g^(先煎)	

3 剂，每日 1 剂，水煎服。

按：胃痛之治，多经年难愈合，属虚寒者多见，故虽服理中、四逆等温阳散寒，而亦易于复发，经久不愈。究其原因，主要为治病难求其本也。其本何在？在心脾两虚也。心脾之本在何？在于神也。梁氏医学观点认为，人神一虚，诸病丛生。诸病治本之法，在于"调神"。"神虚"乃百病之本源，本医案即体现此原理。只有运用调神方法以治本源，对于久痰虚劳尤为得当，方可愈虚也。此宜于临床上多体会，多运用方能熟练掌握。

本案患者以纳差、进食后恶心欲呕为主诉，并伴呃逆，辨证考虑脾虚、脾胃气机功能紊乱所致；且面黄，脾在色为黄，脾虚运化水湿能力减退，湿郁发黄；脾主四肢肌肉，脾虚精微不能四布则可导致精神倦怠、消瘦；脾在意为思，脾虚思虑异常，故可见失眠，长期失眠又可导致气阴不足。故本例患者在治疗上以健脾和胃为主，兼以养阴、安神、消导之品，方以香砂六君子汤加味。二诊时患者诉胃纳较前稍有改善，但无明显恶心呕吐及呃逆等症状，考虑上次辨证治疗准确有效，现诉上腹部喜暖恶寒，且有冰凉感存在，胃纳差，辨证考虑脾胃虚寒明显存在，故中药汤剂继续在健脾和胃的基础上加强温中散寒之功，予以香砂六君子汤加用四逆汤加味。三诊、四诊时，患者胃脘部不适症状基本改善，患者病史较长，多次就诊，经过既往治疗，胃脘部明显不适症状较前缓解，但纳差、胃脘部不适、失眠始终在就诊时存在，加之精神倦怠，辨证考虑其"神虚"存在，脾虚日久，气血生化乏源，血虚无以养心，心脾两虚同时存在，故后两次处方治疗上从心脾同治，以健脾养心安神为法，方以归脾汤加味加减。

嗳气案（膈肌痉挛）

医案：肝胃不和证

患者姓名：谢某。

性别：男。

出生日期：1940 年 6 月。

就诊日期：2016 年 12 月 16 日初诊。

发病节气：大雪。

主诉：嗳气 1 周。

现病史：患者半个月前出现咳嗽、气促，咯黄黏痰，在当地医院住院治疗，诊断为"慢性阻塞性肺疾病急性加重"，予抗感染、化痰、平喘等治疗后症状改善出院；1 周前生气后出现嗳气，间有呃逆，自服胃药后症状仍未改善，今日前来就诊。症见：神清，精神一般，嗳气，间断呃逆，稍腹胀，食欲欠佳，口干，无嗳气反酸，头晕，偶咳嗽，咯少量白痰，活动后稍气促，眠欠佳，小便调，大便稍干。

既往史：慢性阻塞性肺疾病病史 10 余年。慢性胃炎多年。

体格检查：舌淡红，苔白，脉弦缓。双肺呼吸音减弱，未闻及明显干湿啰音。腹软，无压痛及反跳痛。

中医诊断：嗳气。

证候诊断：肝胃不和。

西医诊断：膈肌痉挛。

治法：疏肝理气，和胃降逆。

处方：柴胡桂枝干姜汤加减。

柴胡 10g	桂枝 10g	干姜 6g	瓜蒌子 10g
黄芩 6g	牡蛎 15g	甘草 5g	紫苏梗 10g

焦神曲 15g

3 剂，每日 1 剂，水煎服。

二诊：患者无嗳气、呃逆，腹胀、头晕减轻，守方 3 剂，症状缓解。

按："嗳气"为"噫""噫气"，指气从胃中上逆，气出有声，其声沉长，不似呃逆声急短促。《金匮要略·五脏风寒积聚病脉证并治》曰："上焦受中焦气未和，不能消谷，故能噫耳。"其病因多为脾胃虚弱或胃有痰火食滞等以致气滞中焦，胃失和降所致。嗳气是脾胃病的常见临床表现，但也存在不属于脾胃病范畴的特殊类型，故其治疗除和胃降逆外，尚有其他治法。

柴胡桂枝干姜汤系张仲景《伤寒论》中的方剂。本方由柴胡、桂枝、干姜、瓜蒌根、黄芩、牡蛎、甘草 7 味药组成。原文云："伤寒五六日，已发汗而复下之，胸胁满微结，小便不利，渴而不呕，但头汗出，往来寒热，心烦者，此为未解也，柴胡桂枝干姜汤主之。"此乃邪入少阳枢机不利，胆火内郁，导致三焦决渎功能失常，证属少阳病兼水饮证。方中柴胡、黄芩同用，能和解少阳之邪；瓜蒌根、牡蛎并用，能逐饮解结；桂枝、干姜、炙甘草合用，能振奋中阳，温化寒饮。

本案患者是慢阻肺患者，有慢性咳、痰、喘病史。其肺病再发后不久，因情志致发嗳气。病机分析：患者平素肺脾肾虚，痰浊内阻，怒伤肝，肝郁火盛，横逆中土，少阳火郁，太阴虚寒，证见肝胃不和、胆热脾寒，治疗宜疏肝清胆、补脾和胃，方用柴胡桂枝干姜汤清解少阳、温补太阴。

临床运用柴胡桂枝干姜汤，当理解方义，灵活调整药物剂量。方中柴胡、黄芩清利肝胆；干姜、炙甘草温补脾阳；桂枝则有交通寒热阴阳之作用；火郁伤津，用天花粉、牡蛎清热生津散结。若便溏重，宜加大干姜剂量，减少黄芩用量；若口苦重，则加大黄芩用量而减少干姜用量。若不能掌握药量调整方法，则徒用无益反受其害，不可不慎。

消渴案（2型糖尿病）

医案：肺胃热盛证

患者姓名：杨某。

性别：男。

年龄：61岁。

就诊日期：2017年3月1日初诊。

发病节气：惊蛰前。

主诉：反复口干多饮3年余，加重1周。

现病史：患者3年余前开始出现口干多饮症状，日渐消瘦，曾在当地医院确诊2型糖尿病，现一直口服降糖药物治疗，空腹血糖仍偏高，近1周自觉口干多饮症状加重，伴口苦，易疲倦乏力，消食易饥，夜眠一般，小便频数量多，大便干结。

既往史、个人史：有颈椎病史多年，无烟酒等不良嗜好。

体格检查：舌稍红，苔薄黄，脉实。

辅助检查：2017年2月26日自测空腹血糖8.5mmol/L。

中医诊断：消渴。

证候诊断：肺胃热盛。

西医诊断：2型糖尿病。

治法：清泻肺胃。

处方：宣白承气汤加减。

大黄10g	甘草6g	枳实12g	姜厚朴12g
生石膏30g	苦杏仁12g	瓜蒌皮15g	瓜蒌子15g
葛根30g	天花粉30g	太子参20g	知母15g

7剂，每日1剂，水煎服。

2017年3月8日二诊：患者自觉口干口苦欲饮减轻，仍稍疲倦，大便转正常，舌脉同前，自测指尖空腹血糖8.0mmol/L。守上方加桃仁10g，再进7剂。

2017年3月22日三诊：患者稍觉口干，饮水减少，无口苦，大便通畅，舌淡红，苔薄白，脉转细滑，自测指尖空腹血糖6.8mmol/L。予上方去瓜蒌皮、瓜蒌子，加乌梅30g，再进5剂，后以六味地黄汤加减以固本。

按：消渴属临床常见病，其病名最早见于《黄帝内经》，本病主要由于素体阴虚，饮食不节，复因情志失调，劳欲过度所致。金代医家刘河间分其为三，他认为消渴皆归咎于"热燥太甚"，治疗应"补肾水阴寒之虚，而泻心火阳热之实"。《黄帝内经》

云"五脏皆柔弱者，善病消瘅"，先天禀赋不足，五脏柔弱使肾虚、肺燥、胃热，阴虚燥热的病机主线乃成，六淫侵袭，化热损阴，里应外合发为消渴病。

肺胃热盛是消渴病的常见证型，治疗方面，刘渡舟老先生曾用齐火汤、三黄汤泻胃热，熊曼琪教授用桃核承气汤清泄胃肠燥热，均有不错的疗效。

除经典病机外，刘完素提出气机郁闭说，指出胃肠三焦玄府郁闭，气液不得宣行，津液吸收输布障碍而成消渴，《素问病机气宜保命集》中治疗消渴病主方即为小柴胡汤，其理在于通宣三焦气机。

辨证治疗方面，梁宏正遵循既往传统辨证治疗方法，喜辨病位与辨证相结合。首先，辨部位。消渴的三多症状往往同时存在，但据其表现程度上的轻重不同，可有上、中、下三消之分。其中上消，以肺燥为主，临床表现为多饮、烦渴；中消，以胃火炽盛为主，临床表现为善渴、易饥、多食；下消，以肾虚火旺为主，临床表现为尿频量多，甚至饮一溲一，小便频数较为明显。其次，辨本证与变证。多饮、多食、多尿、消瘦为消渴病本证的基本临床表现，而痈疽、眼疾、中风、水肿等为消渴病至后期之变证。此外，本病尚兼有瘀血、痰浊、湿热等标证，使病机更加错综复杂。消渴病符合梁宏正多机因的特点，治疗上也应多靶点辨证。

此案患者一派肺胃炽热之象，大便秘结，辨部位以中消症状为主，治疗上实热当泻，故首诊梁宏正即处以清代医家吴鞠通的泻白承气汤清泻阳明实火，佐以知母、天花粉、葛根以清热生津，太子参补气养阴以防止热盛伤及气阴，含白虎加人参汤之意，药证相合，故患者服药后诸症减轻，守方再进微作调整，终以滋补肾阴固本而收功。

（张晓娟整理）

第五节 泌尿系统疾病医案

水肿案五则（肾病综合征）

医案一：阳虚水泛，气滞血瘀证

患者姓名：冯某。

性别：男。

年龄：68岁。

就诊日期：2015年8月3日初诊。

主诉：反复双下肢浮肿10个月，加重伴腹胀1周。

现病史：患者 10 个月前无明显诱因出现双下肢浮肿，当时在阳江市人民医院行肾活检（2014 年 7 月），经光镜、免疫荧光、电镜提示"膜性肾病Ⅱ期"，未予激素等治疗，症状好转，出院后浮肿反复，2015 年 2 月在中山大学附属第一医院住院治疗，诊断为"肾病综合征、膜性肾病Ⅱ期、慢性乙型病毒性肝炎、慢性胃炎"，考虑乙肝活动，暂未予激素或免疫抑制剂、细胞毒性药治疗，予利尿消肿、护肝、抗病毒等治疗，好转后出院，并定期门诊复诊。2015 年 6 月患者因浮肿症状加重到我院住院治疗，诊断为"肾病综合征、膜性肾病Ⅱ期、慢性乙型病毒性肝炎、慢性胃炎"，予对症治疗后症状缓解出院，后间断门诊就诊，服用甲泼尼龙片至今。1 周前患者下肢浮肿反复伴有腹胀，为求中西医结合治疗求诊于我院，由门诊收住入院进一步诊治。刻诊：神清，精神疲倦，双下肢中度浮肿，腹胀，胃纳一般，下肢乏力，无畏寒发热，无头晕头痛，无胸闷心悸，无咳嗽气促，无腹痛，大便尚调，无恶心呕吐，诉近日尿量约 600mL/d，泡沫尿，尿色黄，无肉眼血尿，夜眠尚可。

体格检查：体温 37.2℃，脉搏 90 次/分，呼吸 20 次/分，血压 130/90mmHg。舌淡暗，边有齿印，苔稍黄，脉细。腹部膨隆，有移动性浊音。双下肢中度水肿。

中医诊断：水肿。

证候诊断：阳虚水泛，气滞血瘀。

西医诊断：①肾病综合征，膜性肾病Ⅱ期。②慢性乙型病毒性肝炎。③慢性胃炎。

治法：健脾温阳益气、利水消肿，辅以行气活血。

处方：

①参苓白术散合五皮饮加减。

炒白扁豆 15g	薏苡仁 15g	桔梗 10g	茯苓 15g
蒸陈皮 5g	莲子 15g	炙甘草 10g	白术 15g
怀山药 15g	大枣 15g	党参 5g	大腹皮 15g
桑白皮 15g	茯苓皮 15g	醋益母草 15g	

7 剂，每日 1 剂，水煎服。

②肾炎固本丸，6g，每日 3 次，口服。

二诊：患者肢体浮肿、腹胀症状好转，仍见明显纳差、乏力、面色暗淡，考虑患者脾阳不足，水液运化不利，气滞不通，反复肢体浮肿，予实脾饮加减。

干姜 10g	制附子 9g^(先煎)	茯苓 15g	白术 15g
姜厚朴 15g	木香 15g	大腹皮 15g	草果 10g
木瓜 15g	甘草 6g	大枣 10g	制仙茅 15g
淫羊藿 15g	醋益母草 15g	泽兰 15g	

7 剂，每日 1 剂，水煎服。

中成药同前。

三诊：患者下肢水肿、腹胀明显减轻，胃纳改善，疲倦乏力减轻，继守上方 7 剂。

医案二：脾肾阳虚证

患者姓名：黄某。

性别：男。

年龄：14 岁。

就诊日期：2002 年 5 月 8 日。

主诉：反复颜面双下肢浮肿 10 年。

现病史：患者于 10 年前开始出现颜面、双下肢浮肿，伴尿少，纳差，多次在当地医院及我院治疗，诊断考虑"肾病综合征"，曾用激素治疗，但未予规范系统治疗，病情每因感冒反复发作。本次患者因感冒后浮肿加重，尿量少而收入我科。刻诊：神清，精神疲倦，面色苍白，颜面、双下肢中度浮肿，腹胀，胃纳差，小便量少，大便溏。

体格检查：面色㿠白，颜面浮肿，双下肢凹陷性水肿。舌淡有齿印，苔白滑，脉沉细。

辅助检查：①生化：白蛋白（ALB）14g/L，总胆固醇（TC）21.7mmol/L，三酰甘油（TG）7.3mmol/L。②尿常规：蛋白（＋＋＋），24 小时尿蛋白定量 6.8g/24h。

中医诊断：水肿。

证候诊断：脾肾阳虚。

西医诊断：肾病综合征。

治法：健脾温肾，化气利水。

处方：实脾饮加减。

制附子 10g（先煎）	厚朴 15g	大腹皮 15g	生姜 3 片
干姜 5g	木香 10g	木瓜 15g	桂枝 5g
草果 10g	茯苓 15g	车前子 12（包煎）	甘草 5g

5 剂，每日 1 剂，水煎服。

2002 年 5 月 14 日二诊：5 日后患者浮肿较前消退，腹胀减轻，仍面色苍白，疲倦乏力，小便量仍少，胃纳差，舌淡齿印，苔白滑，脉沉细。患者脾肾阳虚之象明显，故加强温阳散寒之力，中药调整为还少丹加减。

制附子 10g（先煎）	山茱萸 12g	茯苓 30g	怀山药 20g
杜仲 15g	牛膝 15g	小茴香 6g	巴戟天 15g
淫羊藿 15g	五味子 5g	黄芪 30g	党参 15g

白术 15g　　　　陈皮 5g　　　　泽泻 20g　　　　甘草 5g

法半夏 10g

10 剂，每日 1 剂，水煎服。

2002 年 5 月 25 日三诊：患者颜面、肢体浮肿消失，腹胀消失，自觉乏力，小便量增多，大便正常，胃纳增加，舌稍淡，苔薄白，脉细。效不更法，考虑该患者病久入络成瘀，加用活血化瘀之法，予上方加丹参 15g、泽兰 12g。连进 12 剂后，患者症状基本消失，精神爽，24 小时尿蛋白定量降至 1.1g/24h。

医案三：脾肾阳虚，湿瘀阻络证

患者姓名：梁某。

性别：女。

年龄：71 岁。

就诊日期：2015 年 7 月 10 日初诊。

主诉：肢体及颜面浮肿 1 周。

现病史：患者 1 周前无明显诱因出现颜面及双下肢浮肿，未予重视，肢体浮肿逐渐加重，今日到我院门诊就诊，为求中西结合治疗收入我科。刻诊：神清，精神疲倦，颜面中度浮肿，肢体重度浮肿，纳差，无恶寒发热、胸闷心悸、恶心呕吐等，声音沙哑，吐字不清，右侧眼皮下垂，夜尿较频，2~3 次，量一般。

体格检查：舌暗红，苔薄白，脉沉滑。血压 145/75mmHg。右侧眼睑下垂，颜面及双下肢重度水肿。

辅助检查：①2014 年 2 月 14 日头颅 CT：左侧半卵圆区改变提示腔隙性脑梗死可能，建议短期复查观察；符合皮层下动脉硬化性脑病；脑萎缩。②生化：天门冬氨酸氨基转移酶（AST）443U/L，乳酸脱氢酶（LDH）1029U/L，肌酸激酶（CK）17915U/L，α－羟丁酸脱氢酶（α－HBDH）827U/L，肌钙蛋白（Tn）阳性，B 型脑钠肽（BNP）810pg/mL，激酸激酶同工酶（CK－MB）86.6%。③床边心电图提示：未见明显 ST 段抬高以及病理性 Q 波。④2014 年 3 月 27 日我院血常规：RBC 2.03×10^{12}/L，Hb 65g/L，红细胞比容（HCT）18.6%。肾功能：血尿素氮（BUN）13.4mmol/L，肌酐（Crea）239μmol/L，尿 β_2 微球蛋白（β_2－MG）3.46mg/L，尿酸（UA）426μmol/L，胱抑素 C（Cyc）4.84mg/L，二氧化碳结合力（CO_2CP）19mmol/L。

2015 年 7 月 11 日血常规：RBC 2.62×10^{12}/L，Hb 83g/L，HCT 22.82%。凝血因子：活化部分凝血活酶时间（APTT）22.8s，余正常。心肌酶：LDH 198U/L。BNP 310pg/mL。肾功能：BUN 8.2mmol/L，Crea 133μmol/L，Cyc 1.60mg/L，余正常。肝功能：ALB 32g/L，白蛋白和球蛋白比值（A/G）1.03，余正常。尿常规：白细胞（+

＋），蛋白质（＋），白细胞 19 个/μL，余正常。胸部 X 线检查：心影增大。心电图：正常心电图。

中医诊断：①水肿。②中风。

证候诊断：脾肾阳虚，湿瘀阻络。

西医诊断：①慢性肾衰竭失代偿期。②腔隙性脑梗死，动脉硬化性脑病，脑萎缩。③肾性贫血。④多发性肌炎。

治法：补益脾肾、通阳利水，辅以活血化瘀。

处方：实脾饮合五苓散加减。

干姜 15g	制附子 9g^{（先煎）}	茯苓 15g	白术 15g
姜厚朴 15g	木香 15g	大腹皮 15g	草果 10g
木瓜 15g	甘草 10g	大枣 10g	猪苓 15g
泽泻 10g	桂枝 3g	盐牛膝 15g	车前子 15g
泽兰 12g	丹参 15g		

7 剂，每日 1 剂，水煎服。

二诊：患者症状好转，水肿减轻，精神稍好转，胃纳稍改善，尿量较前增多。效不更法，续予前方 7 剂。

医案四：脾肾阳虚，湿浊证，血瘀证

患者姓名：夏某。

性别：男。

年龄：46 岁。

就诊日期：2016 年 9 月 1 日初诊。

主诉：反复双下肢浮肿 10 余天。

现病史：患者自诉 10 余天前无明显诱因开始出现双下肢浮肿，行走后尤甚，休息后及抬高下肢时可稍缓解，患者未予重视及诊治，症状反复，曾到我院门诊就诊，予对症处理后（具体诊治用药不详，未见具体病历），症状仍反复，今日再次到我院门诊就诊，查尿常规示潜血（＋＋＋）、蛋白质（＋＋＋），为进一步系统诊治，由门诊拟"水肿查因"收住我科。刻诊：神清，精神一般，双下肢中度浮肿，自觉紧绷感，按之凹陷不易恢复，无肢体乏力，无胸闷、气促，无胸痛、心悸，无头晕、头痛，无腹胀、腹泻，睡眠尚可，胃纳一般，小便量少，大便稍偏烂。

体格检查：舌暗淡，苔白腻，脉沉细。双下肢中度浮肿。

辅助检查：2016 年 9 月 1 日查尿常规：潜血（＋＋＋），蛋白质（＋＋＋）。肝功能：ALB 22g/L。血脂：TG 3.5 mmol/L，TC 7.8 mmol/L。

中医诊断：水肿。

证候诊断：脾肾阳虚，湿浊证，血瘀证。

西医诊断：肾病综合征。

治法：健脾温肾，活血化湿。

处方：参芪实脾饮加减。

五指毛桃 20g	太子参 20g	白术 15g	茯苓 15g
木香 10g	木瓜 15g	槟榔 15g	泽泻 15g
赤小豆 30g	芡实 30g	白豆蔻 15g	甘草 5g
丹参 15g	蝉蜕 10g	玉米须 15g	

7 剂，每日 1 剂，水煎服。

2016 年 9 月 10 日二诊：药后患者尿量增加，双下肢水肿减轻，大便稍成形，舌仍淡偏暗，苔白略厚润，脉沉细。处方：在上方基础上五指毛桃，太子参调整为黄芪、党参加强益气。

黄芪 20g	党参 20g	白术 15g	茯苓 15g
木香 10g	木瓜 15g	槟榔 15g	泽泻 15g
赤小豆 30g	芡实 30g	白豆蔻 15g	甘草 5g
丹参 15g	蝉蜕 10g	玉米须 15g	怀山药 30g

7 剂，每日 1 剂，水煎服。

2016 年 9 月 23 日三诊：患者浮肿明显消退，续守上方。

医案五：脾虚湿困，血瘀证

患者姓名：游某。

性别：男。

年龄：63 岁。

就诊日期：2014 年 11 月 3 日初诊。

主诉：双下肢浮肿半年余，加重 1 周。

现病史：患者半年余前无明显诱因出现双下肢浮肿，未予重视，间断于当地诊所中医治疗，症状反复，后多次查尿常规提示蛋白质（＋＋＋），查血 Crea 波动于 97 ～ 124μmol/L，伴血压升高，血压最高达 180/100mmHg，未予规律诊疗，1 周前双下肢浮肿明显加重，伴疲乏纳差。刻诊：神清，疲倦乏力，双下肢重度对称凹陷性浮肿，胃纳差，无恶心呕吐，无发热，无头晕头痛，无气促咳嗽，无胸闷心悸，无夜间阵发性呼吸困难，无腹痛腹胀，无肢体关节疼痛，无皮疹脱发，大便量少，小便量较前减少，少许泡沫尿，无排尿困难，无肉眼血尿。近 3 个月体重无明显下降。

既往史：发现血压升高半年，未规律服用降压药。否认糖尿病。

体格检查：舌暗红，苔白。脉弦。血压 200/100mmHg。腹有移动性浊音。双下肢重度对称凹陷性水肿。

辅助检查：①肾功能：Crea 147μmol/L，Cyc 2.77mg/L。②电解质：钾（K^+）2.6mmol/L，氯（Cl^-）114.0mmol/L，钙（Ca^{2+}）1.85mmol/L，钠（Na^+）正常。③尿常规：葡萄糖（＋－），隐血（＋），蛋白质（＋＋＋）。④肝功能：AST 47U/L，总蛋白（TP）34.0g/L，ALB 10.0g/L，A/G 0.4，余正常。⑤血脂：高密度脂蛋白（HDL）0.95mmol/L，低密度脂蛋白（LDL）3.84mmol/L，余正常。

中医诊断：水肿。

证候诊断：脾虚湿困，血瘀证。

西医诊断：①肾病综合征。②高血压 3 级，极高危。③低钾血症。

治法：健脾化湿、通阳利水，辅以活血化瘀。

处方：

①参芪实脾饮加减。

黄芪 30g	党参 30g	茯苓 15g	白术 15g
厚朴 12g	木香 10g	木瓜 15g	猪苓 15g
桂枝 12g	大腹皮 30g	赤小豆 30g	芡实 20g
白豆蔻 10g	甘草 5g	丹参 20g	泽兰 15g

7 剂，每日 1 剂，水煎服。

②中成药予川芎嗪针静脉滴注活血化瘀，肾炎固本丸固本护肾，金水宝胶囊补益肺肾，中药粉大黄、红花、桂枝等药泡足化瘀以排水消肿。

③内科基础治疗予甲泼尼龙针 40mg/d 静脉滴注调节免疫，配合扩容利尿、抗血小板聚集、补钙、护胃等。

2014 年 11 月 10 日二诊：患者稍疲倦乏力，双下肢对称凹陷性浮肿稍减轻，胃纳较前稍改善，无恶心呕吐，无发热，无腹痛腹胀，尿量多，泡沫尿，大便尚调，舌暗红，苔白，脉弦。继续予上法，原方基础上加制附子 9g^{（先煎）}、淫羊藿 15g、金樱子 15g 温阳补肾，余治疗方案不变。

2014 年 11 月 24 日三诊：患者稍疲倦，双下肢浮肿基本消退，口渴，心烦失眠，小便黄，两颧潮红，大便干结，舌暗红，苔黄腻，脉滑数。复查尿常规：蛋白质（＋＋）。考虑患者使用激素后温热伤阴，湿热内蕴，故易方肾炎清解汤加减。

猪苓 12g	茯苓 12g	泽泻 9g	滑石 9g
白通草 12g	金银花 15g	蒲公英 12g	紫花地丁 12g

| 连翘 12g | 牡丹皮 15 | 车前子 15g | 丹参 15g |
| 甘草 6g | | | |

7剂，每日1剂，水煎服。

2014年12月1日四诊：患者颜面、肢体无浮肿，尿量可，泡沫尿减少，纳可，口渴、心烦、失眠诸症消失，舌暗红，苔白，脉弦。复查尿常规：蛋白质（＋）。处方：五苓散加味。

猪苓 12g	茯苓 12g	泽泻 12g	白术 15
桂枝 9g	怀山药 15g	芡实 15g	金樱子 15g
楮实子 15g	丹参 12g	泽兰 12g	

7剂，每日1剂，水煎服。

按：脾气亏虚、脾阳虚亏在水肿的发病中是重要的一环。《素问·至真要大论》指出："诸湿肿满，皆属于脾。"清代《证治汇补·水肿》归纳总结了前贤关于水肿的治法，认为治水肿之大法，"宜调中健脾，脾气实，自能升降运行，则水湿自除，此治其本也"。《景岳全书·肿胀》云："凡水肿等证，乃肺脾肾三脏相干之病。盖水为至阴，故其本在肾；水化于气，故其标在肺；水惟畏土，故其制在脾。今肺虚则气不化精而化水，脾虚则土不制水而反克，肾虚则水无所主而妄行。"梁宏正认为，在水肿病证中，脾之运化起关键性作用，从多靶点、全方位治疗原则出发，健脾益气、温运脾阳是其中重要的治疗方法，实脾饮为常用之剂。此方源于严用和的《严氏济生方》："水肿为病，皆由真阳怯少，劳伤脾胃，脾胃既寒，积寒化水。盖脾者土也，肾者水也，肾能摄水，脾能舍水，肾水不流，脾舍湮塞，是以上为喘呼咳嗽，下为足膝胕肿，面浮腹胀，小便不利，外肾或肿，甚则肌肉崩溃，足胫流水，多致不救……治疗之法，先实脾土，脾实则能舍水，土得其政，面色纯黄，江河流通，肾水引矣，肿满自消。"《丹溪心法》云："若遍身肿，不烦渴，大便溏，小便少，不涩赤，此属阴水，宜实脾饮，或木香流气饮。"

实脾饮由厚朴、炒白术、木瓜、木香、草果、大腹子、制附子、白茯苓、炮干姜、炙甘草、生姜、大枣组成。其主治阴水肢体浮肿，色悴声短，口中不渴，身重纳呆，便溏溲清，四肢不温，舌苔厚腻而润，脉象沉细者。

梁宏正认为，世变有古今之不同，风土有燥湿之差异，人的体质也强弱不齐，一方水土有一方脏腑。若一概执古方以疗今病，往往枘凿不入，疗效不理想。因此梁宏正应用实脾饮时常作加减，认为实脾饮重于温阳，轻于益气，故加黄芪、人参而成参芪实脾饮，加强健脾益气运化之力，用于脾气脾阳亏虚之水肿每有奇效。

医案一患者以反复肢体浮肿为主，伴有明显的疲倦、乏力，结合舌暗淡，考虑患者脾气亏虚，水液运化不利，故予参苓白术散健脾益气，加用五皮饮行气化湿、利水消肿；患者服用后肢体浮肿见好转，但仍有明显肢体乏力、纳差、腹胀，结合患者舌暗淡，脉细，且自诉有恶寒，水肿为凹陷性，考虑患者脾胃阳虚，中阳不足，温化不行，气化不利，水液潴留，予实脾饮以温阳健脾、行气利水，并助以仙茅、淫羊藿温肾助阳、利水、益精；考虑患者久病夹瘀，予益母草、泽兰活血祛瘀、利尿消肿。此例患者辗转多家医院，西医诊断明确，但缺乏治疗措施，只有中医进行调治，而此病缠绵冗长，应耐心坚持治疗，方能见功。除药物治疗外，饮食、生活调摄亦是非常重要的一环。

医案二患者肾病综合征病程反复，为本虚标实，虚实夹杂之证。本例病程10年有余，梁宏正认为湿邪重着黏滞，困窘体内阳气，至阳气日渐亏耗，气滞、气虚日久必见血行不畅而成瘀。因此，脾肾阳虚为本虚证，水湿内困、瘀阻肾络为其夹实之证，故治之以标本兼顾，攻补兼施，初诊用实脾饮治之。二诊患者浮肿虽较前消退，腹胀减轻，但仍面色苍白，疲倦乏力，小便量仍少，胃纳差，舌淡有齿印，苔白滑，脉沉细，脾肾阳虚之象明显，为加强温阳散寒之力，中药调整为还少丹加减。还少丹源于《洪氏集验方》，由山茱萸、怀山药、茯苓、熟地黄、杜仲、牛膝、肉苁蓉、楮实子、小茴香、巴戟天、枸杞子、远志、菖蒲、五味子、大枣组成；功能温补脾肾，养心安神；主治虚损劳伤，脾肾虚寒，心血不足，腰膝酸软，失眠健忘，眩晕倦怠，小便混浊，遗精阳痿，未老先衰，疲乏无力。梁宏正古方新用，将其用于治疗脾肾阳虚之水肿。方中温阳养阴之药俱备，水火平衡，取其孤阴不生，独阳不长，阴阳互根之意。火之源得益，阴翳自消；水湿之阴邪散尽，气机得以舒畅，阳气得以回复，益以活血之品，肾络自通，大气一转，百病俱愈。

医案三患者颜面及肢体明显浮肿，伴有明显疲倦、乏力，伴有眼皮下垂，考虑患者脾气亏虚，中气不足，水液运化不利；患者舌暗淡，脉细，水肿为凹陷性，考虑患者脾胃阳虚，中阳不足，温化不行，气化不利，水液潴留，予实脾饮以温阳健脾、行气利水；考虑患者水化不利，湿浊内蕴，并加用猪苓、泽泻、车前子利尿祛湿消肿，以桂枝温肾助阳；患者久病夹瘀，肝肾不足，予牛膝补肝肾、逐瘀通经。梁宏正认为，难治性肾病综合征的治疗，非一日之功，需多措施齐下，各个靶点均要干预。本案为初发，需进一步完善病理检查，制定治疗方案。从中医角度分析，其以脾肾阳虚凸显，因此，除药物治疗外，食疗、艾灸等非药物治疗也是非常重要的措施，而且填补阴精、温补脾肾阳气需要大剂量、长时间施用，方能见效。

医案四慢性肾炎属于中医"水肿"范畴。其发病与肺、脾、肾三脏功能失调有关，临床上以脾肾阳虚为多见，其病机为温煦运化无力、水湿停留。此医案以脾阳虚为主，故用实脾饮以温阳健脾利水。梁宏正认为，临床应用本方应紧紧抓住"虚寒阴水"这一主要关键病机，即使疾病的类属和临床表现不一，但只要辨证所属病机与证型相同，则这些疾病的治则与方剂关系是固定的。凡辨证为"中焦虚寒，寒湿内停"，投用此方，定会获效。

医案五为中西医结合治疗，先以急则治其标为则，予健脾温阳、利水消肿之法以治其标，后予温阳补肾之品助西药激素之力，但激素为温燥之品，使用日久助阳化热，生热耗津，亢阳伤阴，故三诊时随证易方肾炎清解汤以有效减少激素的副作用。梁宏正认为，肾病综合征严重低蛋白血症，处于高凝状态，相当于中医脉络瘀阻之证，且久病入络，久病多瘀，血瘀证贯穿疾病始终，故随证加减时始终加用丹参、泽兰等活血化瘀之品。肾病综合征西药的疗效是肯定的，但其缺点亦有不少，如不良反应较多、停药易复发等。中医药治疗的切入点就是减少西药的不良反应，降低复发率，以及治疗西药无效之病例。

现将经验方参芪实脾饮介绍如下。

组方：黄芪、党参、白术、茯苓、广木香、木瓜、槟榔、泽泻、赤小豆、芡实、白豆蔻、甘草。

功效：温运脾阳，以利水湿。

主治：慢性肾炎、肾病综合征属脾肾阳虚证者。

方解：本方以黄芪、党参为君温补脾阳；白术、茯苓、泽泻、白豆蔻为臣健脾祛湿；佐以木香、槟榔行气利水，泽泻、赤小豆利水祛湿使邪有出路，并佐以芡实补肾，增强肾阳气化之功；甘草调和诸药。纵观全方，其效如雨后阳光普照，湿邪自散。

水肿案三则（肾病综合征）

医案一：脾肾阳虚，湿瘀阻络证

患者姓名：廖某。

性别：女。

出生日期：1984 年 11 月 7 日。

就诊日期：2015 年 2 月 9 日初诊。

发病节气：立春。

主诉：颜面、双下肢浮肿半年。

现病史：患者半年前开始出现颜面、双下肢浮肿，逐渐加重，于外院查尿蛋白质（＋＋＋），血脂升高，血清白蛋白明显降低，诊为肾病综合征，就诊于多家医院和个体医生，不愿使用激素，症状加重。刻诊：颜面浮肿，双下肢高度浮肿，面色㿠白，疲倦乏力，胃纳差，小便量少多泡，大便稍溏，畏寒肢凉，神情焦虑。

体格检查：血压 120/76mmHg，心率 96 次/分。颜面浮肿，腹水征阳性，双下肢高度凹陷性浮肿。

辅助检查：尿常规：蛋白质（＋＋＋）。血常规：RBC 5.56×10^{12}/L，Hb 167g/L，血小板计数（PLT）410×10^9/L。凝血因子：纤维蛋白原（Fg）5.0g/L。肝功能：ALB 14g/L。肾功能：正常。血脂：TC 8.6mmol/L，LDL 4.67 mmol/L。

中医诊断：水肿。

证候诊断：脾肾阳虚，湿瘀阻络。

西医诊断：肾病综合征。

治法：温补脾肾，利水活血。

处方：

①肾综固本汤加减。

制附子9g^{（先煎）}	肉桂3g^{（焗服）}	黄芪30g	猪苓15g

制附子9g（先煎）　　肉桂3g（焗服）　　黄芪30g　　猪苓15g

白术15g　　仙茅10g　　淫羊藿15g　　菟丝子15g

干姜6g　　金樱子15g　　芡实30g　　丹参15g

赤芍15g　　三七10g　　郁金12g　　泽泻20g

甘草10g

7剂，每日1剂，水煎服。

②肾炎固本丸，6g，每日3次，口服。

③金水宝胶囊，3粒，每日3次，口服。

2015年2月16日二诊：患者水肿减轻，小便增多，胃纳加，疲倦减，焦虑减轻，舌暗淡，苔白厚，脉沉细。复查尿常规：蛋白质（＋＋）。继续予上法，守方用药不变7天。患者同意使用激素，予泼尼松片45mg/d口服。

2015年2月22日三诊：患者水肿基本消退，尿量可，纳常，面色较前红润，疲倦、焦虑情绪基本消失，舌暗淡减，苔白厚减，脉细。24小时尿蛋白定量116mg/24h。

医案二：脾肾阳虚，血瘀证

患者姓名：褚某。

性别：男。

出生日期：1946年4月。

就诊日期：2016年11月29日初诊。

发病节气：小雪。

主诉：反复双下肢浮肿 8 月余，加重 1 个月。

现病史：患者 8 个多月前无明显诱因出现双下肢浮肿，未予重视，浮肿逐渐加重，2016 年 5 月 18 日入住深圳市人民医院，完善相关检查，尿常规蛋白质（＋＋＋），24 小时尿蛋白定量波动于 4～5g/24h，ALB 24.7g/L，TC 7.52mmol/L，诊断为"肾病综合征"，给予降压、护肾等处理，建议患者行肾穿刺活检术明确病因，患者拒绝行相关检查，于 2016 年 5 月 23 日出院。出院后患者浮肿症状加重，出现上 2 楼气促，今日就诊于我院门诊，为求进一步中西医结合治疗收住院。刻诊：神清，疲倦乏力，双下肢重度对称凹陷性浮肿，阴囊中度浮肿，胃纳欠佳，上 2 楼气促，无恶心呕吐，无发热，无头晕头痛，无咳嗽，无胸闷心悸，无夜间阵发性呼吸困难，无腹痛腹胀，无肢体关节疼痛，无皮疹脱发，无光过敏，大便 1 次／日，小便量较前减少，尿中泡沫，无排尿困难，无肉眼血尿。

体格检查：舌淡暗，苔白，脉沉细。血压 135/70mmHg。阴囊中度浮肿，双下肢重度对称凹陷性水肿。

辅助检查：入院后查血常规：RBC 3.14×10^{12}/L，Hb 99g/L，HCT 30.40%。尿常规：隐血（＋＋），蛋白质（＋＋＋）。肝功能：非结合胆红素（IBIL）2.5μmol/L，TP 30.0g/L，ALB 10.0g/L，A/G 0.5，总胆汁酸（TBA）16.4μmol/L。肾功能：Crea 148.0μmol/L，CO_2CP 22mmol/L，Cyc 1.89mg/L，β_2－MG 4.1mg/L。血脂：HDL 0.8mmol/L，LDL 5.3mmol/L，TC 8.2mmol/L，TG 2.31mmol/L。电解质：Cl^- 111.0mmol/L，Ca^{2+} 1.77mmol/L。免疫学检查：免疫球蛋白（IgG）385.0mg/dL，缺血修饰白蛋白（IMA）81.6IU/mL，血浆 D－二聚体测定 2.00μg/mL，红细胞沉降率（ESR）91.0mm/h。24 小时尿蛋白定量 5.4g/24h。凝血因子、风湿四项未见异常。

中医诊断：水肿。

证候诊断：脾肾阳虚，血瘀证。

西医诊断：肾病综合征。

治法：温补脾肾、通阳利水，兼活血化瘀。

处方：

①肾综固本汤加减。

制附子 10g（先煎）	淫羊藿 15g	菟丝子 15g	熟地黄 20g
芡实 20g	金樱子 15g	黄芪 30g	白术 12g
泽泻 12g	猪苓 12g	大黄 10g	赤芍 10g
柴胡 10g	盐牛膝 10g	红花 10g	金蝉花 10g
徐长卿 12g			

10 剂，每日 1 剂，水煎服。

②甲泼尼龙针，60mg，静脉滴注，联合雷公藤多苷片 20mg，每日 3 次，口服，抑制免疫反应，配合扩容利尿、抗凝、控制血压等治疗。

③口服肾炎固本丸补益脾肾、金水宝胶囊以补益肺肾，秘精益气。

2016 年 12 月 8 日二诊：患者神清，疲倦乏力稍好转，双下肢浮肿较前减轻，阴囊无浮肿，胃纳一般，上 2 楼无气促，偶见咳嗽，大便 1 次/日，24 小时尿量约 2800mL，尿中有泡沫，无排尿困难，无肉眼血尿，舌暗淡，苔白，脉沉细。经治疗患者浮肿减轻，尿量增多，逐渐停用扩容利尿之品，中医辨证仍为"脾肾阳虚，血瘀证"，治疗守上法，继续予肾综固本汤加减，余方案同前。

2016 年 12 月 15 日三诊：患者神清，精神可，双下肢轻微浮肿，阴囊无浮肿，胃纳一般，无气促，偶见咳嗽，无痰，大便 1 次/日，24 小时尿量约 2100mL，尿中泡沫较多。查体：血压 124/66mmHg，慢性面容。舌淡暗，苔白，脉沉细。双肺呼吸音粗，未闻及干湿性啰音。心率 80 次/分，律齐，各瓣膜区未闻及病理性杂音。双下肢轻微对称凹陷性浮肿。患者浮肿基本消退，甲泼尼龙针改为口服，其余治疗暂不调整方案，中医辨证效不更方，予上方加桑寄生、女贞子。

2017 年 1 月 3 日四诊：患者神清，精神可，全身无浮肿，胃纳好转，无气促咳嗽，24 小时尿量约 2100mL，无肉眼血尿，舌淡暗，苔白，脉沉细。复查尿常规：隐血（++）、蛋白质（++）。复查 24 小时尿蛋白定量为 2.9g/24h。血常规：WBC 14.04×10^9/L，Hb 108g/L。肝功能：ALT 45.0U/L，ALB 16.0g/L。空腹血糖（GLU）5.4mmol/L。肾功能：尿素（Urea）9.3mmol/L。电解质、血浆 D－二聚体测定正常。患者使用糖皮质激素治疗 4 周复查理化指标较前改善，浮肿消退，予办理出院改门诊继续治疗，出院中药予肾综固本汤加减。

制附子 10g$^{(先煎)}$	淫羊藿 15g	菟丝子 15g	熟地黄 20g
芡实 20g	金樱子 15g	黄芪 30g	白术 12g
泽泻 12g	猪苓 12g	大黄 10g	赤芍 10g
柴胡 10g	盐牛膝 10g	红花 10g	金蝉花 10g
徐长卿 12g	桑寄生 20g	大腹皮 15g	酒女贞子 15g

7 剂，每日 1 剂，水煎服。

医案三：脾肾亏虚，水湿内困，瘀血内阻证

患者姓名：李某。

性别：女。

年龄：14 岁。

就诊日期：2017 年 5 月 8 日初诊。

主诉：反复周身浮肿 12 年，再发 1 周。

现病史：患者于 12 年前开始出现周身浮肿，伴小便多泡，多次住院及门诊就诊，诊断为肾病综合征，予抑制免疫等对症治疗，症状反复，每次激素减至维持量时复发。2014 年 5 月患者浮肿再次发作，入住广东省中医院系统诊疗，诊断为肾病综合征（激素依赖型）与发育障碍，予足量激素（强的松 60mg）联合他克莫司胶囊抑制免疫，并予抗凝、补钙、护胃等对症治疗，经治疗症状缓解出院。出院后患者家属自行减量口服激素，2015 年 8 月自行减量激素至 10mg 长期维持。2015 年 10 月患者因症状复发，在我院住院治疗，激素从 40mg/d 开始使用，合并他克莫司胶囊 1mg/d，雷公藤多苷片 20mg、每日 3 次，逐渐减量，2017 年 1 月 25 日减量至泼尼松片 10mg/d，他克莫司胶囊 1mg/d，雷公藤多苷片 10mg、每日 3 次，长期维持。1 个月前患者感冒后，反复查尿常规蛋白质均升高，1 周前开始出现肢体浮肿，逐渐加重，现为求进一步治疗由门诊拟"肾病综合征"收入我科。症见：神清，精神疲倦，周身重度水肿，无鼻塞流涕、恶寒发热、咳嗽咳痰等，肢体浮肿按之稍凹陷，双下肢浮肿为甚，纳眠一般，身材矮小，小便量少，多泡，大便质烂，6 次/天。

体格检查：体温 37.1℃，脉搏 90 次/分，呼吸 20 次/分，血压 110/70mmHg。舌暗淡，苔薄白，脉沉细滑。体型肥胖，身材矮小，激素面容，表情淡漠，腹部膨隆，腹软，无压痛或反跳痛，双下肢重度水肿。

辅助检查：2017 年 5 月 3 日尿常规：蛋白质（＋＋＋）。2017 年 5 月 10 日尿常规：蛋白质（＋＋）。凝血因子：Fg 4.20g/L。肝功能：TP 45g/L，ALB 18g/L，GLB 27g/L，A/G 0.67。肾功能：Crea 36μmol/L，UA 546μmol/L。血脂：TC 10mmol/L，HDL 2.6mmol/L，LDL 5.9mmol/L。免疫学检查：IgG 365mg/dL，C3 171.8mg/dL。ESR：50mm/h。血常规：RBC 5.43×10^{12}/L，Hb 158g/L，PLT 389×10^9/L。24 小时尿蛋白定量 0.86g/24h。心电图：窦性心动过速。他克莫司血药浓度 4.4ng/mL。皮质醇 2.02nmol/L。

中医诊断：水肿。

证候诊断：脾肾亏虚，水湿内困，瘀血内阻证。

西医诊断：①肾病综合征（激素依赖型）。②发育障碍。

治法：健脾补肾，祛湿利水，活血化瘀。

处方：肾综固本汤加减。

制附子 8g（先煎）　　　肉桂 2g（焗服）　　　黄芪 15g　　　　猪苓 15g

白术 15g　　　　　　　赤芍 15g　　　　　　甘草 10g　　　　干姜 6g

制仙茅 10g	淫羊藿 10g	菟丝子 12g	丹参 15g
三七 10g	金樱子 15g	芡实 20g	桃仁 10g
桑寄生 15g	红景天 10g		

6剂，每日1剂，水煎服。

二诊：患者肢体颜面浮肿症状消减明显，大便正常，尿量较前增多，患者诉双下肢胫骨前间有疼痛，结合患者身材矮小，原方加补骨脂、骨碎补。

制附子 8g（先煎）	肉桂 2g（焗）	黄芪 15g	猪苓 15g
白术 15g	赤芍 15g	甘草 10g	干姜 6g
制仙茅 10g	淫羊藿 10g	菟丝子 12g	丹参 15g
三七 10g	金樱子 15g	芡实 20g	桃仁 10g
桑寄生 15g	红景天 10g	盐补骨脂 15g	骨碎补 15g

4剂，每日1剂，水煎服。

三诊：患者症状明显好转，浮肿消退，无关节疼痛，守原方3剂。

按：脾肾阳虚在水肿的发生发展中起着重要的作用，历代医家均非常重视从此切入论治，论述甚丰。如宋代严用和云："水肿为病，皆由真阳怯少，劳伤脾胃，脾胃既寒，积寒化水。盖脾者土也，肾者水也，肾能摄水，脾能舍水，肾水不流，脾舍湮塞，是以上为喘呼咳嗽，下为足膝胕肿，面浮腹胀，小便不利，外肾或肿，甚则肌肉崩溃，足胫流水，多致不救……治疗之法，先实脾土，脾实则能舍水，土得其政，面色纯黄，江河流通，肾水引矣，肿满自消。"清代喻嘉言云："按治水以实土为先务，不但阴水为然。方下所云治阴水发肿，用此先实脾土，然则其后将用何药邪？俨然阴水当补，阳水当泻之念，横于胸中，故其言有不达耳。夫阴水者，少阴肾中之真阳衰微，北方之水，不能蛰封收藏，而泛溢无制耳。倘肾气不温，则真阳有灭顶之凶矣。实土以堤水，宁不为第二义乎？"《医宗必读·虚劳》云："脾肾者，水为万物之元，土为万物之母，两脏安和，一身皆治，百疾不生。夫脾具土德，脾安则肾愈安也。肾兼水火，肾安则水不挟肝上泛而凌土湿，火能益土运行而化精微，故肾安则脾愈安也。"《诸病源候论》云："水病者，由肾脾俱虚故也。肾虚不能温通水气，脾虚不能制水，故水气盈溢，渗液皮肤，流遍四肢，所以遍身肿也。"

梁宏正治疗水肿亦非常重视脾肾，经验方颇多，汤剂、丸剂、食疗方一应俱全，疗效颇佳，病者乐于接受。以上3案均以脾肾阳虚为主证，且均以梁宏正经验方肾综固本汤为方加减治疗而收效。

医案一除经典的中医辨证论治外，还借助现代科学技术扩展四诊内容，拓宽中医辨证思维。血小板、血红蛋白、纤维蛋白原升高，当为中医的络脉瘀阻之征，故治疗上加用活血化瘀之法，药用丹参、三七、赤芍、郁金。中西医合用，中药予温阳之品助西药激素之力，在很短时间内收到了意想不到的效果。情志失常是中医学中一个重要的致病因素，宣教、情志疗法是重要的治疗措施之一，通过此措施，可使患者依从性提高，配合治疗，去除病因，有助于疾病的痊愈。梁宏正常提示，按中医理论分析，激素性温热，久服之有温热伤阴之虞，施法用药当防其变，适当之时兼以养阴清热，为治未病也。

医案二亦为中西医结合治疗，辨证为"脾肾阳虚，血瘀证"，治疗予温补脾肾、通阳利水为法，配合活血化瘀，方拟梁宏正经验方肾综固本汤加减。方中附子、淫羊藿、菟丝子、熟地黄、芡实、金樱子温阳补肾，养血涩精；黄芪、白术补气健脾；泽泻、猪苓利水祛湿；大黄降浊排毒，通腑泻浊；赤芍、红花活血化瘀；柴胡、牛膝理气升降；金蝉花、徐长卿减少蛋白尿。全方通达三焦，共奏温肾补脾、利水降浊、理气瘀祛之功效。本方温阳补肾之品助西药激素之力，故药后 2 周患者浮肿基本消退，4 周复查 24 小时尿蛋白定量、血清白蛋白、血浆 D－二聚体、肾功能等相关指标较入院时改善，疗效明显提高，病程缩短。但激素为温燥之品，使用日久助阳化热，生热耗津，亢阳伤阴，故浮肿消退后予适当随证加养阴清热之品而收效。水肿一证，机因复杂，除经典的论述外，梁宏正认为三焦气机壅滞、五脏之变均可为水。因此，燮理三焦气机、五脏论治也是治水之途径，此案中处方用柴胡、大黄即为燮理气机之用。

医案三患者先天不足，肾精亏虚，后天脾虚失运，脾肾亏虚，生长之源，故见身材矮小。患者肢体凹陷性浮肿、腹胀，尿液见泡沫，大便稀烂，舌淡，脉沉细，为脾肾阳虚，脾失运化，肾失通调水道之职，水液失调，水湿内蕴所致。对此，梁宏正予肾综固本汤加减补益肾阳、健脾化湿、活血化瘀。难治性肾病综合征的治疗，非一日之功，需多措施齐下，各个靶点均要干预，本案病程历经 10 余年，营养、生长不良，激素副作用明显，低皮质醇血症，激素依赖，均给治疗带来障碍。从中医学角度分析，阴精亏耗、阳气衰微凸显，因此，除药物治疗外，食疗、艾灸等非药物治疗也是非常重要的措施，而且填补阴精、温补脾肾阳气需要大剂量、长时间施用，方能见效。

梁宏正治疗水肿经验，一要宣教，因病程冗长，患者往往因认识不足而使治疗半途而废，充分的科普解释可提高患者的依从性，使治疗更有保障；二要中西医结合治疗，找准中医药的切入点，互相取长补短，提高疗效；三要抓主证，全方位、多靶点施治；四要借助现代辅助检查丰富中医四诊内容，拓宽辨证施治思路。

上 3 案使用之经验方肾综固本汤由制附子、淫羊藿、菟丝子、熟地黄、芡实、金樱子、黄芪、白术、泽泻、猪苓、法半夏、大黄、冬瓜子、郁金、赤芍、柴胡、牛膝组成。功效：温补脾肾，通调三焦，祛湿化浊。主治：急慢性肾脏病属脾肾阳虚证者。

方中制附子、淫羊藿、菟丝子、熟地黄、芡实、金樱子、黄芪、牛膝为君，温补脾肾，通一身之阳气；白术渗湿，泽泻、冬瓜子、猪苓利湿，法半夏燥湿，皆为臣；佐以郁金、赤芍、柴胡通调三焦气化，乘上启下，佐以大黄逐水利湿，使邪有出路。纵观全方，其以温补脾肾为主，通调三焦，祛除湿邪，邪有出路。

现将常用的食疗方介绍如下。

（1）花旗参或高丽参 10g，麦冬 10g，五味子 5g，精瘦肉或鸡肉 30g，炖服。此为最常用的益气养阴固阳之食疗方。

（2）冬虫夏草 5～10g，枸杞子 15g，怀山药 15g，精瘦肉或鸡肉 60g，炖服佐膳。其有滋补肝肾、增强机体免疫功能的作用。

（3）鲤鱼 1 尾，大枣 15g，赤小豆 30g，蒜头 2 大枚，煲食。功效：温补脾肾。适用于肾病综合征之脾肾两虚者。

（4）鲫鱼 2 尾或猪瘦肉 50g，芡实 30g，五爪龙 50g，荠菜 30g，加水煎汤服。功效：健脾补肾利湿。适用于肾病综合征之脾肾两虚者。

（5）猪瘦肉或鸡肉 50g，花旗参 10g，黄芪 20g，麦冬 10g，炖服。功效：益气养阴。适用于肾病综合征之气阴两虚者。

（6）金沙牛 5～10g，芡实 50g，芡实头 50g，鲫鱼 1 尾（约 150g），焖烂饮汤食肉。功效：健脾补肾固涩。适用于脾肾气虚之肾病综合征蛋白尿。

（7）补骨脂 12g，杜仲 12g，核桃肉 50g，猪脊骨 200g，煲汤服。功效：补肾固涩。适用于肾虚不固之蛋白尿。

（8）鸽子肉 50g，巴戟天 10g，石斛 5g，炖服。功效：温补肾阳。适用于肾阳虚者。

（9）三七 15g，西洋参 10g，乌鸡（去皮）250g，煲汤。功效：益气活血化瘀。适用于气虚血瘀证。

（10）红参 5g，黄芪 15g，石斛 12g，煎水代茶。功效：益气固表。适用于表虚易外感者。

（11）鸽子肉 50g，鹿茸 9g，肉苁蓉 12g，巴戟天 10g，炖服。功效：温阳补气。适用于阳虚者。

水肿案三则（肾病综合征，中药配合激素治疗）

医案一：脾肾阳虚，湿困水泛证

患者姓名：陈某。

性别：男。

出生日期：1954 年 2 月 9 日。

就诊日期：2016 年 1 月 9 日初诊。

发病节气：霜降。

主诉：双下肢水肿 3 月。

现病史：患者 3 个月前无明显诱因出现双下肢浮肿，并逐渐加重，出现阴囊浮肿，曾到肇庆市第一人民医院行 B 超检查提示"阴囊水肿增厚，双下肢浅静脉未见异常声像，双侧下肢深静脉未见异常声像，双侧下肢深动脉内膜增厚伴斑块（多发）"，于 2016 年 12 月 5 日至 2017 年 1 月 3 日在我院住院治疗，完善相关检查，考虑肾病综合征，于 2016 年 12 月 21 日开始口服足量激素（56mg/d）治疗，配合药物扩容利尿消肿、控制血压减少蛋白尿、抗血小板聚集、护胃、补钙等治疗，患者浮肿明显消退，病情缓解出院，为求中西医结合治疗，遂求治于梁宏正。刻诊：双下肢轻度浮肿，按之凹陷，纳欠佳，大便可，小便多泡沫，色黄，无恶寒。

既往史：高血压病史 5 年。否认糖尿病。

体格检查：舌暗淡，苔薄白，脉寸沉，关弦滑。颜面无浮肿，双下肢轻度对称凹陷性水肿。

辅助检查：2016 年 12 月 6 日肝功能：ALB 17.0g/L。肾功能：Crea 135μmol/L，UA 471μmol/L，β_2 – MG 3.2mg/L。血脂：TC 11.0mmol/L。ESR 72mm/h。血浆 D – 二聚体检测 0.36μg/L。尿常规：蛋白质（＋＋＋），余正常。24 小时尿蛋白定量 4.59g/24h。血管炎检查五项均正常。红斑狼疮检测六项均阴性。2017 年 1 月 3 日复查：尿常规蛋白质（＋＋＋），ALB 21.0g/L，TC 5.5mmol/L，Crea 121μmol/L，UA 552μmol/L。

中医诊断：水肿。

证候诊断：脾肾阳虚，湿困水泛。

西医诊断：①肾病综合征。②高血压 3 级，极高危。

治法：健脾益肾、通阳利水化湿，辅以活血化瘀。

处方：

①真武汤合四苓汤加味。

茯苓 15g	白术 15g	白芍 15g	制附子 10g（先煎）
牛膝 20g	车前子 15g	丹参 20g	猪苓 15g
泽泻 15g	益母草 20g	川楝子 15g	

7 剂，每日 1 剂，水煎服。

②内科基础治疗予甲泼尼龙 56mg/d 口服，配合抗血小板聚集、补钙、护胃等。患者每周复诊 1 次，守上方加减，水肿逐渐消退。

2017年2月20日来诊：患者双下肢无浮肿，口腔多发溃疡，咽干口苦，大便无，纳可，尿中有泡沫，尿色黄，舌红，苔微黄干，脉弦细。复查：尿常规尿蛋白（＋＋），ALB 28g/L。考虑患者足量激素已使用足8周，尿蛋白减少，血清白蛋白逐渐升高，嘱甲泼尼龙片减量为52mg/d，每2周减4mg。中药处方如下。

生地黄 30g	玄参 15g	麦冬 15g	黄连 6g
升麻 6g	牡丹皮 12g	知母 12g	黄柏 12g
大黄 10g	甘草 6g		

随诊2次，共处方10剂。

2017年3月6日来诊：患者无浮肿，无口腔溃疡，口干，大便调，小便有泡沫，舌红，苔薄，脉弦细缓。复查尿常规蛋白质（＋＋）。激素减量至48mg/d。中药处方如下。

生地黄 20g	泽泻 12g	怀山药 15g	茯苓 12g
牡丹皮 12g	山茱萸 12g	知母 12g	黄柏 12g
女贞子 15g	沙苑子 15g	白茅根 30g	牛膝 20g
车前子 15g	墨旱莲 15g	五倍子 15g	

7剂，每日1剂，水煎服。

其后，患者仍每周复诊1次，其间出现双下肢轻度浮肿，守上方加猪苓15g、益母草20g；出现倦怠乏力，守方加太子参20g。

2017年4月19日来诊：患者无浮肿，激素面容，疲倦，舌淡红，苔白，脉弦细。4月18日复查尿常规：潜血（＋），蛋白质（＋＋＋）。ALB升至32g/L。4月18日甲泼尼龙减为36mg/d口服。中药处方如下。

生地黄 20g	泽泻 12g	怀山药 15g	茯苓 12g
牡丹皮 12g	山茱萸 12g	知母 12g	黄柏 12g
牛膝 20g	车前子 15g	墨旱莲 15g	五倍子 15g
益母草 20g	太子参 20g	女贞子 15g	芡实 15g
覆盆子 15g			

7剂，每日1剂，水煎服。

2017年4月26日来诊：患者无浮肿，激素面容，倦怠，腰酸，视物模糊，舌淡红，苔白，脉弦细，予六味地黄汤加味。

熟地黄 20g	山茱萸 12g	山药 20g	茯苓 20g
泽泻 10g	牡丹皮 10g	太子参 20g	黄芪 20g
枸杞子 12g	菊花 12g	麦冬 12g	五味子 10g

菟丝子 15g   女贞子 15g   沙苑子 15g   芡实 15g

金樱子 15g

7 剂，每日 1 剂，水煎服。

医案二：湿热内蕴证

患者姓名：陈某。

性别：男。

年龄：20 岁。

就诊日期：2001 年 9 月 25 日。

主诉：颜面、双下肢浮肿，腹胀半月余。

现病史：患者半个多月前出现颜面及双下肢浮肿，伴有腹胀。刻诊：全身浮肿，按之没指，不易随复；腹胸胀闷，身重困倦，纳少泛恶，舌淡红而胖，苔白腻，脉濡缓。

辅助检查：24 小时尿蛋白定量 8.2g/24h，ALB 18g/L，血脂明显增高。

中医诊断：水肿。

证候诊断：水湿浸渍。

西医诊断：肾病综合征。

治法：健脾化湿，通阳利水。

处方：

①苍地四苓汤（梁氏经验方）加减。

苍术 12g   地胆头 15g   茯苓 15g   白术 15g

猪苓 15g   泽泻 20g   大腹皮 15g   陈皮 10g

厚朴 10g   丹参 15g   益母草 15g   甘草 5g

淫羊藿 15g   制附子 10g   桂枝 12g

14 剂，每日 1 剂，水煎服。

②内科基础治疗予标准激素及西药对症治疗。

二诊：服药 2 周后，患者肿消，症见面色红，痤疮，口干，消谷易饥，大便干结，小便黄热，舌质红，苔黄厚腻，脉滑数。证转湿热内蕴，拟清热解毒、逐水利湿为治法，方予肾炎清解汤加减。

猪苓 15g   茯苓 15g   泽泻 20g   白术 15g

白芍 15g   白通草 12g   金银花 15g   滑石 12g

小甘草 10g   冬瓜子 30g   牡丹皮 12g   连翘 15g

蒲公英 15g   紫花地丁 15g   丹参 20g

14 剂，每日 1 剂，水煎服。

三诊：服药 2 周后，患者口干、大便干结、小便黄热消失，仍见痤疮、易饥多食，舌苔稍厚腻，脉滑数。此为热甚于湿，故予上方去白通草、泽泻，加赤芍、泽兰，隔日煎服。

如是随症加减治疗 3 月余，患者激素用量减至最初用量的一半以下，面色如常，痤疮减，易饥多食消除，舌淡红，苔白略厚，脉细。此为肾气虚之象初现，拟以益气固肾为主，方用还少丹合二至丸加减。

山茱萸 15g	怀山药 15g	茯苓 15g	熟地黄 15g
杜仲 15g	炒牛膝 15g	肉苁蓉 20g	楮实子 15g
小茴香 5g	巴戟天 15g	枸杞子 15g	五味子 5g
菖蒲 12g	大枣 15g	女贞子 15g	墨旱莲 15g
菟丝子 15g	桑螵蛸 15g	益智仁 15g	蒲公英 15g
丹参 15g	大黄 10g		

宗此法、方，随症加减，服至激素治疗完成，再进 1 个月，患者无不适，各项指标正常，停药后随访 3 年病无复发。

医案三：阴虚湿热证

患者姓名：温某。

性别：男。

年龄：20 岁。

就诊日期：2000 年 9 月初诊。

主诉：颜面、双下肢浮肿 5 个月。

现病史：患者 5 个月前开始出现颜面、双下肢浮肿，于当地医院治疗，无改善，渐至全身浮肿，腹胀，尿少，到本市某医院治疗，确诊为原发性肾病综合征，予标准激素治疗及对症治疗，浮肿消失，激素用至 3 个月，检查尿常规蛋白质（＋＋）或（＋＋＋），为求更好的治疗求诊于中医。刻诊：五心烦热，口干咽燥，两颧潮红，目睛干涩，头晕耳鸣，舌质红嫩，苔黄腻，脉细数。

中医诊断：水肿。

证候诊断：阴虚湿热。

西医诊断：肾病综合征。

治法：滋阴清热利湿。

处方：益阴通利汤（梁氏经验方）加减。

生鳖甲 30g^(先煎)	麦冬 15g	南沙参 15g	胡麻仁 15g

白芍 15g	猪苓 15g	泽泻 15g	女贞子 15g
墨旱莲 15g	黄芪 20g	丹参 12g	三七 10g
益母草 20g	甘草 10g		

守方连进 50 余剂，激素亦减至小剂量维持，患者上述症状消失，舌淡红，苔白薄，脉细，尿蛋白呈阴性，故转以健脾固肾为法，拟六味地黄汤合参苓白术散加减。

山茱萸 15g	怀山药 15g	茯苓 15g	熟地黄 15g
黄芪 20g	党参 15g	白术 15g	莲子 15g
薏苡仁 15g	白扁豆 15g	金樱子 15g	芡实 15g
丹参 20g	牡丹皮 12g	泽泻 12g	炙甘草 6g

此方患者随症加减服至激素停服后 2 个月，随访 2 年余无异常。

按：原发性肾病综合征的治疗，西医的激素和一些免疫抑制剂有其明确的治疗效果，目前中医药是无法取代西医疗法的。因此，如何找准中医药治疗此病的位置和切入点，是中医要面对和解决的问题。梁宏正认为，原发性肾病综合征目前临床上主要以肾上腺皮质激素为有效的治疗药物，但其毒副反应非常突出，且撤药后极易复发。采取中西医结合治疗常能达到拮抗激素的毒副作用、增强其敏感性、缩短疗程、降低复发的良好效果。又因在使用激素的不同阶段，随着激素剂量的变化，中医证型常发生相应的变化，所以中医药配合激素治疗常需分阶段辨证论治。中医药要解决的是协同西药治疗难治性肾病综合征和减少西药的不良反应。激素治疗的疗效及副作用常常要在 2~3 周后才逐渐显示出来。原发性肾病综合征患者激素治疗前或初期多以水肿为主要表现，且往往较重，甚至有胸腔积液、腹水，有大量蛋白尿，伴有面白无华、身体困重、纳呆泛恶、气短乏力、腰膝酸软、小便短少，舌淡体胖，苔白腻，脉沉缓。激素应用的初期，作用未显，中医按水肿的经典分型论治，证属脾肾亏虚、水湿内停者多见，此时治宜健脾益肾、温阳利湿行水。而使用激素至 2 周以后，则可出现与经典分型不同的变证，或湿热内生（实热），或阴虚湿热（虚热），法当随证而变，或清热利湿，或益阴清热通利。当激素减量至小剂量或维持量时，往往出现脾肾气（阳）虚之征，治疗之法亦要相应调整。此病缠绵，久病多入络成瘀，治疗全过程均加入活血化瘀通络之品，乃"祛菀陈莝"意也。

上述医案一患者为肾病综合征使用糖皮质激素规范治疗，辨病属中医水肿病范畴。水肿病多为先天不足或烦劳过度，损伤正气，或久病失治误治引起肺脾肾三脏功能失司，水精失布，水湿内停，积久化热，若湿阻经络，导致瘀血内停，瘀血亦可致水肿。张仲景《金匮要略》有"血不利则为水"之说。素体阳盛或过用激素及中药温补，可导致肾阴虚，影响水液代谢，亦可出现上述病理现象。故本病病理关键在于本虚标实、虚实夹杂，以脾肾亏虚为本，以水湿、瘀血内停为标，健脾补肾、清利湿热、活血化瘀是常用治法。第一诊至第四诊均以真武汤合四苓散加味；待患者激素使用至8周出现口腔多发溃疡，口干口苦，大便干结难解等阴虚内热症状，拟清胃散清热泻火；口腔溃疡好转后仍见口干咽燥、舌红苔薄、脉细缓，改知柏地黄汤合二至丸加味。随着激素逐渐减量，患者出现疲倦症状，其由阴虚向气虚、气阴两虚转化，故加太子参重在益气；其后出现倦怠腰酸等以气阴两虚为主的症状，治宜益气养阴，故拟参芪地黄汤加芡实、金樱子等收敛固摄蛋白之品。

医案二患者初期为经典的水湿浸渍，故以健脾化湿、通阳利水为治，方予苍地四苓汤；而激素用至一定时候则证转湿热内蕴，拟清热解毒、逐水利湿为治法，方予肾炎清解汤。

医案三患者则在外院激素治疗一段时间后来诊，已现阴虚湿热之兆，故治以滋阴清热利湿为法，方选益阴通利汤。后两例于激素小剂量阶段均以健脾固肾为主善后，全程加用活血化瘀之品，与西药互补长短，各显其长，病症自遁，形固久安。

梁宏正治疗水肿有非常丰富的经验，效方颇多，上述苍地四苓汤、肾炎清解汤、益阴通利汤为常用之方，其中地胆头一药为岭南草药，据《广州植物志》《生草药性备要》记载：该药性味苦、辛，寒，入肺、肝、肾经，功能清热凉血、解毒利湿，可治感冒、咽喉疼痛、扁桃体炎、咽喉炎、百日咳、眼结膜炎、黄疸、肾炎水肿、月经不调、带下。梁宏正常用之治疗湿重水停之证，特别伴有疮疡、喉痹、乳蛾时更加适用。在阳虚处方用药方面，疾病初期水肿明显时梁宏正多用真武汤加减，而后期脾肾阳虚无肿时多用还少丹、附桂八味丸、参芪地黄汤加减。

上述3案中分别用到经验方苍地四苓汤、肾炎清解汤、益阴通利汤，现介绍如下。

1. 苍地四苓汤

组方：苍术、地胆头、茯苓、白术、猪苓、泽泻、大腹皮、陈皮、厚朴、丹参、益母草、甘草。

功效：健脾化湿，通阳利水。

主治：慢性肾炎、肾病综合征属湿邪内困证者。

方解：本方以苍术、地胆头、茯苓、白术、猪苓、泽泻为君化湿利水；大腹皮、陈皮、厚朴为臣，从气分入手通调三焦气化，化气利水；佐以丹参、益母草活血利水；甘草为使，调和诸药。本方以通利三焦湿浊为主，泄中又有健脾固护正气，补泄同施，湿去而不伤正。

2. 益阴通利汤

组方：生鳖甲、麦冬、南沙参、胡麻仁、丹参、白芍、猪苓、泽泻、女贞子、墨旱莲、黄芪、三七、益母草、甘草。

功效：滋阴清热利湿。

主治：慢性肾炎、肾病综合征属阴虚内热证者。

方解：方中以鳖甲、麦冬、南沙参滋阴清热；女贞子、墨旱莲二至配补肾阴以养元阴；猪苓、泽泻养阴利水；胡麻仁养阴润燥通便使邪有出路，白芍酸甘收敛固涩使阴不外泄；三七、益母草活血养阴；黄芪阳中求阴，甘草调和诸药。纵观全方，滋阴、养阴、清热、利湿、固本全方位照顾，共奏滋阴清热利湿之功。

临床上应用激素的肾病患者往往出现伤阴之象，并见湿热内蕴之证，梁宏正常用此方配合治疗。

3. 肾炎清解汤

组方：猪苓、茯苓、泽泻、白术、白芍、白通草、金银花、滑石、甘草、冬瓜子、牡丹皮、连翘、蒲公英、紫花地丁。

功效：清热解毒，逐水利湿。

主治：慢性肾炎、肾病综合征属湿热内蕴证者。

方解：方中以猪苓、茯苓、泽泻、冬瓜子、滑石利水渗湿，白术燥湿共同祛除湿邪为君；金银花、连翘、蒲公英、紫花地丁四味清热解毒为臣；佐以白芍、牡丹皮清血分热邪，白通草逐一身之水气；甘草调和诸药。纵观全方，其以清热解毒祛湿为基本原则，并佐以养阴之品，热去又不伤阴，达到清热解毒、逐水利湿的功效。临床上应用激素的肾病患者往往出现湿热内蕴之证，梁宏正常用此方配合治疗。

水肿案二则

医案一：肾气亏虚证（高血压病）

患者姓名：陈某。

性别：男。

出生日期：1944 年 11 月。

就诊日期：2016 年 6 月 14 日初诊。

发病节气：芒种后。

主诉：双下肢水肿 1 月余。

现病史：患者 1 月余前出现双下肢水肿，伴足背部水肿，双下肢乏力重着，间歇腰酸乏力，夜尿频，3~4 次，平素血压控制可，大便质稍偏烂。

既往史：既往有高血压病史。

体格检查：舌暗淡，苔白薄润，脉细滑。

辅助检查：尿常规、肝功能、肾功能、甲状腺功能正常。

中医诊断：水肿。

证候诊断：肾气亏虚。

西医诊断：高血压病。

治法：温补肾阳，化气行水。

处方：肾气汤加味。

熟地黄 20g	泽泻 15g	怀山药 30g	茯苓 12g
牡丹皮 12g	山茱萸 12g	制附子 9g^(先煎)	肉桂 3g^(焗服)
白术 15g	党参 20g	牛膝 20g	

5 剂，每日 1 剂，水煎服。

2016 年 6 月 21 日二诊：患者诉双下肢水肿基本消退，视力下降，视物模糊，眼花，眠可，舌红，苔薄白，脉滑，予上方加枸杞子 15g，5 剂。

2016 年 6 月 28 日三诊：患者诉双下肢水肿基本消退，眼花消失，上症均明显改善，继续守上方 5 剂。

医案二：脾肾气虚，肝肾阴虚证（慢性肾炎）

患者姓名：梁某。

性别：女。

出生日期：1974 年 11 月 11 日。

就诊日期：2015 年 1 月 12 日初诊。

发病节气：小寒。

主诉：尿检异常 1 年余。

现病史：患者于 2013 年 7 月体检时发现镜下血尿、尿蛋白阳性，后在多家医院诊治，尿检依然无变化，时轻时重。刻诊：面色萎黄，腰酸痛，易疲倦，胃纳一般，大便调，小便泡沫较多。

既往史：现分娩后 2 个月。

体格检查：舌暗淡，苔白薄，脉细。血压 130/80mmHg。全身无浮肿。

辅助检查：2015 年 1 月 7 日 24 小时尿蛋白定量 0.84g/24h。2015 年 1 月 29 日尿常规：隐血（＋＋），红细胞 19 个/μL，蛋白质（＋）。血常规、肝功能、肾功能正常。

中医诊断：肾水。

证候诊断：脾肾气虚，肝肾阴虚。

西医诊断：慢性肾炎。

治法：健脾温肾，滋补肝肾。

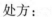

处方：

①参芪地黄汤加减。

黄芪 15g	党参 15g	桂枝 9g	熟地黄 15g
泽泻 10g	怀山药 15g	山茱萸 12g	茯苓 10g
牡丹皮 10g	益母草 12g	丹参 12g	杜仲 15g
淫羊藿 12g	甘草泡地龙 12g	菟丝子 15g	金樱子 12g

7 剂，每日 1 剂，水煎服。

②金水宝胶囊，3 粒，每日 3 次，口服。

③肾炎固本丸，6g，每日 3 次，口服。

2015 年 1 月 20 日二诊：患者腰酸痛、疲倦消失，舌淡有齿印，苔白薄，脉细。再予上方 14 剂，中成药同前。

2015 年 3 月 6 日三诊：患者面色稍萎黄，舌偏瘦小，质暗，苔白薄，脉沉细。复查尿常规：蛋白质（＋＋），余正常。病证未变，继续上法，予上方加金樱子 12g，7 剂。中成药同前。

2015 年 3 月 13 日四诊：患者劳后腰重倦，舌暗瘦小，苔薄白，脉细沉。予上方加桑寄生 15g、威灵仙 12g、补骨脂 12g，7 剂。中成药同前。

2015 年 3 月 20 日五诊：患者寐欠佳，口稍干，舌红嫩，苔白薄，脉细。其阴虚较明显，予上方去桂枝，加百合 15g、麦冬 15g，7 剂。中成药同前。

2015 年 3 月 30 日六诊：患者面色改善，较前红润，舌淡红润，舌体稍瘦小，苔薄白，脉细缓。尿常规正常。处方：参芪地黄汤加减。

黄芪 15g	党参 15g	熟地黄 15g	泽泻 10g
怀山药 15g	山茱萸 12g	茯苓 10g	牡丹皮 10g
益母草 12g	丹参 12g	杜仲 15g	淫羊藿 12g
甘草泡地龙 12g	菟丝子 15g	金樱子 12g	沙苑子 12g
桑寄生 15g			

7 剂，每日 1 剂，水煎服。中成药同前。

按：水肿是由肺脾肾三脏功能失调，水液代谢失司，三焦气化失常而致。水肿涉及肺、脾、肾、三焦等脏腑，病机包括虚实两面，虚实夹杂也较多见。梁宏正认为，肾虚在水肿发病中是重要一环，有气虚、阳虚、阴虚之别，甚或两三证并见，或肾气虚，或肾阳虚，或气阴两虚，或阴阳两虚，均可以肾气汤为基础方化裁治之。如《素问·至真要大论》指出："肾者，胃之关也，关门不利，故聚水而从其类也。"《景岳全书·肿胀》指出："凡水肿等证，乃肺脾肾三脏相干之病。盖水为至阴，故其本在肾；

水化于气，故其标在肺；水惟畏土，故其制在脾。今肺虚则气不化精而化水，脾虚则土不制水而反克，肾虚则水无所主而妄行。"

医案一是一例水肿疗效较好的医案。在本案中患者除水肿，尚有尿频、腰酸等肾气阳虚证候，且脉滑，符合水饮之象，故肾虚不能温化水饮，水湿泛滥病机成立。本案的证型以肾阳虚为主，故中药汤剂以肾气汤加减以温补肾阳，阳光普照湿邪自去。水肿病机因复杂，本例患者年老、有高血压病史，结合舌暗，考虑兼有血瘀存在，血不利则为水，因此治疗上加用活血化瘀之药丹参、益母草；大便烂当为脾之运化受阻，故加白术、党参以运脾。二诊时患者出现眼花视蒙，考虑肝肾同源，肾虚必致肝受累，故加用枸杞子以滋肝养目。

医案二患者罹病1年余，显慢性过程。现患者面色萎黄，腰酸痛，易疲倦，舌暗淡，苔白薄，脉细，显肾气虚亏之征，故用六味地黄汤加黄芪、党参为主方治之，并加杜仲、淫羊藿、菟丝子、金樱子以增强温益肾气之力。四诊以后患者出现寐欠佳，口稍干，舌红嫩瘦小，苔白薄，脉细，呈现肝肾阴虚之象，故加用麦冬、百合、沙苑子以滋补肝肾。此案治疗中谨守病机，守方叠进近2月而显奇效。院内中成药组方为参苓白术散、二至丸、六味地黄汤加减而成（另案中有详细论述），功能健脾滋肾、理气活血。丸剂和汤剂同进，可达药效持久均匀之效。而辨证精准，谨守病机，效不更方正是梁宏正的学术特点。

上2案均以六味地黄汤为基础，肾阳虚者加附子、肉桂成金匮肾气汤，如上医案一也；肾气虚者加黄芪、党参成参芪地黄汤，如上医案二也。

梁宏正认为，水肿一证，每多病程冗长，久病入络必瘀，参照现代科技检测结果，肾小球毛细血管多有高凝状态，为肾络瘀阻，可作微癥积以辨，故上2案中均用到益母草、丹参，医案二中加用地龙。

水肿案（原发性肾病综合征）

医案：风水相搏证

患者姓名：何某。

性别：男。

年龄：17岁。

就诊日期：2001年10月23日初诊。

主诉：颜面、肢体浮肿10天。

现病史：患者于10天前感冒后开始出现颜面、肢体浮肿，于当地医院查尿常规示蛋白质（＋＋＋＋）、白细胞（＋），予抗感染及利水消肿等对症治疗后复查尿常规示蛋白质（++++），为求系统诊疗于 2001 年 10 月 23 日收入我科。就诊：精神尚可，咽干痛，轻微咳嗽，面色潮红，颜面、肢体中度浮肿，口干，小便量少，纳眠尚可，大便正常。

体格检查：舌红，苔微黄，脉浮滑。颜面水肿，腹胀，腹水征阳性，双下肢凹陷性水肿。

辅助检查：尿常规：蛋白质（++++）。24 小时尿蛋白定量 8.2g/24h，ALB 23g/L，血清固醇升高。B 超：中量腹水。

中医诊断：水肿。

证候诊断：风水相搏。

西医诊断：原发性肾病综合征。

治法：急则治其标为则，疏风解表、宣肺利水为法。

处方：麻黄连翘赤小豆汤合五皮饮加减。

麻黄 10g	石膏 30g	甘草 6g	连翘 15g
赤小豆 30g	大腹皮 15g	云茯苓皮 15g	桑白皮 15g
陈皮 6g	姜皮 10g	丹参 10g	益母草 15g
竹叶 15g			

5 剂，每日 1 剂，水煎服。

2001 年 10 月 28 日二诊：患者微有汗出，颜面及肢体浮肿较前消退，大便稍烂，尿量较前明显增多，舌淡红，苔略厚转白，脉浮滑。患者拒绝口服激素治疗，表证已除，证转湿困气机，随证拟利湿理气兼以健脾活血为法，五苓散合五皮饮加减。

云茯苓 15g	白术 15g	泽泻 15g	猪苓 15 g
大腹皮 15g	云茯苓皮 15g	桑白皮 15g	陈皮 6g
枳壳 12g	蝉蜕 15g	生姜皮 6g	桃仁 12g
泽兰 15g	甘草 3g		

服药 2 周后患者症状基本消失，24 小时尿蛋白定量降至 2.8g/24h。

按：对于肾病综合征，各中医名家均对此有所研究，如时振声认为"水肿以治肺为先"，颜德馨治肾病综合征蛋白尿重在化气，杜雨茂经方辨证治肾病综合征。梁宏正则认为肾病综合征始终呈本虚标实状态，正虚难复，易感外邪，外邪侵袭，正气更伤，进而使病情反复多变；肾病综合征病机非湿即瘀，湿瘀蕴结，互相影响，使虚者更虚，实者更实，肺、脾、肾三脏失调。

本例患者发病前有感冒病史，就诊时仍见咽干痛，轻微咳嗽，面色潮红，舌红，苔微黄，脉浮滑。此为表证未除，本"急则治其标"之则，拟宣肺利水之法治标，予麻黄连翘赤小豆汤合五皮饮加减。方中加用石膏，重在清热，与麻黄相配，加强宣肺之力，并防麻黄之辛散太过；加淡竹叶以益清热利水之功；加丹参、益母草，防水湿内停而致之气机受遏，血行不畅，为治未病之意也。二诊标急之证既除，缓则治其本，拟利湿理气兼以健脾活血为法，随证变化而更法，活而不泥，用药之道也，予五苓散合五皮饮加减。五苓散源于东汉张仲景的《伤寒论》："太阳病，发汗后，大汗出，胃中干，烦躁不得眠，欲得饮水者，少少与饮之，令胃气和则愈。若脉浮，小便不利，微热，消渴者，五苓散主之。""发汗已，脉浮数，烦渴者，五苓散主之。""中风发热，六七日不解而烦，有表里证，渴欲饮水，水入则吐者，名曰水逆，五苓散主之。"五苓散功能温阳化气、利湿行水，用于膀胱化气不利，水湿内聚引起的小便不利、水肿腹胀、呕逆泄泻、渴不思饮。梁宏正常将其用于气阳气郁遏，水道不畅，水湿内蓄之证。五皮饮源于明代王肯堂的《证治准绳》，功能行气化湿、利水消肿，用于全身水肿、胸腹胀满、小便不利以及妊娠水肿。《医林纂要》云："姜皮辛寒，凡皮，多反本性，故寒。以皮达皮，辛则能行，故治水浮肿，去皮肤之风热。姜发汗，则姜皮止汗，且微寒也。"梁宏正认为，在自然界中，潮湿之处多无风，有风之处多无湿，风可散湿，风可化湿，风能胜湿。取类比象，在中医学领域中也存在着这种风能胜湿的现象。湿为阴邪，常缠绵不解，重着难除。尤其当湿邪与其他邪气相合为病时，医者治疗起来感到非常棘手。而适当地应用一些"风药"，则湿邪散之较快，化之较速，疾病易愈。在临床治疗湿病时，常可根据湿邪所居部位之不同，或在表，或在里，或在上焦，或在中焦，或在下焦，以及病情夹杂的寒热之情各异，而随证选用"风药"。本案患者因感受外邪而发病，位在表在上焦，故用蝉蜕宣肺发表，取其风能胜湿，宣肺以行水利湿之意。水停气遏，脉道不通，故加用桃仁、泽兰以活血化瘀通脉络。

此案二诊时共使用四个小古方，即四苓汤、五皮饮、蝉蜕甘草汤、枳术汤，实为运用经典方剂之范例。合用小方，亦为梁宏正之独特之处。

梁宏正尚有一经验方用于风水相搏之水肿，即苏连饮。组成：紫苏叶、白茅根、土茯苓、连翘、滑石、葫芦茶、生薏苡仁、玉米须、蝉蜕、防风、甘草。功效：疏风解毒，宣肺利水。主治：水肿病（原发性肾病综合征）属风水相搏偏风热证者。方解：本方中紫苏叶发表疏风，连翘清热解毒，二者同为君药，共奏疏风解表清热之功；白茅根、葫芦茶、滑石、玉米须清热利尿；土茯苓、薏苡仁清热祛湿，薏苡仁有兼有健脾之功；蝉蜕疏散风热、利咽；防风祛风解表；甘草调和诸药。本方既清热、渗湿、利水，又解表疏风、宣肺，祛邪又不伤正，以达到疏风解毒、宣肺利水的功效。

关格案三则（慢性肾功能衰竭）

医案一：三焦壅滞证，浊毒证

患者姓名：王某。

性别：男。

出生日期：1969 年 12 月 20 日。

就诊日期：2016 年 8 月 12 日初诊。

发病节气：立秋后。

主诉：颜面及双下肢浮肿，疲倦、面色萎黄 1 年余。

现病史：患者于 1 年余前出现颜面浮肿，继而出现双下肢浮肿，曾至肇庆市第一人民医院就诊，诊断为肾功能不全，此后反复出现颜面及双下肢浮肿。刻诊：神清，精神疲倦，颜面部稍浮肿，双下肢轻度浮肿，偶有咳嗽咯痰，间有耳鸣，无头晕头痛，无胸闷心悸，无腹胀腹泻，纳可，眠差，二便正常。

既往史：既往病史不详，否认高血压、糖尿病病史。

体格检查：睑结膜及口唇苍白，心肺查体未见明显异常。舌淡暗，苔白，脉沉细。

辅助检查：肾功能：Crea 1000μmol/L，尿素氮（BUN）22.3mmol/L，CO_2CP 17mmol/L，UA 405μmol/L。血常规：Hb 67g/L。

中医诊断：关格。

证候诊断：三焦壅滞证，浊毒证。

西医诊断：慢性肾衰竭，尿毒症期。

治法：燮理三焦，益肾排毒。

处方：燮理三焦方加减。

藤梨根 15g	炒僵蚕 10g	蝉蜕 10g	姜黄 10g
草果 15g	菖蒲 15g	大黄 10g	太子参 20g
丹参 20g	醋益母草 20g	土茯苓 20g	积雪草 20g

7 剂，每日 1 剂，水煎服。

2016 年 8 月 20 日二诊：患者诉乏力改善，双下肢浮肿较前减轻，续守上方 7 剂。

2016 年 8 月 30 日三诊：患者诉乏力、纳差较前明显改善，双下肢浮肿基本消退，复查肾功能：Crea 845μmol/L，BUN 16.3mmol/L，CO_2CP 19mmol/L，UA 385μmol/L。血常规：Hb 70g/L。续守上方 10 剂。

医案二：脾肾气虚，浊毒瘀血内郁证

患者姓名：邓某。

性别：女。

出生日期：1942 年。

就诊日期：2016 年 8 月 26 日初诊。

发病节气：处暑。

主诉：反复疲乏、纳差 4 年余，恶心呕吐 1 周。

现病史：患者于 4 年前开始反复出现疲乏、纳差、头晕不适，曾在本院住院治疗，查 Crea 为 993μmol/L，BUN 为 33mmol/L，血常规示 Hb 为 58g/L，随机血糖为 22.3mmol/L，诊断为肾功能衰竭、重度贫血、糖尿病，予以输血、护肾、控制血糖、对症治疗，症状好转后出院。出院后患者症状反复，多次于我院糖尿病专科治疗，其间查肾功 Crea 波动于 800μmol/L 上下，患者拒绝血液透析及肾内科治疗，予对症处理症状好转后出院，目前以门冬胰岛素早、午餐前各 3U 皮下注射控制血糖，血糖控制不详。患者近 1 周反复恶心呕吐，无腹痛，间有心悸、气促，无胸痛，无咳嗽，无咯痰，无夜间阵发性呼吸困难，今天至本院门诊求诊，为行进一步治疗，门诊拟"糖尿病、肾衰竭"收住肾病科。患者入院时症见：神清，疲乏，恶心欲呕，呕吐痰涎，头晕，纳差，进食极少，活动后气促，间有心悸、胸闷，指端麻木，无咳嗽，无腹痛腹胀，无发热畏寒，无尿频、尿急、尿痛，无口干、多尿、多饮，小便量少，大便干结。

既往史：糖尿病。

体格检查：血压 130/70mmHg，体型消瘦，贫血貌，表情痛苦。舌淡暗，苔薄白，脉弦细。结膜苍白，口唇苍白。双肺呼吸音粗，心界两侧扩大。

辅助检查：血常规：RBC 1.95×10^{12}/L，Hb 50g/L，HCT 15.02%。心肌酶五项：LDH 257U/L，CK 375U/L，余正常。肾功能：BUN 36.9mmol/L，Crea 817.0μmol/L，CO_2CP 11mmol/L，Cyc 4.63mg/L，β_2 - MG 15.5mg/L，UA 344.0μmol/L。电解质四项：K^+ 2.40mmol/L，Na^+ 110.0mmol/L，Cl^- 82.0mmol/L，Ca^{2+} 1.27mmol/L。随机血糖 5.4mmol/L。超敏 C 反应蛋白（hs - CRP）16.1mg/L。无机磷（P）2.50mmol/L。

中医诊断：关格。

证候诊断：脾肾气虚，浊毒瘀血内郁。

西医诊断：①慢性肾功能衰竭，尿毒症期（CKD5 期），肾性贫血。②2 型糖尿病，糖尿病周围神经病变。③心功能不全，心功能Ⅳ级。

治法：调和气机，利湿泄浊化瘀。

处方：

①柴苓汤合升降散加减。

| 柴胡 12g | 黄芩 9g | 姜半夏 12g | 生姜 3g |

猪苓 15	泽泻 15g	土茯苓 15g	白术 12g
桂枝 6g	党参 15g	蝉蜕 10g	僵蚕 10g
大黄 6g	姜黄 10g	积雪草 20g	丹参 12g

3 剂，每日 1 剂，水煎服。

②口服海昆肾喜胶囊化浊排毒及尿毒清颗粒通腑降浊排毒。

③内科基础治疗予纠正贫血、调节钙磷代谢、控制血糖及纠正电解质紊乱等对症支持治疗。

2016 年 8 月 30 日二诊：服药 3 剂后，患者神清，疲乏，恶心呕吐好转，头晕，纳差，进食少，活动后稍气促，间有心悸、胸闷，指端麻木，纳眠差，小便量少，大便干结。患者症减，继续予上法，守方 5 剂。

2016 年 9 月 4 日三诊：患者恶心呕吐消失，胃纳改善，仍疲乏，头晕，腰酸，活动后稍气促，间有心悸、胸闷，指端麻木，纳眠差，小便量较前增多，大便每日 2 次，舌淡暗，苔薄白，脉弦细。患者浊毒症状改善明显，仍疲乏、腰酸、头晕，予上方党参改太子参加五指毛桃、牛膝、补骨脂。

柴胡 12g	黄芩 9g	姜半夏 12g	生姜 3g
猪苓 15	泽泻 15g	土茯苓 15g	白术 12g
桂枝 6g	蝉蜕 10g	僵蚕 10g	大黄 6g
姜黄 10g	积雪草 20g	丹参 12g	太子参 15g
五指毛桃 30g	牛膝 15g	补骨脂 15g	

5 剂，每日 1 剂，水煎服。

2016 年 9 月 10 日四诊：药后患者神清，稍疲乏，无恶心欲呕，间中头晕，纳尚可，劳累后稍促，无心悸胸闷，指端麻木，纳眠欠佳，小便量少，大便尚可，舌淡暗，苔薄白，脉弦细。9 月 9 日复查血常规：WBC 3.63×10^9/L，RBC 2.22×10^{12}/L，Hb 60g/L，HCT 20.62%，PLT 243×10^9L。肾功能：BUN 25.7mmol/L，Crea 597.0μmol/L，β_2-MG 12.1mg/L，UA 421.0μmol/L，Cyc 3.94mg/L，CO_2CP 22mmol/L。电解质四项：Ca^{2+} 1.99mmol/L，余正常。患者症状及肾功能均改善，要求出院，目前标证缓解，以本虚为主，故改方予参苓白术散加减巩固。

茯苓 15g	蒸陈皮 5g	炙甘草 10g	白术 15g
怀山药 15g	党参 15g	积雪草 30g	藤梨根 15g
桃仁 10g	盐牛膝 15g	盐补骨脂 15g	酒川芎 10g
黄芪 30g	当归 6g		

5 剂，每日 1 剂，水煎服。

医案三：脾肾气虚，湿浊，血瘀证

患者姓名：李某。

性别 男。

年龄：54 岁。

就诊日期：2017 年 4 月 10 日初诊。

主诉：肾移植术后 5 年，双下肢浮肿、腹胀 1 年，加重 1 月。

现病史：患者 2012 年于中山大学附属第一医院行肾移植术，术后规律服用骁悉、他克莫司及甲泼尼龙片等抗排斥治疗，定期复查肾功正常。2015 年 4 月患者于中山大学附属第一医院住院，行肾脏穿刺活检术结果提示慢性移植性肾小球病，伴 C_4d 强阳性，诊断为"肾移植术后蛋白尿，肾移植术后慢性体液排斥"，住院期间曾给予甲泼尼龙片加量至 32mg，口服，10 天后减量至 4mg 治疗，配合抗排斥等治疗，双下肢浮肿缓解出院，出院后曾于我院门诊中药调理。患者 1 年前无明显诱因开始出现双下肢浮肿、腹胀，未予重视，定期门诊复诊。1 个月前患者肢肿、腹胀症状加重，于 2017 年 3 月于中山大学附属第一医院住院，泌尿系统 B 超示：移植肾动脉阻力指数（RI）增高；移植肾形态超声检查未见异常。腹部 B 超示：腹腔中量积液。肾功能示：Urea 18.9mmol/L，Crea 201μmol/L。尿常规示：蛋白质（＋＋＋）。其诊断为"肾移植术后低蛋白血症"，双下肢浮肿症状稍缓解出院，出院后腹胀、双下肢浮肿症状逐渐加重，为求进一步中西医结合系统治疗而收住院。患者入院时症见：神清，精神稍疲乏，颜面浮肿，双下肢中度凹陷性浮肿，腹胀，腹部膨隆，四肢颤动，胸闷心悸不适，稍气促，平卧时腹胀症状稍改善，行走或坐立时腹胀症状加重，无胸痛，无恶心呕吐，无腹痛等不适，纳差，大便 2 天未解，尿少。

体格检查：体温 36.4℃，脉搏 84 次/分，呼吸 29 次/分，血压 132/80mmHg。舌淡暗，苔薄白，脉沉弦。双肺呼吸音粗，腹部膨隆，腹软，全腹无压痛及反跳痛，未触及包块。双下肢中度凹陷性浮肿。

中医诊断：关格。

证候诊断：脾肾气虚，湿浊，血瘀证。

西医诊断：①慢性肾功能衰竭，失代偿期（CKD4 期）。②肾移植术后低蛋白血症。③腹水查因。

治法：益气健脾补肾，利湿化浊，活血化瘀。

处方：

①燮理三焦方加减。

藤梨根 15g	炒僵蚕 10g	蝉蜕 10g	姜黄 10g

草果 15g	菖蒲 15g	大黄 10g	太子参 20g
丹参 20g	醋益母草 20g	土茯苓 30g	猪苓 30g
白术 15g	泽泻 15g	桂枝 3g	大腹皮 30g

6 剂，每日 1 剂，水煎服。

②益肾涤浊丸，6g，每日 3 次，口服。

③食疗方（下列方交替选用）。

a. 猪瘦肉或鸡肉 50g，冬虫夏草 10g，怀山药 15g，枸杞子 10g，炖服。

b. 鸽子肉 50g，鹿茸 9g，肉苁蓉 12g，巴戟天 10g，炖服。

c. 鸽子肉（剁碎）50g，巴戟天 10g，石斛 3g，蒸服。

d. 鲜积雪草 30g，黄芪 20g，肉苁蓉 15g，煲汤。

e. 海参 50g，红枣 15g，赤小豆 30g，蒜头 2 大枚，煲食。

二诊：患者浮肿症状见好转，仍有纳差、腹胀症状，守原方。

藤梨根 15g	炒僵蚕 10g	蝉蜕 10g	姜黄 10g
草果 15g	菖蒲 15g	大黄 6g	太子参 20g
丹参 20g	醋益母草 20g	土茯苓 30g	猪苓 30g
白术 15g	泽泻 15g	桂枝 3g	大腹皮 30g

3 剂，每日 1 剂，水煎服。

三诊：患者浮肿、腹胀症状见好转，仍间有气促不适，时有心悸胸闷，考虑患者瘀血阻络，心血不畅，予原方加三七活血化瘀、红景天活血平喘。

藤梨根 15g	炒僵蚕 10g	蝉蜕 10g	姜黄 10g
草果 15g	菖蒲 15g	大黄 6g	太子参 20g
丹参 20g	醋益母草 20g	土茯苓 30g	猪苓 30g
白术 15g	泽泻 15g	桂枝 3g	大腹皮 30g
三七 10g	红景天 15g		

4 剂，每日 1 剂，水煎服。

四诊：患者肢体颜面浮肿、腹胀、气促、心悸症状好转明显，守原方。

藤梨根 15g	炒僵蚕 10g	蝉蜕 10g	姜黄 10g
草果 15g	菖蒲 15g	大黄 6g	太子参 20g
丹参 20g	醋益母草 20g	土茯苓 30g	猪苓 30g
白术 15g	泽泻 15g	桂枝 3g	大腹皮 30g
三七 10g	红景天 15g		

7 剂，每日 1 剂，水煎服。

按：关格是指以脾肾虚衰，气化不利，浊邪壅塞三焦，而致小便不通与呕吐并见为临床特征的危重病证。分而言之，小便之不通谓之关，呕吐时作谓之格。关格多见于水肿、癃闭、淋证等病的晚期。

"关格"一词，最早见于《黄帝内经》，并非病名。《素问·六节藏象论》云："故人迎一盛病在少阳，二盛病在太阳，三盛病在阳明，四盛以上为格阳。寸口一盛病在厥阴，二盛病在少阴，三盛病在太阴，四盛以上为关阴。人迎与寸口俱盛四倍以上为关格。"《灵枢·脉度》云："阴气太盛，则阳气不能荣也，故曰关。阳气太盛，则阴气弗能荣也，故曰格。阴阳俱盛，不得相荣，故曰关格。"汉代张仲景《伤寒论》正式将关格作为病名提出，认为"关则不得小便，格则吐逆"。明清医家对本病的认识逐步成熟。如李用粹在《证治汇补·癃闭》中云："既关且格，必小便不通，旦夕之间，陡增呕恶，此因浊邪壅塞三焦，正气不得升降……阴阳闭绝，一日即死，最为危候。"《景岳全书·关格》云："关格一证，在《内经》本言脉体，以明阴阳离绝之危证也。如六节藏象论、终始篇、禁服篇及脉度、经脉等篇，言之再四，其重可知。"何廉臣在《重订广温热论》中首次提出其病机为"溺毒入血，血毒上脑"。喻嘉言在《医门法律》中，力倡调治关格当"批郄导窍"，认为治之宜开通疏利，因势利导，俾使邪有出路。

关格是由多种疾病转化而来。感受外邪，或劳倦内伤、饮食不节、情志过极，或久病不愈等，伤及脾肾之阳；或脾肾阳衰，水湿不化，邪浊壅滞三焦而发为关格。本病的基本病理变化为脾肾衰惫，气化不利，湿浊毒邪内蕴三焦。其病理性质为本虚标实，脾肾虚衰为本，湿浊毒邪为标。初起时，其病在脾肾，病至后期可损及多个脏器。若肾阳衰竭，寒水上犯，凌心射肺，久转变为心悸、胸痹；若阳损及阴，肾阴亏耗，肝阳上亢，内风自生，则可有眩晕、中风；若浊邪内盛，内陷心包，而成昏迷、谵妄。

关格的诊断要点：①临床以小便不通，并见呕吐为症状。②伴有浮肿、纳差、皮肤瘙痒，甚则神昏。③具有水肿、淋证、癃闭等肾系疾病的慢性病史。

关格的类证鉴别：①关格与癃闭：癃闭是以尿量减少，排尿困难，甚至小便不通为症状，无呕吐。而关格是以小便不通与呕吐并见为症状。癃闭可发展为关格，而关格不一定都由癃闭发展而来，还可由水肿、淋证等发展而来。②关格与走哺：走哺是以呕吐伴有大小便不通为症状（肠梗阻），往往先有大便不通，而后出现呕吐，呕吐物可以是胃内的饮食痰涎，也可带有胆汁和粪便，常伴有腹痛，最后出现小便不通。关格则是以小便不通与呕吐并见为症状。

关格的辨证，应首辨脾肾虚损程度，次辨浊邪之性质，再辨是否累及他脏。

关格的治疗原则，宜攻补兼施、标本兼顾，且当遵循《证治准则·关格》提出的

"治主当缓，治客当急"的原则。其中，主是指本，即脾肾阴阳衰惫，治本应长期调理，缓缓补之，分别采取健脾补肾、滋补肝肾，重在健脾而不在补肾；客是指标，即湿浊邪毒，治标应尽快祛除，可采用芳香化浊、辛开苦泄、淡渗利湿、通腑泻浊等法。治标之法是化浊和泻浊，肾脏衰败，利尿很难奏效。

医案一临床表现为虚实并见，寒热错杂。梁宏正认为三焦为人体水液运行的通道，体内湿浊毒邪十之七八由水液运载经水道而泄，水液流行，靠气之驱动，气机不畅，水液不流或缓流或泛溢，湿浊毒内困不泄而发溺毒之证，因而调理三焦气机是为治疗此证之大法。然气之不畅，有虚与实之别，当细分辨。本证多见虚实夹杂，补虚固本亦当重之。本例患者羁病日久，正气耗损，浊毒内留，深入厥阴少阳，枢机不利，三焦不通，水道不行，致上中下俱病，治则以调和气机，利湿泻浊。本例尿毒症患者，检查提示血肌酐已经明显偏高，但患者除浮肿、贫血外，间有耳鸣、咳嗽等，余无特殊不适。结合舌脉，浮肿、耳鸣均符合三焦辨证的观点：三焦不通，气化失常，水液停留则见浮肿；上焦气机不畅，清窍失养，邪毒内扰，则见耳鸣。梁宏正予燮理三焦方加味，疗效佳。

医案二患者处于慢性肾功能衰竭尿毒症期，其病机特点是厥阴疏泄失职，体内毒物不能顺利外排，瘀血浊物内积，影响到少阳枢机，枢机不利，三焦壅滞，影响到三焦气化及水道的通常，三焦气化失职，则上焦之纳、中焦之化、下焦之排皆乖逆，二便闭塞不通于下，加之浊毒、瘀血等留滞于内，于是出现全身上下俱病、寒热虚实诸多证候交并出现的错综复杂之临床证候。处方拟柴苓汤合升降散加减。柴苓汤源于《丹溪心法附余》卷一，由《伤寒论》小柴胡汤、五苓散合成；功能分利阴阳，和解表里；原主伤寒、温热病、伤暑、疟疾、痢疾等，邪在半表半里，症见发热，或寒热往来，或泻泄，小便不利者，以及小儿麻疹、痘疮、疝气见有上述症状者。该方各代医家灵活运用，在临床上应用甚广。本案取其和解少阳、疏达三焦、清利湿热之功。方中小柴胡汤疏调三焦气机，五苓散利水渗湿，温阳化气，配合升降散升清降浊，使阳气得升，浊阴得降，气机条达，浊毒得消。升降散方载于清代杨栗山《伤寒瘟疫条辨》，用于治疗瘟疫病。本方善能宣泄郁火，透发郁热，行气活血，升清降浊，杨栗山以其为治郁热的总方。梁宏正认为凡郁热杂毒所致诸伤寒、瘟疫、内伤诸病，皆可以用升降散治疗。本方中僵蚕散风除湿，清热解郁，化痰散结，解毒定惊，能辟一切怫郁之邪气，为君药；蝉蜕升浮宣肺解表，开窍透郁，宣毒透发，为臣药；姜黄能行气活血散结，消肿止痛，用以为佐；使以大黄，其性味苦寒，攻下热结，破瘀活血，推陈致新，擅降浊阴，安和五脏，又加黄酒为引，其性大热，味辛苦而甘，内通脏腑经络，无处不到，且和血养气；导以蜂蜜，其甘平无毒，性凉，清热润燥，善解百毒。

方中诸药配伍，升清降浊，寒温并用，可使阳中之阳得升，阴中之浊阴得降，升降复常，内外通和，气血调畅，体内郁热邪毒全消。

医案三患者肢体浮肿，腹部胀满，患者有肾移植病史，本病为慢性肾功能衰竭。患者年老体衰，素体脾肾亏虚，脾肾衰败，气化无权，湿浊毒邪上泛，疏泄失职，体内毒物不能顺利外排，瘀血浊物内积，影响枢机。枢机不利，三焦壅滞，气化不利，故见肢体浮肿；水液浊毒内积，故见腹胀。梁宏正予燮理三焦方调和气机，利湿泻浊，化瘀排毒。方中藤梨根解毒除湿利尿，炒僵蚕、蝉蜕解毒散结，大黄攻下、解毒、泻浊，姜黄行气，草果、菖蒲偏于祛湿泻浊，丹参化瘀补肾，益母草化瘀利水，土茯苓祛湿解毒，太子参补气、调节免疫。全方升降有序，以调和气机、利湿泄浊、化瘀排毒为法，调畅气机，燮理三焦，并顺护正气，使邪去而不伤正。

医案三可诊断为关格与水肿，水肿的关键在于蛋白尿，亦即中医的精微尿，其产生与五脏之功能失常有关，而与肾之固涩失司关系最为密切。五脏功能失常，导致精微的漏失，而失去精微的濡养、气化功能，又反过来影响五脏功能的正常运行，因此治则治法的确定当细析主次急缓而后立。虽然临床上多采用的是多靶点施治措施，对因、对证、对症多管齐下，但必须分主次。本案使用经验方燮理三焦方以调节三焦气机为主要治疗点，辅以对症、对证之通阳利水、健脾益气、活血泄浊，食疗以充精微，成药以温肾固涩气化。

以上3案，均见本虚标实，而治之皆先予燮理三焦方或升降散、柴苓汤以泻其标实，充分体现了"治主当缓，治客当急"的原则。

梁宏正在关格治疗中有着丰富的经验，凡辨病、辨证、施治均有独到见解。

1. 辨病之见

慢性肾功能衰竭属于中医之关格一证。对于关与格，结合现代技术，当可扩充其辨证要点：凡饮食不进，或虽可进食而不能转化为机体所需之精微，均可诊为格证；虽有大小便，但水液浊毒排泄减少而致水液内停、体内毒素积聚均可诊为关。导致关格的病因病机错综复杂，往往是多机因致病，但三焦气机水道不利是为关键，本虚标实贯穿疾病始终，故治疗时当抓住重点，分清缓急，主次而治之。

2. 辨证之见

慢性肾功能衰竭多是各种肾脏疾病不解，病情进一步发展，深入厥阴而成。由于厥阴证情复杂，病至厥阴，所累及脏腑不同，而有不同的见证。在病机演变上，以手足厥阴为主，可影响手足少阳从而出现厥阴少阳同病。厥阴疏泄失职，体内毒物不能顺利外排，瘀血浊物内积，亦可影响到少阳枢机，枢机不利，三焦壅滞，则气化俱废。另外，三焦水道与元气的通行尤赖于厥阴心火温化及肝之疏泄功能条达。若厥阴病变，势必影响到三焦气化及水道的通调，上焦不治则水泛高原，中焦不治则水留中脘，下焦不治则水乱二便。所以，若厥阴受病，则三焦必然失职，则上焦之吸纳、中焦之运化、下焦之排泄皆乖逆，二便闭塞不通于下，加之有形病理产物、浊毒、瘀血等留滞于内，于是出现全身上下俱病、寒热虚实交并的错综复杂之临床证候。三焦作为水液代谢和元气运行的通道，三焦不通，水液代谢紊乱，气化失司，湿浊尿毒蓄积于体内不能排出体外，在慢性肾功能衰竭的病机中起着重要的作用。

3. 施治之见

（1）制燮理三焦方以图"治客当急"：此方由升降散加味组成。

组方：藤梨根15g，僵蚕10g，蝉蜕10g，姜黄10g，草果15g，菖蒲15g，大黄10g，太子参20g，丹参20g，益母草20g，土茯苓20g。

功效：调和气机，利湿泄浊，化瘀排毒。

主治：关格湿浊证、浊毒证。

方解：方中藤梨根解毒利湿降浊为君药；僵蚕、蝉蜕解毒散结；大黄攻下、解毒、泄浊，姜黄行气，草果、菖蒲偏于祛湿泄浊，土茯苓祛湿解毒，共为臣药；丹参化瘀补肾，益母草化瘀利水，太子参补气、调节免疫为佐药。全方升降有序，以调和气机、利湿泄浊、化瘀排毒为法，调畅气机，燮理三焦，并顾护正气，使邪去而不伤正。

（2）拟食疗方以辅之：现将梁宏正常用食疗方介绍如下。

猪瘦肉或鸡肉50g，冬虫夏草10g，怀山药15g，枸杞子10g，炖服。功效：阴阳双补。适用于阴阳两虚者。

鸽子肉50g，鹿茸9g，肉苁蓉12g，巴戟天10g，炖服。功效：温阳补气。适用于阳虚者。

红参9g，枸杞子15g，红枣12g，泡茶。功效：益气补血。适用于贫血者。

三七15g，西洋参10g，乌鸡（去皮）250g，煲汤。功效：益气活血化瘀。适用于气虚血瘀者。

猪瘦肉50g（剁碎），红参片5g，枸杞子10g，红枣5枚，蒸或炖服。功效：益气补血。适用于气血亏虚者。

鸽子肉50g，巴戟天10g，石斛3g，炖服。功效：温补肾阳。适用于肾阳虚者。

鲜积雪草30g，黄芪20g，肉苁蓉15g，煲汤。功效：益气补肾降浊。适用于无明显水肿的慢性肾功能衰竭。

海参50g，红枣15g，赤小豆30g，蒜头2大枚，煲食。功效：温补脾肾。适用于脾肾阳虚者。

淋证案三则

医案一：气郁阴虚证（尿道综合征）

患者姓名：何某。

性别：女。

出生日期：1956年6月4日。

就诊日期：2015年10月19日初诊。

发病节气：寒露。

主诉：反复小便灼热疼痛频数4月余。

现病史：患者于2015年4月29日出现尿频、尿急、尿痛，查尿常规示白细胞（++），拟热淋（急性尿道感染）治疗5天，症状消失，尿常规检查恢复正常。停药后数天患者则出现小便灼热微痛频数，查尿常规结果未见异常，尿培养阴性。患者较焦虑，少腹小腹拘急时作，口干，大便干。

体格检查：舌暗，苔白薄，脉细弦沉。

辅助检查：尿常规未见异常，尿培养阴性。

中医诊断：淋证。

证候诊断：气郁阴虚。

西医诊断：尿道综合征。

治法：理气缓急，滋肾养阴。

处方：四逆散合知柏地黄汤加减。

柴胡12g	枳实15g	白芍15g	黄柏12g
知母12g	生地黄15g	山茱萸12g	怀山药12g
茯苓15g	牡丹皮15g	泽泻12g	百合15g
火麻仁20g	麦冬15g	郁金15g	甘草10g

3剂，每日1剂，水煎服。

2015年10月22日二诊：患者小便灼热微痛频数明显减轻，舌淡暗，苔白干，脉沉细弦，继守上方4剂。

2015年10月26日三诊：患者上症继续减轻，尿频基本消失，小便时尿道口轻微疼痛，继守上方7剂。

2015年11月2日四诊：患者上症消除，继守上方5剂以巩固。

医案二：肾气不化证（前列腺炎）

患者姓名：钟某。

性别：男。

出生日期：1990 年 2 月 13 日。

就诊日期：2016 年 4 月 20 日初诊。

发病节气：谷雨后。

主诉：尿频尿急 1 年余。

现病史：患者 1 年余前开始出现尿频尿急，尿中滴白，无明显腰酸腰痛，夜尿正常，下腹部偶有胀痛，纳眠一般，二便尚可。

既往史：既往体健。

体格检查：舌淡暗，苔薄白，脉弦细，尺脉较弱。心肺腹查体未见明显异常。

辅助检查：前列腺液常规：白细胞（＋＋），卵磷脂小体（＋），细菌培养（－）。

中医诊断：淋证。

证候诊断：肾不化气。

西医诊断：前列腺炎。

治法：温肾利水，生津润燥。

处方：瓜蒌瞿麦丸加味。

天花粉 15g	瞿麦 12g	泽泻 15g	白术 15g
制附子 5g^(先煎)	车前子 15g	牛膝 20g	萆薢 12g
乌药 10g	益智仁 20g	怀山药 30g	川楝子 15g
延胡索 15g			

7 剂，每日 1 剂，水煎服。

2016 年 5 月 6 日二诊：患者诉上症较前改善，续守上方 7 剂。

医案三：湿热下注证（急性肾盂肾炎）

患者姓名：谢某。

性别：女。

年龄：30 岁。

就诊日期：2015 年 7 月 13 日初诊。

主诉：腰痛、尿频尿急尿痛、发热恶寒 3 天。

现病史：患者 3 天前无明显诱因出现腰痛不适，以右侧为甚，尿频尿急不适，恶寒发热，体温最高达 40℃，今日到我院门诊就诊，为求中西医结合治疗收入我科。患者入院时症见：神清，精神疲倦，恶寒发热，尿频尿急尿痛，腰背部及右侧腹部疼痛不适，无咳嗽咳痰、气促心悸、恶心呕吐、胸闷等不适，大便尚调，纳可。

体格检查：体温 38.3℃，脉搏 68 次/分，呼吸 20 次/分，血压 118/62mmHg。急性面容。舌红,苔黄,脉数滑。腹部平软,右侧腹部有压痛,无反跳痛,未触及包块。肝脾肋下未触及,右侧肾区叩痛。

辅助检查:血常规:WBC $16.75 \times 10^9/L$。降钙素原(PCT)$1.08ng/mL$。hs-CRP $15.1mg/L$,ESR $28mm/h$。尿常规:白细胞(++),白细胞93个/μL,上皮细胞9个/μL。

中医诊断:热淋。

证候诊断:湿热下注。

西医诊断:急性肾盂肾炎。

治法:清热利湿通淋。

处方:四苓散合四味消毒饮、四妙丸加减。

蒲公英10g	紫花地丁10g	金银花10g	野菊花10g
猪苓15g	泽泻10g	茯苓15g	白术12g
麸炒苍术15g	盐牛膝15g	黄柏15g	薏苡仁15g
太子参15g			

5剂,每日1剂,水煎服。

二诊:经治疗后患者发热、腰背部疼痛、尿频尿急尿痛症状明显好转,现仍有轻度腰背部酸痛、纳差,舌淡,苔白,脉缓稍弱。方剂改为参苓白术散加减,具体如下。

炒白扁豆15g	薏苡仁15g	桔梗10g	茯苓15g
蒸陈皮5g	莲子15g	炙甘草10g	白术15g
怀山药15g	大枣15g	党参15g	盐牛膝15g
盐补骨脂15g	威灵仙15g		

5剂,每日1剂,水煎服。

按:淋之名称,始见于《黄帝内经》,《素问·六元正纪大论》称其为"淋闷",并有"甚则淋""其病淋"等的记载。《金匮要略·五脏风寒积聚病脉证并治》称"淋"为"淋秘",该篇并指出淋秘为"热在下焦"。《金匮要略·消渴小便不利淋病脉证并治》描述了淋证的症状:"淋之为病,小便如粟状,小腹弦急,痛引脐中。"隋代《诸病源候论·淋病诸候》对本病的病机作了详细的论述,并将本病的病位及发病机制作了高度明确的概括:"诸淋者,由肾虚而膀胱热故也。"巢氏这种以肾虚为本,以膀胱热为标的病机理论,已为后世所宗。金元时期《丹溪心法·淋》强调淋证主要由热邪所致:"淋有五,皆属乎热。"明代《景岳全书·淋浊》在认同"淋之初病,则无不由乎热剧"的同时,提出"久服寒凉""淋久不止"有"中气下陷和命门不固之证",并提出治疗时"凡热者宜清,涩者宜利,下陷者宜升提,虚者宜补,阳气不固者宜温补命门"，对淋证病因病机的认识更为全面，治疗方法也较为完善。对于淋证的分类，《中藏经》首先将淋证分为冷、热、气、劳、膏、砂、虚、实八种，为淋证临床分类的雏形。《诸病源候论·淋病诸候》把淋证分为石、劳、气、血、膏、寒、热七种，而以"诸淋"统之。《备急千金要方·淋闭》提出"五淋"之名，《外台秘要·淋并大小便难病》具体指出五淋的内容："《集验》论五淋者，石淋、气淋、膏淋、劳淋、热淋也。"现代临床仍沿用五淋之名，但有以气淋、血淋、膏淋、石淋、劳淋为五淋者，亦有以热淋、石淋、血淋、膏淋、劳淋为五淋者。按临床实际，热淋、气淋均属常见，现多以热淋、气淋、血淋、膏淋、石淋、劳淋六淋进行论治。膀胱湿热，肝郁气滞，脾肾亏虚，气化失司为主要病机。

每种淋证有各自的特征。起病急，症见发热，小便热赤，尿时热痛，小便频急症状明显，每日小便可达数十次，每次尿量少者为热淋；小便排出沙石，或尿道中积有沙石，致排尿时尿流突然中断，尿道窘迫疼痛，或沙石阻塞于输尿管或肾盂中，常致腰腹绞痛难忍者为石淋；小腹胀满明显，小便艰涩疼痛，尿后余沥不尽者为气淋；尿中带血或夹有血块，并有尿道疼痛者为血淋；淋证而见小便混浊如米泔或滑腻如脂膏者为膏淋；久淋，小便淋沥不已，时作时止，遇劳即发者为劳淋。

一般而言，初起或在急性发作阶段，因膀胱湿热、沙石结聚、气滞不利所致，尿路疼痛较甚者，多为实证；淋久不愈，尿路疼痛轻微，见有肾气不足，脾气虚弱之证，遇劳即发者，多属虚证。气淋、血淋、膏淋皆有虚、实及虚实并见之证，石淋日久，伤及正气，阴血亏耗，亦可表现为正虚邪实并见之证。

各种淋证之间可以相互转化，也可以同时并存，所以辨证上应区别标本缓急。一般是本着正气为本，邪气为标；病因为本，证候为标；旧病为本，新病为标等标本关系进行分析判断。以劳淋转为热淋为例，从邪与正的关系看，劳淋正虚是本，热淋邪实为标；从病因与证候的关系看，热淋的湿热蕴结膀胱为本，而热淋的证候为标，根据急则治标、缓则治本的原则，当以治热淋为急务，从而确立清热通淋利尿的治法，先用相应的方药，待湿热渐清，转以扶正为主。同样在石淋并发热淋时，则新病热淋为标，旧病石淋为本，如尿道无阻塞等紧急病情，应先治热淋，后治石淋，治愈热淋后，再治石淋。

实则清利，虚则补益是治疗淋证的基本原则。实证有膀胱湿热者，治宜清热利湿；有热邪灼伤血络者，治宜凉血止血；有沙石结聚者，治宜通淋排石；有气滞不利者，治宜利气疏导。虚证以脾虚为主者，治宜健脾益气；以肾虚为主者，治宜补虚益肾。所以徐灵胎评《临证指南医案·淋浊》时指出："治淋之法，有通有塞，要当分别。有瘀血积塞住溺管者，宜先通。无瘀积而虚滑者，宜峻补。"

经典之处方用药，热淋用八正散；石淋用石韦散；气淋实证用沉香散，虚证用补中益气汤；血淋实证用小蓟饮子，虚证用知柏地黄丸；膏淋实证用程氏草薢分清饮，虚证用膏淋汤；劳淋用无比山药丸。西医学的泌尿系统感染、泌尿系统结石、泌尿系统肿瘤、乳糜尿、尿道综合征等，当临床表现为淋证时，可参考辨证论治。

各种淋证之间还存在着一定的关系。表现在转归上，首先是虚实之间的相互转化，如实证的热淋、气淋、血淋可以转化为虚证的劳淋，反之虚证的劳淋也可转化为实证的热淋、气淋、血淋。而当湿热未尽，正气已伤，处于实证向虚证移行阶段，则表现为虚实夹杂的证候。在气淋、血淋、膏淋等淋证的本身，这种虚实互相转化的情况亦同样存在。如石淋由实转虚时，由于沙石未去，则表现为正虚邪实之证。其次是某些淋证之间的互相转化或同时并见，前者如热淋可转化为血淋，后者如在石淋的基础上再发生热淋、血淋，或膏淋再并发热淋、血淋。认识淋证的各种转化关系，对临床灵活运用辨证论治有实际指导意义。

医案一患者以反复小便灼热疼痛频数 4 月余为主症，当诊为淋证，伴焦虑、少腹小腹拘急时作、舌暗、脉弦为气机郁滞不畅之征，口干、大便干、苔薄白，脉细沉为阴虚之象，因此辨为气郁阴虚证。肝主疏泄，喜条达，人体气机均需肝之功能正常而可畅顺，肝失疏泄则气滞不畅，而肝经绕阴器，可见小腹少腹拘急时作，小便不利而灼痛频数，主以四逆散加郁金疏畅之。患者年过七七，天癸早绝，肝肾阴精亏虚，外候之二阴、经脉失荣，而见尿涩、口干、大便干、脉细沉，故予六味地黄汤濡养之。百合入心经，有清心安神的作用，心与小肠相表里，小肠分清别浊，故小肠功能正常与否可影响小便情况。患者常有焦虑，心阴不足可见，故加百合以佐之。气淋之常规处方为《三因极一病证方论》之沉香散，方中沉香、橘皮利气，当归、白芍柔肝，甘草清热，石韦、冬葵子、滑石、王不留行利尿通淋。而梁宏正另辟蹊径，用四逆散以治疗。四逆散源于《伤寒论·辨少阴病脉证并治》："少阴病，四逆，其人或咳，或悸，或小便不利，或腹中痛，或泄利下重者，四逆散主之。"李中梓云："按少阴用药，有阴阳之分。如阴寒而四逆者，非姜、附不能疗。此证虽云四逆，必不甚冷，或指头微温，或脉不沉微，乃阴中涵阳之证，惟气不宣通，是为逆冷。故以柴胡凉表，芍药清中。此本肝胆之剂而少阴用之者，为水木同源也。以枳实利七冲之门，以甘草和三焦之气，气机宣通，而四逆可痊矣。"本方原治阳郁厥逆证，后世多用作疏肝理脾的基础方。本案梁宏正取其疏肝理气缓急之功而治之。除淋证外，梁宏正还将其用于呃逆、蛇串疮疼痛、肝木反侮肺金之久咳、妇人痛经，均取其疏肝理气缓急之意，特别是白芍之用量，重者用至 50g 以上。

医案二患者，病史较长，症状反复发作，就诊时以尿频为主诉，兼面色㿠白、脉沉，辨证考虑阳虚肾不化气所致。《黄帝内经》曰"膀胱者，州都之官，津液藏焉，气化则能出矣"，膀胱气化由肾所主，肾者主水，若肾气不化，则小便不利而成淋证。瓜蒌瞿麦丸组方严谨，寒润辛温并用，温而不燥，清而不寒，滋而不腻，补利兼施，三焦兼顾，阴阳并补，适用于久病劳伤，脾肾阳气损伤的淋证患者。瓜蒌瞿麦丸主治下元虚寒，温化不力之小便不利。《金匮要略》曰："小便不利者，有水气，其人苦渴，栝蒌瞿麦丸主之……以小便利，腹中温为知。"本方所治之小便不利，是肾阳不足为患。方中附子温肾壮阳，以助膀胱之气化，肾阳充足，膀胱气化有权，小便自然通利；配伍茯苓淡渗利水，怀山药润燥止渴，使水湿下行，津液上承，则小便利，口渴止；又用天花粉生津润燥，瞿麦以增强通利水道之功，二味性寒，又可监制附子之燥热，以期助阳而不伤阴。五药相配，具有补肾阳、利小便、生津液、止口渴的效果。附子温经通阳，为何不用桂枝？因桂枝性善走表、走上，长于祛邪通阳，祛邪必损阳气，此证乃水气内停，且阳气不足，故不用桂枝而用附子，附子温通上下表里，温阳而不损气。本医案患者尚有尿中滴白、尿频之症，当有肾气虚不固涩存在，尿急、舌暗、脉弦为气机郁滞不畅之征，故组方中合用了缩泉丸、金铃子散以固涩兼理气。此类患者，多有情志病变，焦躁、忧虑交织，辅以情志疏导，当事半功倍。

　　医案三患者明显尿频尿急尿痛，且有发热恶寒、腰背部疼痛不适，结合患者舌红、苔黄、脉滑数，考虑患者湿热下注，急则治其标，予四苓散利尿渗湿，合四味消毒饮清热泻火、凉血解毒，再合四妙丸清热利湿，加用太子参益气扶正。复诊时患者表证大部分已去，明显纳差、腰酸，舌淡苔白，脉弱，考虑患者祛邪后正气不足，余邪未清；纳差明显，考虑患者脾气虚弱，予参苓白术散健脾益气、扶正祛邪；患者腰酸明显，助以牛膝、补骨脂、威灵仙等补肾填精。四味消毒饮为五味消毒饮去紫背天葵，五味消毒饮源于《医宗金鉴》，是治疗疔疮疖肿最常用之方剂。梁宏正用之治疗淋证，体现的是法依证立，方随法制理念。按常规之辨证，湿热为淋，八正散为代表方，但梁宏正认为，湿热至盛，化毒广虐，机体呈现湿热毒内盛之状，极之则有耗气伤阳至厥之虞；本案症见高热恶寒、腰痛明显、舌红苔黄脉滑数，邪已至盛深入，故制四味消毒以急挫猴邪而安正气。临床上四妙丸多用于湿热痹病，梁宏正用治湿热淋证，其意有二：一为病机为下焦湿热，邪由下入，逆行而深，方证相符；二为方中牛膝一药，性善下行，能导邪由原道而出，《本草纲目》《张氏医通》皆言牛膝为淋证之要药。《素问·五常政大论》云："大毒治病，十去其六；常毒治病，十去其七；小毒治病，十去其八；无毒治病，十去其九；谷肉果菜，食养尽之。无使过之，伤其正也。不尽，行复如法。"《素问·六元正纪大论》云："大积大聚，其可犯也，衰其大半而止，过者死。"《汉书·艺文志》云："有病不治，常得中医。"以上论述皆为告诫用药不可太过，而应以食养尽之。此为充分调动人的生命潜能，实现其自调、自稳、自统、自生、自化、自和的过程。梁宏正常以其为准则而立法处方用药。本案二诊时患者症状明显好转，见纳差、舌淡苔白、脉缓稍弱，现正虚之象，梁宏正断然变法，以扶正为主，制参苓白术散加减以尽之。

石淋案四则（泌尿系统结石）

医案一：下焦湿热证（泌尿系统结石，肾绞痛）

患者姓名：李某。

性别：男。

出生日期：1952 年 8 月。

就诊日期：2015 年 6 月 18 日初诊。

发病节气：芒种。

主诉：反复腰腹部疼痛 3 月余，再发加重 3 天。

现病史：患者于 3 月余前无明显诱因下出现右侧腰腹部疼痛，无向他处放射，伴尿频、尿急，无尿痛，无恶心、呕吐，无腹泻等不适，曾于门诊就诊，查泌尿系统 B 超提示"双肾结石"，经解痉止痛、中药排石等治疗，症状反复；3 天前再发腰腹部疼痛，伴恶心呕吐，不欲进食，门诊止痛处理后缓解不明显，今到我院就诊，为求进一步系统诊疗收住我科。患者入院时症见：右侧腰部疼痛，左下腹隐痛，为阵发性绞痛，无向他处放射，伴恶心呕吐，胃纳差，不欲进食，无伴血尿，无畏寒、发热，无尿频、尿急、尿痛，偶有心悸、胸闷，无胸痛，无头晕头痛等不适，自诉小便量少，排尿困难，大便黏滞，每日 1 次。

体格检查：舌红，苔腻薄黄，脉弦滑。右输尿管下点压痛，双侧肾区叩痛。

辅助检查：泌尿系统彩超提示：右侧输尿管下段（膀胱壁段）结石并扩张，伴右肾轻度积液；左肾泥沙样结石；膀胱未见明显异常。

中医诊断：石淋。

证候诊断：下焦湿热证。

西医诊断：泌尿系统结石，肾绞痛。

治法：清热利湿、通淋排石，辅以益气。

处方：八正排石汤（梁氏验方）加味。

萹蓄 12g	车前子 15g	灯心球 10 只	泽泻 15g
海金沙 15g	甘草 10g	盐牛膝 20g	茼麻子 15g
瞿麦 12g	栀子 10g	路路通 15g	滑石 12g

绵萆薢 15g	鸡内金 20g	石韦 15g	乌药 10g
柴胡 15g	白芍 20g	肉桂 3g^{（焗服）}	

5 剂，每日 1 剂，水煎服。

嘱其药后适当跳跃运动，多饮水，勤排尿。

2015 年 8 月 24 日二诊：服药 5 剂后，患者腰腹疼痛、小便不利、纳差明显减轻，诉腰酸无力，舌红，苔白，脉弦。予上方加补肾气之品，具体处方如下。

黄芪 20g	炒枳实 15g	泽泻 20g	瞿麦 15g
金钱草 30g	车前草 15g	王不留行 20g	鸡内金 15g
冬葵子 12g	乌药 15g	路路通 15g	木香 10g
石韦 20g	杜仲 12g	续断 12g	狗脊 12g
牛大力 12g			

7 剂，每日 1 剂，水煎服。

2014 年 8 月 31 日三诊：服上方 7 剂后，患者自觉诸症悉除。复查 B 超：左肾泥沙样结石，右肾、输尿管未见异常。

医案二：气滞湿阻证（泌尿系统结石）

患者姓名：李某。

性别：女。

年龄：50 岁。

就诊日期：2015 年 4 月 1 日初诊。

发病节气：春分后。

主诉：反复小便涩痛伴左下腹疼痛 2 月余。

现病史：患者近 2 个多月来反复出现小便涩痛感，间中伴左下腹疼痛，无恶寒发热等，曾在当地医院检查考虑为"左侧输尿管多发结石"，患者暂不愿手术治疗，故求诊于中医。刻诊：时有小便涩痛，伴左下腹疼痛，以胀闷感为主，稍有口干，纳眠一般，大便调。

既往史、个人史：有慢性胃炎病史多年，偶有胃脘部不适。无烟酒等不良嗜好。

体格检查：腹软，左下腹轻压痛，无反跳痛，双肾区叩痛（－）。舌淡红，苔薄白微腻，脉弦滑。

辅助检查：外院查泌尿系统 B 超示左侧输尿管多发结石。

中医诊断：石淋。

证候诊断：气滞湿阻。

西医诊断：泌尿系统结石。

治法：行气消滞，化石通淋。

处方：四逆散合金铃子散、四苓散加减。

柴胡 10g	白芍 15g	枳实 12g	炙甘草 6g
川楝子 15g	延胡索 15g	猪苓 15g	茯苓 15g
泽泻 15g	白术 15g	鸡内金 15g	郁金 15g
瞿麦 15g	萹蓄 15g		

7 剂，每日 1 剂，水煎服。

2015 年 4 月 8 日二诊：患者自觉小便涩痛及腹痛减轻，暂无沙石样物排出，舌脉同前，守上方加金钱草 15g 再进 7 剂。

2015 年 4 月 15 日三诊：患者诉腹痛小便涩痛基本消失，服二诊药 3 剂后小便陆续排出沙石 4 粒，大小直径在 3~6mm，复查 B 超示结石消失。

医案三：下焦湿热，气虚证（梗阻性肾病）

患者姓名：黎某。

性别：男。

出生日期：1943 年 9 月 8 日。

就诊日期：2016 年 9 月 19 日初诊。

发病节气：秋分前。

主诉：反复腰痛 2 月余。

现病史：患者于 2 月余前无明显诱因出现腰痛，疼痛较轻，可忍受，曾多次至肇庆市高要区中医院就诊（具体诊疗经过不详），查血常规、尿常规、肝功能未见明显异常，查泌尿系统 B 超示"双肾多发结石；膀胱未见异常；前列腺肥大并钙化"，经治疗后上述症状缓解不明显。患者今来我院门诊就诊，查泌尿系统 B 超示：双肾结构略改变并多发结石；左肾囊肿；右肾液暗区（囊肿？局限性积液？），建议定期随诊；膀胱未见明显异常；前列腺增生并钙化灶。刻诊：神清，精神一般，腹胀，上腹部隐痛，时有腰痛，伴转侧不利、重着感，无尿频、尿急、尿痛，小便量可，大便便秘。

既往史：吸烟约 36 年，平均 20 支/日。饮酒约 36 年，平均 500g/d。否认内科疾病史。

体格检查：舌淡暗，苔黄腻，脉滑。

辅助检查：2016 年 8 月 15 日肇庆市高要区中医院泌尿系统 B 超示：双肾结石，最大 6cm×4.5cm。2016 年 9 月 11 日复查 B 超示：双肾多发结石，左肾最大 12cm×7cm，右肾最大 9cm×7cm；膀胱未见异常；前列腺肥大并钙化。

中医诊断：石淋。

证候诊断：下焦湿热，气虚证。

西医诊断：梗阻性肾病。

治法：清利下焦湿热兼益气。

处方：益气排石汤加味。

黄芪 20g	炒枳实 15g	泽泻 20g	瞿麦 15g
金钱草 30g	车前草 15g	王不留行 20g	鸡内金 15g
冬葵子 12g	乌药 15g	路路通 15g	木香 10g
石韦 20g			

7剂，每日1剂，水煎服。

2016年9月30日二诊：药后患者腹痛、腰痛较前减轻，余同前，舌质转淡，苔白，脉滑，考虑热象明显减轻，中药汤剂继予益气排石汤加味。

黄芪 30g	炒枳实 12g	泽泻 15g	瞿麦 15g
金钱草 15g	车前草 15g	王不留行 20g	鸡内金 20g
苘麻子 12g	海金沙 15g	小通草 12g	
太子参 20g	牛膝 15g	淫羊藿 15g	

2016年10月12日三诊：患者诉腰腹痛明显缓解，余症状同前，舌脉同前，治疗上续守上方7剂。

医案四：下焦湿热，气滞证（泌尿系统结石并感染）

患者姓名：何某。

性别：女。

出生日期：1953年8月。

就诊日期：2015年7月20日初诊。

发病节气：小暑。

主诉：右侧腰腹部疼痛1天。

现病史：患者于昨日无诱因出现右侧腰腹部疼痛，为阵发性绞痛，不向他处放射，无肉眼血尿，无尿痛，无寒战发热，无恶心欲呕，尿量无明显减少，但尿频尿急，小便不利，间有腰酸，胃纳欠佳，眠一般。

体格检查：腹部平软，右下腹压痛，无反跳痛，未触及包块。肝脾肋下未触及，右肾区叩痛。舌红，苔白，脉弦滑。

辅助检查：尿常规：潜血（＋＋＋），蛋白质（＋－），余正常。血常规：WBC 11.99×10^9/L，N 0.83。泌尿系统B超：右侧输尿管下段（膀胱壁段）结石，并右侧输尿管中上段、右肾轻度积液。

中医诊断：石淋。

证候诊断：下焦湿热，气滞证。

西医诊断：①泌尿系统结石（右侧输尿管结石伴积液）。②泌尿系统感染。

治法：清热利湿，行气通淋排石。

处方：四逆散合益气排石汤加减。

柴胡 12g	白芍 15g	甘草 6g	黄芪 20g
炒枳实 15g	泽泻 20g	瞿麦 15g	金钱草 20g
车前草 15g	王不留行 20g	鸡内金 15g	苘麻子 12g

3 剂，每日 1 剂，水煎服。

2015 年 7 月 24 日二诊：服药 3 剂后，患者腰腹拘痛、小便不利明显减轻，诉时有腰酸，舌红，苔白，脉弦。处方：在上方基础上加续断、杜仲、狗脊、牛大力加强补肾作用，拟方 7 剂。嘱其药后适当跳跃运动，多饮水，勤排尿。

2015 年 8 月 4 日三诊：服上方 7 剂后，患者自觉诸症悉除，复查 B 超示双肾、输尿管未见异常。

按：石淋，属淋证之一，是临床常见病。《张氏医通》云："石淋者，脐腹隐痛，小便难，痛不可忍，溲如砂石，或黄赤，或混浊，色泽不定，正如汤瓶久受煎熬，底结白碱，宜清其积热，涤其砂石。"多数医家以清利湿热为治疗大法。如《医宗金鉴》记载："石淋者，逢溺则茎中作痛，常带沙石之状，因膀胱蓄热日久所致，正如汤瓶久经火炼，底结白碱也，轻煮葵子散主之，重则八正散主之。"

梁宏正认为石淋的诊断，传统是以小便排出沙石为主要依据，现可借助科技拓宽中医四诊内容，本病之影像学检查结果即可为望诊内容。石淋证应结合现代辅助检查手段了解结石的大小与部位，再决定治疗方案，或纯药物，或合冲击波碎石，或外科手术治疗。在输尿管 8mm 以下的可药物或碎石治疗，8mm 以上则要碎石后再予药物治疗。本着治病护正气的宗旨，不管何种证型的石淋，或有气虚，或未显气虚之象，均或多或少加用益气补肾之药，且排石通淋之剂连续服用时间不宜超过 2 周，以除排石药伤正气之虞。梁宏正在治疗上还主张多角度、多靶点、全方位，并分清主次缓急进行立法拟方，可望提高疗效。梁宏正临证从无力排石、无水载石、无道通石入手，一要消除体外因素，二要增强排石动力，拓宽排出通道，溶解缩小结石。其中增强排石动力的措施有运动、艾灸及使用补气药、利水药、理气药；拓宽排出通道的措施有穴位针刺及使用理气药、止痉缓急止痛药；溶解缩小结石的措施有体外碎石，以及使用通淋排石药、活血破瘀药、软坚散结药。

医案一患者舌红、苔腻薄黄、脉弦滑，显下焦湿热之象。梁宏正认为，湿热蕴结下焦，热灼津液，凝结成块，小者为沙，大者为石，湿热之邪停留日久，加之用清热利湿排石药过久或剂量过大，会耗气伤阴，使结石难下。八正排石汤为梁剑波验方，在八正散的基础上结合广东湿热的特点予加强清热祛湿排石，疗效优于单纯的八正散加味，故本案治以八正排石汤加味。患者年老肾气亏损，加之使用清热利湿排石药物对肾气有影响，二诊时出现腰酸无力，故加用杜仲、续断、狗脊、牛大力等补肾药，使得攻补兼施，有效促进结石排出。

医案二中患者以小便涩痛、左下腹胀闷、疼痛、脉弦为主要表现，气机郁滞突出。梁宏正从三焦气化入手，认为石淋病多为三焦气化不利，湿阻下焦，久则化石。而结石之形成，有机体脏腑功能调节异常问题，如肾、膀胱气化功能、三焦气化功能问题，有体外因素作用于人体而超出机体调节能力问题，如饮食湿浊、湿热之品过多，水液摄入不足或机体水分排出过多等，最终湿浊浓聚结为沙石。梁宏正予四逆散合四苓汤、金铃子散为主方以恢复三焦气化，配合郁金、鸡内金、金钱草、瞿麦、萹蓄等化石通淋之品，此亦是梁宏正临床常用的小方联合之典型范例。本案中用理气方四逆散、金铃子散及郁金以拓宽通道，增强动力，四苓散以益气增水浮石流石，而鸡内金、瞿麦、萹蓄则有溶石增水之功。

医案三患者见腰重着、舌淡暗，有气虚之象，而大便秘结、舌苔黄腻、脉滑为湿热之征，显气虚湿热内阻之象，予益气排石汤治疗。益气排石汤为梁宏正治疗结石之经验方。梁宏正认为通淋排石之剂多耗气伤正，故用之不能太过，并当裨以益气护正之品，方为正着。本方在清热利湿、通淋排石的基础上加重黄芪以益气扶正，防正气受伤，且升上通下，使气升水降以推动结石排出。二诊时考虑症状减轻，而患者年过七旬，正气已虚，加之使用排石通淋之剂，为防正气进一步损伤，故加牛膝、淫羊藿以补肾扶正。

医案四患者久居岭南之地，饮食不节，湿热内盛，蕴而化热，煎熬尿浊杂质，结为沙石，停于肾系，发为本病。结石停留，阻碍尿路气机，加之肝气郁结，肝失疏泄，气机不利，导致腹部疼痛，小便涩痛，气滞日久，气滞血瘀致腰腹部疼痛，四诊合参，辨属气滞湿热之证，治以理气清热利湿，其中四逆散疏肝理气，有助于排石。四逆散是《伤寒论》少阴篇方，其主治有"或咳，或悸，或小便不利，或腹中痛，或泄利下痛"。本患者见腹中痛、小便不利，故选用经方四逆散合益气排石汤以达到清热利湿、行气通淋排石之功效。石淋见少腹腰胁甚牵引阴器拘痛难忍，为气机极度郁滞之故，四逆散虽出在《伤寒论》少阴病篇中，但治疗的却是少阳病证。肝经入少腹，绕阴器，胆主一身之气，四逆散正是疏理少阳之经气，用之正合病机。本例患者年老肾气亏虚，加之通淋排石药均损伤肾气，肾虚无力排除结石，二诊时出现腰酸，显肾气渐虚，故加用续断、杜仲、狗脊、牛大力以益补肾作用，有效促进结石排出。通淋排石之药均有伤正气之弊，故用之不可太过，勿逾 2 周，且要加用益气之品以防伤正。正如《黄帝内经》云："大毒治病，十去其六；常毒治病，十去其七；小毒治病，十去其八；无毒治病，十去其九；谷肉果菜，食养尽之。无使过之，伤其正也。"

梁宏正在临证时，每用琥珀、冬葵子、王不留行、路路通以溶石排石。《名医别录》云琥珀能"主安五脏，定魂魄……消瘀血，通五淋"。陶弘景云："以秋种葵，覆养经冬至春作子，谓之冬葵，多入药用，至滑利，能下石淋。"《药性论》记载冬葵子能"治五淋，主奶肿，下乳汁"。《神农本草经》记载冬葵子"主五脏六腑寒热羸瘦，五癃，利小便"。《本草新编》记载，王不留行，"其性甚急，下行而不上行者也。凡病逆而上冲者用之可降，故可恃之以作臣使之用也。时珍曰：此物性走而不住，虽有王命不能留其行"，说明该物走窜之力。《太平圣惠方》和《奇效良方》均载有以王不留行为君药的王不留行散。其中前者治石淋及血淋，下沙石兼碎血片，小腹结痛闷绝；后者治虚劳小肠热，小便淋沥。《本草纲目拾遗》记载："枫果去外刺皮，内圆如蜂窝，即路路通。"此物走窜力强，善行气通经络，《本草纲目拾遗》谓其可"通行十二经"。

梁宏正治疗石淋病经验中还常用到食疗方，现举例如下。

（1）二金散（鸡内金与金沙牛 2∶1 研末），每次 3g，每日 2~3 次。适用于各种证候。

（2）核桃饴（核桃肉、生油、冰糖各等份），每次一汤匙，每日 2~3 次。适用于肾气不足和心肾亏虚之石淋。

（3）黑木耳 15g，核桃肉 50g，鸡内金 15g，猪瘦肉 50g，煮汤食用。适用于主治输尿管结石。

精癃案三则

医案一：肝肾亏虚，下焦湿热证（慢性前列腺炎）

患者姓名：叶某。

性别：男。

出生日期：1995 年 2 月。

就诊日期：2016 年 4 月 12 日初诊。

发病节气：谷雨前。

主诉：尿频尿不尽，勃起功能障碍 4 年。

现病史：4 年前患者开始出现尿不尽感，尿频，每日 10 余次小便，夜尿频，勃起欠佳，并伴疲倦乏力，耳鸣，间中腰痛，纳眠一般，小便色黄，大便可。

既往史：慢性前列腺炎病史。

体格检查：舌尖红，苔薄白，脉沉细。体型较瘦。

中医诊断：精癃。

证候诊断：肝肾亏虚，下焦湿热。

西医诊断：慢性前列腺炎。

治法：滋阴补肾，清热祛湿。

处方：

①知柏地黄汤加味。

熟地黄 20g	山茱萸 12g	山药 30g	茯苓 20g
泽泻 15g	牡丹皮 10g	知母 12g	黄柏 15g
牛膝 20g	车前子 15g	乌药 15g	草薢 15g
莲子 12g	灯心球 10 只	麦冬 12g	

5 剂，每日 1 剂，水煎服。

②益肾涤浊丸，5g，每日 3 次，口服，连服 5 日。

③前列通瘀胶囊，1.6g，每日 3 次，口服，连服 5 日。

2016 年 4 月 19 日二诊：患者自觉上症较前改善，眠一般。处方：六味地黄汤加味。

熟地黄 20g	山茱萸 12g	山药 30g	茯苓 20g
泽泻 15g	牡丹皮 10g	知母 12g	黄柏 15g
牛膝 20g	车前子 15g	乌药 10g	草薢 15g
丹参 15g	王不留行 30g		

5 剂，每日 1 剂，水煎服。

中成药同上。

2016 年 5 月 5 日三诊：患者诉尿频尿不尽较前明显改善，继续守方 5 剂，中成药同上。

医案二：下焦湿热，肾气不足证（慢性前列腺炎）

患者姓名：邱某。

性别：男。

出生日期：1992 年 9 月 11 日。

就诊日期：2014 年 9 月 12 日初诊。

发病节气：白露。

主诉：反复尿频半年，加重 2 周。

现病史：患者于半年前开始出现反复小便频数，曾在当地诊所治疗，自诉诊断为

"前列腺炎"，经治后（具体不详）有所好转，但2周前反复，伴有尿色黄、尿痛、排尿不畅，夜尿增多，3～4次/夜，偶有腰膝酸软、乏力，工作劳累后加重，口干口苦，大便溏。

既往史：曾有冶游史。

体格检查：舌质红，苔薄稍黄，脉弱。

辅助检查：尿常规正常。前列腺液常规：白细胞（＋＋），卵磷脂小体（＋）。

中医诊断：精癃。

证候诊断：下焦湿热，肾气不足。

西医诊断：慢性前列腺炎。

治法：清热利湿，泄浊补肾。

处方：

①知柏地黄汤合程氏萆薢分清饮。

熟地黄20g	泽泻10g	怀山药15g	茯苓10g
牡丹皮10g	山茱萸12g	知母12g	黄柏15g
怀牛膝20g	车前子15g	川草薢15g	乌药12g
蒲公英15g	败酱草15g	猪苓15g	

7剂，每日1剂，水煎服。

②益肾涤浊丸，6g，每日3次，口服。

二诊：服上药后，患者上症有所缓解，再予上药7剂。

三诊：患者尿频明显好转，夜尿1～2次，腰酸，大便常，舌质淡红，苔白薄，脉细。考虑患者邪已去，肾气仍未复，故予右归饮合六味地黄汤10剂，并予益肾涤浊丸同上服，药毕复查前列腺液常规基本正常，随访2月无不适。

医案三：肝经湿热证（前列腺增生）

患者姓名：黄某。

性别：男。

出生日期：1932年3月20日。

就诊日期：2015年4月9日初诊。

发病节气：清明后。

主诉：会阴部坠胀1周。

现病史：患者1周前出现会阴部坠胀感，稍灼热，尿频，无尿急尿痛，尿后无白色液体溢出，无肉眼血尿，小便黄，大便调。

既往史：前列腺增生，混合痔，高血压病（1级）。

体格检查：舌淡暗，苔厚腻，脉沉细滑。血压 140/82mmHg。

辅助检查：胸部 X 线检查未见异常。肾功能、空腹血糖、血脂、前列腺肿瘤组合检查未见明显异常。

中医诊断：精癃。

证候诊断：肝经湿热。

西医诊断：前列腺增生。

治法：清泻肝胆实火，利湿泄浊。

处方：龙胆泻肝汤合萆薢分清饮加减。

龙胆 15g	黄芩 15g	生地黄 30g	车前子 15g
泽泻 15g	木通 10g	当归 5g	猪苓 15g
黄柏 15g	知母 15g	盐牛膝 15g	绵萆薢 30g
乌药 15g	滑石 30g	灯心球 10 只	甘草 6g

10 剂，每日 1 剂，水煎服。

2015 年 4 月 20 日二诊：药后患者症减，眠差，予前方加莲子心 3g、菖蒲 10g，5 剂。

2015 年 4 月 25 日三诊：患者症状基本缓解。

按：精癃是老年男性的常见疾病之一。临床特点以尿频、夜尿次数增多、排尿困难为主，严重者可发生尿潴留或尿失禁，甚至出现肾功能受损。根据本病的临床表现及特点，其与西医学的前列腺增生基本相同。

普遍认为，精癃相当于西医 ip 的前列腺增生。其特点是排尿困难和尿潴留。主要病机为老年肾气渐衰，中气虚弱，痰瘀互结水道，三焦气化失司。本病的病理基础是年老肾气虚衰，气化不利，血行不畅，与肾和膀胱的功能失调有关。中医治疗应以通为用，温肾益气、活血利尿是其基本的治疗原则，出现并发症时可采用中西医综合疗法。肺热失宣证，治宜清热宣肺，方用黄芩清肺饮加减；湿热下注证，治宜清热利湿，方用八正散加减；中气下陷证，治宜补中益气，方用补中益气汤加减；肾阴亏虚证，治宜滋肾养阴，方用知柏地黄汤加减；肾阳虚损证，治宜补肾温阳，方用济生肾气丸加减；气滞血瘀证，治宜活血祛瘀，方用代抵当汤或桂枝茯苓丸加减。

梁宏正认为，中医学并无慢性前列腺病名，根据其症状可归属于中医"精癃""精浊""淋证"等范畴。其病因病机方面，主要为思欲不遂、房劳过度、相火妄动，或酒色劳倦、脾胃受损、湿热下注、败精瘀阻等。其病位主要在肝肾。如《灵枢·经脉》提出："肝足厥阴之脉……是主肝所生病者……遗溺、闭癃。"《素问·灵兰秘典论》曰："膀胱者，州都之官，津液藏焉，气化则能出矣。肾者，作强之官，伎巧出焉。"

肝不条达，疏泄不利，气机不畅，可影响水液调节，而出现小便不利；肾阳不足，温煦不力，膀胱气化失司，小便不利。久病多瘀，慢性患者又常常兼夹瘀邪存在。此类患者，久病道听途说颇多，每有不正确的认识，且多思多虑，日久必致情志失调，成气郁不舒之证，或神虚之证，临证时要详辨之，用药宜加用理气条达、调神安镇之品。精癃患者病情较长，久病必产生忧虑情绪，思则气结，因而在临床上常见气郁不舒之症，或小腹少腹拘急胀痛，或胸胁胀痛，或不寐，治疗时当加理气舒肝之剂，四逆散、金铃子散可也。此类患者大多年老，肾之元阴元阳多有虚损，脉络多有瘀阻，故治疗常同时加用活血化瘀通络之品，当标实去其大半后，仍要顾护先天之本。

医案一为一慢性前列腺炎病例，临床中经常遇到此类就诊的年轻男性患者。本案中患者夜尿频，尿不尽，同时伴耳鸣，脉沉细，尺脉明显，此为肝肾不足，无以固摄，肾精不能上乘，耳窍失养。小便色黄，舌质偏红，辨证考虑下焦湿热存在。该患者符合肝肾亏虚、下焦湿热的证候，故处方以六味地黄汤为底，并予草薢、车前子加强利湿；结合病史较长，舌尖偏红，加用莲子、灯心球清心经内热，从心论治，以使心肾相交，水火既济；并予中成药加强益肾化浊，巩固疗效。二诊时患者症状明显缓解，证明辨证准确，结合 14 年病史，久病多瘀，故加用王不留行、丹参从瘀论治，并加用缩泉丸以固肾缩尿，改善症状，三诊复诊时疗效好，故继续守方。

医案二患者平素工作劳累过度，耗伤肾气，烟酒不节，湿热内蕴，流注下焦，肾与膀胱气化不利，故见尿频尿痛；阴虚火旺，湿热互结，则见口苦口干、大便溏；湿热蕴结下焦，故见尿色黄；腰为肾府，肾气不足，腰府不养，故见腰膝酸软乏力、劳则加重；肾气不足，膀胱固摄失司，故见夜尿多。舌红苔黄为湿热，脉弱为气虚，舌脉均为佐证。选方知柏地黄汤合程氏草薢分清饮。方中六味地黄丸乃从金匮肾气丸去桂枝、附子而成，主肾怯诸证，其中熟地黄、怀山药、山茱萸三药合用，肾脾肝三阴并补，以补肾为主，泽泻、茯苓、牡丹皮以泄浊、渗湿、泻热三泻，全方三补三泻，以补为主；合用知母、黄柏加强清热、降虚火；草薢分清饮中，牛膝、车前、草薢、乌药分清泌浊、利湿通淋；蒲公英、败酱草清解下焦之热毒；久病夹瘀，不通则痛，故以猪苓活血利水。

医案三患者主症以会阴坠胀、灼热为主。依十二经脉走行，肝经绕阴器，布胁肋，连目系，入巅顶；胆经起于目内眦，布耳前后入耳中，一支入股中，绕阴部，另一支沿胁里浅出气街，绕毛际。湿热循经下注则为会阴坠胀、灼热，舌红、苔厚腻、脉细滑为火盛及湿热之象，沉脉主病在里在下，故治宜清泻肝胆实火、利湿浊。本案于龙胆泻肝汤、草薢分清饮外加用黄柏、知母清热养阴，灯心球清小便之热；加大乌药用量以理气温肾散寒，防攻伐太过。服后患者诸症减，但眠差，故予莲子心清心火，菖蒲助草薢以化湿。

梁宏正治疗癃闭，不论何证，基本上都用到乌药、车前子、草薢三药，此三药称为"治癃三圣"，上3案即范例也。乌药，功能顺气开郁、散寒止痛，治气逆胸腹胀痛、宿食不消、反胃吐食、寒疝、脚气、小便频数。《开宝本草》云其"味辛，温，无毒"，《本草从新》云其"上入脾、肺，下通膀胱与肾"，《本草经解》云其"入足厥阴肝经、手太阴肺经"，《本草拾遗》云其"主中恶心腹痛，宿食不消，天行疫瘴，膀胱肾间冷气攻冲背膂，妇人血气，小儿腹中诸虫"，《本草纲目》云其"治中气，脚气，疝气，气厥头痛，肿胀喘息，止小便数及白浊"，《日华子本草》云其"治一切气，除一切冷"。梁宏正用其顺气开郁、温肾散寒之功。草薢，功能利湿去浊，用于膏淋、白浊、白带过多。《医学衷中参西录》云："《名医别录》谓草薢治阴痿、失溺、老人五缓。盖失溺之证，实因膀胱之括约筋少约束之力，此系筋缓之病，实为五缓之一，草薢，善治五缓，所以治之。"《本草纲目》云："草薢，足阳明、厥阴经药也。厥阴主筋属风，阳明主肉属湿，草薢之功，长于去风湿，所以能治缓弱顽痹、遗浊、恶疮诸病之属风湿者。"《炮炙论》序云："囊皱漩多，夜煎竹木。竹木，草薢也……溺多白浊，皆是湿气下流，草葱能治阳明之湿而固下焦，故能去浊分清。"车前子，功能清热利尿、渗湿通淋，用于水肿胀满、热淋涩痛。《神农本草经》云其"主气癃、止痛，利水道小便，除湿痹"，《日华子本草》云其"通小便淋涩，壮阳。治脱精，心烦。下气"，《医学启源》云其"主小便不通，导小肠中热"，《雷公炮制药性解》云其"主淋沥癃闭，阴茎肿痛，湿疮，泄泻，亦白带浊，血闭难产"。

梁宏正认为，精癃一证，无论何因何机，其中必存在气机郁滞不通，湿浊内聚下焦之一环，从多靶点、全方位施治角度出发，理气开郁通滞、利湿降浊为必施之法，因而"治癃三圣"为不二之选。其用量乌药10～15g，车前子15～30g，草薢15～30g，视气郁湿浊轻重而定。

梁宏正在治疗下焦湿热证精癃时喜用经验方虎杖散，该方由虎杖、草薢、车前子、菖蒲、乌药、桃仁、丹参组成。方中虎杖清热解毒，"治癃三圣"理气开郁利湿降浊，桃仁、丹参活血化瘀通络，诸药共奏清热利湿降浊、行气活血通络之功。

梁宏正认为，精癃乃非一日之疾，久病必瘀必郁，当立理气开郁、活血化瘀通络之法，借用王清任《医林改错》中之血府逐瘀汤合"治癃三圣"加减。其中桃红四物汤活血化瘀以散顽结，四逆散理气开郁，气行则血行，且此方主入肝胆之经，二经均入少腹绕阴器，能理下焦之气，牛膝引药下行入病位，再配以"治癃三圣"药，共立行气开郁、活血化瘀、利湿降浊之功。

梁宏正还认为，久病之人每有神虚，故从五脏神虚立论施治。其中独特治法之一，即从心经论治。心与小肠相表里，而小肠与膀胱同为太阳经脉，三者生理病理相互影响，小肠功能之一分清别浊，二便状况会受小肠功能影响，因而宁心安神可治肾、膀胱之疾。当精癃患者病久心神不安，虚而无定时，梁宏正常拟经验方正心宁神汤治之，每可减轻尿频尿急症状，改善夜寐状态。该方由党参、丹参、玄参、麦冬、柏子仁、酸枣仁、生地黄、熟地黄、五味子、白芍、茯苓、杜仲、怀山药、甘草组成，功能滋补心肾，主治不寐、惊悸、脏燥等属气阴两虚证者，特殊应用于心肾阴虚之淋证、癃闭。该方以党参为君补气安神；玄参、麦冬、生地黄、熟地黄、五味子、白芍为臣养阴安神；佐以柏子仁、酸枣仁养心安神，杜仲、怀山药、茯苓补气安神，丹参养血安神；使以甘草调和诸药。纵观全方，其以养阴补气安神为主，从气、血、阴、阳方面全方位照顾，调补心肾，健脾安神，为梁氏学术思想中治疗"神虚"证的代表方剂。

医案一、二中所用之益肾涤浊丸为梁宏正之院内制剂，治疗精癃确有奇效。该方由虎杖、萆薢、泽泻、苦参、黄柏、琥珀、王不留行、丹参、延胡索、乌药、菟丝子、益智仁、淫羊藿、黄芪、牛膝、甘草组成，功能清热解毒、通窍涤浊、祛瘀止痛、益肾补虚，并有改善性功能的功效，主治急慢性前列腺炎、尿频、尿急、尿赤痒痛、尿后余沥、尿道滴白、尿潴留、腰酸阴痛、性功能障碍等。该方中萆薢泄厥阴阳明湿热，去浊分清，《本草纲目》载其能"治白浊茎中痛，痔瘘坏疮"。乌药疏肝气温肾而治尿数；益智仁暖肾固精缩尿而治肾虚遗尿，小便频数，遗精白浊；甘草梢达肾茎而止痛、上药去湿热而通心肾，气化行而畅疏泄，使前列腺慢性充血及腺泡、腺管的炎症反应导致的腺管梗阻、分泌物郁积、尿道水肿等引流通畅，以利于受损组织修复。虎杖、黄柏、泽泻、苦参清解下焦湿热、热毒，抗菌消炎；琥珀、丹参、王不留行通膀胱，活血祛瘀滞，有利于药物渗入腺体，使肿大组织消散；延胡索行气止痛；菟丝子、黄芪、淫羊藿温阳补肾，启运水液，以利膀胱气化、补肾，有利于提高睾丸激素水平，有助于促进腺体分泌功能的恢复；怀牛膝引药下行直趋病所。以上诸药配合，共奏清热泄浊、活血祛瘀、行气止痛之功，应用于临床，药证结合，故能获得良效。

湿脚气案（特发性水肿）

医案：寒湿下注证

患者姓名：李某。

性别：女。

年龄：61岁。

就诊日期：2017年5月3日初诊。

发病节气：立夏前。

主诉：双下肢浮肿 1 周。

现病史：患者 1 周前无明显诱因出现双下肢浮肿，以双膝关节以下为甚，呈非凹陷性，自觉行走乏力困重感，无口干口苦，偶有胸闷，小便偏少，大便尚调。

体格检查：舌暗，苔白腻，脉细滑。双下肢膝关节以下呈非凹陷性浮肿。

中医诊断：湿脚气。

证候诊断：寒湿下注。

西医诊断：双下肢浮肿查因：特发性水肿？

治法：宣化寒湿，行气降浊。

处方：鸡鸣散加减。

吴茱萸 5g	紫苏叶 10g	桔梗 10g	槟榔 15g
木瓜 12g	茯苓 15g	猪苓 12g	白术 15g
泽泻 15g	防风 10g	蒸陈皮 10g	

5 剂，每日 1 剂，水煎服。

2017 年 5 月 15 日二诊：患者浮肿消退，有疲倦感，舌暗，苔白腻，脉弦滑，守上方加五指毛桃 30g、薏苡仁 30g。

按：脚气载于《肘后备急方》，为以腿脚麻木、酸痛、软弱，或挛急、肿胀，或枯萎等为主要表现的疾病。脚气古名缓风、壅疾，又称脚弱、软脚病，因外感湿邪风毒，或饮食厚味所伤，积湿生热，流注腿脚，经络不得宣通而成。其因病从脚起，故名脚气。其症先见腿脚麻木、酸痛、软弱无力，或挛急，或弛缓，或肿胀，或萎枯，或麻木，或足胫红肿发热，小便不利，脉濡缓，苔白腻；进而入腹攻心，出现小腹不仁、呕吐不食、心悸、胸闷、气喘、神志恍惚、言语错乱等。

脚气有干脚气、湿脚气之分。临床上，脚胫肿大者为湿脚气；不肿者为干脚气；出现心悸气急等危候者为脚气冲心。

湿脚气中又有寒湿脚气、湿痰脚气、湿热脚气、湿毒脚气等证型，此外还有风毒脚气、瘴毒脚气、脚气冲心、脚气入腹、脚气迫肺等多种类型，又有按六经分类者。

湿脚气治宜以宣壅逐湿为主，或兼祛风清热、调血行气等法。《医学正传·脚气》云："故为治者，宜通用苍术、白术之类以治其湿，知母、黄柏、条芩之类以去其热，当归、芍药、生地黄之类以调其血，木瓜、槟榔之类以行其气，羌活、独活以利关节而散风湿，兼用木通、防己、川牛膝之类引药下行及消肿去湿。"

治疗湿脚气的常用方剂有鸡鸣散、济生槟榔汤、防己饮等。《肘后备急方》《备急千金要方》等方书中有大豆、乌豆、赤豆治脚气的记载，可用作辅助疗法。

鸡鸣散为治疗湿脚气的代表方，出自宋代朱君辅的《类编朱氏集验医方》，由槟榔、陈皮、木瓜、吴茱萸、桔梗、紫苏叶、生姜组成。方中槟榔质重下达，行气逐湿为君；木瓜化湿通络，陈皮理气燥湿为臣；紫苏叶、桔梗宣通气机，吴茱萸、生姜温散寒邪并为佐。诸药合用，共奏行气降浊、化湿通络之功。本方有开上疏中导下之功，于鸡鸣之时服药，五更鸡鸣乃阳气升发之时，取阳升则阴降之意，使寒湿之邪随阳气升发而消散。小鼠模型实验结果显示：鸡鸣散对小鼠有明显的镇静作用，使小鼠的走动时间、举上肢次数及活动次数均明显减少，原有活动昼夜节律消失；鸡鸣散有良好的利尿作用，用药后明显增加小鼠的排尿量，且作用呈昼夜差异，夜间用药效果明显优于白昼；鸡鸣散有明显的抗凝作用，用药后可明显延长小鼠的凝血时间（CT），且作用呈昼夜差异，白昼用药CT延长显著长于夜间。结论：鸡鸣散具有良好的镇静、利尿及抗凝作用，且利尿、抗凝作用呈昼夜节律性差异，在动物休息期末、活动期初用药疗效较好。

使用鸡鸣散应当注意以下问题：①孕妇慎用。②方中槟榔易耗正气，故不宜久服。③干脚气、湿热脚气者不宜使用本方。④同名异方：《证治准绳》中有数方鸡鸣散，其方药组成及功用不同于本方。《伤科补要》中鸡鸣散由当归尾、桃仁、大黄组成，治胸腹蓄血，当细辨之。

此案梁宏正用鸡鸣散为主方治疗，以方测证，该方主要用于寒湿下注、经络受阻之证，该患者水肿较甚，兼小便量少，故合四苓散加强利水渗湿之功效，加防风以除风祛湿，收效迅捷，可见应用古方不能单拘于一病，而要能识其证，临床之中才能游刃有余。梁宏正还常用此方加减治疗西医学中的维生素 B_1 缺乏症、营养不良性浮肿、下肢多发性神经炎等多种疾病，并认为由饮食偏嗜所致之脚气病，治疗当配合饮食疗法。

梁宏正在治疗水肿时常用疏风药如防风、蝉蜕、紫苏叶等。本案中使用了防风，梁宏正以为，风为百病之长，湿邪多乘风邪而袭人体，风去则余邪易除，且防风还有逐湿通络之功。如《本草纲目》谓防风"三十六般风，去上焦风邪，头目滞气，经络留湿，一身骨节痛。除风去湿仙药"。《长沙药解》谓其"行经络，逐湿淫，通关节，止疼痛，舒筋脉，伸急挛，活肢节，起瘫痪，敛自汗、盗汗，断漏下、崩中"。

早泄案（男性性功能障碍）

医案：阳虚湿郁证

患者姓名：李某。

性别：男。

年龄：25 岁。

就诊日期：2015年6月10日初诊。

发病节气：芒种后。

主诉：早泄半年余。

现病史：患者近半年来房事时勃起欠佳，房事交合时经常10余秒则泄精，颇以为苦，曾多处求医服用"壮阳"类中药治疗效果不佳，遂来我院门诊求治。刻诊：精神稍倦，诉临房早泄，房事时经常10余秒则泄精，尿等待明显，口干饮水多，偶有腰酸，大便偏溏。

既往史、个人史：有吸烟史3年余，每日约半包。

体格检查：舌淡暗，苔白黏，脉弦细缓。

中医诊断：早泄。

证候诊断：阳虚湿郁。

西医诊断：男性性功能障碍。

治法：温阳利湿，补肾固精。

处方：五苓散加减。

猪苓10g	泽泻15g	茯苓15g	白术15g
桂枝6g	枸杞子15g	韭菜子15g	楮实子15g
露蜂房10g	炒九香虫12g	补骨脂15g	淫羊藿15g

5剂，每日1剂，水煎服。

2015年6月16日二诊：患者口干、排尿症状改善，余症同前，精神较紧张，舌脉同前，更方四逆散合五子衍宗汤加减。

柴胡15g	枳实12g	白芍30g	甘草6g
菟丝子15g	枸杞子15g	覆盆子15g	金樱子15g
露蜂房10g	炒九香虫12g	补骨脂15g	淫羊藿15g
车前子15g	芡实15g		

5剂，每日1剂，水煎服。

按：早泄是指男子在房事时泄精极早甚至房事前即泄精，以致不能进行正常性生活的一种疾病。早泄是最常见的性功能障碍，与阳痿相比，早泄在中医古籍中出现较晚，相关的论治较少，中医学将之称为"早流""鸡精""阳举易泄""未交即泄""乍交即泄""滑精""见花谢"等。《辨证录·种子门》有云："男子有精滑之极，一到妇女之门，即便泄精，欲强图欢不可得，且泄精甚薄，人以为天分之弱也，谁知心肾之两虚乎。"《秘本种子金丹》中有这样的记载："男性玉茎包皮柔嫩，少一挨，痒不可当，故每次交合阳精已泄，阴精未流，名曰鸡精。"故该病临床多责之于心肾两脏，治疗多从补肾固精入手，有效，有不效。

梁宏正认为，早泄一证，肾气固摄不力为基本病机，而导致此机之因诸多，临证中不乏情节失调所致者，怒惊恐忧而致气散、气结、气下，下元开阖失司，早泄必然，可予敛气、理气、提气、镇静安神而治之。此外，本病还见有阴虚火旺，相火动，逼精外泄者，可予清热养阴泻治之；尚有湿热下注、下焦湿郁，致肾之开阖失司，精关不固，交则外泄。观此案患者首诊时除早泄症状外，有明显口干欲饮、小便不利、大便溏、舌苔黏、脉细等水湿内停的表现，水湿下注阴器，疏泄失常，约束无能，而致过早泄精，故梁宏正首诊予五苓散以利水渗湿解郁，合用韭菜子、九香虫、露蜂房、淫羊藿等温阳补肾固精之品；二诊水湿之邪已去，故改用四逆散以疏肝解郁，合用补肾固精之五子衍宗汤以治本，此乃临床随证治之的灵活用药体现。

梁宏正治疗阳痿、早泄之证，喜用九香虫、露蜂房、韭菜子、蛇床子。《本草纲目》谓九香虫"治膈脘滞气，脾肾亏损，壮元阳"。《本草新编》云其"兴阳益精"。俗话说："有钱人吃鹿茸，没钱人吃屁巴虫。"这就道出了物美价廉的九香虫，竟有相似高级壮阳滋补药物鹿茸的功效。而《备急千金要方》30多个治疗阳痿方里有近一半用到蛇床子。研究证明，蛇床子提取物有雄性激素样作用，能延长小白鼠动情期，缩短动情间期。《神农本草经》谓蛇床子"主妇人阴中肿痛，男子阴痿"。《药性论》谓蛇床子"治男子、女人虚……浴男子阴，去风冷，大益阳事"。《新修本草》中说露蜂房"灰之，酒服，主阳痿"。

梁宏正还常配合食疗治疗此类疾病，现举例如下。

（1）鹿角胶15g，陈皮10g，生姜15g，乌鸡肉150g，水煮饮汤食肉。适用于肾阳虚者。

（2）桑螵蛸10g，益智仁10g，芡实50g（盐水浸渍晒干），煅龙骨10g，煅牡蛎10g。上5味药共研粉末，每用3g伴鸡蛋黄1枚煎服，连服5～7天。适用于肾气不固之遗精、遗尿。

（3）补骨脂12g，杜仲12g，核桃肉50g，猪脊骨200g，煲汤。适用于肾气不固之早泄尿频。

（4）鸽子肉50g，鹿茸9g，肉苁蓉12g，巴戟天10g，炖服。功能温阳补气。

（5）白花胶15g，枸杞子15g，怀山药15g，精瘦肉或鸡肉30g，炖服。适用于肾精不足之阳痿不育。

（吴社泉整理）

第六节 风湿病医案

痹病案（四肢关节炎）

医案：阴虚证

患者姓名：郭某。

性别：女。

出生日期：1921 年 2 月。

就诊日期：2015 年 12 月 30 日初诊。

发病节气：冬至后。

主诉：四肢关节疼痛 3 月余。

现病史：患者 3 个多月前开始出现四肢大小关节疼痛时作，无红肿，时有微热，伴周身皮肤瘙痒，两手手心瘙痒，眠差，口干，大便质硬，每日 2～3 次。

既往史：慢性胃炎病史。

过敏史：未发现。

体格检查：舌淡红，苔薄白干，脉细。四肢大小关节无肿红，微热。

辅助检查：风湿免疫、血常规相关检查未见异常。

中医诊断：痹病。

证候诊断：阴虚证。

西医诊断：关节炎。

治法：养阴安神，通络止痛。

处方：正心宁神汤加减。

太子参 15g	玄参 15g	桔梗 10g	丹参 15g
生地黄 15g	制附子 15g	柏子仁 10g	麦冬 10g
白芍 30g	合欢皮 15g	首乌藤 15g	丝瓜络 15g
延胡索 15g			

5 剂，每日 1 剂，水煎服。

2016 年 1 月 5 日二诊：患者诉上症明显改善，四肢关节疼痛轻微，无热感，瘙痒消失，眠改善，大便调，口干明显减轻，舌苔较前润，效不更方，继续予上方 7 剂，后随访无关节痛。

按：痹病是以肢体关节肌肉酸胀、麻木、疼痛、重着、屈伸不利或关节灼热、肿大为主症的一类病证。关于痹病的病因病机，《素问·痹论》云"风寒湿三气杂至，合而为痹也"，并将痹病进行分类，曰"其风气胜者为行痹，寒气胜者为痛痹，湿气胜者为著痹也"，"以冬遇此者为骨痹；以春遇此者为筋痹，以夏遇此者为脉痹，以至阴遇此者为肌痹，以秋遇此者为皮痹"，认为痹病日久不愈，必内舍于脏腑发病，如"骨痹不已，复感于邪，内舍于肾。筋痹不已，复感于邪，内舍于肝。脾痹不已，复感于邪，内舍于心。肌痹不已，复感于邪，内舍于脾。皮痹不已，复感于邪，内舍于肺。所谓痹者，各以其时重感于风寒湿之气也"。仲景既秉承了《黄帝内经》的学术思想，又进一步总结完善、拓展了痹病的分类和治疗，首次提出"湿痹""血痹"。如《金匮要略·痉湿暍病脉证治》云："太阳病，关节疼痛而烦，脉沉而细者，此名湿痹。湿痹之候，小便不利，大便反快，但当利其小便。"《金匮要略·血痹虚劳病脉证并治》云"血痹，阴阳俱微，寸口关上微，尺中小紧，外证身体不仁，如风痹状……"仲景认为痹病可兼热，如《金匮要略·疟病脉证并治》："温疟者，其脉如平，身无寒但热，骨节疼烦，时呕……"

梁宏正认为痹病也可称为历节之病，因其病往往出现疼痛遍历全身关节的症状而名。其病机多属于先有肝肾不足的内因，而后外受风寒湿热邪，侵入关节，发生关节肿大疼痛等症。西医学的风湿性关节炎、类风湿关节炎、痛风等相当于历节病范畴，其中类风湿关节炎当属中医学"顽痹""尪痹"范畴，为痹病中的特殊类型。临床上除辨证分型治疗外，当注意其正虚为内因基础，邪实为外致条件，病机多复合转化的特点。

本医案中患者以四肢疼痛为主诉，引起疼痛的原因实证可见气滞、瘀血、风寒湿等，虚证可见阴虚、阳虚、精血亏虚等。患者除疼痛外周身皮肤及两手手心瘙痒，眠差，辨证考虑阴虚所致瘙痒，脉细为阴虚之象，大便质硬为阴津不足所致，故本病辨证为阴虚所致疼痛，治则上以养阴宁心安神为法，兼以通络活血止痛之品，并佐以太子参以补气生血以养阴津，处方以正心宁神汤加味。

痹病案（肩周炎）

医案：肝肾亏虚，气虚证

患者姓名：粟某。

性别：女。

出生日期：1952年7月。

就诊日期：2016年5月10日初诊。

发病节气：芒种后。

主诉：颈、左肩部疼痛 3 月。

现病史：患者 3 个月前开始出现颈部、左肩部疼痛，活动、劳累后明显，曾行 X 线等检查未见异常，服药后症状不缓解，故前来就诊。刻诊：周身骨痛，眠差，嗳气，气短，活动后明显，胸闷，午后尤甚，纳差，便干。

既往史：无。

过敏史：未发现。

体格检查：舌淡，苔薄白，脉弱。左肩关节活动稍受限。

辅助检查：左肩关节 X 线检查未见异常。风湿免疫检查未见异常。

中医诊断：痹病。

证候诊断：肝肾亏虚，气虚。

西医诊断：肩周炎。

治法：滋补肝肾，补气。

处方：芪参地黄汤加味。

熟地黄 15g	山药 30g	山茱萸 15g	茯苓 12g
泽泻 12g	牡丹皮 12g	五指毛桃 20g	太子参 20g
何首乌 10g	桑寄生 20g	丹参 20g	石斛 15g

6 剂，每日 1 剂，水煎服。

2016 年 6 月 15 日二诊：患者诉颈肩部疼痛、周身骨痛较前减轻，但仍气短存在，周身乏力，右侧下颌关节疼痛，眠差，予以六味地黄汤加减。

熟地黄 15g	山药 30g	山茱萸 15g	茯苓 12g
泽泻 12g	牡丹皮 12g	五指毛桃 20g	太子参 20g
丹参 20g	石斛 15g	麦冬 12g	五味子 10g
首乌藤 15g			

5 剂，每日 1 剂，水煎服。

2016 年 6 月 24 日三诊：患者诉颈肩部疼痛明显减轻，右侧下颌关节疼痛明显减轻，眠差，气短，双下肢体乏力，舌淡红，苔薄黄，脉弱。处方：二诊方加合欢皮 15g，5 剂。

按：肝肾亏虚为痹病的常见证型之一。《金匮要略·中风历节病脉证并治》中云"寸口脉沉而弱，沉即主骨，弱即主筋，沉即为肾，弱即为肝"，肝主筋、肾主骨，肝肾存在精血互化、藏泄互用的同源关系，不但在生理上相互为用，在病理上亦相互影响。所以在临床上，肝肾亏虚之证常常相伴发生，并分别反映到其所主的五体上，即筋和骨。肾虚则骨弱，肝虚则筋缓，弛缓不收，故肝肾不足，关节虚而无气，失其所养，则形成了历节病发生的内在因素。另外，饮食不节，过食酸咸，伤及肝肾也可致痹病的发生，正如《金匮要略·中风历节病脉证并治》云："味酸则伤筋，筋伤则缓，名曰泄；咸则伤骨，骨伤则痿，名曰枯……"

治疗方面，中老年人肝肾不足，精血亏虚，无以濡养筋脉为发病内因，因此治疗根本在于补肾精养肝血。而肝肾同源，肾水能生肝木，水涵则木荣，正如吴鞠通《温病条辨》所言："少阴藏精，厥阴必待少阴精足而后能生。"肝肾两脏，一荣俱荣，一损俱损。肾虚是形成本病的基础，肾阳不足，不能温煦，肝失疏泄，脾失健运，水谷精微不得化生，则肾精不足，骨失所养而发为本病。故肾阳充盛，则根本得以培固，筋骨得以濡养，邪不易侵袭，疾病得以趋愈。且乙癸同源，肝肾藏泄互用，补肾即可益肝。

本例患者以颈肩部疼痛为主诉，伴周身骨痛明显，舌质偏淡，脉弱，辨证为肝肾亏虚，肝主筋，肾主骨，肝肾亏虚，筋骨失养，则见骨痛。其又有气短、乏力、午后胸闷等表现，一派正气不足之表现，故处方从滋补肝肾入手，何首乌、桑寄生加强补肾壮骨，加用五指毛桃、太子参补气，丹参化瘀通利关节，石斛养阴以制燥热。二诊时患者诉骨痛明显减轻，以右侧下颌关节疼痛为主诉，结合舌脉，辨证考虑温补稍过，故中药在上方基础上加用麦冬、五味子清热。三诊时患者诉颈肩部疼痛、下颌关节疼痛基本缓解，中药效不更方，加用合欢皮安神。纵观患者整个诊疗过程，以虚证贯穿整个病程，治疗过程中需密切观察患者症状，适时调整用药。患者患病时间较长，久病必瘀，气虚亦可致血行不畅，故治疗上要适当加用活血通络之品，尚可配合外治以增效。

腰痛案二则

医案一：寒湿瘀阻证（急性腰肌劳损）

患者姓名：黄某。

性别：女。

年龄：48 岁。

就诊日期：2015 年 6 月 10 日初诊。

发病节气：芒种后。

主诉：右侧腰部疼痛 1 周。

现病史：1 周前患者做家务稍劳累后觉右侧腰部疼痛不适，有重着感，疼痛位置固定，活动受限，自行热敷后稍有减轻，仍觉疼痛不适，口不干，食欲一般，睡眠差，二便调。

既往史、个人史：1 月前行子宫肌瘤手术，术后恢复可。

体格检查：腹软，无压痛及反跳痛，双侧腰大肌压痛（＋），双肾区叩痛（－），直腿抬高试验（－）。舌暗红，苔白，脉细滑。

辅助检查：暂缺。

中医诊断：腰痛。

证候诊断：寒湿瘀阻。

西医诊断：急性腰肌劳损。

治法：散寒化湿，祛瘀通络。

处方：甘姜苓术汤合金铃子散加味。

干姜 10g	茯苓 20g	白术 15g	炙甘草 10g
白芍 15g	赤芍 15g	醋延胡索 15g	川楝子 15g
醋五灵脂 15g	蒲黄 10g		

5 剂，每日 1 剂，水煎服。

2015 年 6 月 15 日二诊：患者腰痛有所减轻，自觉小便欠利，舌暗红，苔白，脉细滑。守上方加猪苓 15g、泽泻 15g，5 剂。

按：腰痛为临床常见病证，一般可分为虚实两大类，"新病多属实，久病多为虚"。此案患者腰痛症状才 1 周，显然是实证为主。实证多见于风寒湿之邪及外伤瘀血阻滞筋脉所致，该患者痛处固定、有重着感、喜"热敷"，结合舌脉，考虑为寒湿瘀互结致病。

《金匮要略·五脏风寒积聚病脉证并治》："肾著之病，其人身体重，腰中冷，如坐水中，形如水状，反不渴，小便自利，饮食如故，病属下焦。身劳汗出，衣里冷湿，久久得之，腰以下冷痛，腹重如带五千钱，甘姜苓术汤主之。"有形之邪必阻滞气机，故本案于甘姜苓术汤外加金铃子散（川楝子、延胡索）行气活血止痛，加赤白芍含芍药甘草汤之意。全方配伍严谨得当，故疗效颇佳。此案梁宏正将经方与时方巧妙结合配伍，大大提高了临床疗效，值得我们学习。

医案二：湿热阻络，肝肾亏虚证（强直性脊柱炎）

患者姓名：郑某。

性别：男。

出生日期：1972 年 9 月 24 日。

就诊日期：2016 年 10 月 8 日初诊。

发病节气：寒露。

主诉：反复腰背痛 1 年，再发加重 1 月。

现病史：患者于 1 年前无明显诱因出现腰背疼痛，伴肌肉强直感，休息后无缓解，呈进行性加重，曾多次至外院门诊诊疗（具体诊疗经过不详），未见明显效果，诉自行服用中药后症状可稍缓解。患者近 1 月来疼痛再次发作，现今为求进一步系统诊疗，门诊拟"腰背痛查因：强直性脊柱炎？"收入我科住院治疗。患者入院时症见：神清，精神一般，腰背部疼痛，伴肌肉强直感，活动受限，间中有四肢麻木，腰部可见部分皮疹，色红，无破损渗出，瘙痒，无发热汗出，无胸闷心慌，无口干口苦，纳可，眠差，小便黄，大便可。

既往史：既往体健。

过敏史：对活络油过敏，临床表现为红疹，否认其他药物及食物过敏史。

体格检查：脊柱呈生理性弯曲，"4"字试验阳性，骶髂关节压迫试验阳性。舌淡暗，苔薄黄，脉弦。

辅助检查：C 反应蛋白（CRP）18mg/L，ESR 36mm/h，HLA－B27 阳性，骶髂关节 CT 示关节面欠光滑。

中医诊断：腰痛。

证候诊断：湿热阻络，肝肾亏虚。

西医诊断：强直性脊柱炎。

治法：清热除湿，行气止痛。

处方：四逆散合四妙散、四苓散（三四散）加味。

柴胡 15g	炒枳实 12g	白芍 30g	甘草 6g
炒苍术 12g	盐牛膝 20g	黄柏 12g	薏苡仁 20g
茯苓 15g	猪苓 15g	泽泻 15g	川楝子 15g
醋延胡索 15g	宽筋藤 15g	丹参 15g	

7 剂，每日 1 剂，水煎服。

2016 年 10 月 13 日二诊：患者诉疼痛明显缓解，舌质较前转淡，中药汤剂调整为扶正为则，以补肝肾、壮腰健骨为法，拟六味地黄汤加味。

熟地黄 20g	泽泻 12g	怀山药 30g	茯苓 12g
牡丹皮 12g	盐山茱萸 15g	菟丝子 20g	盐牛膝 20g
盐补骨脂 20g	丝瓜络 15g	绵萆薢 15g	木瓜 15g
川楝子 15g	醋延胡索 15g	鸡血藤 20g	

7 剂，每日 1 剂，水煎服。

2016 年 10 月 20 日三诊：患者疼痛无加重，自觉腰背较前舒展，继续守上方 15 剂。

按：《证治准绳·腰痛》云："有风，有湿，有寒，有热，有挫闪，有瘀血，有滞气，有痰积，皆标也，肾虚其本也。"《丹溪心法·腰痛》指出："腰痛主湿热、肾虚、瘀血、挫闪，有痰积。"本案患者以腰痛为主诉，伴肌肉强直感、活动受限符合湿邪致病重着黏腻的特点；腰背红疹、小便黄符合热邪致病的特点；伴瘙痒，为热邪致病，其依据《素问玄机原病式·五运主病》所云"诸痛痒疮，皆属于火"，"人近火气者，微热则痒，热甚则痛，热轻则痒，热重则痛"。

梁宏正认为腰痛和气滞有着密切的关系，二者互为因果。《素问·刺腰痛》认为腰痛为足六经病，阐述了足三阴、足三阳经及奇经八脉经气不利则引起腰痛，腰痛又加重气机郁滞。

《景岳全书》又曰："腰痛证，凡悠悠戚戚，屡发不已者，肾之虚也。遇阴雨或久坐，痛而重者，湿也……遇诸热而痛，及喜寒而恶热者，热也。郁怒而痛者，气之滞也……劳动即痛者，肝肾之衰也。"肝主筋，肾主骨，肝肾精血同源，腰痛日久，筋骨损伤，肝肾亏虚，且久病多瘀，故腰痛日久者必兼肝肾亏虚、瘀血阻滞。

梁宏正用方，擅用小方、合方，认为湿热腰痛兼气滞者，四苓散（五苓散去桂枝）、四妙散合四逆散，即所谓"三四散"主之。邪去后立方从培补根源出发，肝肾亏虚，筋脉失养，治以培补肝肾、化瘀通络，故以六味地黄立方。

强直脊柱炎为慢性病，病程演变差异很大，当长期治疗及定期检查，评估病程，不能症状改善就中止治疗。

痹病案五则（痛风）

医案一：风湿热痹阻证

患者姓名：梁某。

性别：女。

年龄：66岁。

就诊日期：2015年8月6日初诊。

主诉：反复双膝关节及双踝关节疼痛10年，加重10天。

现病史：患者10年前无明显诱因出现双膝关节肿胀疼痛，双踝关节红肿疼痛，遂到当地医院就诊，确诊为痛风性关节炎，予对症治疗后症状缓解。其后患者关节疼痛症状反复发作，间断门诊治疗。10天前患者关节疼痛再次出现，到当地门诊就诊，症状好转不明显，今日到我院门诊就诊，为求中西医结合治疗收入我科。患者入院症见：神清，精神疲倦，乏力，纳差，恶心不适，双膝关节红肿热痛，行走不利，无恶寒发热、腹痛腹泻、心悸胸闷等，尿少，大便尚调。

体格检查：体温 36.8℃，脉搏 104 次／分，呼吸 24 次／分，血压 150/80mmHg。舌暗红，苔薄白，脉沉滑。心率 104 次／分，律齐，各瓣膜区未闻及病理性杂音。

辅助检查：血常规：RBC 3.67×10^{12}/L，Hb 76g/L，HCT 22.52%。肝功能：ALB 23g/L，GLB 50.0g/L。肾功能：BUN 13.8mmol/L，Crea 265μmol/L，UA 782μmol/L，Cyc 4.11mg/L，CO_2CP 19mmol/L。hs－CRP 34.1mg/L，ESR 90mm/h。2015 年 8 月 10 日泌尿系统 B 超：双肾偏小并结构改变，请结合临床病史；双肾多发结石；前列腺增生；膀胱残余尿量约 10mL。

中医诊断：①痹病。②关格。

证候诊断：①风湿热痹阻。②脾肾气虚证，湿浊证，血瘀证。

西医诊断：①痛风性关节炎。②慢性肾功能衰竭，失代偿期。③高血压病 3 级，极高危组。④前列腺增生。

治法：祛风湿，止痹痛，化瘀通络，清热。

处方：上中下通用痛风汤加减。

黄柏 15g	炒苍术 15g	胆南星 15g	桂枝 6g
威灵仙 15g	桃仁 10g	红花 6g	龙胆 15g
羌活 15g	神曲 15g	酒川芎 10g	白芷 15g

7 剂，每日 1 剂，水煎服。

二诊：患者诸症较前均减轻，关节活动仍不利，予上方加白芍、桑枝。

黄柏 15g	炒苍术 15g	胆南星 15g	桂枝 6g
威灵仙 15g	桃仁 10g	红花 6g	龙胆 15g
羌活 15g	神曲 15g	酒川芎 10g	白芷 15g
白芍 15g	桑枝 20g		

7 剂，每日 1 剂，水煎服。

医案二：湿热瘀阻证

患者姓名：何某。

性别：男。

出生日期：1967 年。

就诊日期：2016 年 2 月 19 日初诊。

发病节气：雨水。

主诉：左踝关节肿痛 2 天。

现病史：患者 2 天前高嘌呤饮食后出现左踝关节肿痛、灼热感，伴关节活动受限，无发热恶寒，无鼻塞流涕等不适，未予重视。今日患者为求中西医结合治疗，遂到我院门诊就诊，拟"痛风性关节炎，急性发作期"收住我科。患者入院时症见：神清，精神一般，左踝关节肿痛、灼热感，伴关节活动受限，无发热恶寒，无晨僵，纳眠一般，夜尿 2~3 次/晚，无泡沫尿，大便正常。

既往史：既往有痛风性关节炎病史，间有双下肢多关节红肿热痛，近 1 年来患者间断口服地塞米松片治疗，曾口服别嘌醇片降血尿酸治疗。

过敏史：无。

体格检查：舌暗红，苔黄腻，脉弦。左踝关节肿胀，局部肤色稍潮红，肤温升高，压痛，左踝关节活动受限。

辅助检查：左踝关节 X 线检查示左踝未见骨、关节病变。肾功能：Urea 7.4mmol/L，Crea 152.0μmol/L，UA 811.0μmol/L。

中医诊断：痹病。

证候诊断：湿热瘀阻。

西医诊断：痛风性关节炎，急性发作期。

治法：清热利湿，活血化瘀。

处方：

①消炎镇痛对症处理。

②外敷金黄散清热解毒消肿。

③上中下通用痛风方加减。

黄柏 10g	苍术 12g	羌活 10g	桂枝 10g
白芷 10g	川芎 10g	防己 10g	秦艽 20g
茯苓 15g	薏苡仁 30g	天南星 10g	威灵仙 15g
白通草 12g	忍冬藤 20g	桃仁 10g	红花 10g
甘草 10g			

5 剂，每日 1 剂，水煎服。

2016 年 2 月 25 日二诊：药后患者左踝关节肿痛、灼热感减轻，关节活动稍受限，舌暗红，苔薄黄，脉弦滑。症状减轻，效不更方，续予上方 5 剂。

2016 年 3 月 2 日三诊：药后患者左踝关节肿痛消失，关节活动无受限，舌暗红，苔薄黄，脉弦，予四妙散加味巩固疗效。

医案三：风湿热瘀证

患者姓名：林某。

性别：男。

年龄：63 岁

就诊日期：2017 年 5 月 15 日初诊。

主诉：反复左下肢外踝关节及左足大趾跖趾关节肿痛 2 月，加重 3 天。

现病史：患者 2 个月前无明显诱因出现左下肢踝关节红肿疼痛不适，左跖趾关节肿痛不适，遂到当地医院就诊，予对症治疗后症状见好转。其后症状多次反复，曾在当地医院住院治疗，诊断为"痛风性关节炎；慢性肾功能不全，氮质血症期"，经治疗好转后出院。3 天前患者症状再次出现，今日到我院门诊就诊，为求中西医结合治疗，收入我科。患者入院时症见：神清，精神，疲倦，乏力，纳差，左下肢踝关节红肿疼痛不适，左足大趾跖趾关节肿痛不适，无恶寒发热、恶心呕吐、心悸胸闷、肢体浮肿等，大便不畅，小便可。

体格检查：舌暗红，苔白厚腻，脉沉滑。左下肢外踝关节肿胀，左足大趾跖趾关节肿胀。

辅助检查：2017 年 4 月 25 日肾功能：Crea 142.8μmol/L，UA 349.1mmol/L，Urea 7.2ummol/L。2017 年 5 月 15 日肾功能：BUN 8.1mmol/L，Crea 161μmol/L，β_2 - MG 4.7mg/L，UA 434μmol/L，Cyc 2.09mg/L，CO_2CP 25mmol/L。电解质：Na^+ 129mmol/L。风湿四项：hs - CRP 105.2mg/L，ESR 78mm/h，类风湿因子（RF）46.7U/L。踝关节 X 线检查未见异常。

中医诊断：①痹病。②关格。

证候诊断：①风湿热证，瘀热互结证，脾肾亏虚证。②脾肾气虚证，湿浊证 血瘀证。

西医诊断：①痛风性关节炎。②慢性肾功能衰竭，失代偿期。

治法：祛风清热，祛湿通络，健脾补肾。

处方：上中下通用痛风方加减。

黄柏 10g	苍术 12g	羌活 10g	桂枝 10g
白芷 10g	川芎 10g	防己 10g	秦艽 20g
土茯苓 30g	薏苡仁 30g	天南星 10g	威灵仙 15g
白通草 12g	忍冬藤 20g	甘草 10g	石膏 30g

5 剂，每日 1 剂，水煎服。

二诊：患者踝关节肿痛好转，诉纳差，大便稍溏，调整方药如下。

黄柏 10g	苍术 12g	羌活 10g	桂枝 10g
白芷 10g	川芎 10g	防己 10g	秦艽 20g
土茯苓 30g	薏苡仁 30g	天南星 10g	丹参 20g
醋益母草 20 g	忍冬藤 15g	蒸陈皮 10g	肉豆蔻 10g

4 剂，每日 1 剂，水煎服。

三诊：患者关节肿胀疼痛缓解，予梁氏自拟方燮理三焦方以治关格。

按：国医大师路志正认为痛风属于中医学"痹病"范畴，首先提出将西医学的痛风命名为"痛风痹"。

中医学对痛风性关节炎的病因病机基本上趋于先天禀赋不足，肝脾肾亏虚，气血亏虚，营卫失和为本；后天饮食劳倦（过食肥甘厚味、辛辣之品，酗酒等），情志不畅，外感风寒（热）湿之邪气，湿、火、痰、瘀痹阻为标。而本与标两者之间又可以相互影响，互为因果，共同影响疾病的发展及预后。《丹溪心法》曰："痛风者，大率因血受热，已自沸腾，其后或涉冷水，或立湿地，或扇取凉，或卧当风，寒凉外搏，热血得寒，寒浊凝滞，所以作痛。"

梁宏正认为本病急性发作时多属热痹范畴。《黄帝内经》曰："其热者，阳气多，阴气少，病气胜，阳遭阴，故为痹热。"《景岳全书》曰："外是阴寒水湿，今湿邪袭人皮肉筋脉；内由平素肥甘过度，湿壅下焦；寒与湿邪相结郁而化热，停留肌肤……病变部位红肿潮热，久则骨蚀。"《类证治裁》曰："风寒湿合而为成痹，蕴邪化热蒸于经络，四肢不通，筋骨不舒。"风湿热的形成，可由直接感受风湿热邪或由寒湿郁久化热而成。若呈红肿热痛，血尿酸偏高，甚或出现痛风石，肿胀疼痛，流水渗浊，可作热痹、湿热痹进行治疗。

治疗方面，梁宏正喜用上中下通用痛风汤合升降散加减，以清热燥湿，祛风化痰，调气通络，祛瘀止痛。本方主要针对风湿热邪复杂病因致病，久羁不散，痹痛严重的痛风顽疾。若证型以单纯湿热为主，亦可用四妙散合升降散加味治疗。若湿热浊毒久郁，患部红肿溃烂，渗液流水，可予四妙勇安汤合升降散加味治疗，以清热解毒，滋阴散火。以上方法运用时，均需随症加减：如多处患发肿痛，加威灵仙、丝瓜络、防己；肿处麻木固定，或伴抽筋疼痛，加木瓜、白芍；若红紫发黑，瘀阻明显，加红花、三七；若痰瘀互结，形畸致石者，可加浙贝母、山慈菇等散结止痛。

上中下通用痛风汤为丹溪治疗痛风的经典名方。方中黄柏清热、龙胆泻火，苍术燥湿，防己行水，四者治湿与热；南星燥痰化风，桃仁、红花活血，川芎活血行气，四者治痰与血也；羌活、灵仙、白芷、桂枝祛风；加神曲可消中州沉积之气。故本方可以治疗痛风患者的上中下疼痛，缓解患者的局部炎症，为大多医家公认的治疗痛风热痹的经典方剂之一。相关研究证明，本方中的威灵仙、苍术、黄柏均有降尿酸的作用。

升降散方载于清代杨栗山的《伤寒瘟疫条辨》。该方善能宣泄郁火，透发郁热，行气活血，升清降浊，为治郁热的总方。方中僵蚕辛苦咸平，气薄，散风除湿，清热解郁，化痰散结，解毒定惊，能辟一切怫郁之邪气，故以为君药；蝉蜕性味辛咸寒，开窍透郁，宣毒透发，以为臣药；姜黄气辛味苦性温，能行气活血散结，消肿止痛，用以为佐；使以大黄，其性苦寒，攻下热结，破瘀活血，推陈致新，擅降浊阴，安和五脏。该方又加黄酒为引，其性大热，味辛苦而甘，内通脏腑经络，无处不到，且和血养气；导以蜂蜜，其甘平无毒，性凉，清热润燥，善解百毒。方中诸药配伍，升清降浊，寒温并用，可使阳中之阳得升，阴中之浊阴得降，升降复常，内外通和，气血调畅，体内郁热邪毒全消。

梁宏正重临床喜用升降散，认为临床上火郁证的治疗均可以升降散为基础立方加减使用，并重视邪郁三焦的不同治疗方法的运用。由于火热之邪郁于三焦有不同见症，治疗时宜区别对待，有所侧重。杨栗山指出："上焦如雾，升而逐之，兼以解毒；中焦如沤，疏而逐之，兼以解毒；下焦如渎，决而逐之，兼以解毒。"其观点就是要求在治疗火郁证的具体运用上，要区别运用不同治法，以达到治疗效果。临床上运用升降散时，如邪在上焦，可加连翘、薄荷、栀子、竹叶、金银花等升散疏透之药物；痰热郁阻，可加杏仁、瓜蒌皮、川贝母、黄芩、天竺黄等清化热痰。邪郁中焦，可加谷芽、麦芽、黄连、鸡内金、石膏、知母等，若属阳明腑实，大便燥实或热结旁流，可加芒硝、大黄、枳实；热在下焦，可加水牛角、牡丹皮、桃仁、牛膝、红花等凉血化瘀，清热解毒。升降散亦可与他方联合应用，如上焦疾病可合导赤散、泻白散、凉膈散、青黛散、麻杏石甘汤、桑菊饮、银翘散等，以清发心肺上焦之邪热；如中焦疾病，可配合三黄泻心汤、栀子柏皮汤、白虎汤、三承气汤、黄连解毒汤、龙胆泻肝汤、大柴胡汤、清胃散、普济消毒饮、六一散等，以清泻肝胆、胃肠中焦的郁热；如下焦之疾病，火郁之邪往往深入血络，现热毒血瘀诸症，可予升降散加犀角地黄汤、桃红四物汤、桃仁承气汤、白头翁汤、地榆槐花散、八正散等，以清泻下焦肾、膀胱之热毒。

痛风急性期治疗中，外治法疗效尚佳，本院制剂金黄散常在痛风急性发作时外敷。本制剂中含有黄连、黄芩、黄柏以清上中下三焦及关节热毒，并配合苍术燥湿，临床外用于热痹之关节红肿热痛者，每多有奇效。

医案四：湿热痹阻证

患者姓名：伍某。

性别：男。

出生日期：1980 年 6 月。

就诊日期：2017 年 5 月 3 日初诊。

发病节气：小满。

主诉：右足第 1 跖趾关节疼痛 2 天。

现病史：患者既往有痛风性关节炎病史，2 天前饮食不节后出现右足第 1 跖趾关节红肿热痛，因不想口服秋水仙碱治疗，寻求中药调理故前来就诊。刻诊：右足第 1 跖趾关节红肿热痛，口干，小便黄，大便干结。

体格检查：右足第 1 跖趾关节稍红肿。舌红，苔黄腻，脉弦滑。

辅助检查：无。

中医诊断：痹病。

证候诊断：湿热痹阻。

西医诊断：痛风性关节炎急性发作。

治法：清热利湿，通络止痛。

处方：加味四妙散加减。

苍术 12g	黄柏 12g	薏苡仁 30g	怀牛膝 15g
秦艽 12g	木瓜 12g	防风 10g	防己 10g
威灵仙 15g	绵萆薢 30g	土茯苓 30g	知母 12g
泽泻 12g			

7 剂，每日 1 剂，水煎服。

2017 年 5 月 10 日二诊：药后患者右足第 1 跖趾关节红肿消退，仍时有关节疼痛，口干口苦，舌红，苔黄腻，脉弦滑。守上方加金银花 20g，7 剂。药后随诊，诸症消失。

按：痛风在中医学归属于"历节风""痹病"的范畴，多由于风、寒、湿、热等致病因素引起的经脉痹阻不通而致。

梁宏正认为，痛风可分为急性发作期和缓解期。急性期多表现为湿热痹阻，多为湿热壅滞血脉，外邪侵袭经络所致。而此类痹病应与风寒湿热邪外袭所致者相辨，二者病因有所不同，一是外邪袭而为痹，一是内生湿浊热毒而致，治法迥异。前者着重祛外邪，后者在清利降解的同时且要祛除内生湿浊之因，内调成为贯穿此病治疗的全过程。

本医案中，该患者因过食肥甘厚味，导致湿热内蕴，加之外感风寒侵犯经络，导致气血不通、瘀血凝滞，络脉不通而发病。本患者属于急性发作，治疗上以标急为主，辨证为湿热痹阻经络，治当清热化湿以泻浊，通络以止痛。方中黄柏清热燥湿，以清下焦湿热；苍术健湿燥脾；薏苡仁利湿舒筋；牛膝祛风湿，引药下行；秦艽、木瓜、威灵仙祛风湿，舒筋络；防风、防己祛风胜湿止痛；绵萆薢利湿降浊；土茯苓、知母清热利湿；泽泻利水渗湿。全方具有清热利湿、通络止痛之效，故能药后症消。

对于痛风的治疗，梁宏正除喜用丹溪上中下通用痛风汤治疗风寒湿热兼杂证外，对于辨证为湿热痹阻型的痛风，还喜用四妙散加味，且擅长用四妙散合四苓散（五苓散去桂枝）、四逆散加味，即所谓"三四散"治疗痛风。梁宏正认为百病多属于

"郁"，痛风也不例外。本病急性发作期以湿热痹阻为主，湿热作为有形之邪，阻碍脏腑气机，滞而不通，郁病内生，导致变症丛生，正如《素问·至真要大论》中病机十九条所云，"诸热瞀瘛，皆属于火"，故热郁、湿浊贯穿疾病发展的始终。对于热郁病的治疗，梁宏正注重透发，正如《素问·六元正纪大论》："木郁达之，火郁发之，土郁夺之，金郁泄之，水郁折之，然调其气，过者折之，以其畏也，所谓泻之。"故四逆散、升降散作为行气理气的方剂，可应用于在本病中。

另外，梁宏正降尿酸经验用药如下：土茯苓、猪苓、白术、泽泻、车前草、薏苡仁、补骨脂、杜仲等。

痹病的治疗是一个漫长的过程，患者对疾病的认知程度和依从性是决定预后的关键，因此，宣教显得尤为重要。综合的治疗措施（包括中西药物内服、外治、生活调理等）也是提高疗效、改善预后的必需条件。

医案五：风寒湿阻络证

患者姓名：彭某。

性别：男。

出生日期：1977 年 5 月 14 日。

就诊日期：2016 年 3 月 2 日初诊。

发病节气：春分前。

主诉：双上肢关节肿痛 2 周。

现病史：患者 2 周前无明显诱因出现双上肢关节肿痛，以双手掌指、腕关节为主，在肇庆市第一人民医院诊治，经予止痛、纠酸、抑制尿酸生成等治疗后症状有所缓解，但昨日开始出现左膝肿痛，无肤温升高，经自服药物无缓解，遂于我院就诊。刻诊：神清，精神一般，左膝肿痛，活动受限，双上肢肿痛不明显，无发热，无皮疹，无腰痛，纳眠可，二便调。

既往史：乙型肝炎病史多年。

过敏史：否认药物及食物过敏史。

体格检查：左膝关节稍肿胀，肤色无改变。舌淡，苔薄白，脉弱。

辅助检查：肾功能：UA 697μmol/L。

中医诊断：痹病。

证候诊断：风寒湿阻络。

西医诊断：痛风。

治法：温阳通脉，祛风化湿，活血止痛。

处方：温阳蠲痹汤加味。

羌活 10g	独活 10g	桂枝 5g	秦艽 10g
海风藤 15g	桑枝 15g	当归 5g	
酒川芎 5g	甘草 5g	姜黄 10g	炙黄芪 15g
防风 10g	白芍 15g		

3 剂，每日 1 剂，水煎服。

2016 年 3 月 5 日二诊：患者诉上症明显改善，续守上方 5 剂。

按：痹，有痹阻不通之意。《症因脉治》云："痹者闭也，经络闭塞，麻痹不仁，或攻注作痛，或凝结关节，或重著难移，手足偏废，故名曰痹。"《素问·痹论》说："风寒湿三气杂至，合而为痹也。"风、寒、湿病邪留注肌肉、筋骨、关节，造成经络壅塞，气血运行不畅，肢体筋脉拘急、失养为本病的基本病机。"其风气胜者为行痹，寒气胜者为痛痹，湿气胜者为著痹也。"本案患者节肿痛，肿痛部位无发热，且肤色无变化，舌淡苔白，寒邪存在；且关节疼痛部位不定，疼痛部位由上肢关节转移到膝关节，符合风邪游走不定的特性；又关节肿胀，符合湿邪重着的特点。故风寒湿痹诊断成立。

对于风寒湿痹患者，梁宏正喜用温阳蠲痹汤。本方是梁氏经验方，由《严氏济生方》之蠲痹汤合阳和汤、当归补血汤化裁而成，集祛风除湿、温阳散寒、通络止痛、补益气血于一方，主治关节肿痛而肤色、肤温不变之虚寒风湿痹病。若辅以外治法，效益佳。

尪痹案（类风湿关节炎）

医案：瘀热阻络，肝肾亏虚证

患者姓名：欧某。

性别：男。

出生日期：1953 年 2 月 9 日。

就诊日期：2015 年 11 月 18 日初诊。

发病节气：立冬。

主诉：反复关节痛 10 余年，加重 1 月余。

现病史：患者于 10 余年前无明显诱因开始出现全身多处关节痛，呈对称性关节痛，伴双手关节肿胀，晨僵，间断当地诊所治疗可缓解。1 月余前患者因咳嗽、发热就诊于肇庆市高要区人民医院，考虑双肺感染，经积极抗感染治疗仍关节疼痛，低热，咳嗽，于 2015 年 10 月 10 日转广州医科大学第一附属医院就诊，完善相关检查，诊断"类风湿关节炎相关性间质性肺病、类风湿关节炎、双肺多发肺大泡"等，给予哌拉西林舒巴坦针抗感染、胸腺肽增强免疫、泼尼松龙联合羟氯喹调节免疫、塞来昔布止痛等处理，症状好转后出院。出院后患者一直服用泼尼松、羟氯喹、塞来昔布治疗，仍觉关节痛，并逐渐加重，累及四肢关节，以左手为甚，今日遂由家属送来我院门诊就诊，门诊拟"类风湿关节炎"收入我科。患者入院时症见：神清，精神一般，形体消瘦，全身多处对称性关节疼痛，累及双侧肘、腕、手、膝、足关节，以左手为甚，伴晨僵，双手掌指关节肿胀畸形，左腕关节红肿热痛，口干苦，无发热，咳嗽，痰少，以干咳为主，偶有胸闷，活动后稍气促，无心悸，无腹痛腹泻，纳眠一般，小便黄，大便秘结。

体格检查：双手指关节杵状畸形，左手背皮肤潮红，肤温升高，其余四肢关节未见畸形。舌暗红，苔黄腻稍厚，脉滑。

辅助检查：RF 148.2U/L，hs－CRP 34.0mg/L，抗环瓜氨酸肽抗体 204.1U/mL。胸部 CT：①两肺弥漫性多发性多形性病变。②肺气肿，两肺多个肺大泡形成。③两侧少量胸积液。双手 X 线检查：第3、4、5 关节末节关节间隙不同程度变窄，关节边缘骨质增生变尖，符合类风湿关节炎表现。

中医诊断：尪痹。

证候诊断：瘀热阻络，肝肾亏虚。

西医诊断：①类风湿关节炎。②类风湿关节炎相关性间质性肺病。③双肺多发肺大泡。

治法：清热燥湿，活血通络。

处方：上中下通用痛风方加减。

黄柏 10g	苍术 12g	羌活 10g	桂枝 10g
白芷 10g	川芎 10g	防己 10g	秦艽 20g
茯苓 15g	薏苡仁 30g	天南星 10g	威灵仙 15g
白通草 12g	忍冬藤 20g	桃仁 10g	红花 10g
甘草 10g			

7 剂，每日 1 剂，水煎服。嘱患者配合原方案泼尼松、羟氯喹、塞来昔布治疗。

2015 年 11 月 25 日二诊：患者诉全身多处对称性关节疼痛，累及双侧肘、腕、手、膝、足关节，伴晨僵，双手掌指关节肿胀畸形，左腕关节红肿热痛症状减轻，无发热，时有干咳，偶有胸闷，无心悸气促，无腹痛腹泻，纳眠一般，二便调，舌暗红，苔黄腻，脉滑。患者症状缓解，守上方 14 剂。

2015 年 12 月 10 日三诊：患者诉全身多处对称性关节疼痛明显缓解，左腕关节红肿热痛消失，无发热，纳眠一般，二便调，舌暗红，苔薄黄，脉弦滑。患者症状缓解，可停用塞来昔布，泼尼松已减量，中药予上方加桑寄生、补骨脂、淫羊藿补肾壮筋骨，后患者症状减轻出院调理。

按：类风湿关节炎（RA）是以关节组织慢性炎症为主要表现的自身免疫病，属中医学"尪痹"范畴，正如《金匮要略·中风历节病脉证并治》所云，"诸肢节疼痛，身体尪羸"。本病反复发作，迁延难愈。其病因多为风寒湿三气杂合而入，流注筋骨血脉，搏结关节而致，急性发作责之于湿热痰瘀互结，痹阻关节筋脉。

上中下通用痛风方是朱丹溪创立的一首著名方剂，原系《丹溪心法·痛风》之入方。该方本为三部同治、寒热通并用之剂，临证时当权衡患者病之偏重，而后决定三部用药、寒热通药的用量和加减。

梁宏正对于上中下痛风方的使用较广，多将本方用于痛风、风湿性关节炎、类风湿关节炎、强直性脊柱炎等病，一般都能收到预期的效果。梁宏正认为凡以四肢关节疼痛，病性辨证为实证，病机有风、热、湿、痰兼夹，病史较长，病情复杂，寒热并存者，结合舌脉，均可使用本方。

本案患者全身多处关节疼痛，病史较长，反复发作，缠绵难愈，曾到多家医院就诊，身体消瘦，关节变形，"尪痹"诊断明确。其疼痛以红肿热痛为主，为湿热痹阻关节所致；小便黄、大便秘结均为热邪下注所致；病史较长，日久瘀血内生，且舌较暗红，瘀血困阻存在；湿热蕴结筋脉，流注关节，瘀阻经络，气血瘀滞不通，故手指、腕、肩、肘、膝、踝关节肿胀疼痛，屈伸不利，甚则变形；舌脉亦为湿热内蕴，瘀滞经络之象。故处方在上中下通用痛风方的基础上加用化瘀通络之品。症状缓解后，据梁宏正治疗此类疾病的经验，治疗上照顾本虚，故在上方基础上加用补肝肾之品，疗效佳。

血痹案三则

医案一：气血亏虚证（骨性关节炎）

患者姓名：李某。

性别：女。

出生日期：1977 年 3 月。

就诊日期：2015 年 9 月 23 日初诊。

发病节气：秋分。

主诉：四肢肢端疼痛 2 周。

现病史：患者于 2 周前开始出现四肢肢端疼痛，以双膝关节以下疼痛为主，伴怕冷、麻木感，双手僵直，且觉精神疲倦，劳累后四肢指端疼痛加重，时有腰酸乏力，纳眠一般，二便尚可。

体格检查：舌淡，苔薄白，脉沉弱。

辅助检查：风湿免疫检查未见异常。双手指关节 X 线检查未见异常。

中医诊断：血痹。

证候诊断：气血亏虚。

西医诊断：骨性关节炎。

治法：补气生血。

处方：当归补血汤合黄芪桂枝五物汤加减。

当归 15g	白芍 15g	桂枝 10g	细辛 6g
炙甘草 5g	通草 12g	大枣 15g	鸡血藤 20g
威灵仙 15g	桑寄生 15g	黄芪 30g	

5 剂，每日 1 剂，水煎服。

9 月 29 日二诊：患者诉症状较前明显缓解，续守上方 7 剂。

医案二：血虚脉阻证（腔隙性脑梗死）

患者姓名：徐某。

性别：男。

年龄：46 岁。

就诊日期：2017 年 3 月 15 日初诊。

发病节气：惊蛰后。

主诉：右侧手脚麻痹半年余。

现病史：患者于半年余前无明显诱因出现右侧手脚麻痹不适，活动欠利，曾在外院诊断为"腔隙性脑梗死"，经西药对症及针灸等治疗后症状缓解不明显，遂求诊于梁宏正。刻诊：精神稍倦，右侧手掌及右膝关节以下麻痹，无手脚怕冷，行走稍困难，无口干口苦，纳眠一般，二便尚调。

既往史、个人史：既往糖尿病病史 10 余年，现血糖控制欠佳，空腹 8.7 ~ 9.0mmol/L，服用西药降糖治疗。无烟酒等不良嗜好。

体格检查：神清语利，颅神经检查（－），四肢肌力肌张力正常，右侧肢体痛温觉减退，生理反射存，病理征（－）。舌淡暗，苔薄薄白，脉细。

辅助检查：外院头颅 MRI 示双侧基底节区腔隙性脑梗死。

中医诊断：血痹。

证候诊断：血虚脉阻。

西医诊断：腔隙性脑梗死。

治法：益气和营，温经通络。

处方：当归补血汤合黄芪桂枝五物汤加减。

当归 12g	赤芍 15g	桂枝 10g	甘草片 6g
细辛 3g	通草 10g	黄芪 30g	姜黄 9g
桑枝 15g	大枣 15g	鸡血藤 30g	丹参 20g

威灵仙 15g

14 剂，每日 1 剂，水煎服。

2017 年 3 月 29 日二诊：患者诉右侧肢体麻痹症状明显减轻，行走改善，舌脉同前，守上方加桑寄生、牛膝再进 14 剂。

医案三：血虚寒凝证（骨性关节炎）

患者姓名：陈某。

性别：女。

年龄：41 岁

就诊日期：2016 年 4 月 20 日初诊。

发病节气：谷雨后。

主诉：反复双膝关节痹痛半年余。

现病史：患者半年余前无明显诱因开始出现双膝关节痹痛不适，有畏寒感，天气变化时明显，无肿胀畸形，未系统诊治，曾予膏药（具体不详）外敷，效果不佳，今为求中医治疗，遂求诊于梁宏正。刻诊：精神稍倦，双膝关节痹痛，怕冷，时有下肢麻木，间有头晕心悸，食欲欠佳，小便调，大便偏溏。

既往史、个人史：既往体健，无特殊病史，无烟酒等不良嗜好。

体格检查：双膝关节无肿胀，肤温稍低，活动尚可。舌淡，苔薄白，脉沉细涩。

辅助检查：风湿免疫、血尿酸检查正常。双膝 X 线检查未见明显异常。

中医诊断：痹病。

证候诊断：血虚寒凝。

西医诊断：骨性关节炎。

治法：益气养血，温经通络。

处方：当归补血汤合黄芪桂枝五物汤加减。

| 当归 10g | 白芍 20g | 桂枝 15g | 细辛 5g |
| 炙甘草 5g | 通草 10g | 大枣 15g | 黄芪 20g |

鸡血藤 20g

5 剂，每日 1 剂，水煎服。

2016 年 4 月 26 日二诊：药后患者上症稍有改善，舌脉同前，继续守上方加威灵仙 15g，再进 7 剂。

按："血痹"首见于《黄帝内经》，是由于营卫气血不足，外感风邪，血行不畅，阳气痹阻不通所致的以肢体局部麻木不仁或疼痛的一种疾病。《诸病源候论》云："血痹者，由体虚邪入于阴经故也。血为阴，邪入于血而痹，故为血痹也。"此为血痹之定义。本病相当于西医学的多发性神经炎，周围神经麻痹或损伤，肌肉或软组织劳损等疾病。

病因病机方面，《灵枢·九针》中有"邪入于阴，则为血痹"的描述，指出血痹的病因是感受"外邪"，病位在"阴分"。张仲景首次把血痹作为一个完整的病名概念提出来。《金匮要略·血痹虚劳病脉证并治》中指出了血痹的病因病机是内虚外实，每遇疲劳汗出，风邪入于血，阳微血滞，症状为肌肤麻木不仁，如风痹状："血痹，阴阳俱微，寸口关上微，尺中小紧，外证身体不仁，如风痹状。"同时期的华佗认为血痹的病位在"心"，其在《华氏中藏经·论血痹》中对病因补充论述为"血痹者，饮酒过多，怀热太盛，或寒折于经络，或湿犯于荣卫，因而血抟，遂成其咎"。巢元方的《诸病源候论》把痹病都归于风病门，在"风不仁候"篇中提到"风不仁者，由荣气虚，卫气实，风寒入于肌肉，使血气行不宣流。其状，搔之皮肤如隔衣是也"。"血痹候"篇提出了血痹的病位在血，在病因病机方面较张仲景有更详细的描述。孙思邈对血痹的病因病机及临床表现遵从张仲景的论述，在归类上遵循巢元方而把血痹归为风病门。

明清时期为血痹的理论完善时期。《解围元薮》将血痹称为血痹风，并在《解围元薮·卷一·三十六疯六经分属》中论述云："此症初起时，常疲倦汗出，卧寐不时摇动，形体如被风吹，淫奕倦怠或时攻击而痛。久渐发出紫块、肿胀，痛极则痒，酸软而麻，痒极则痛……治之庶免变传无治。"其中血痹可出现"紫块、肿胀，痛极则痒，酸软而麻，痒极则痛"，可以说是对血痹临床表现的补充。李梴的《医学入门》指出"麻属气虚木痰瘀"，张璐的《张氏医通》提出"盖气虚则麻，血虚则木"的观点。周学海的《读医随笔》认为血痹的病因病机为气虚血滞，病位在周身脉络。发展到现代，欧阳琦提出血痹的诊断点为"但感肌肤局部麻木不仁，偶有肌肉疼痛"。娄玉钤总结前人的经验，提出了血痹的病因病机为气血虚弱、营卫不和、阳气不足、血虚寒凝、痰浊内生。

治疗上，张仲景《金匮要略·血痹虚劳病脉证并治》提出轻者"脉自微涩在寸口，关上小紧"，治疗"宜针引阳气"，脉和紧去则病愈；重者"寸口关上微，尺中小紧"，宜黄芪桂枝五物汤以益气补虚、温阳祛风。孙思邈提出用黄芪汤和血痹大易方来治疗血痹。《太平圣惠方》创制了一系列治疗血痹的方剂，如防风散方、侧子散方、麻黄散方、茵芋散方以及地黄九方等。《圣济总录》专门收录了一些治疗血痹的方剂，如防风汤、草薢丸、芍药汤、黄芪酒方、草薢酒方、茵芋酒方等。李梴用济生防风汤或黄芪桂枝五物汤进行治疗，并从夹瘀血、夹痰两方面进行辨证论治。张璐提倡用黄芪桂枝五物汤为基本方，并从寒湿阻络与气血凝滞方面进行加减变化。唐容川也倡导用黄芪桂枝五物汤为基本方对本病进行治疗。

梁宏正认为"血痹"病性分为虚实两大类：一是以"虚"为主，治疗以"补虚"为治疗大法，主要表现为气血亏虚，且以营血不足、阳虚、寒凝为主要表现，治疗上以补益气血、温经散寒、通络为法，方剂喜用黄芪桂枝五物汤、当归四逆汤、当归补血汤之类；二是以"气血失调"为主，治疗以"行气活血"为主要治法。

在药物加减方面，梁宏正喜用桑枝、丝瓜络、鸡血藤、威灵仙、桑寄生等药物。桑枝味微苦，性平，归肝经，具有祛风湿、通经络、行水气的功效，常用于风湿痹痛、中风半身不遂、水肿脚气、肌肤风痒、肩臂和关节酸痛麻木等病证。现代药理研究证明，桑枝含有黄酮类化合物、多糖类化合物、生物碱、鞣质等药用成分，具有利尿、解痉等作用。丝瓜络味甘性平，有祛风、通络、活血、下乳的功效，梁宏正在血痹中用丝瓜络取其入络、活血的功效。鸡血藤有补血行血、通经活络的作用，为血虚引起关节不适的基本用药。梁宏正在痹病中喜用灵仙取其有引经作用；而用桑寄生等补肾之类的药物，是因肾主骨，凡骨关节之类的疾病，从本虚方面辨证，皆离不开肝肾不足，筋骨失养所致。

（张晓娟整理）

第七节　肿瘤医案

脑瘤案（脑胶质瘤）

医案：正虚痰阻证

患者姓名：杜某。

性别：男。

出生日期：1973年4月19日。

就诊日期：2017年7月18日初诊。

发病节气：小暑。

主诉：反复头痛9月余。

现病史：患者9月余前始出现头痛，在某医院确诊为脑胶质瘤Ⅲ期，行手术治疗及化疗后症状消失；2017年5月初复查头部MRI示脑瘤复发，行放疗后间有头痛头晕，为求中药治疗遂来我院就诊。刻诊：间有头痛，头晕，纳差，寐可，二便调。

体格检查：舌淡红，苔薄白，脉弦细。

辅助检查：2017年7月7日头部MRI示脑瘤复发。

中医诊断：脑瘤。

证候诊断：正虚痰阻。

西医诊断：脑胶质瘤术后复发。

治法：健脾豁痰，养血息风。

处方：陈夏六君子汤加减。

党参20g	白术15g	云茯苓15g	炙甘草10g
陈皮5g	法半夏12g	川贝母10g	竹黄15g
胆南星15g	丹参15g	三七6g	蜈蚣2条
全蝎6g	僵蚕12g	天麻10g	石决明15g
钩藤15g	炒鳖甲15g		

10剂，每日1剂，水煎服。

2017年7月28日二诊：服上方10剂后，患者诉头痛头晕减轻，乏力，口干不欲饮，纳寐可，二便调，舌淡红，苔薄白，脉弦细。效不更方，续予上方10剂；考虑虫类药物走窜伤阴，故另予益肾养阴之剂（冬虫夏草10g，怀山药15g，麦冬15g，五味子5g，川贝母10g，枸杞子10g）睡前服用。

随诊：患者头痛完全缓解，诉胃纳差，时有腹部绞痛，便后可缓解，遂改为参苓白术散益气健脾祛湿。

按：中医学虽无脑瘤的病名，但对脑瘤的症状及其成因在《黄帝内经》中已有论述，如《素问·奇病论》曰："髓者以脑为主，脑逆故令头痛。"《灵枢·九针》曰："四时八风之客于经络之中，为瘤病者也。"至宋代《圣济总录》已明确指出："瘤之为义，留滞不去也……乃郁结壅塞，则乘虚投隙。瘤所以生，初为小核，浸以长大。"《中藏经》有曰："头目久痛，卒视不明者，死。"这可能是脑瘤患者始见头痛，继之目盲，不治而死的具体症状。

《灵枢·刺节真邪》中认为瘤的病因病机主要是由于"已有所结，气归之，津液留之，邪气中之，凝结日以易甚，连以聚居"所致。脑瘤是为颅内有形的肿块，是属于"癥瘕""积聚"的范畴。何以形成脑瘤的癥瘕积聚？朱丹溪说，"凡人身上中下有块者，多是痰"，且"痰之为物，随气升降，无处不到"，显然是宿痰凝聚于颅内。《证治要诀》曰"诸痛，乃是痰为气所激而上，气又为痰所隔而滞，痰与气相搏，不能流通"，是为气滞痰凝之病机，气滞则有血瘀之变。可见脑瘤是为髓海之病，多由痰湿之邪凝聚于脑，颅内气滞血瘀，颅内压增高，脉络受阻，日久化热动风，又可损伤阴津，而致肝肾不足，耗津脱营，邪毒积聚，而此诸多病机，又可相互作用，正气益伤，邪壅益甚，而使头痛、呕吐、抽搐诸症持续不得缓解，而成胶固之疾。

本案患者平素饮食不节，恣食膏粱厚味，损伤脾胃，运化失司，聚湿生痰，提示痰浊为百病之源，且手术外伤致瘀血停留，痰浊败瘀交结于脑，手术、化疗、放疗耗伤气血，故辨证为正虚痰阻型，治疗上以扶正固本、豁痰活血为法。梁宏正用陈夏六君子汤加减，脾胃为后天之本、气血生化之源，故扶正重在健脾，使脾运正常则气血生化有源，正气不虚。颠顶之上，唯风能到，故治疗本病要注意加息风之剂。后期患者症状改善，但久病暗耗阴液，可加益肾养阴之剂以脾肾同补，元气充足，正气存内则邪不可干。治病我们要重视整体但不忽视局部；抓主要矛盾，兼顾次要矛盾。

肺岩案四则（肺癌）

医案一：痰毒蕴结证

患者姓名：陈某。

性别：女。

出生日期：1959 年 6 月 11 日。

就诊日期：2017 年 7 月 29 日初诊。

发病节气：大暑。

主诉：反复胸部疼痛 2 月余。

现病史：2 月余前患者因劳累后出现胸闷不适，右胸部疼痛，偶有气促、咳嗽，咯黄白黏稠痰，遂到台山市人民医院查 CT 检查示"右肺中央型肺癌"，曾在当地予消炎药治疗（具体不详），症状未见好转，并出现低热、消瘦、胃纳差、口干；而后到广州肿瘤医院复诊，CT 提示同前，遂转来我院门诊就诊，服中药治疗，自觉症状有所改善。近 12 日来患者出现高热，以下午尤为明显，体温曾高达 40℃以上，双下肢轻浮肿，胃纳差，夜寐一般，二便调。

既往史：抽烟史 30 年，30 支/日。

体格检查：舌淡红，苔微黄，脉滑。

中医诊断：肺岩。

证候诊断：痰毒蕴结。

西医诊断：右肺中央型肺癌。

治法：宣肺清热，解毒化痰散结。

处方：清金化痰汤加减。

浙贝母 15g	桔梗 10g	胆南星 15g	法半夏 15g
荆芥 10g	僵蚕 15g	金银花 15g	重楼 15g
瓜蒌 15g	黄连 10g	甘草 5g	枳壳 15g
紫菀 10g	前胡 10g	白前 10g	桑白皮 15g

10 剂，每日 1 剂，水煎服。

2017 年 8 月 8 日二诊：患者仍发热，右胸部闷痛减轻，偶有咳嗽，咯白色黏稠痰，胃纳差，二便调，舌暗红，苔白腻，脉滑。患者诸症均减，辨证以原方继续施治，10 剂。

2017 年 8 月 23 日三诊：患者昨天已无发热，间有右胸部闷痛，偶有咳嗽，咯白色黏稠痰，胃纳差，小便调，大便质软，舌淡红，苔白腻，脉滑。患者因癌肿消耗肺之气阴，故治以育阴益气、清肺止咳为法，选《医方集解》之紫菀汤加减。

阿胶 10g^(烊化)	紫菀 15g	丹参 15g	知母 15g
甘草 5g	三七 10g	川贝母 15g	桔梗 10g
延胡索 10g	党参 15g	白芍 15g	款冬花 15g
茯苓 20g	乌梅 15g	龟甲 10g	五味子 15g
炒鳖甲 30g^(先煎)			

守上方继续治疗后，患者后继服用 20 剂，病情尚稳定。

医案二：肺阴虚损，邪毒痰浊内扰证

患者姓名：梁某。

性别：女。

出生日期：1967 年 1 月 1 日。

就诊日期：2017 年 11 月 15 日初诊。

发病节气：立冬。

主诉：反复咳嗽中带血 1 年。

现病史：患者 1 年前因咳嗽中带血，右锁骨上淋巴肿大，经某医院 CT 检查诊断为右肺癌，排除禁忌后行肺癌根治术，术后情况良好。半年前患者出现咳嗽、气喘、痰中带血，遂请梁宏正诊治。刻诊：患者轮椅推入诊室，面色㿠白，咳嗽，气喘，胸闷，疲乏无力，烦热。

体格检查：舌红，苔少，脉细数。

中医诊断：肺岩。

证候诊断：肺阴虚损，邪毒痰浊内扰。

西医诊断：肺癌。

治法：益气养阴，解毒化痰。

处方：紫菀汤合百合地黄汤加减。

紫菀 15g	川贝母 15g	党参 15g	茯苓 15g
阿胶 15g（烊化）	生地黄 15g	熟地黄 15g	玄参 15g
麦冬 15g	百合 15g	白芍 15g	知母 12g
桔梗 12g	五味子 10g	当归 10g	白及 10g
青天葵 10g	白茅根 10g	冬葵子 30g	花蕊石 30g
甘草 5g			

7 剂，每日 1 剂，水煎服。另用花旗参 15g、麦冬 15g、五味子 3g，清水 1 碗炖 4 小时，睡前服。

2017 年 11 月 23 日二诊：服上药 1 周后，患者咳嗽、气喘减少，痰血消失。继用上方长期服用，患者病情稳定，能步行来院复诊。

医案三：气血亏虚证

患者姓名：李某。

性别：男。

出生日期：1936 年 6 月。

就诊日期：2016 年 1 月 16 日初诊。

发病节气：冬至。

主诉：肺癌化疗后 3 个月。

现病史：患者半年前出现咳嗽、咯血，在当地医院诊断为肺癌，予以化疗 3 次（具体不详），自觉身体承受不住，放弃化疗，来求中医诊治。刻诊：神清，面色苍白，乏力，气短，无明显咳嗽咯痰，间感左胁肋部疼痛，食欲欠佳，眠一般，二便尚调。

既往史：吸烟 50 余年，30 支/日，已戒烟半年。有慢性支气管炎病史。

体格检查：舌淡暗，有瘀点，苔白腻，脉细弱。贫血貌，左肺呼吸音减弱，双肺未闻及干湿啰音。

辅助检查：2015 年 8 月胸部 CT 示左肺占位性病变。2016 年 1 月血常规：Hb 65g/L。

中医诊断：肺岩。

证候诊断：气血亏虚。

西医诊断：肺癌化疗后。

治法：补益气血。

处方：八珍汤加减。

党参 30g	茯苓 20g	白术 15g	炙甘草 10g
川芎 10g	熟地黄 30g	当归 15g	白芍 15g
木香 10g	黄精 20g	焦麦芽 30g	焦神曲 15g
焦山楂 15g			

4 剂，每日 1 剂，水煎服。

二诊：患者诉乏力稍减轻，食欲较前好转，仍气短，舌淡暗，有瘀点，苔白，脉细弱。守上方 7 剂。

三诊：精神较前明显好转，食欲尚可，间感气短、胸痛，舌淡暗，有瘀点，苔白，脉细弦。守上方，加白英 15g，7 剂。

医案四：虚劳诸不足证

患者姓名：黄某。

性别：男。

出生日期：1940 年 10 月。

就诊日期：2015 年 3 月 26 日初诊。

发病节气：谷雨后。

主诉：肺癌放化疗后 1 月。

现病史：患者于 2014 年 10 月罹患肺癌，当时无胸痛、咳嗽、咳痰，曾在某医院行放化疗，疗程完成后觉纳差、乏力、气喘，活动后尤甚，遂来就诊。刻诊：胃纳减退，面色㿠白，动则气喘。

既往史：抽烟史 35 年，每日 1～3 包。

体格检查：舌淡，苔白，脉沉而无力。

中医诊断：肺岩。

证候诊断：虚劳诸不足。

西医诊断：肺癌化疗术后。

治法：益气健脾升清，祛湿活血止痛。

处方：薯蓣丸加减。

怀山药 50g	川芎 10g	当归 10g	熟地黄 15g
白芍 15g	党参 15g	白术 15g	茯苓 15g
炙甘草 6g	阿胶 10g^(烊化)	白薇 10g	大枣 10g
石斛 15g	五指毛桃 20g	太子参 15g	女贞子 15g

14 剂，每日 1 剂，水煎服。

2015 年 4 月 16 日二诊：药后患者胃纳好转，口干欲饮，心烦眠差，在外院查心脏彩超提示有少量心包积液，考虑脾虚不运，水湿内停，导致水湿泛溢经脉而致，以五苓散加味主之。

茯苓 10g	泽泻 15g	猪苓 10g	白术 15g
桂枝 5g	黄芪 30g	细辛 5g	龙葵 15g
车前子 15g	花椒 6g	大枣 10g	

14 剂，每日 1 剂，水煎服。

2016 年 5 月 5 日三诊：患者诉胃纳明显好转，无口干，睡眠改善，复查心脏彩超提示心包积液消失，继续予薯蓣丸、参苓白术散调理，治疗 1 年后患者状态良好，面色基本恢复正常，无气促、咳嗽，纳眠可。

按：肺癌是一种非常严重的恶性肿瘤疾病，临床以局部肿块为主要表现。痰毒壅肺，肺失清肃，肺气上逆，症见咳嗽咳痰；痰毒蕴久化热则咳嗽，咯黄色浓痰，甚则发热；热毒灼伤血络，症见咯血等。

肿瘤的形成和发展，无非是正、邪两方面关系的变化。在正气强时，邪不能入侵，癌肿也不会形成；当正气因种种原因而虚弱时，邪就能入侵，就能表现出种种变化。肺癌之所以形成，是因为正气不足，邪气乘虚而入，正如《医宗金鉴》所曰："积之成也，正气不足，而后邪气踞之。"《杂病源流犀烛》云："邪积胸中，阻塞气道，气不通为痰……为血，皆邪正相搏，邪既胜，正不得制之，遂结成行而有块。"正气包括气、血、阴、阳等几个方面，正气不足则为虚弱，无论是整体虚弱还是某一脏腑虚弱，都是肿瘤形成和发展的先决条件。

医案一患者年近六旬，天癸已衰，脏腑功能减退，抵抗外邪能力下降，邪既胜，正不得制之，遂结成形而有块；加之平素嗜烟，灼伤肺脏，肺气肃降失调，郁滞不宜，继而壅塞血脉，渐至气滞血瘀，久则形成肿块，并衍生诸症。肺气失于清肃，气逆则咳嗽咳痰；肺气不足则气促；积块阻塞血脉，不通则痛，故胸痛。痰邪夹烟毒蕴久化热，故见黄痰，甚则发热。该患者初期邪盛，痰毒夹热内停，故以清肺热、化痰浊为法，予清金化痰汤加减。方中橘红理气化痰，使气顺则痰降；茯苓健脾利湿，湿去则痰自消；更以瓜蒌、浙贝母、桔梗清热涤痰，宽胸开结；桑白皮清泻肺火；甘草补土而和中；加重楼解热抗癌；法半夏、前胡、紫菀、白前等化痰散结清肺。故全方有化痰止咳、清热润肺之功。患者 8 月 22 日已无发热，间有右胸部闷痛，偶有咳嗽，咯白色黏稠痰，胃纳差，小便调，大便质软，舌淡红，苔白腻，脉滑。患者因癌肿消耗肺之气阴，故治以育阴益气、清肺止咳为法，选《医方集解》之紫菀汤加减。

医案二患者年过半百，阴气自半，肺癌术后，气阴两伤，肺阴亏耗，失于清肃，气逆上冲则咳嗽咳痰；肺气不足则气短声低；心肺阴虚内热，百脉失和，则见心烦。四诊合参，该患者属"气阴亏虚"，肺虚久咳，梁宏正选用《医方集解》之紫菀汤育阴益气，清肺止咳。方中紫菀、桔梗、贝母消痰止咳；阿胶润肺滋阴；党参、茯苓培土生金，补益肺气；知母、贝母清热祛痰，止咳润肺；五味子滋肾敛肺；甘草调和诸药。百合地黄汤出自《金匮要略》，其本治疗心肺阴虚内热之神志疾患，今据四诊信息，该患者亦符合此方，乃心肺气阴不足，虚火内扰。结合肿瘤体质，梁宏正另予生脉散滋水清火。

医案三患者高龄，肺癌化疗后耗伤正气，且痰瘀内结，新血不生，气虚不能生血，血虚无以生气，致气血两虚，就诊时四诊所见一派虚象，治疗当扶正祛邪，补益气血，留人治病。《理虚元鉴·治虚有三本》指出："治虚有三本，肺、脾、肾是也。肺为五脏之天，脾为百骸之母，肾为性命之根，治肺、治脾、治肾，治虚之道毕矣。"治疗中应根据五脏相关、气血同源、阴阳互根之理论，适当加用补肺益气、健脾生血、补肾之精诸药，并不忘扶正祛邪。故该案用八珍汤补足气血。方中四物汤补血，四君子汤则守中气，使土旺生金，肺金得养，邪气才易排出。本案于四君子汤外加焦三仙和木香，使中焦运转，中焦开则肺中浊气就能下降，浊气通过中焦运化后排出，故症状能减轻。另外方中加黄精健脾，脾脏运化之力加强，同时又可养肾精。三诊时患者中气已较足，故加白英抗肿瘤。

医案四患者肺癌综合治疗后耗伤正气，陈修园认为："人之元气在肺，人之元阳在肾，既剥削则难于遽复矣，全赖后天之谷气资益其生。是营卫非脾胃不能宣通，而气血非饮食无由平复也。"梁宏正选用薯蓣丸加减以益气健脾升清、祛湿活血止痛。方中重用怀山药（50g）以专理脾胃，上损下损，至此可以撑持；因患者口渴，太子参易人参；白术、茯苓、大枣、甘草除湿益气，使中土之令得行；当归、川芎、熟地黄、白芍、石斛、阿胶养血滋阴；桔梗、白薇下气开郁。唯恐虚而有热之人，滋补之药上拒不受，故为散其邪热，开其逆郁，而气血平顺，补益得纳。服药2周，患者胃纳好转，口干欲饮，心烦眠差，在外院查心脏彩超提示少量心包积液，考虑脾虚不运，水湿内停，导致水湿泛溢经脉而致，故以五苓散加味主之。方中猪苓、茯苓泽泻皆化气之品；有白术从脾以传输之，则气化而水行也；配车前子，可加强利水消肿之功效；配桂枝，可使水精四布，上滋心肺，外达皮毛；桂枝配花椒、细辛、黄芪辛温益气之品，导逆上之火；配龙葵清热解毒。又服药2周，患者复查心脏彩超，心包积液消失，继续以薯蓣丸、参苓白术散调理。治疗1年后，患者状态良好，面色基本恢复正常，无气促、咳嗽，胃纳睡眠可。

梁宏正认为，肺癌一病，无论起因如何，最后气阴两虚，化火伤肺阴，是其必然趋势，故益气养阴为必用之法。梁宏正亦常视患者情况运用清金固母、培土生金之法，以扶正祛邪治疗肺癌。

肝积案（原发性肝癌）

医案：气亏血瘀证

患者姓名：高某。

性别：女。

出生日期：1981年8月29日。

就诊日期：2017年6月5日初诊。

发病节气：小满。

主诉：腹胀近2年，意识模糊1天。

现病史：患者于2015年9月前经CT、B超等确诊为原发性肝癌，同年11月行右叶癌灶切除手术，随后进行化疗。2017年6月，患者肝左叶又发现包块，腹水剧增，身体羸弱，病情危重，其家属已准备后事，后经介绍请梁宏正会诊。刻诊：恶病面容，意识模糊，语言低微，腹胀如鼓，腹水征（＋＋＋），青筋暴露，胁痛，纳呆，肝脾扪诊不满意，脚肿尿少。

体格检查：舌质暗红，边有瘀斑，苔黄腻，脉沉弦。

中医诊断：肝积。

证候诊断：气亏血瘀。

西医诊断：原发性肝癌。

治法：益气活血，消癥逐水。

处方：行瘀除癥汤加减。

黄芪60g	胡芦茶60g	白术15g	郁金15g
丹参15g	炒穿山甲20g	赤芍12g	香附12g
莪术10g	三棱10g	泽泻30g	

水煎服，另每天早、晚服犀黄丸1瓶，高丽参10g炖服。经治疗1个半月，患者病情得到控制，腹水消退，纳增，之后完全停服西药及化疗，予上药与人参养荣汤、杞菊地黄汤交替调治，配合食疗等，以扶正祛毒，增强免疫力。之后患者贫血好转，体力增强，每天能跑步并坚持冬泳，精力旺盛，判若两人。B超提示肝右叶肿块较前缩小约2cm，患者腹水消失，至今病情稳定，生活如常人。

按：肝癌严重危害着人类健康，是我国常见的恶性肿瘤之一。中医学认为：肝癌是以脏腑气血亏虚为本，气、血、湿、热、瘀、毒互结为标，蕴结于肝，渐成癥积，肝失疏泄为基本病机，以右胁肿硬疼痛、消瘦、食欲不振、乏力或有黄疸或昏迷等为主要表现的一种恶性疾病。肝癌一病，早在《黄帝内经》就有类似记载；历代有肥气、痞气、积气之称。如《难经·五十六难》载："肝之积名曰肥气，在左胁下，如覆杯，有头足。""脾之积名曰痞气，在胃脘，覆大如盘。久不愈，令人四肢不收，发黄疸，饮食不为肌肤。"《诸病源候论·积聚病诸候·积聚候》云："脾之积，名曰痞气，在胃脘，覆大如盘，久不愈，令人四肢不收，发黄疸，饮食不为肌肤……诊得脾积，脉浮大而长，饥则减，饱则见肠，起与谷争，累累如桃李，起见于外，腹满呕泄，肠鸣，四肢重，足胫肿厥，不能卧，是主肌肉损……色黄也。"宋代《圣济总录》云："积气在腹中，久不差，牢固推之不移者……按之其状如杯盘牢结，久不已，令人身瘦而腹大，至死不消。"其所描述的症状与肝癌近似，对肝癌不易早期诊断、临床进展迅速、晚期的恶病质、预后较差等都进行了较为细致的观察。肝癌在治疗上强调既要掌握辨证用药原则，又须辨病选药，灵活掌握。

本案患者为肝癌，属中医学"肝积""臌胀"等疾病范畴，手术及化疗后，因体内湿毒未清，加之手术化疗再伤体质，无疑雪上加霜，故体虚邪发。肝肿瘤又发作，已成危重病。梁宏正据此断其正虚邪实，用益气活血、消癥逐水之法，攻补并进，再配以解毒软坚之犀黄丸、扶正益气之高丽参，进月余，方力挽垂危，使患者渐复，带病延年1年之久。由此，可见，中药运用得当，在肿瘤的防治上是有其长处的。

噎膈案

医案：痰气交阻，气阴两伤证

患者姓名：陈某。

性别：女。

出生日期：1982年7月18日。

就诊日期：2017年11月1日初诊。

发病节气：霜降。

主诉：渐进性吞咽困难1年余，加重半月。

现病史：患者1年余前出现吞咽困难，进食后胸骨后疼痛，甚则食入即吐，在中山大学附属第一医院行胃镜提示食管上段癌。近半月患者症状加重，饮食难入，伴痰多，色白黏，胸部闷胀微痛，消瘦，大便干结。

体格检查：咽红充血。舌红，少苔，脉弦细。

辅助检查：2016年10月17日中山大学附属第一医院胃镜提示食管上段癌。

中医诊断：噎膈。

证候诊断：痰气交阻，气阴两伤。

西医诊断：食管上段癌。

治法：行气化痰，益气养阴。

处方：归脾汤合丁香柿蒂汤加减。

白术 15g	党参 20g	黄芪 30g	丹参 15g
莪术 12g	三棱 10g	当归 10g	炙甘草 10g
云茯苓 15g	远志 5g	炒酸枣仁 15g	广木香 10g
龙眼肉 15g	赭石 30g	龙骨 30g	丁香 5g
柿蒂 30g	生姜 3 片	大枣 15g	竹茹 15g

每日 2 剂，10 日后患者胸部闷胀微痛稍减，痰减少，可进食稀粥，仍觉疲乏无力，咽干。守前方每日 1 剂，另予花旗参 10g、法半夏 12g、川贝母 15g、丁香 3g、柿蒂 15g，睡前炖服。5 日后其胸部疼痛已除，微觉闷胀，进食以粥泡馒头为主，可食少许青菜。

按：食管癌中医诊断属于"噎膈"范畴，噎为噎唆，指吞咽之时梗死不畅；膈为格拒，指饮食不下，或食入即吐。《素问·阴阳别论》云："三阳结谓之膈。"噎膈多为喜怒悲忧恐五志过极，或恣食烟酒煎炸，以致阳气内结，阴血内枯而成。《素问·通评虚实论》曰："隔塞闭绝，上下不通，则暴忧之疾也。"清代何梦瑶指出："酒客多噎膈，饮热酒者尤多。"《诸病候源论》又说："忧患则气结，气结则不宣流，使噎，噎，此塞不通也。"说明古人已重视情志之因。张介宾云，"气不行则噎膈病于上，精血枯则燥结病于下"，"治噎膈大法，当以脾肾为主"，其理甚通，当宗之。情志不畅，气机升降失常，气结导致津液分布不均是食管癌的关键病机。梁剑波教授认为："本病多因长期嗜饮烈酒，或嗜食辛辣之品，积热消阴，以致津伤血燥，日久瘀热停留，阻于食道而成。"临床可作辨证和治疗的借鉴。

本案患者长期情志不畅，情志郁结，肝气久郁则津液不能输布，日久而成痰浊；气滞则血液不得流畅而出现瘀阻，痰瘀交阻蕴于食道，以至于饮食难于下行。其治宜调养心脾以舒结气，填精益血以滋枯燥，故以归脾汤为主方，花旗参等睡前炖服，固护气阴，润燥宁神，辅助正气，每获奇效。凡香燥消涩之药，久在禁内，总以调化机关、和润血脉为主。噎膈病痛之处吞咽困难，古人曾建议饮入鹅血，此物有通便开塞作用，梁剑波教授每治食道癌都必用鹅血，有用至 3 个月而能吞咽粗食者。食疗亦是梁氏流派经常采用的一种辅助治疗手段，可以提高临床疗效。

直肠癌案

医案：脾气虚弱，湿瘀互结证

患者姓名：王某。

性别：女。

出生日期：1982 年 3 月 15 日。

就诊日期：2017 年 9 月 5 日初诊。

发病节气：白露。

主诉：反复腹泻 1 年余。

现病史：患者 1 年余前因出现腹泻黏液便，伴里急后重，左下腹胀痛，诊断为直肠癌伴肝转移，于 2016 年 12 月 18 日行直肠癌切除术，并分别作三次介入治疗，术后一般情况可。今患者诉腹泻黏液便，里急后重，下腹及肛门处疼痛，为进一步治疗收入我院。入院时患者症见：腹泻黏液便，间有红色黏液，5~8 次/日，里急后重，下腹及肛门坠胀痛，胃纳差，面色萎黄少华，寐差。

体格检查：舌淡，苔白厚，脉弦细。

辅助检查：腹部 B 超示肝转移癌介入术后声像图。

中医诊断：直肠癌。

证候诊断：脾气虚弱，湿瘀互结。

西医诊断：①直肠癌手术后复发。②肝转移癌介入术后。

治法：健脾益气，化湿活血。

处方：四君子汤加减。

党参 15g	茯苓 15g	白术 12g	甘草 10g
怀山药 20g	丹参 20g	白扁豆 15g	白头翁 20g
槐花 15g	白芍 30g	茵陈 15g	苍术 15g
桃仁 12g			

10 剂，每日 1 剂，水煎服。

2017 年 9 月 25 日二诊：患者诉肛门坠胀痛缓解，黏液血便较前好转，胃纳可，睡眠较差，舌淡，苔厚，脉弦细。中药继以健脾益气、化湿活血为法，处方如下。

党参 15g	茯苓 15g	白术 12g	甘草 10g
怀山药 20g	丹参 20g	白扁豆 15g	白头翁 20g
槐花 15g	白芍 30g	茵陈 15g	苍术 15g
桃仁 12g	酸枣仁 15g	柏子仁 15g	

服 20 剂后，患者病情稳定。

按：中医学无"直肠癌"之病名，其对该病的论述散见于"积聚""肠游""脏毒""下痢""便血""锁肛痔""洞泻""濡泻"等。《灵枢·五变》说："人之善病肠中积聚者……如此则肠胃恶，恶者邪气留止，积聚乃伤。"明代张介宾认为："凡脾肾不足，产后虚弱失调之人多有积聚之病。"宋代许叔微认为："如下清血色鲜者，肠风也；血浊而色暗者，脏毒也。"又如清代王肯堂则言："又有生平性情暴急，纵食膏粱，或兼补术，蕴毒结于脏腑，火热流注肛门，结而为肿。"明代陈实功"蕴毒结于脏腑，火热流注肛门，结而为肿，其患痛连小腹，肛门坠重，二便乖违，或泻或秘，肛门内蚀，串烂经络，污水流通直孔，无奈饮食不餐，作渴之甚，凡犯此未得见其有生"，描述了直肠癌的进展过程。

本案患者因饮食不节，内损脾胃，湿热容于大肠，久积成块，发为肠癌；经手术放疗后，正气受损，脾胃内损，脾失健胃，可见一派亏虚症状。本病主要是正虚瘀结，脾胃两虚，治宜以扶正祛邪、健脾益气、化湿活血为法。古云"暴泻易治，久泻难瘥"。梁宏正认为，关于久泻，常有三法：其一，健运；其二，疏运；其三，导运。故一诊时梁宏正予四君子汤健脾益气，合化湿活血解毒，二诊后患者痛苦减轻。

尿血案（膀胱癌）

医案：气阴两虚证

患者姓名：黄某。

性别：男。

出生日期：1962 年 8 月 11 日。

就诊日期：2017 年 9 月 1 日初诊。

发病节气：大暑。

主诉：尿频、尿急、尿痛、尿血 2 月余。

现病史：患者 2 月余前开始出现尿频、尿急、尿痛、尿血，间有下腹部疼痛，于当地医院检查，发现膀胱占位性病变，考虑"膀胱癌"。后患者于广州某肿瘤医院行相关检查后诊断为"膀胱癌"，当时未作治疗，即来我院请梁宏正中药治疗，服药后症状好转，今到我院要求入院继续治疗。刻诊：神清，神疲，面色无华，咳嗽痰少，下腹步痛，拒按，大便稀烂，尿频、尿急、尿痛、尿血，胃纳一般，夜寐尚可。

既往史：有慢性咳嗽病史。

体格检查：舌淡白，苔薄黄干，脉沉滑。

辅助检查：2017 年 8 月 11 日 CT 示膀胱癌。

中医诊断：尿血。

证候诊断：气阴两虚。

西医诊断：膀胱癌。

治法：益气养阴，止血止痛。

处方：正心宁神汤合二至丸加减。

玄参 15g	党参 15g	天冬 15g	麦冬 15g
酸枣仁 12g	茯苓 15g	丹参 15g	生地黄 15g
熟地黄 15g	柏子仁 10g	远志 5g	川杜仲 15g
甘草 6g	延胡索 15g	钩藤 15g	大蓟 15g
小蓟 15g	五味子 10g	茜草根 15g	龙骨 15g
车前子 15g	女贞子 15g	墨旱莲 15g	

14 剂，每日 1 剂，水煎服。

2017 年 9 月 16 日二诊：药后患者尿频、尿急、尿痛及尿血减少，神疲倦无减轻，间有呕吐，觉腹胀痛，口干，舌暗红，苔薄干，脉弦。予健脾消胀、扶正抗癌为法，方用参苓白术散加减。

党参 20g	云茯苓 15g	白术 15g	炙甘草 10g
怀山药 20g	鱼古 20g	莲子 30g	桔梗 10g
陈皮 5g	砂仁 10g	厚朴 10g	竹茹 15g
大腹皮 15g	炒谷芽 15g	延胡索 15g	石斛 12g
法半夏 10g			

4 剂，每日 1 剂，水煎服。

2017 年 9 月 23 日三诊：经治疗后患者症状改善，精神好转，胃纳稍增，守前方 5 剂，嘱其定期随诊。

按：中医学认为膀胱癌属于"尿血""血淋""癃闭"等范畴。其病因病机为六淫邪气侵袭，热毒内蕴，与瘀血互结于膀胱；或肾虚气化不利，脾虚不运，水湿不化，瘀积成毒，湿毒化热，下注膀胱；或肝气郁结，气机不利，致三焦气化功能失调，最终聚湿成痰，热瘀痰毒壅阻脉络，形成癌肿。《素问·至真要大论》认为因于火，岁少阳在泉，火淫所胜，民病溺赤，甚则血便；《金匮要略·五脏风寒积聚病脉证并治》认为热在下焦者，则尿血；《医学入门·溺血》认为血从精窍中来，乃心移热于小肠；《三因极一病证方论·尿血证治》认为尿血多因肾气结所致，或因忧劳或房事过度所致；《诸病源候论》认为该病因正虚邪实而致。《医学精要》中描述："溺血者，溺下红赤也。"朱丹溪云："溺而痛者为血淋，不痛者为溺血。"《金匮要略》记载："淋之为病，小便如粟状，小腹弦急，痛引脐中。"《类证治裁》云："闭者，小便不通，癃者，小便不利，闭者点滴难通，癃者滴沥不爽。"以上论述临床可作辨证和治疗的借鉴。

本案患者尿血 2 月余，结合症状及体质、舌脉，符合气阴两伤之证。《黄帝内经》云"心主血脉"，膀胱血病责之于心，故下病上治，先补心阴，祛心经虚火，凉血止血，予梁宏正家传经验方正心宁神汤加减治之，待尿痛及血尿减少后，再以参苓白术散类方健脾消胀，扶正抗癌，用此方维持病情尚稳定。脾胃为后天元气之根，治疗恶性肿瘤也不过于此，"安谷则昌，绝谷则危"，故后期以健运脾胃，守护正气方能战胜病邪。

正心宁神汤由天王补心丹变化而来，现具体介绍如下。

组方：党参、丹参、玄参、麦冬、柏子仁、酸枣仁、生地黄、熟地黄、五味子、白芍、茯苓、杜仲、怀山药、甘草。

功效：滋补心肾。

主治：慢性胃炎、胃溃疡、失眠、焦虑、更年期综合征属气阴两虚证者；特殊应用于心肾阴虚之石淋。

方解：本方以党参为君，补气安神；玄参、麦冬、生地黄、熟地黄、五味子、白芍为臣，养阴安神；佐以柏子仁、酸枣仁养心安神，杜仲、怀山药、茯苓补气安神，丹参养血安神；使以甘草调和诸药。纵观全方，其以养阴补气安神为主，从气、血、阴、阳方面全方位照顾，调补心肾，健脾安神，为梁氏学术思想中治疗"神虚"证的代表方剂。

加减：阴虚火旺者，加黄柏、墨旱莲；治疗石淋时，常加金钱草、海金沙、车前子、冬葵子、石韦、鸡内金。

从心经治疗泌尿系统疾病是梁氏学术思想之一，其依据是小肠功能之一为分清别浊，故二便状况会受小肠功能的影响，而心与小肠相表里，因此治心可调二便。

（易咏希整理）

第八节 妇科疾病医案

痛经案二则

医案一：寒滞经脉，肝胃不和证

患者姓名：谢某。

性别：女。

出生日期：1998 年 10 月。

就诊日期：2017 年 10 月 13 日初诊。

发病节气：霜降。

主诉：经行腹痛 4 年余。

现病史：患者 4 年余前开始出现经行腹痛，每行经时下腹冷痛，痛时难忍，月经量少，色紫暗，平日时可见恶心呕吐，呕吐物为清涎，且经常出现舌体肿胀，容易咬伤，目前无舌痛，无溃疡，构音尚清，味觉存在；月经周期基本正常，初潮 15 岁，末次月经 2017 年 9 月 29 日；胃纳一般，大便溏泻，睡眠尚可。

体格检查：舌胖大，边有齿痕，舌色紫，苔白，脉沉弦。

中医诊断：经行腹痛。

证候诊断：寒滞经脉，肝胃不和。

西医诊断：痛经。

治法：温经散寒，调肝益胃。

处方：吴茱萸汤合理中汤加减。

吴茱萸 8g	党参 20g	大枣 15g	干姜 10g
白术 15g	炙甘草 10g		

3 剂，每日 1 剂，水煎服。

2017 年 10 月 23 日二诊：患者诉月经未至，未知痛经症状是否改善，舌体仍胖大，边有齿痕，舌色紫，苔白，脉沉弦。处方：吴茱萸汤合连理汤。

吴茱萸 8g	党参 20g	大枣 15g	干姜 10g
白术 15g	炙甘草 10g	黄连 3g	生姜 3 片

5 剂，每日 1 剂，水煎服。

2017 年 11 月 1 日三诊：患者于 10 月 29 日月经如期而至，现经期，无腰痛，经色红，量较前增多，舌体仍胖大，边有齿痕，舌色紫，苔白，脉沉弦。处方：吴茱萸汤合连理汤、封髓丹。

吴茱萸 8g	党参 20g	大枣 15g	干姜 10g
白术 15g	炙甘草 12g	黄连 3g	砂仁 6g[后下]

2017 年 11 月 23 日四诊：患者舌体明显变小，无干呕，流涎减轻，予上方加益智仁 5 剂而愈。

医案二：寒凝血瘀证

患者姓名：伦某。

性别：女。

出生日期：1988 年 3 月。

就诊日期：2017 年 2 月 17 日初诊。

发病节气：立春。

主诉：经行腹痛 1 天。

现病史：患者平素有痛经病史，月经周期正常，每月月经来潮时腹痛难忍，口服布洛芬胶囊止痛及暖水袋热敷稍缓解，昨日月经来潮，少腹冷痛，痛引腰骶，便意频频，口服止痛药及敷贴暖宫宝效果不明显，四肢冰冷，月经量少，色瘀黑，故前来就诊。经询问得知，患者平素喜冷饮。

体格检查：舌淡暗，苔白润，脉沉弦。

中医诊断：经行腹痛。

证候诊断：寒凝血瘀。

西医诊断：痛经。

治法：温经散寒，通络止痛。

处方：温经汤加减。

吴茱萸 6g	当归 6g	芍药 12g	川芎 6g
党参 15g	桂枝 6g	阿胶 10g（烊化）	牡丹皮 10g
麦冬 15g	生姜 2 片	甘草 6g	半夏 10g
艾叶 15g	怀山药 15g		

7 剂，每日 1 剂，水煎。

2017 年 2 月 27 日二诊：药后患者痛经减轻，月经量稍增多，现经间期，舌淡暗，苔白，脉沉弦。守上方，加香附 15g 以疏肝行气，7 剂。

2017 年 3 月 29 日三诊：上次月经为 3 月 18 日，现患者痛经明显减轻，自觉四肢冰冷好转，月经量较前增多，舌淡暗，苔白，脉沉。现经后调理，守上方加紫石英 15g、淫羊藿 15g，7 剂。

2017 年 5 月 10 日四诊：末次月经 4 月 17 日，现患者经行腹痛不甚明显，四肢冰冷情况明显好转，舌淡红，苔薄白，脉沉弦。现患者为经前 1 周，予上方加柴胡 12g。

按：痛经指女性月经前后或在经期时，出现周期性下腹部痉挛性疼痛，痛引腰骶，甚则痛剧昏厥，或者行经末期经尽后短时间内小腹坠痛、隐痛，影响日常生活者。中医学认为，引起痛经的原因很多，但不外虚实两面。虚证方面，先天禀赋不足，寒邪易客于胞络冲任，或气血不足，加之经期过食生冷寒凉之品，寒气凝滞胞络，不通、不荣则痛；实证方面，气滞、瘀血均可引起血行不畅，冲任气血运行受阻，经血难以正常下泄而发为痛经。

关于痛经的记载，《金匮要略·妇人杂病脉证并治》云："带下，经水不利，少腹满痛……"《女科经纶》谓："有经行前脐腹绞痛如刺，寒热交作，由此下焦寒湿之邪博于冲任。"《妇人良方大全·调经门》列出了治疗痛经的方药——温经汤，治疗由于

"风冷之气客于胞络，损伤冲任之脉"致发病者。《丹溪心法》指出痛经由实、郁滞、瘀血所致，并以经行腹痛、经后腹痛分辨虚实。而《格致余论》亦谓："来后作痛者，气血俱虚也。"《傅青主女科》载："寒湿满二经而内乱，两相争而作痛。"以上论述临床可作辨证和治疗的借鉴。

医案一患者15岁初潮，痛经4年余，且伴下腹冷痛，并常见舌肿、流涎。寒邪伤厥阴肝经，肝经循少腹，故见胞宫冷痛；阳明中虚，客寒乘之，胃寒气逆，水饮不化，故见干呕吐涎沫；寒邪中于颃颡舌系，则见舌头肿胀。梁宏正选用吴茱萸汤合理中汤加减，其中吴茱萸汤列于《伤寒论》阳明、少阴、厥阴病三篇之中，有温经散寒、暖肝温胃、降浊散饮之功，合理中汤加强温胃化饮之功，温中与降逆并施，寓补益于温降之中，共奏温中补虚、降逆止呕之效。犹如灌中央而溉两旁，经治疗后效果立竿见影。四诊时患者仍见舌体肿胀，继续予吴茱萸汤合连理汤、封髓丹补土伏火。五诊时患者舌体明显变小，流涎减少，故加益智仁温脾散寒，诸症全消。

医案二患者因过食寒凉，损伤脾阳而寒湿内生，出现腹痛、手足不温等症状。脾阳虚寒，运化失司，水谷运化不利，则便意频频；寒湿凝结于胞宫，则见少腹冷痛，痛引腰骶。梁宏正认为本病由胞宫受寒邪所侵，气血凝结，脉络不通所致，治疗当以温经散寒、通络止痛为法，选用《金匮要略》温经汤加味。《金匮要略》云："问曰：妇人年五十，所病下利数十日不止……曾经半产，瘀血在少腹不去……当以温经汤主之……亦主妇人少腹寒，久不受胎，兼取崩中去血，或月水来过多，及至期不来。"梁宏正将其广泛应用于虚寒血瘀型月经不调、膜性痛经、经行头痛、产后恶露不畅、不孕症等疾病。方中吴茱萸、桂枝温经散寒，通利血脉，其中吴茱萸功擅散寒止痛，桂枝长于温通血脉，共为君药。当归、川芎活血祛瘀，养血调经；牡丹皮既助诸药活血散瘀，又能清血分虚热，共为臣药。阿胶甘平，养血止血，滋阴润燥；白芍酸苦微寒，养血敛阴，柔肝止痛；麦冬甘苦微寒，养阴清热。三药合用，养血调肝，滋阴润燥，且清虚热，并制吴茱萸、桂枝之温燥。党参、甘草益气健脾，以资生化之源，阳生阴长，气旺血充；半夏、生姜辛开散结，通降胃气，以助祛瘀调经，其中生姜又温胃气以助生化，且助吴茱萸、桂枝以温经散寒，以上均为佐药。甘草尚能调和诸药，兼为使药。诸药合用，共奏温经散寒、养血祛瘀之功。本医案于温经汤外又加艾叶、紫石英、淫羊藿，意在温暖胞宫、散寒止痛。经4诊后，患者症状明显好转。

月经后期案

医案：肾水不足，肝气不舒证

患者姓名：吴某。

性别：女。

出生日期：1969 年 10 月。

就诊日期：2017 年 5 月 12 日初诊。

发病节气：立夏后。

主诉：月经推迟 6 月余。

现病史：患者近 6 个多月来出现月经推迟 10 天左右，经量少，色黑，末次月经 2017 年 4 月 15 日，伴阴痒，白带增多，色白，小腹坠胀，动则溢尿，小便黄。

既往史：既往有颈椎病病史。14 岁初潮，既往月经周期、色、量正常，无痛经史。

体格检查：舌暗红，苔白腻，脉沉细。

中医诊断：月经后期。

证候诊断：肾水不足，肝气不舒。

西医诊断：经期推迟。

治法：平肝调气，补益脾肾。

处方：调肝汤合补中益气汤加味。

熟地黄 20g	当归 10g	白芍 15g	香附 15g
山茱萸 15g	巴戟天 15g	肉桂 6g^{（焗服）}	盐牛膝 12g
泽兰 12g	鹿角霜 15g	黄芪 30g	升麻 10g
柴胡 12g	车前子 15g	紫石英 15g	

7 剂，每日 1 剂，水煎服。

2017 年 6 月 9 日二诊：患者诉溢尿、白带增多明显改善，阴痒消失，月经仍推迟，上次月经为 5 月 26 日，继续予上方加减。

熟地黄 20g	当归 10g	白芍 15g	香附 15g
山茱萸 15g	巴戟天 15g	肉桂 6g	盐牛膝 12g
泽兰 12g	鹿角霜 15g	黄芪 30g	升麻 10g
柴胡 12g	紫石英 15g	蛇床子 15g	

7 剂，每日 1 剂，水煎服。

随诊 6 个月，患者月经来潮正常，考虑患者年近七七，肝肾不足，为进一步巩固疗效，月经前后分别予逍遥散及六味地黄汤合调肝汤加味调理 3 个周期。

按：月经周期延长在 5 天或 7 天以上，甚则两三个月一行，且连续出现 3 个月经周期以上者，称为月经后期，或者称经迟、月经落后等。《校注妇人良方》引王子亨所说："经者，常候也，谓候其一身之阴阳愆伏知其安危，故每月一至，太过不及皆为不调，阴不足则后时而来。"传统中医学认为，月经后期发病机制不外乎虚、实两个方面：虚者或因肾虚，肾精不足，脏腑失于温煦，生化不及，或由于营血不足，血海不能按时有满而溢；实者因寒凝气滞或痰湿阻滞，致气血运行不畅，冲任滞涩，经血不能按时而行。该病虽然有肾虚、血虚、血寒、气滞和痰湿之不同，但临床上往往以虚实夹杂、本虚标实者多见。调肝汤是明末清初著名医家傅青主之方，专为行经后少腹疼痛而设，用于肝肾亏虚、精血暗耗、精亏血少、冲任失濡、血海空虚而导致的痛经，有调补肝肾、养血缓痛之功效。梁宏正对此方广泛应用，常用此方加味治疗闭经、崩漏、经行乳房胀痛、阴痒等疾病。

本案患者年近七七，肾精不足，脏腑失于温煦，生化不及，兼阴血不足，血海不能按时有满而溢，出现月经推迟且量少；肾水不摄，则溢尿、白带增多；肝肾阴虚，精血不足，阴户失养，且血燥生风，风动则痒，故见阴痒。调肝汤方中怀山药味甘、性平，善于固肾益精；阿胶补血止血，滋阴润燥；当归补血活血，调经止痛；白芍养血柔肝；山茱萸补益肝肾；巴戟天归经肝、肾经，补肾助阳；甘草调和诸药。七药合用，补益肾水，平调肝气。本案于调肝汤外配合补中益气汤补中益气、升阳举陷，合用紫石英暖宫助阳，车前子入肾经渗湿利水，以达平肝调气、补益脾肾之功效。

经间期出血案二则（排卵期出血）

医案一：阴虚血热证

患者姓名：傅某。

性别：女。

出生日期：1996 年 2 月。

就诊日期：2016 年 7 月 1 日初诊。

发病节气：夏至。

主诉：经间期出血 2 月。

现病史：患者诉平素月经周期 28～30 天，经期 4～5 天，经量一般，色暗红，近 2 个月排卵期出现阴道出血，持续 2～3 天自行停止。末次月经 2016 年 6 月 9 日，色红，量较多，6 天干净。1 周前患者又出现阴道出血，曾于外院就诊予缩宫素治疗，效果欠佳，至今仍出血，色鲜红，量少，腰酸、乏力。

体格检查：舌红，舌体瘦小，苔薄白，脉弦细数。

中医诊断：经间期出血。

证候诊断：阴虚血热。

西医诊断：排卵期出血。

治法：滋阴清热，固冲止血。

处方：两地汤合二至丸加减。

生地黄 20g	地骨皮 15g	玄参 15g	白芍 15g
麦冬 12g	女贞子 15g	墨旱莲 15g	地榆 15g
黄芩 10g	茜草 15g	牡蛎 30g^(先煎)	大蓟 15g
栀子 12g	荆芥炭 10g	棕榈炭 15g	续断 20g

3 剂，每日 1 剂，水煎服。

2 个月后随访，患者诉服药 2 剂后出血量明显减少，3 剂后出血已止，近 2 个月经正常，经间期无出血。

医案二：肝气郁结，阴虚热瘀证

患者姓名：赖某。

性别：女。

出生日期：1974 年 11 月。

就诊日期：2015 年 10 月 8 日初诊。

发病节气：寒露。

主诉：经间期出血 3 天。

现病史：患者自诉月经干净后 7 天又出现阴道出血，量少，色鲜红，质黏，伴头晕耳鸣，乳房胀痛，腰膝酸软，便坚尿黄。

既往史：孕 2 产 1 流 1。

体格检查：舌红，苔薄白，脉细数。

辅助检查：子宫及附件 B 超检查未见异常。

中医诊断：经间期出血。

证候诊断：肝气郁结，阴虚热瘀。

西医诊断：排卵期出血。

治法：滋阴清热，凉血止血。

处方：定经汤合二至丸。

白茯苓 9g	柴胡 6g	炒白芍 30g	怀山药 15g
当归 10g	小蓟 10g	生地黄 10g	熟地黄 15g
荆芥穗 10g	续断 10g	菟丝子 30g	
女贞子 15g	墨旱莲 15g		

5 剂，每日 1 剂，水煎服。

2017 年 10 月 14 日二诊：患者诉服 5 剂后出血停止，乳房胀痛减轻，仍有腰痛，予逍遥散加减调理，5 剂。

　　按：临床上，凡月经周期中间，有周期性阴道出血，称经间期出血。此概念是由南京中医药大学夏桂成教授根据多年临床经验在西医学认识的基础上于 1982 年提出，后被《中医妇科学》教材采用而正式确立的。正如《哈荔田妇科医案医话选》中所说："此种病证在中医典籍中较少论述，《竹林女科》有一月经再行，庶几近似之。"明代王肯堂在《证治准绳·女科·胎前门》引用袁了凡所言指出"天地生物，必有氤氲之时……妇女一月行经一度，必一日氤氲之候"，此氤氲期即西医学之"排卵期"。关于此期出血，古人虽无专论，但可参考月经先期、经漏、赤白带下来论治。

　　梁宏正认为，经间期是阴精充实，阳气渐长，由阴转阳的重要生理阶段。一旦阴精不足，重阴不及，或因转化不利，抑或因夹湿、夹瘀、夹火等，致使阳气内动，阴血外泄，从而导致阴道出血。

　　医案一患者平素月经周期正常，近日情志不畅，思虑过度，肝郁化火，以致肾阴偏虚，虚火耗阴，精亏血损，于氤氲之时，阳气内动，虚火与阳气相搏，损伤阴络，冲任不固，因而阴道出血。肾阴不足，则见出血量少、腰酸、舌红瘦小、苔薄白、脉弦细数为其特点；肝郁脾虚，则见乏力。梁宏正选用两地汤合二至丸加减以滋阴清热。两地汤是明末清初著名医家傅青主之方，原为月经先期而来少者而设，傅青主云："盖妇人之经最难调，苟不分别细微，用药鲜克有效。先期者火气之冲，多寡者水气之验……先期而来少者，火热而水不足……治之法不必泄火，只专补水，水既足而火自消矣，亦既济之道也。"两地汤方中地骨皮、生地黄能清骨中之热，由于肾中之热，清其骨髓，则肾气自清，而又不伤胃气，此治之巧也。况所用诸药又纯是补水之味，水盛而火自平。二至丸由女贞子、墨旱莲等量组成，具有益肝肾、补阴血、壮筋骨、乌须发的功效。患者此次经间期出血量较前增多，淋漓不尽，似有崩漏之象，故合用荆芥炭、棕榈炭、茜草、牡蛎固涩止血，3 剂而收效，随诊 2 月无异常。在月经病固涩之品中梁宏正善用牡蛎，乃因牡蛎属水性，善治水病，故在出血性月经病及带下病等常用牡蛎固涩止血（带）。

　　医案二患者月经过后 7 天又来，量少，色鲜红，质黏，头晕耳鸣，腰膝酸软，便坚尿黄。西医考虑其为经间期出血。患者年过六七，肾精不足；觉乳房胀痛，乃肝气不舒也；自觉头晕耳鸣、腰膝酸软存在，肾气不开也。定经汤出自《傅青主女科》，主治妇人经来断续。因经水出诸肾，肝为肾之子，肝郁肾亦郁，肾郁气必不宣，法宜舒肝之郁，亦即开肾之郁也，肝肾之郁既开，而经水自有一定之期矣。故处方以定经汤合二至丸滋阴清热、清肝解郁、凉血止血。方中重用熟地黄、菟丝子，熟地黄为生地黄九蒸九晒而成，其味甘厚，性微温，质地柔润，入肝肾经，功擅补血滋阴、滋培肾水、益精填髓，为滋补肝肾阴血之要药，凡肾阴虚和肝肾精血亏虚所致证候，用之均有良效。《本草正义》有"菟丝为养阴通络上品，其味微辛，则阴中有阳，守而能走，与其他滋阴诸药之偏于腻滞者绝异"的论述，其甘辛微温，禀气中和，既可补阳，又可益阴，具有温而不燥、补而不滞的特点；入肾经，可补肾精，肾精足则心血得养，骨髓充盈；入肝经，肝主疏泄，疏泄功能正常，则气机调畅，气血和调，经络通利。熟地黄、菟丝子二药合用，益肾精而养冲任，使肾精充盛，精血充足，肝肾健旺，经水则定期而至。白芍、当归养血柔肝，少佐柴胡、荆芥穗疏肝解郁，从而疏肝兼顾养肝。怀山药、茯苓健脾渗湿。

梁宏正常用二至九与其他中药配伍，在临床中用于肝肾阴虚的许多病证，如妇科疾病、肾脏疾病、血液病、眼底病、皮肤病、男科疾病等，均有明显的疗效。

带下病案（细菌性阴道炎）

医案：脾虚肝郁，湿浊下注证

患者姓名：余某。

性别：女。

出生日期：1989 年 8 月。

就诊日期：2015 年 10 月 8 日初诊。

发病节气：寒露。

主诉：反复带下 3 个月，加重 4 天。

现病史：患者 3 个月前每逢月经干净后出现带下增多，色白，质稀，有异味，伴阴痒，腰酸，妇科白带检查提示为细菌性阴道炎，予口服及阴道内给抗生素治疗，自觉症状改善不明显，且腰酸尤甚；末次月经 2015 年 9 月 28 日，月经量少，色暗，无痛经，周期尚正常；易神疲乏力，经期胃纳减，大便溏。

既往史：月经 13 岁初潮，无明显痛经史，月经后常白带增多、阴痒。

体格检查：舌淡边有齿痕，苔薄白，脉弱。

中医诊断：带下病。

证候诊断：脾虚肝郁，湿浊下注。

西医诊断：细菌性阴道炎。

治法：补脾疏肝，化湿止带。

处方：完带汤合易黄汤加减。

白术 15g	苍术 15g	车前子 15g	柴胡 12g
白芍 15g	荆芥 12g	甘草 6g	蒲公英 15g
鸡冠花 15g	醋香附 15g	黄柏 15g	怀山药 15g

芡实 15g　　　　泽泻 15g　　　　白果 15g

5 剂，每日 1 剂，水煎服。

2016 年 5 月 5 日二诊：患者诉上症明显改善，继投上方 5 剂而病愈。

按：妇人带下，是常见病与多发病。《证治准绳》谓："妇人有白带者，乃是第一等病。"《傅青主女科》云："夫带下俱是湿证，而以'带'名者，因带脉不能约束而有此病，故以名之。""夫白带乃湿盛而火衰，肝郁而气弱，则脾气受伤，湿土之气下陷，是以脾精不守，不能化荣血以为经水，反变为白滑之物，由阴门直下，欲自禁而不可得也。""夫黄带乃任脉之湿热也。"肾与任脉相通，肾虚有热，气不化精，津液反化为湿，下注于前阴，故"带下而色黄，宛如黄茶浓汁，其气腥秽，所谓黄带是也"。以上论述临床可作为辨证及治疗的借鉴。

患者月经干净后出现带下增多，色白，质稀，有异味，伴腰酸，月经量少，色暗，无痛经，周期尚正常，神疲乏力，经期胃纳减，大便溏，舌淡边有齿痕，苔薄白，脉弱，符合带下病（白带）诊断，证属脾虚肝郁、湿浊下注。肝郁而气弱，气弱则易神疲乏力；脾土受伤则见经前胃纳减，大便溏。但患者白带有异味，考虑为任脉有湿热。针对此患者，梁宏正处完带汤以培土抑木、祛湿化浊，辅以易黄汤补任脉之虚而清肾火之炎，并加鸡冠花止带、蒲公英清热解毒，谨察病机，灵活化裁，效如桴鼓。

胎动不安案二则（先兆流产）

医案一：脾肾亏虚证（胎动不安）

患者姓名：梁某。

性别：女。

年龄：40 岁。

就诊日期：2015 年 5 月 27 日初诊。

发病节气：小满后。

主诉：停经 4 月余，阴道少量流血 2 天。

现病史：患者末次月经为 2015 年 1 月 13 日，停经 4 月余，已经 B 超等确诊正常妊娠，定期产检无特殊，2 天前无明显诱因出现阴道少量流血，少腹轻微隐痛伴坠胀感，腰微酸，稍头晕，无口干口苦，纳眠一般，二便尚调。

生育史：已育 1 子，12 岁，1 年前曾自然流产 1 次。

体格检查：舌淡，苔薄白，脉细。

中医诊断：胎动不安。

证候诊断：脾肾亏虚。

西医诊断：先兆流产。

治法：补脾益肾，固冲安胎。

处方：寿胎丸加减。

桑寄生 15g	续断 15g	菟丝子 15g	白术 15g
党参 15g	醋艾叶 10g	砂仁 6g^{（后下）}	盐杜仲 15g
大枣 15g			

5 剂，每日 1 剂，水煎服。

2015 年 6 月 2 日二诊：服药后患者腹部隐痛及阴道流血均消失，舌脉同前，予泰山磐石散原方 7 剂，嘱每日放鸡蛋 1 枚入中药中同煮，配合食疗安胎。

医案二：气血亏虚证

患者姓名：陈某。

性别：女。

年龄：35 岁。

就诊日期：2017 年 8 月 9 日初诊。

发病节气：春分后。

主诉：停经 10 周余，腹痛 2 天。

现病史：患者停经 10 周余，已在外院门诊检查诊断为正常妊娠，近 2 天来自觉脐周隐痛，无阴道出血，有口服黄体酮及孕康治疗，症状改善不明显，遂来门诊求治。

刻诊：精神稍倦，间中小腹绵绵隐痛，按之痛减，轻微头晕气短，无口干，偶有轻微恶心感，食欲欠佳，夜寐一般，二便调。

生育史：已育 1 子，5 岁，体健。

体格检查：腹软，无压痛及反跳痛。舌淡，苔薄白，脉细。

中医诊断：妊娠腹痛。

证候诊断：气血亏虚。

西医诊断：先兆流产。

治法：补气养血安胎。

处方：四君子汤加味。

党参 30g	茯苓 20g	白术 15g	炙甘草 10g
白芍 15g	黄芩 15g	怀山药 20g	醋艾叶 10g
菟丝子 15g			

3 剂，每日 1 剂，水煎服。

2017 年 8 月 13 日二诊：患者诉腹痛基本缓解，舌脉同前，效不更方，继续守原方再进5剂。

按：胎动不安是临床常见的妊娠病之一，多为肾气虚冲任不固，不能摄血养胎所致，常用之方有寿胎丸、泰山磐石散。而尚有血热气致胎动者，症当见阴道出血，色鲜红、量多，伴小腹痛，口干舌燥，大便结，小便涩，舌红干，脉滑数等，治宜清热凉血、固冲安胎，常用方有《景岳全书》之保阴煎。《医宗金鉴·妇科心法要诀》云："孕妇气血充足，形体壮实，则胎气安固；若冲任二经虚损，则胎不成实；或因暴怒伤肝，房劳伤肾，则胎气不固，易致不安……"故临床治疗该病也应审其病因，因势利导。

梁宏正根据多年的临床经验，针对病因，在治疗上总结出清热益阴安胎法、举元固摄安胎法、固肾益精安胎法、补气和血安胎法4种方法。素体阴虚，过食辛辣，或误服大热过补之物，热壅于内，或孕后精神抑郁，肝郁化热，所谓"五志之动皆化为火"；复加孕后血聚养胎，阴虚阳盛，以致血热下扰冲任二脉，迫血妄行，损伤胎元，引起胎动不安，胎漏下血，则用清热益阴安胎法，方以先期八味汤加减。或因先天禀赋不足，又因后天不注意生活起居，过度疲劳，妊娠后，因需以血养胎，气以护胎，气血虚弱则不能荫养及固载胎元，以致胎动不安，或堕胎、小产者，常用举元固摄安胎法，方用张介宾的胎元饮为主加味。冲任二脉，隶属于肝肾，而胎系于肾，肾气壮则胎固而安，肾水足则冲任得养。若素体肾虚，或房劳伤肾，肾阴耗伤，冲任失养，或肾阳亏弱，无以生养胎气，冲任不固，胎失所系而引起胎动不安、滑胎、小产者，宜用固肾益精安胎法，方以寿胎丸加减。孕期不慎，跌扑闪挫，直伤冲任胞胎，或因劳力过度，间接使胎元受损，均能发为胎动不安，引起胎漏出血，甚则小产者，予补气和血安胎法，用《妇人大全良方》中的胶艾汤加减。

医案一患者已40岁，属于高龄产妇，天癸不足为必然，除腹痛、阴道流血外伴见头晕、腰酸等症，结合舌脉，当属脾肾两虚为主，故梁宏正予以寿胎丸加减为主，并加白术、党参以益气健脾，艾叶暖宫止血，砂仁安胎，药证相合，故5剂后患者症状基本消失，继以泰山磐石散益气健脾、养血安胎巩固疗效，同时嘱咐患者加鸡蛋1枚与中药同煮配合药物使用，食疗亦是梁宏正经常采用的一种辅助治疗手段，可以提高临床疗效。

医案二患者腹痛喜按，伴见头晕气短，舌淡、苔薄白、脉细，一派气血不足之象，其病名出自《金匮要略·妇人妊娠病脉证并治》，其病机多为虚寒、血虚、气郁胞脉，气血运行失畅或血虚胞脉失养所致，治疗离不开温宫、补气、养血、调气等方法。梁宏正在临床上推崇"气为血之帅"，更注重补气在治疗中的作用。故该案梁宏正予四君子汤为基础方以补气生血，并加白芍养血，艾叶暖宫，怀山药、菟丝子补肾安胎。该

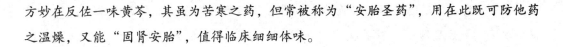

方妙在反佐一味黄芩，其虽为苦寒之药，但常被称为"安胎圣药"，用在此既可防他药之温燥，又能"固肾安胎"，值得临床细细体味。

恶露不绝案

医案：气虚证

患者姓名：李某。

性别：女。

出生日期：1974 年 10 月 29 日。

就诊日期：2017 年 3 月 01 日初诊。

发病节气：雨水后。

主诉：产后恶露不尽 40 余天。

现病史：患者 40 余天前曾行剖腹产，现面色淡，恶露不尽，恶露色淡，间中头晕，动则汗出，纳一般，眠差，二便尚可。

体格检查：舌淡，苔薄白，脉弱，尺脉沉细。

中医诊断：恶露不绝。

证候诊断：气虚。

西医诊断：产后恶露。

治法：补气收敛固涩。

处方：补中益气汤加味。

党参 20g	茜草 12g	黄芩 10g	侧柏叶 12g
柴胡 10g	白术 10g	当归 10g	陈皮 5g
黄芪 20g	炙甘草 10g	升麻 5g	

5 剂，每日 1 剂，水煎服。

2017 年 3 月 8 日二诊：恶露基本消失，予上方去黄芩、侧柏叶、茜草以益气健脾，巩固疗效。

按：产后病是妇科常见疾病，病因多为亡血失津、元气受损、瘀血内阻，所谓"产后百节空虚"，故虚证多见。产后恶露持续 3 周以上而仍然淋漓不断者，称为恶露不尽。《医宗金鉴》云："恶露不绝伤冲任，不固时时淋漓行，或因虚损血不摄，或因瘀血腹中停。"《妇人大全良方》云："夫产后恶露不绝者，由产后伤于经血虚损不足，或分解之时，恶血不尽，在于腹中，而脏腑挟于宿冷，致气血不调，故令恶露淋沥不绝也。"薛立斋提出：胃气下陷而不能统血者，用补中益气汤。以上论述临床可作辨证和治疗的借鉴。

梁宏正对恶露不绝讲求辨因施治，认为恶露不绝大抵分为三种原因：一为气虚不摄，方用补中益气汤或《景岳全书》的大补元煎；二为瘀血不尽，新血难安，常用《胎产心法》的蒲索四物汤加味；三为怒火伤肝，血失所藏，方用丹栀逍遥散加味。

本案患者剖腹产后耗伤气血，导致经血虚损不足，冲任不固，恶露 40 余天未愈，血虚则见色淡，卫气不固则出现自汗，脾气虚不摄、胃气下陷而不能统血，则恶露淋漓不尽。而脾主肌肉，为后天之本、气血精微生化之源，故气虚尤以脾气虚为主。气血亏虚，清窍失去濡养，则头晕，故梁宏正立方从益气健脾、固涩入手，予补中益气汤加味。方中黄芪味甘微温，入脾肺经，补中益气，升阳固表，故为君药。配伍人参、炙甘草、白术，补气健脾为臣药。当归养血和营，协人参、黄芪补气养血；陈皮理气和胃，使诸药补而不滞，共为佐药。少量升麻、柴胡升阳举陷，协助君药以升提下陷之中气，共为佐使。炙甘草调和诸药，为使药。黄芩苦寒，可防他药之温燥。茜草合侧柏叶止血。5 剂而恶露止，后期予补中益气汤继续调理。

产后小便不利案（复发性尿路感染）

医案：阴虚夹湿热证

患者姓名：陈某。

性别：女。

年龄：28 岁。

就诊日期：2016 年 6 月 20 日初诊。

发病节气：芒种后。

主诉：产后小便不适半年余。

现病史：患者半年余前顺产一小孩后即出现小便不利，以尿频尿急为主，稍有涩痛，无尿血，无发热等，曾在当地医院就诊考虑为"泌尿系统感染"，予以口服抗生素治疗后症状改善，但每当劳累后又有反复，遂来门诊求治。刻诊：精神稍紧张，时有尿频尿急感，小便短少色偏黄，口干心烦，无发热，食欲一般，夜寐差，大便稍干。

体格检查：舌红，苔黄腻，脉细滑。

辅助检查：2016 年 6 月 20 日尿常规：白细胞（＋＋），26 个/μL。

中医诊断：淋证。

西医诊断：复发性尿路感染。

证候诊断：阴虚夹湿热。

治法：养阴清热，利湿通淋。

处方：猪苓汤加减。

猪苓 10g	滑石 20g^(包煎)	泽泻 15g	甘草 5g
生地黄 20g	阿胶 10g^(烊化)	苦参 12g	黄柏 15g
白茅根 30g			

5 剂，每日 1 剂，水煎服。

2016 年 6 月 26 日二诊：患者小便不利明显改善，间中头晕欲呕，食欲欠佳，大便偏溏，舌淡红，苔白腻，脉细滑。处方：参苓白术散加减。

党参 15g	白扁豆 15g	薏苡仁 15g	桔梗 10g
茯苓 15g	陈皮 6g	莲子 20g	甘草 5g
白术 6g	怀山药 30g	大枣 15g	泽泻 15g
猪苓 15g			

5 剂，每日 1 剂，水煎服。

按：淋证是指小便频数短涩，淋沥刺痛，欲出未尽，或兼小腹拘急引痛，溲有沙石的病证。中医对本证的论述颇多，《诸病源候论》记载："诸淋者，由肾虚而膀胱热故也……肾虚则小便数，膀胱热则水下涩，数而且涩，则淋沥不宣，故谓之淋。"该论述指出了本病的特点并阐明了发病因素及病理机制，为治疗提供了依据。历代医家根据临床表现，将淋证分为热、石、血、膏、劳 5 种证型。西医学之尿道炎、膀胱炎、肾盂肾炎、前列腺疾病、泌尿系统结石、肿瘤以及乳糜尿等，均可参照本证辨证治疗及护理。《金匮要略·五脏风寒积聚病脉证并治》认为淋证的病因是"热在下焦"，《丹溪心法》认为"淋有五，皆属于热"。但从临床上看，该病尚有实热与虚热之分。淋证，我们一般多认为因肾虚、膀胱湿热，气化失司，水道不利所致，病机相对较为明确。

此案患者一为产后，二则病程较长，迁延不愈半年余，除膀胱湿热外，尚有阴液不足的一面，故梁宏正选用了治疗"邪热伤阴，水热互结"小便不利为主的猪苓汤，同时考虑到患者产后血虚有热，又合上《金匮要略》治疗产后病的三物黄芩汤，因患者以下焦湿热为主，故以黄柏易黄芩，另加白茅根以清利下焦湿热，如此巧妙地将经方合用取得了迅速的疗效；二诊时患者阴虚症状不明显，仍有湿邪，故改用参苓白术散以健脾祛湿治本。梁宏正清晰的临床思路值得吾辈细细体味。

不孕案

医案：肝肾不足证

患者姓名：刘某。

性别：女。

出生日期：1987 年 4 月。

就诊日期：2017 年 5 月 10 日初诊。

发病节气：小满后。

主诉：未避孕未孕 2 年。

现病史：患者无明显痛经史，间中有头晕耳鸣，腰酸，2012 年曾人工流产 1 次，术后未仔细调理。患者现备孕，末次月经 2017 年 5 月 4 日，经期为 5 天，胃纳可，睡眠尚可，大便可。

既往史：既往有人工流产 1 次。

体格检查：舌淡红，苔薄白，双尺脉沉弱。

中医诊断：不孕。

证候诊断：肝肾不足。

西医诊断：继发性不孕。

治法：补益肝肾。

处方：归芍地黄汤加味。

熟地黄 24g	山茱萸 15g	茯苓 15g	泽泻 12g
牡丹皮 10g	怀山药 30g	当归 6g	白芍 15g
女贞子 15g	续断 15g	菟丝子 15g	

7 剂，每日 1 剂，水煎服。

2017 年 5 月 17 日二诊：患者腰酸、头晕、耳鸣减轻，守上方 14 剂。

其后每逢经后予此法、方 3 调理个月经周期，第 4 个月患者顺利怀孕。

按：继发性不孕是妇科疾病中一个最常见的症状，是整体功能失调的反映。其虚证为肝肾虚损，精血匮乏，血海空亏，冲任俱虚，经水无源可下。巢元方专设"无子候"，分别论述"月水不利无子""月水不通无子""子脏冷无子""带下无子""结积无子"等。早在春秋战国时期人们就对不孕症的病因病机形成了一定的认识，如《素问·骨空论》中有记载"督脉者……生此病……其女子不孕"，指出督脉发生病变能够导致女子不孕。张仲景在《金匮要略》中曰"妇人少腹寒久不受胎"，则指出冲任虚寒是妇女不孕的病机之一。王叔和在《脉经》中指出，素体阴寒内盛者、素有瘀血内停者、素体阳虚内寒者不易怀孕。由于导致不孕的原因复杂，所以治疗不孕症应因人而药，并无定方。张介宾在《妇人规·子嗣类》中指出："种子之方，本无定轨，因人而药，各有所宜，故凡寒者宜温，热者宜凉，滑者宜涩，虚者宜补，去其所偏，则阴阳和而化生著矣。"梁氏医学流派对不孕症强调要从中西医角度审因而治，其中中医角度多从肾阳不足、肝肾阴虚、肝气郁结、痰湿阻胞论治。肾阳虚用清代沈金鳌《妇科

《玉尺》的温肾汤，而肝肾阴虚者常用经验方紫薇种玉汤，肝气郁结者用加味逍遥散，痰湿阻胞者常用补中益气汤加二陈汤、苍术、枳壳、香附等。梁宏正近年常用归芍地黄汤调经种子，往往也显效。

本案患者未避孕未孕2年，间中有头晕耳鸣，腰酸，经后初期，舌淡红，苔薄白，双尺脉沉弱，考虑肝肾不足、精血匮乏成立。治疗上梁宏正认为，女子以血为本，以肝为先天。当归、白芍调理气血，六味地黄汤滋补肝肾，故归芍地黄汤常用于治疗不孕症，一般调理3~6个月经周期可见明显效果。

乳癖案（乳腺增生）

医案：肝郁气滞证

患者姓名：黎某。

性别：女。

出生日期：1985年8月。

就诊日期：2016年5月12日初诊。

发病节气：小满。

主诉：双侧乳房胀痛2月。

现病史：患者2个月前出现双侧乳房疼痛，以胀痛为主，自诉可扪及硬块，触痛，月经前明显，月经后胀痛缓解，硬块随之减小。末次月经2016年4月16日，周期正常，经量、颜色无异常，现乳房胀痛，烦躁易怒，二便调。

体格检查：舌红，苔薄黄，脉弦数。

辅助检查：乳腺彩超提示双侧乳腺轻度增生。

中医诊断：乳癖。

证候诊断：肝郁气滞。

西医诊断：乳腺增生。

治法：疏肝解郁，理气散结。

处方：丹栀逍遥散加减。

牡丹皮10g	栀子10g	柴胡12g	当归6g
赤芍15g	茯苓15g	炒白术12g	甘草6g
香附15g	郁金15g	牡蛎30g^{（先煎）}	延胡索15g
川楝子15g			

7剂，每日1剂，水煎服。

2017年5月20日二诊：患者诉自觉经后期乳中结节变小，乳胀、乳痛明显减轻，但仍时觉心烦、口干，舌红，苔薄黄，脉弦略数。予上方加黄芩10g，7剂。

2017年6月14日三诊：患者诉服药后，现月经前期，但乳腺胀痛不明显，自觉乳中结节变小，时觉心烦、口干，舌红，苔薄白，脉弦。继予前方加浙贝母15g、瓜蒌皮15g、橘核12g，7剂。

按：经前乳房胀痛，临床上颇为常见。每月行经前后，或正值经期，出现乳房胀痛或乳头胀疼痛，甚至不能触衣者，称为经行乳房胀痛。李东垣云："胸胁作痛，口苦舌干，寒热往来，发呕发吐，四肢满闷淋溲便难，腹中急痛，此肝木之妄行也。窃谓前证若暴怒伤肝血，用小柴胡、芎、归、山栀……若气血俱虚，用六味地黄丸。"《朱小南妇科经验选》云："经前有胸闷乳胀等症状者，十有六七兼有不孕症。盖乳房属胃，乳头属肝，情绪不欢，肝气郁滞，木横克土，所以经前有胸腹胀闷不宽、乳部胀痛等情况，同时往往影响孕育。"以上论述临床可作辨证和治疗的借鉴。

本案患者为青年女性，长期情志不遂，肝气郁结，导致气机阻滞，蕴结于乳房，则乳络经脉阻塞不通，不通则痛故见乳房疼痛；肝气久郁而易于化热，热灼精血，加之气血运行不通即形成乳房肿块。但该病与冲任失调又有直接关系。女子乳头属肝，乳房属胃，脾与胃相表里，肝气宜疏泄条达。若愤怒忧郁，思虑过度，肝脾受损，导致气滞痰凝及血瘀，则出现乳房结块胀痛。其证属肝气郁结，故梁宏正以丹栀逍遥散加减疏肝解郁，兼以清热。本方中柴胡疏肝解郁，使肝气得以调达；当归甘辛苦温，养血和血；白芍酸苦微寒，养血敛阴，柔肝缓急；白术、茯苓健脾去湿，使运化有权，气血有源；香附、郁金加强疏肝理气，延胡索、川楝子理气止痛，牡蛎软坚散结。经治后患者乳房胀痛缓解，仍扪及结节，故三诊时加浙贝母、瓜蒌皮、橘核之品化痰通乳络。诸药合用，使得乳络通而不痛。梁氏经验，本证多为肝气郁结，经脉气滞，或肝肾精血不足，而以肝郁气滞为多。前者如本案，后者则梁宏正多用《医宗己任编》的滋水清肝汤治之。

阴痒案（干燥性外阴炎）

医案：气郁阴虚证

患者姓名：潘某。

性别：女。

出生日期：1978年6月22日。

就诊日期：2016年1月18日初诊。

发病节气：大寒。

主诉：外阴瘙痒2月余。

现病史：患者 2 个多月前开始出现全身皮肤瘙痒，外阴股部瘙痒难忍，于妇科门诊治疗多次无效而来诊，诉伴月经不畅，量少而淡暗。

体格检查：面色少华，眼圈暗黑，股臀皮肤干燥，全身无皮疹。舌淡暗，稍瘦小，舌苔白薄，脉沉细。

辅助检查：妇科白带常规未见异常。

中医诊断：阴痒。

证候诊断：气郁阴虚。

西医诊断：干燥性外阴炎。

治法：理气开郁，滋阴润燥。

处方：六味地黄汤合二至丸、四逆散加减。

熟地黄 15g	山茱萸 12g	怀山药 15g	牡丹皮 12g
茯苓 10g	泽泻 10g	女贞子 10g	墨旱莲 10g
枸杞子 15g	覆盆子 15g	当归 9g	柴胡 12g
枳实 12g	白芍 12g	炙甘草 10g	

4 剂，每日 1 剂，水煎服。

2016 年 1 月 22 日二诊：患者阴痒明显减轻，脉沉细弦，舌象同前。守前法，上方再进 4 剂。

2016 年 1 月 27 日三诊：洗浴后患者轻微瘙痒，无余不适，眼圈暗黑明显减退，舌脉同前。再予上方 5 剂巩固。

按：妇女外阴及阴道瘙痒，甚则痒痛难忍，坐卧不宁，或伴带下增多者，称为"阴痒"，亦称"阴门瘙痒"，相当于西医学的"外阴瘙痒症""外阴炎""阴道炎""外阴营养不良"。《肘后备急方》首载了治疗"阴痒汁出""阴痒生疮"的方药。《诸病源候论》曰："妇人阴痒，是虫食所为……其虫作势，微则痒，重者乃痛。"又曰："肾荣于阴器，肾气虚……为风邪所乘，邪客腠理，而正气不泄，邪正相干，在于皮肤故痒。"薛己认为妇人阴痒与肝经密切相关，列有肝脾郁怒、肝脾气虚、湿热下注等证候，分别予龙胆泻肝汤、逍遥散、归脾汤、小柴胡汤等加减治疗，外以桃仁膏、雄黄等杀虫。《医学准绳六要》主张"阴中痒，亦是肝家湿热，泻肝汤妙"，同时又指出"瘦人燥痒属阴虚"。以上论述临床可作辨证和治疗的借鉴。

本例阴痒，在妇科门诊治疗多次，予内服用药和局部浸泡无效，妇科检查、白带检查无异常，当考虑非外邪或内生湿热所致，而是肝气郁结不舒，络脉不通，肝肾阴虚，精不荣肤所致。肝经绕阴器，肾开窍于二阴，阴虚精不润肤，以阴部为重，肝气郁结，不达阴器，着重此二机立法处方司药，当见显效。梁宏正拟理气开郁、滋阴润燥之法，予六味地黄汤合二至丸、四逆散加减而收效。

（易咏希整理）

第九节　杂病医案

口疮案四则（口腔溃疡）

医案一：脾虚湿热内蕴证

患者姓名：李某。

性别：女。

出生日期：1965 年 8 月。

就诊日期：2015 年 5 月 26 日初诊。

发病节气：小满。

主诉：反复口腔溃疡疼痛 3 月。

现病史：患者反复口腔黏膜、舌边溃疡疼痛 3 个月，曾应用双料喉风散、口服维生素等治疗，溃疡面渐增大，疼痛难忍，严重影响进食，说话含糊不清，溃疡面需 10 余天方能消失，但此起彼伏，缠绵不愈，甚是烦恼。刻诊：右侧舌边、左侧唇边黏膜见米粒大小溃疡面 2 个，边缘黏膜红且隆起，溃疡基底部有一层白色脓苔，触痛明显。患者自诉整日心烦气躁，纳眠差，口干，疲倦纳呆，小便黄，大便溏。

体格检查：舌红，苔薄黄腻，脉弦细。

中医诊断：口疮。

证候诊断：脾虚湿热内蕴。

西医诊断：复发性口腔溃疡。

治法：清热祛湿，健脾益气，平调寒热。

处方：甘草泻心汤加味。

甘草 10g	炙甘草 6g	法半夏 12g	黄芩 12g
黄连 6g	干姜 5g	太子参 15g	大枣 15g
麦冬 15g	石斛 15g	怀山药 15g	莲子 20g
牡丹皮 12g			

5 剂，每日 1 剂，水煎服。

2017 年 6 月 1 日二诊：患者诉口服 3 剂后口疼痛明显减轻，现溃疡面变平，触之不痛，仍倦怠乏力，胃纳、纳眠好转，舌红，苔薄黄，脉弦细。效不更方，继续守上方 5 剂。药后 1 个月随诊，患者诸症消失，溃疡未发。

医案二：虚火上炎证

患者姓名：王某。

性别：女。

出生日期：1983 年 5 月。

就诊日期：2016 年 2 月 26 日初诊。

发病节气：雨水。

主诉：口腔溃疡半个月，加重 2 天。

现病史：患者自诉半个月前熬夜加班后出现舌痛，舌尖可见小溃疡，自用漱口水、维生素、双料喉风散后症状稍改善；前日进食燥热食物后舌痛加重，饮水及进食困难，今日前来就诊。刻诊：神清，表情痛苦，诉口唇及舌痛，口唇内壁及舌边两侧散在溃疡面，伴烦躁，乏力，间有胃脘隐痛，食不下，眠差，小便黄，大便干。

既往史：既往有反复口舌溃疡发作史及慢性浅表性胃炎病史。

体格检查：口唇内壁及舌边两侧见散在白色溃疡面，触痛明显。腹软，剑突下轻压痛，余无压痛及反跳痛。舌质红，苔少，脉弦细数。

辅助检查：2016 年 1 月 8 日电子胃经示慢性浅表性胃炎伴糜烂。

中医诊断：口疮。

证候诊断：虚火上炎。

西医诊断：口腔溃疡。

治法：滋阴降火。

处方：玉女煎加味。

石膏 30g(先煎)	熟地黄 30g	麦冬 15g	知母 10g
牛膝 15g	栀子 10g	百合 10g	蝉蜕 5g

3 剂，每日 1 剂，水煎服。

2016 年 6 月 9 日二诊：患者诉口腔及舌痛大减，口腔溃疡面缩小，大便调，舌质红，苔少，脉弦滑。守上方，再服 3 剂，后症状好转。

医案三：肾阳不足，虚火上炎证

患者姓名：张某。

性别：男。

出生日期：1955 年 1 月 10 日。

就诊日期：2015 年 3 月 4 日初诊。

发病节气：惊蛰前。

主诉：反复口腔溃疡 3 年余，再发 3 天。

现病史：患者 3 年余前开始反复出现口腔溃疡，上腭、下腭、舌尖、颊部均有分布，大者如豆大，疼痛明显，自服西药及清热解毒类中成药可以逐渐愈合，但反复发作，吃葱蒜则加重，3 天前再次复发，自服复方黄芩片无效，遂来就诊。刻诊：口腔黏膜、舌尖有溃疡 4 处，疼痛明显，无口干口苦，进食少，眠一般，小便稍黄，大便偏溏。

既往史：有颈椎病病史多年。

体格检查：口腔黏膜及舌尖见大小不等溃疡 4 处，溃疡中心色淡，周围稍红，压痛明显。舌质淡嫩，苔薄白，脉沉细。

中医诊断：口疮。

证候诊断：肾阳不足，虚火上炎。

西医诊断：复发性口腔溃疡。

治法：扶阳镇阴，潜阳泻火。

处方：三才封髓丹合潜阳丹加减。

制附子 8g	龟甲 15g	黄柏 12g	砂仁 8g
太子参 12g	麦冬 15g	熟地黄 15g	生地黄 15g
炙甘草 8g			

6 剂，每日 1 剂，水煎服。

2015 年 3 月 10 日二诊：服上药后患者口腔溃疡明显好转，1 个已愈合，余溃疡面显著缩小，疼痛缓解，稍觉口干，故守上方加石斛 15g，再进 6 剂以巩固疗效。

医案四：阳虚阴火证

患者姓名：覃某。

性别：男。

出生日期：1956 年 7 月 2 日。

就诊日期：2015 年 6 月 8 日初诊。

发病节气：芒种后。

主诉：口腔溃疡 2 月余。

现病史：患者 2 个多月前出现口腔溃疡，无疼痛，面色淡白，大便量少。

体格检查：舌红苔黄腻，脉缓、沉弱。

中医诊断：口疮。

证候诊断：阳虚阴火。

西医诊断：口腔溃疡。

治法：温肾阳，养肺阴。

处方：引火汤合潜阳丹加减。

制附子6g^{（先煎）}　黄柏15g　　　龟甲15g　　　炙甘草8g

砂仁8g　　　　天冬15g　　　麦冬15g　　　熟地黄30g

牛膝15g　　　五味子5g

3剂，每日1剂，水煎服。

2015年6月12日二诊：患者诉口腔溃疡好转，舌脉同前，继以上方3剂。

2015年6月25日三诊：患者诉口腔溃疡继续减少，予上方加茯苓5剂。

2015年7月20日四诊：患者诉口腔溃疡基本缓解，口干，予上方合知柏地黄汤加减。

制附子6g^{（先煎）}　黄柏15g　　　龟甲15g^{（先煎）}　炙甘草8g

砂仁6g　　　　天冬15g　　　麦冬15g　　　牛膝15g

茯苓15g　　　石斛15g　　　玄参15g　　　知母12g

生地黄15g　　怀山药15g　　山茱萸15g　　牡丹皮12g

泽泻15g

3剂，每日1剂，水煎服。

按：复发性口腔溃疡是口腔黏膜常见的溃疡性损害，临床症状是唇、舌、颊等处口腔黏膜出现疼痛性大小不等的溃疡，单发或多发，大多此起彼伏、缠绵难愈。本病发作率甚高，目前西医学认为其与炎症感染、变态反应、内分泌紊乱、妇女月经周期、维生素缺乏等有关，但缺乏特效的治疗药物。中医学素称本病为"复发性口疮"，属"口糜""口疳"等范畴。究其发病机制，如《医宗金鉴》所载："大人口破分虚实，艳红为实淡红虚；实则满口烂斑肿，虚白不肿点微稀。"其注："此证名曰口疮，有虚火实火之分。虚火者，色淡红，满口白斑微点，甚者陷露龟纹，脉虚不渴，此因思虑太过，多醒少睡，以致心肾不交，虚火上炎……实火者，色艳红，满口烂斑，甚者腮舌俱肿，脉实口干，此因过食膏粱厚味，醇酒炙煿，以致心、脾实火妄动。"而"口糜"一项中曰："口糜阴虚阳火成，膀胱湿水溢脾经；湿与热瘀熏胃口，满口糜烂色红疼。"其注云："此证由阳旺阴虚，膀胱湿水泛溢脾经，湿与热瘀，郁久则化为热，热气熏蒸胃口，以致满口糜烂，甚于口疮，色红作痛，甚则连及咽喉，不能饮食。"以上有关口疮、口糜之论述，认为此病的发病原因、病机多为火热上炎，并有虚实之分。其中，实者多因心脾积热，或肝郁心火亢盛，上炎口咽，或脾湿内蕴，久郁化热，循经上熏所致；亦有因长期便秘，大肠燥热，阳明经热上攻，以致病作者。虚者则因阴虚内热之体，或久病阴伤，阴虚内热，虚火上炎而成；又有因劳倦伤脾，运化有失，水湿停留，湿浊上蒸，烁灼口腔而成；亦有眠差烦躁，心肾不交，水不制火，虚火上犯所成者。此病所涉脏腑分别为心、肝、脾、肾、膀胱、大肠、小肠等。此病的症状分虚实，主要以口疮溃疡之形态、颜色以作鉴别，如颜色鲜红、满口烂斑、红肿热痛者多为实证；而颜色淡红或肿点稀微，疼痛不甚者，多为虚证。此外，舌象、脉象亦各有虚实之辨，临证时宜仔细辨别清楚。具体治疗上，该病多分型治之。如心火上炎，治宜清心泻火、凉血止痛，方用导赤散、黄连解毒汤、泻心汤；脾胃湿热者，治宜清热祛湿、泻火止痛，方用泻黄散、凉膈散；如因大便秘结引起者，治宜清泻阳明实热，方用大承气汤、小承气汤、调胃承气汤或凉膈散；脾虚湿困者，治宜益气健脾、化湿清热，方用七味白术散、连理汤；阴虚火旺者，治宜滋阴降火，方用知柏地黄汤；胃阴虚火者，治宜益胃汤、沙参麦冬汤等。总之，该病宜在清降实、虚火基础上，辨证施治为准则。只要用药恰当，坚持治疗，大多数口腔溃疡都可以治愈。

医案一患者，有反复口腔溃疡史，口腔黏膜和舌边溃疡疼痛3个月，此起彼伏，缠绵不愈，疼痛难忍，虽经治疗，效果欠佳，伴见疲倦、烦躁、眠差、纳呆、口干。分析本患者，年过七七，脏腑功能衰退，疲倦纳呆、大便溏稀为脾虚不健之证；心烦气躁、眠差、口干、小便黄短又为内有郁热之邪，舌红、苔黄腻、脉弦细则为内蕴湿热、阴分不足之征。究其病因病机，当为脾失健运水谷精微之能。脾虚聚湿酿热而致中焦气机受阻，湿热之邪腐灼口腔是其发病的主要因素。脾胃虚弱则是其反复发作的内在基础。虚实夹杂、寒热错杂是本病的根本病机。根据本病机因复杂，针对其虚实寒热夹杂的本质，梁宏正治以清热祛湿、健脾益气、平调寒热之法，予甘草泻心汤加味治之。甘草泻心汤原为《伤寒论》治疗痞证的五泻心汤之一，针对寒热错杂、脾胃气虚、痞塞中焦的病机而设，功能和中降逆、扶中消痞。该方今用于此医案，方中甘草、炙甘草清热解毒祛邪，并修复溃疡，同时健脾益气以扶正；黄芩、黄连苦寒降泄，可清降上逆之火邪；干姜、法半夏辛温开散，可燥湿散寒；太子参、怀山药、莲子、大枣补中益气，健脾扶正以固本；石斛、牡丹皮养阴清热凉血。诸药合用，清热解毒、降逆泻火与甘温健中、散寒除湿并用，具有标本兼治之功。药进5剂，效果明显，患者口腔溃疡面变平复，疼痛明显减轻，虽触之亦仅有少许痛感，胃纳、睡眠好转，仍疲乏。效不更方，原方继进5剂，药后病愈。

医案二患者，因熬夜兼进食燥热食物后口舌溃疡疼痛加剧，伴见烦躁、乏力，眠纳欠佳，大便干小便黄。患者每发因疼痛影响饮水进食，甚为痛苦。审视诸症，患者原有慢性浅表性胃炎病史，脾胃素虚之体，加之熬夜耗伤阴液，胃阴本已不足，又进食燥热食物诱发宿疾。症见乏力、纳差；胃阴虚火旺，虚火上炎，故烦躁、寐差、便干溲黄；舌质红、苔少、脉弦细数，为阴虚火旺之征。四诊合参，辨证为胃阴不足，虚火上炎，灼熏口舌所致。正如《医宗金鉴》谓：口糜主要由阳旺阴虚，湿水泛溢脾经，湿与热瘀，郁久则化热，热灼胃口，以致糜烂，甚于口疮。其治宜滋阴降火、清热透邪止痛，方选用玉女煎加味。玉女煎方出自《景岳全书》，由熟地黄、知母、牛膝、麦冬、石膏组成，具有清胃滋阴的功效，主治水亏火盛、少阴不足、阳明有余之证，对烦热干渴、头痛、牙痛、牙龈出血、口疮、口糜等病证，设之最宜。本例因肾阴不足，水不制火，炎盛循经上攻，虚火燔灼，则口疮反复，故以之为主方。其中石膏、知母清解阳明肺胃有余之火；熟地黄、百合、麦冬以滋阴液生津；牛膝导阴火下行以降炎上之火；栀子泻胆火、凉血；加蝉蜕一味，以轻透热邪外出。关于蝉蜕之运用治疗口腔诸症，如牙痛、口糜、舌疮等，乃梁宏正之用药心得之一。其原理为：经云饮入于胃，上归于肺，谷入于胃，乃传之肺。是饮食虽殊，皆由肺气之通调，皆禀肺气以传化。蝉蜕能转透肺胃之蕴热。临床欲透肺胃之热邪者，皆可灵活应用其此效能。诸药共用，标本兼顾，虚实兼治，补泻并投，使热撤阴存，水火均平，故初诊即起效明显。复诊时，患者口腔及舌痛大减，口腔溃疡面缩小。效不更方，守上方再进3剂，以清肃余邪而收全功。

医案三患者，此为反复口腔溃疡3年以上的患者，其发病特点为顽固缠绵，且口腔溃疡点面广泛多发，疼痛明显。然其虽疼痛明显，却无口干口苦，而有胃纳食少不振、大便偏溏。细分析其病因病机，显为久病屡进西药及清热解毒寒凉药物，致脾胃阳气受伤，故出现纳少便溏。又视其口腔及舌尖大小不等之4处溃疡，均色淡边红，诚如《医宗金鉴》所说"大人口破分虚实，艳红为实淡红虚"，患者所患溃疡实为虚火上炎所致，而舌质淡嫩、苔薄白、脉沉细亦为脾肾阳虚不足之征。究其病机，当为久病体弱，复服寒凉之药伤阳，脾肾阳虚，虚火上炎，灼伤口舌黏膜所致。其治予扶阳镇阴、潜阳泻火，方用三才封髓丹合潜阳丹。三才封髓丹来源于《卫生宝鉴》，方由人参、天冬、熟地黄、黄柏、砂仁、甘草组成，方中人参补脾益气，天冬滋阴补肺生水，熟地黄补肾滋阴，黄柏坚阴泻火，砂仁醒脾伏火，甘草缓和诸药，全方功用固精封髓、泻火坚阴，用于阴虚火旺、相火妄动。封髓丹出自清代医家郑钦安的《医理真传》，由黄柏、砂仁、甘草组成。其中黄柏味苦入心肾，甘草伏火，调和上下；砂仁之辛合甘草，辛甘化阳。本案二方结合，阴阳化合，以潜降上浮之命门之火；水火既济，心肾相交，达到引火归原的目的。二诊时已取得明显的临床疗效，患者口腔溃疡已明显好转，其一已愈合，余者溃疡面显著缩小，疼痛基本缓解，唯余口稍干，故守上方加石斛15g，嘱进6剂，以巩固疗效，至病愈停药。

本案能体现阴火上僭之治疗方法。火神派郑钦安最重阴阳之辨证，其强调"阳主阴从，阳统乎阴"，"阳气若伤，群阴即起，阴气过盛，即能逼出元阳，元阳上奔，即随人身之脏腑经络虚处便发"。此"虚处便发"泛指大凡口腔溃疡、牙痛、鼻炎、目疾等孔窍之疾，其大都与"阴火上僭"有关，所以临床要从患者的症状和四诊中探求"阴火"之征象，从根本上调治。案中运用的生地黄、熟地黄、麦冬等，乃取"阴中求阳"之意，又宜细心体会。

第四案患者口腔溃疡持续发作2个多月，但无疼痛感，除面色㿠白、大便量少外，余无大不适。口疮一证，临床可分虚实，如属虚者，多由素体阴虚，或久病伤阴，或劳倦过度，以伤阴液，而生内热虚火，虚火上炎，烁灼口腔黏膜而致。今患者口腔溃疡持续不愈，不痛，面白，脉沉缓弱，显为体质阳虚阴火所致。其舌红苔黄腻，又与内蕴郁热、脾肾亏虚、湿浊内生有关，可辨为阳虚阴火、虚实夹杂，治宜温肾养阴、降火坚阴，方用引火汤合潜阳丹加减治之。其中引火汤出自清代陈士铎《辨证奇闻·卷三·咽喉门》，书中载："咽喉肿痛，日轻夜重，亦成蛾如阳症，但不甚痛……此火因水亏，火无可藏，上冲咽喉，宜大补肾水，加补火，以引火归藏，上热自愈。"引火汤能治一切肾水亏、龙火浮越之证。方用熟地黄重用为君，以滋补肾水；天冬、麦冬、五味子为佐，滋补肺金，意为金水相资；巴戟天补而能润，可以"补其火，而又不烁其水"，牛膝引火下行，使水火既济，更加茯苓前导，则水火同趋，共安于肾宫，再合上潜阳丹以潜制上越之虚火。全方共起引火归原、滋水济火之功效。二诊时患者口腔溃疡好转，继以上方再服。患者三、四诊后，口腔溃疡基本痊愈，予前方合上知柏地黄汤以巩固疗效。

梁宏正认为，口腔溃疡之病，古代医家亦留下许多值得借鉴的经验，其中以清代《罗氏会约医镜·卷六杂症·论口病》最为中肯。其言："元参散，治三焦火甚，口舌生疮；甘露饮，治胃热口疮；竹叶石膏汤，治胃火、口舌生疮、口渴便结；龙胆泻肝汤，治心肝火邪上攻，口舌疮痛，及舌目而硬；二阴煎，治劳伤，心脾火发上炎，口舌生疮。"其病因种种，虚实寒热夹杂，临床均宜一一细辨，方致无误。如属肾阴不足，虚火上炎，龙火上浮而发病者，本案即是也。

此外，口腔溃疡还可以用外治法，如以青黛粉、冰硼散等外涂；五倍子、金银花、蒲公英煎水含漱均可起辅助治疗之功用。

舌痛案

医案：阴火上冲证

患者姓名：李某。

性别：女。

年龄：49 岁。

就诊日期：2015 年 5 月 6 日初诊。

发病节气：立夏。

主诉：反复舌痛 3 年余。

现病史：患者 3 年余前无明显诱因开始出现舌痛，以左侧舌边为主，每逢经期加重，局部无溃疡及红肿等，曾在外院考虑为"舌咽神经痛"，予以口服西药（具体不详），效果不佳，现仍间中有舌痛不适，呈发作性，每次持续数十秒，呈针刺样痛感，夜间为甚，伴口干，影响进食，夜寐差，小便调，大便偏干。

体格检查：体型消瘦，口腔、舌部均无溃疡、红肿等。舌稍红，少苔，脉细数。

中医诊断：舌痛。

证候诊断：阴火上冲。

西医诊断：舌炎。

治法：滋阴补肾，引火归原。

处方：引火汤加减。

生地黄 20g	熟地黄 20g	盐巴戟天 15g	天冬 15g
麦冬 15g	盐牛膝 15g	茯苓 15g	五味子 5g
石斛 10g	太子参 10g		

5 剂，每日 1 剂，水煎服。

2015 年 5 月 11 日二诊：患者舌痛症状明显减轻，发作次数减少，舌红，少苔，脉细，守上方加沙参 15g、玉竹 15g，再进 7 剂。

2015 年 5 月 18 日三诊：患者舌痛基本消失，舌稍红，苔薄少，脉细，予麦味地黄汤 7 剂巩固疗效。

按：本例患者反复舌痛 3 年余，发作时疼痛以左侧为甚，虽经西药治疗，但效果欠佳，就诊时舌仍疼痛时发。本病西医学称为舌炎，其包括舌体疼痛、舌根黏膜扁桃体炎、舌背上皲裂或红斑等。本病在中医学归属于"舌痛""舌裂""紫舌胀""舌剥"等范畴，其中舌痛宜分虚实，实证多因心火上凌，虚证多阴虚火旺，至于紫舌胀，则如《医宗金鉴》所说，"紫舌胀属心经火，热盛血壅肿硬疼，舌肿满口宜针刺，血色紫重色红轻"，亦因心经火生血壅，以致舌肿满口，坚硬疼痛。分析本案患者，除舌痛外，其病发夜间为甚，伴口干、夜寐差、大便偏干，显为阴虚内热，阴火上冲引起，而舌红、苔少、脉细数，亦为阴火之征。此火不可轻泻，唯用滋阴补肾、引火归原方为治疗之不二法门，梁宏正予以清代医家陈士铎《辨证录》之引火汤加减治疗。方中生熟二地、天麦二冬大补肺肾阴液，茯苓、五味子宁心安神，怀牛膝以引火下行，再加上三才丸、石斛以益气养阴，巴戟天以补肾温阳以从阴中求阳，全方共起滋阴补肾、引火归原之效。二诊时患者诉舌痛症状明显减轻，每天发作次数减少，舌红，少苔，脉细，守上方加沙参、玉竹再进，大补肺肾之水，清滋胃液，从而达水旺则火自制。由于药证合拍，患者3年余顽疾终愈，疗效令人满意。

梁宏正指出："舌痛"一症临床多见，但反复迁延3年余难愈者确属罕见。考舌为心之苗，又为胃之本，且肾脉夹咽喉，贯舌本，散舌下，故舌痛与心、胃、肾等脏密切相关。而本病多以实火、虚热为多见，其中实者多见于心、胃、大肠热盛；虚者多见于胃阴、肾水不足，水不济火，阴火上冲。本例即为肾阴亏虚，阴火内生上炎所致，故方用引火汤合三才丸加味治之。本病治法还可结合外用，如冰硼散、西瓜霜等外用消肿止痛、生肌，或用金银花、黄芩、淡竹叶、灯心球等煎液含漱，均可起辅助治疗作用。久病反复难愈者，还当注意生活起居饮食等因素的影响。只要坚持治疗，大都可以治愈。

牙痛案二则

医案一：肺胃热盛证

患者姓名：林某。

性别：男。

出生日期：1969年3月20日。

就诊日期：2017年3月24日初诊。

发病节气：春分后。

主诉：左侧牙痛1周。

现病史：患者1周前开始出现牙痛，伴四肢麻痹不适，曾行艾灸治疗，四肢屈伸不利，行走不稳，大便干结，小便尚可。

既往史：脑梗死后遗症病史。

体格检查：体型消瘦。舌红，苔黄腻，脉弱。

中医诊断：牙痛。

证候诊断：肺胃热盛。

西医诊断：牙龈炎。

治法：清泄肺胃。

处方：白虎汤合清胃散加味。

| 石膏30g | 甘草6g | 知母12g | 生地黄30g |

| 玄参 15g | 麦冬 15g | 升麻 10g | 黄连 6g |
| 牡丹皮 12g | 延胡索 15g | | |

5 剂，每日 1 剂，水煎服。

患者未予复诊，电话随访，症状痊愈。

按：牙周炎，是牙周组织的慢性进行性炎症。中医学根据其出现的临床症状特点，将之列入"齿衄""牙宣""牙疳"范畴。其中齿衄以牙龈出血为主，牙宣多指牙龈萎缩，而龈腐烂口臭者则为牙疳。中医学认为，牙痛之病多为恣食辛辣刺激之品，胃肠积热，内外合邪，伤于阳明之络而发病；也有素体阴虚，或肾胃阴虚火旺，虚热上攻而导致本病的发生。

本例患者牙痛 1 周，有脑梗死后遗症病史，形质消瘦，四肢屈伸不利并麻痹不适，显本质亏虚。但其牙痛急发，大便干结，舌红苔黄腻，当为阳明火盛，胃经实火所致。正如李东垣云："齿者肾之标，口者脾之窍，诸经多有会于口者。下龈乃手阳明大肠脉之所过，恶热饮而喜寒。上龈乃足阳明胃脉之所贯，喜热饮而恶寒。牙者肾之标，实则坚牢，虚则浮动，热则袒动，作痛不已。"本病之牙痛，实属急发的标实证。故其虽脉弱久病之虚体，仍宜急则治其标，治宜采取清泄肺胃、凉营止痛，方用白虎汤合清胃散加味。其中白虎汤清阳明气分热，《类聚方广义》载白虎汤"治齿牙疼痛口舌干而渴者。"清胃散能清胃泻火凉营。二方配合，能清泄肺胃之火，凉营清气络。方中并加延胡索一味，其气味辛苦、温，入手足太阴经，《东垣先生用药心法》中将其作为诸经向导药之一。此药在方中除有镇痛作用外，还可利气血、通经络，针对正虚邪阻的作用，此亦方中动态平衡协调的方法。由于方证相应，患者药后即取痛止病愈之效。梁宏正指出，本病例之正虚邪实，脉症不符，临床上遇此类患者，当审症的确，舍脉从症，治疗上标本缓急当判别清晰，如本例之脉弱，考虑为中风后脉络瘀阻所致，故辨证分析时尤须抓主要矛盾，以采取恰当治疗措施。

医案二：肾阴虚火旺证

患者姓名：莫某。

性别：女。

出生日期：1949 年 5 月。

就诊日期：2016 年 5 月 20 日初诊。

发病节气：小满。

主诉：右侧牙龈肿痛反复半月。

现病史：患者于半月前无明显诱因出现右侧牙龈肿痛，曾到牙科诊所诊治，给予替硝唑及头孢克洛口服治疗 3 天，牙龈肿痛缓解，但未痊愈，近半月来自觉牙痛时作，缠绵难愈，故来就诊。刻诊：牙浮而痛，夜间明显，伴腰酸，烦躁失眠，夜尿频。

体格检查：臼齿轻度肿胀。舌尖红，苔少，脉弦细数。

中医诊断：牙痛。

证候诊断：肾阴虚火旺。

西医诊断：牙周炎。

治法：滋阴清热，泻火止痛。

处方：知柏地黄汤加味。

知母 12g	黄柏 10g	山茱萸 12g	生地黄 20g
怀山药 15g	茯苓 15g	牡丹皮 10g	泽泻 10g
枸杞子 15g	菟丝子 15g	牛膝 12g	补骨脂 15g
龙骨 30g^{（先煎）}	牡蛎 30g^{（先煎）}		

5 剂，每日 1 剂，水煎服。

2015 年 5 月 26 日二诊：患者诉牙痛稍缓解，夜间可入睡，仍腰酸，夜 1～2 次，舌淡红，苔少，脉细。处方：在上方基础上加续断 15g、狗脊 15g，5 剂。

2015 年 5 月 31 日三诊：服上方 5 剂后，患者自觉牙痛缓解明显，白天无发作，夜间时觉牙龈隐痛，但不影响睡眠，舌淡红，苔少，脉细。效不更方，继续守上方 5 剂以巩固。

按：牙痛是一种常见的临床症状，一般指由牙齿或牙周疾患引发的疼痛。中医学多从整体观念出发，认为牙痛多与脏腑功能失调或外邪浸淫有关，临床上将牙痛分为风火牙痛、胃火牙痛、肾虚牙痛、虫蛀牙痛、正虚邪恋牙痛等证型。本例女性年老患者，年过六旬，属肾脏本虚之体。今症见牙浮而痛半月，经治未愈，夜痛明显，腰疼尿频，且有云"肾主骨，齿为骨之余"，故本患者显属肾虚不足；烦躁失眠，乃虚火上炎之象；舌尖红、苔少、脉弦细数，为阴虚火旺之舌脉。四诊合参，其辨证为肾阴不足，虚火上炎，治疗宜滋阴清热、泻火止痛，以知柏地黄汤加味治之。本案方中以生地黄易熟地黄，重在养阴清热；知母、黄柏泻肾中伏火；枸杞子、菟丝子补肾精之不足；怀牛膝引火下行兼壮筋骨；龙骨、牡蛎滋阴镇潜；尤其补骨脂一味，《开宝本草》谓其"气味辛、温、无毒，主五劳七伤，风虚冷，骨髓伤败，肾冷精流"，本例患者亦可视为骨齿髓伤，故用之以起修补骨髓的作用。诸药合用，共起滋阴补肾强骨髓、清热泻火止疼痛之效。

复诊时，患者牙痛缓解，夜能入睡，舌淡红，苔少，脉细，药已见效。因其仍腰酸，故予上方加续断、狗脊加强补肾强骨之功能。三诊时患者诸症基本好转，效不更方，故予上方 5 剂以作巩固。

梁宏正认为，牙痛一证，实者多责之于胃，虚者多关于肾。肾之虚有阳虚、阴虚之分，阴虚即如本病例之应用，并可辨证使用封髓丹、引火汤等处方以滋肾阴、降虚火。李东垣用药心法认为"通经用此药为使，更有何病到膏肓"，故临证时还可视其病变部位应用引经报使药以加强疗效。如阳明经病，上齿痛加升麻，下齿痛加白芷、石膏；少阴肾经者，加细辛、骨碎补等。

梅核气案二则

医案一：痰气交阻证

患者姓名：曾某。

性别：女。

出生日期：1950 年 4 月。

就诊日期：2016 年 4 月 11 日初诊。

发病节气：春分后。

主诉：喉部不适 2 周。

现病史：患者于 2 周前开始出现咽喉部不适，自觉喉中有痰，难以吐出，气短乏力，间中腹胀，胃纳尚可，眠差，二便尚可。

体格检查：咽部稍充血。舌淡红，苔薄白，脉弦细。

中医诊断：梅核气。

证候诊断：痰气交阻。

西医诊断：咽炎。

治法：行气散结，降逆化痰，养阴利咽。

处方：半夏厚朴汤合沙参麦冬汤、甘桔汤加味。

法半夏 15g	厚朴 12g	茯苓 15g	紫苏梗 15g
陈皮 6g	竹茹 10g	枳实 12g	甘草 6g
沙参 15g	麦冬 12g	桔梗 15g	木蝴蝶 15g

14 剂，每日 1 剂，水煎服。

2016 年 4 月 24 日二诊：患者自觉上症较前明显改善，予上方加玉竹 15g、石斛 15g，14 剂。

按：本案疾病属中医学"梅核气"范畴。梅核气又称咽部异感症，亦称咽神经症，是耳鼻喉科临床常见的主诉症状之一。其共同表现为自觉咽喉中有异物感，形似咽中有炙脔梗介黏附，咯之不出，咽之不下，又如有梅核样物于其中，故有梅核气之称。此系妇女常见之症，男子亦间有之。究其因，多为情志所伤，肝为郁结，循经上逆，结于咽喉；或脾运不健，津结成痰，痰气互结，阻于咽喉而成。本例患者，咽喉不适，自觉喉中有痰，难以吐出，显为痰气互结；气短乏力、腹胀，又为脾虚不运所致；结合咽部检查，考虑有慢性咽炎存在。咽部充血、舌淡红、苔薄白、脉弦细，又符合久病肺阴亏耗、阴津两伤之征。其治则采取降逆化痰、行气散结、养阴利咽之法，方用半夏厚朴汤合沙参麦冬汤、甘桔汤加味治之。半夏厚朴汤其用如《金匮要略》所说："妇人咽中如有炙脔，半夏厚朴汤主之。"《三因极一病证方论》云其"治喜怒不节，忧思兼并，多生悲恐，或时振惊，致脏气不平，憎寒发热，心腹胀满，傍冲两胁，上塞咽喉，有如炙脔，吐咽不下"。本方兼能广泛用于脏气不平或诸气不调而作痛的多种疾病，甚或精神类疾病等。本方主要药物为半夏、厚朴，主起"治痰必以顺气为先，气顺则痰自降"的功效。沙参麦冬汤益肺气，补阴津。甘桔汤清咽化痰。全方共起降逆化痰、解郁散结、益气养阴之效。由于辨证准确，药后患者喉咽部症状明显改善，故二诊时继续予上方加玉竹、石斛二药，增强养阴以巩固治疗效果。

梁宏正指出，梅核气一证，多与七情有关，临床上患者思虑、恼怒每多诱发。如遇上气郁明显者，可合用越鞠丸，或加八月札、佛手、郁金等疏肝理气治之。在治疗本病过程中，必须注意配合精神疗法，以安抚、排解患者思想负担，使之释怀，这样更有利于治疗，取得更好的治疗效果。

医案二：痰气郁结，经脉痹阻证

患者姓名：苏某。

性别：女。

出生日期：1966年2月3日。

就诊日期：2016年10月17日初诊。

发病节气：寒露后。

主诉：咽部异物感1周。

现病史：患者自觉咽部异物感，喉中有痰，难以咯出，左侧颈部不适，转侧不利，左手指麻痹不适，无疼痛，纳眠一般，二便尚可。

既往史：既往颈椎病病史。

体格检查：咽无充血。舌红，苔薄黄，脉弦滑。

中医诊断：①梅核气。②项痹。

证候诊断：痰气郁结，经脉痹阻。

西医诊断：①咽炎。②颈椎病。

治法：化痰行气解郁。

处方：小柴胡汤合温胆汤加减。

柴胡 15g	党参 15g	黄芩 12g	甘草 6g
法半夏 12g	大枣 12g	茯苓 15g	陈皮 10g
竹茹 10g	枳实 12g	葛根 30g	丝瓜络 15g

5 剂，每日 1 剂，水煎服。

二诊：患者诉上症较前明显缓解，续守上方 3 剂。

按：本案根据患者咽部异物感，喉中自觉有痰，而难以咯出，符合梅核气表现，可诊断为"梅核气"；又根据其既往有颈椎病病史，今左侧颈部不适，转侧不利，且兼有左手指麻痹不适症状，其第二诊断"项痹"遂亦成立。证候诊断为痰气郁结、经脉痹阻，治宜化痰解郁、行气通络，予小柴胡汤合温胆汤加减治之。患者咽喉不适，咽中有痰，舌红，苔薄黄，脉弦滑，为痰阻化热之象，予柴芩温胆汤以清热疏肝、理气涤痰。患者项强肢痹，肢体侧面隶属少阳经脉分野，左手指麻木符合气滞络阻的少阳经病特点。正如《伤寒论》所云："伤寒四五日，身热恶风，颈项强，胁下满，手足温而渴者，小柴胡汤主之。"所以本案之颈项不适，亦为小柴胡汤外症之一。小柴胡汤为和剂代表之重要方剂，其调达枢机、疏调三焦、燮理升降，能治三焦功能失调诸症，只要病机相同，皆可异病同治，其应用机制乃《金匮要略·水气病脉证并治》提示的："阴阳相得，其气乃行；大气一转，其气乃散。"况且咽部亦为三阳经脉交汇之所，故二方组合，能起疏肝理气、化痰通络、缓和降逆之功。方中更加葛根以升津解肌，丝瓜络以通络。其中丝瓜络性味甘平，功效祛风通络、解毒化痰，可应用于风湿痹阻、筋脉拘挛、胸胁疼痛、痈疽疮肿及妇女乳汁不通。本品并能化痰止咳，用于痰多咳嗽。方证合拍，进药 3 剂后，复诊时患者诸症即均较前缓解，故再予上方 5 剂以巩固疗效。

蛇串疮案二则

医案一：湿热毒内盛证

患者姓名：许某。

性别：女。

出生日期：1967 年 10 月 12 日。

就诊日期：2015 年 11 月 25 日初诊。

发病节气：小雪。

主诉：右腰腹簇状皮疹，灼热痛 4 天。

现病史：患者 4 天前出现右腰腹灼热刺痛，后渐出现红色丘疹、小水疱，成簇状，伴小便黄，大便干，口干口苦。

体格检查：右腰腹见成簇状红色皮疹，部分有水疱，疱内有透明液体。舌红，苔黄略厚，脉弦数。

辅助检查：血常规：白细胞 10.3×10^9/L。

中医诊断：蛇串疮。

证候诊断：湿热毒内盛。

西医诊断：带状疱疹。

治法：清热化湿解毒，理气止痛。

处方：

①龙胆泻肝汤合金铃子散、四逆散加减。

龙胆20g	栀子12g	黄芩15g	柴胡12g
车前草15g	生地黄15g	泽泻15g	白通10g
当归5g	枳实15g	白芍15g	延胡索15g
金铃子15g	甘草10g		

5剂，每日1剂，水煎服。

②炉甘石洗剂加青黛粉外涂，每日3次。

2015年12月1日二诊：患者皮疹脱痂，痛感明显减轻，口偏干，舌红，苔白薄干，脉弦细数。予四逆散合金铃子散、二至丸加减。

柴胡12g	枳实15g	白芍15g	生地黄20g
延胡索15g	金铃子15g	桃仁15g	红花5g
女贞子12g	墨旱莲12g	玉竹15g	甘草10g

5剂，每日1剂，水煎服。外用药同上。用药结束后患者诸症悉除。

按：本案患者右腰腹部出现成簇疱疹，色红，灼热刺痛，便干溲黄，口干口苦，舌红，苔黄厚，脉弦数。据此辨为火丹，即蛇串疮，为热毒蕴结肝胆，暴发于肌肉皮肤所致。其治宜清泻肝胆之热毒、凉血消丹止痛，方用龙胆泻肝汤合金铃子散治疗。方证合拍，二诊时即收药到痛减，皮疹消退，部分脱痂之显效。考虑患者腰胁仍有隐痛，脉弦细数，其中人体两胁侧为肝胆经络之分野，口干、脉细为热毒伤阴之象，故改以疏肝理气、活血祛瘀养阴为治则，予四逆散合金铃子散、二至丸加玉竹、桃仁、红花治疗。两诊均配外用青黛粉混合炉甘石洗剂外涂，以清热解毒、凉血收湿。迭经2次治疗，患者诸症悉除，取得较迅速的治疗效果。

带状疱疹为病毒性感染性疾病，其病机多为肝胆热毒蕴结，循经外发于皮肤所致，如邪毒久蕴入血分，则会导致血毒入络，疼痛日久难愈。故治疗此病宜及早治疗，内外合治，越早治疗，截断病势，清除邪毒，效果越佳。

医案二：气虚，气滞血瘀证

患者姓名：梁某。

性别：男。

出生日期：1942 年 2 月。

就诊日期：2015 年 11 月 23 日初诊。

发病节气：霜降。

主诉：左侧胁部、背部疼痛 2 年余。

现病史：患者 2 年余前左侧胁部、背部出现簇状样水疱，灼热疼痛，曾在外院诊断为带状疱疹，经治疗后疱疹消失，但其胁部及背部疱疹地方仍疼痛，痛有定处，呈针刺或烧灼样通，需服用消炎镇痛药止痛方能睡 2 ~ 3 小时。患者曾口服中药治疗，效果欠佳，今日疼痛再发，故来就诊。症见：神清，胁部及背部疼痛，呈针刺样，倦怠乏力，口淡纳差，口干不欲饮，刺痛难以入睡，小便调，大便烂。

既往史：高血压病史 10 余年。否认糖尿病。

体格检查：舌淡暗边有瘀斑，苔白，脉弦涩。

中医诊断：胁痛。

证候诊断：气虚，气滞血瘀。

西医诊断：带状疱疹后遗神经痛。

治法：健脾益气，活血化瘀，行气止痛。

处方：血府逐瘀汤加减。

当归 10g	生地黄 20g	桃仁 12g	红花 10g
枳壳 12g	赤芍 15g	柴胡 10g	甘草 5g
桔梗 10g	川芎 10g	牛膝 10g	黄芪 30g
太子参 15g	延胡索 15g	川楝子 15g	乳香 12g
三七 6g			

7 剂，每日 1 剂，水煎服。

2015 年 12 月 1 日二诊：患者诉疼痛较前明显减轻，夜间疼痛轻时可以入睡，倦怠乏力好转，舌淡暗边有瘀斑，苔白，脉弦涩。守上方 7 剂。

2015 年 12 月 10 日三诊：患者针刺样疼痛大减，无须服用止痛药，仍倦怠，纳少，小便少，大便干，舌淡暗，苔白，脉弦细。处方：在上方基础上减延胡索、川楝子、乳香、三七，加白术 15g、茯苓 20g、砂仁 6g^(后下)。随诊 2 次，共处方 20 剂，药后患者诉无明显疼痛，胃纳改善，精神好转。

按：带状疱疹是由病毒感染引起的急性炎症性皮肤病。其临床上表现以群集性红晕小疱呈带状分布在人体神经单侧，并伴有持续性神经样疼痛为特征。中医学称本病为缠腰火丹、串腰龙、蛇串疮等。正如《医宗金鉴·外科心法要诀》所描述的："缠腰火丹蛇串名，干湿红黄似珠形；肝心脾肺风热湿，缠腰已遍不能生。"其注云："此证俗名蛇串疮，有干湿不同，红黄之异，皆如累累珠形。干者色红赤，形如云片，上起风粟，作痒发热。此属肝心二经风火……湿者色黄白，水泡大小不等，作烂流水，较干者多疼，此属脾肺二经湿热……若腰胁生之，系肝火妄动。"此中已将本病的病因、症状、致病之由描述得非常清楚细致，临床可供辨证参考。临床上，该病的病情常与人体正气盛衰有关，故以正气虚衰的老年人发病为多见。

特别是年老体弱患者，正气不足者，因机体免疫力低下，更易罹患此疾，本案梁姓老年患者即为其例。患者2年前得病，经清热解毒中药并西医抑制病毒药物治疗后，疱疹平复，外症消失。但其遗留胁背部神经痛持续2年多未愈，局部呈针刺或烧灼样痛，痛有定处，夜间为甚，影响睡眠，甚则依靠口服镇痛药止痛，方能勉强睡上二三小时。2年来患者历经治疗，病痛未能解决。析其为体虚年迈之体，邪毒易侵，且久客患处，正虚邪恋，余毒难清，气滞血瘀，不通则痛，遂致难愈。其治宜以扶正祛邪、益气活血化瘀为则。初诊时梁宏正以血府逐瘀汤活血祛瘀、行气止痛，因久病疲乏、纳差、口干而加上黄芪、太子参以益气生津；因痛甚加金铃子散、乳香、三七以行气活血止痛。血府逐瘀汤乃清代王清任《医林改错》之处方，王清任在该书上卷方叙中指出："立血府逐瘀汤，治胸中血府血瘀之症。"而该书记载的血府逐瘀汤所治之症目，排在前面者有头疼、胸痛、胸不任物、胸任重物，即主治胸膈部诸血瘀之证。今案患者，显系胸胁部血瘀所致，故首诊即应用之，结果胸胁疼痛明显得到减轻。三诊时患者疼痛大减，无须服用止痛药亦能入睡，但仍倦怠纳少，故梁宏正在上方基础上减轻止痛药，改加白术、茯苓、砂仁以加强健脾行气之效。其后随诊2次，患者病痛基本痊愈，胃纳、精神恢复。

本例患者之痛，既有久病瘀阻、不痛则痛的原因，又兼老年体衰、气血亏虚、不荣则痛之病机，临床上采用攻补兼施，理气活血以攻实，益气健脾以补虚，故获良效。在具体应用时，梁宏正还常在破瘀通络治疗中加用虫类药如全蝎、蜈蚣等加强镇痛之力，理气药中则运用香类药如降香、木香、檀香、九香虫等，会收效更好。

瘾疹案二则（荨麻疹）

医案一：风热毒盛证

患者姓名：刘某。

性别：女。

出生日期：1975年10月12日。

就诊日期：2016年6月21日初诊。

发病节气：夏至。

主诉：荨麻疹复发 1 年余。

现病史：患者既往有荨麻疹病史 10 年，近 1 年多来皮疹反复发作，皮肤瘙痒难耐，胃纳可，大便可，平素月经尚规律。

既往史：既往荨麻疹病史，辗转省内多家大医院、皮肤病院治疗，病情反复不愈。

体格检查：舌淡红，苔薄黄，脉濡缓。

中医诊断：瘾疹。

证候诊断：风热毒盛。

西医诊断：荨麻疹。

治法：清热解毒，疏风散邪。

处方：普济消毒饮合四味消毒饮加减。

黄芩 15g	甘草 5g	僵蚕 10g	板蓝根 20g
薄荷 10g	黄连 10g	玄参 15g	桔梗 10g
陈皮 5g	柴胡 15g	连翘 15g	牛蒡子 10g
升麻 10g	蒲公英 12g	紫花地丁 12g	金银花 10g
菊花 15g	地肤子 15g	白鲜皮 15g	生地黄 15g
牡丹皮 12g	土茯苓 20g	荆芥 10g	

7 剂，每日 1 剂，水煎服。

2016 年 6 月 29 日二诊：患者诉荨麻疹较前明显减少，瘙痒较前明显减轻，大便日 2 次，眠一般，舌淡红，苔薄黄，脉濡缓。处方：予方加土茯苓 30g、荆芥 12g，7 剂。

按：荨麻疹是一种由变态反应和非变态反应等多种因素，包括动植物性、化学性、物理性、感染性、内分泌失调和精神因素等，引起皮肤黏膜血管发生充血、渗液等皮肤局部水肿性损害的疾病。本病可发生在男女的任何年龄，临床上一般分为急性荨麻疹和慢性荨麻疹两类。本病属中医学"瘾疹""瘙瘾疹""游风""痞瘰"等范畴。关于慢性荨麻疹，中医学认为，其多由情志不遂，肝郁不舒，郁久化热；或因有慢性疾病，平素体弱，阴血不足，阴虚内热，血虚生风；或产后受风；或因皮疹反复发作，气血亏耗，加之风邪外袭，在内不得疏泄，在外不得透达，郁于皮肤腠理之间而发病。由于风为百病之长，善行而数变，易相合其他邪气而致病，而寒热之间又可相互转换，郁久成瘀，常会导致由急性荨麻疹经久不愈变成慢性疾患。《医宗金鉴·外科心法要诀》云："赤白游风如粟形，浮肿焮热痒兼疼；表虚风袭怫郁久，血赤气白热化成。"其已详细将慢性荨麻疹的形态、症状、病因病机简为概括。

本案患者，原属患病反复 10 余年的慢性荨麻疹，但因再发于暑热季节，令病情骤然加重，皮肤瘙痒难以忍受，甚为之困扰。其皮疹散发，部位游走不定，符合风邪善行数变的特点，而舌红苔黄、脉濡缓均为湿热兼夹之象。此乃风湿热毒之邪蕴结之体，复因暑季外邪相召扰动，发于肌肤造成，治宜清热疏风、消毒祛湿止痒，方予普济消毒饮合四味消毒饮加减。该案于基础方上加用地肤子、白鲜皮以消风止痒，生地黄、牡丹皮以凉血养阴，荆芥祛风，土茯苓解毒祛湿，全方共奏清热解毒、养阴凉血、祛风止痒之功效，兼顾气血两方面。二诊时患者即诉药后皮疹减轻，皮肤瘙痒好转，告守方治疗，服至无不适后停药。

梁宏正指出，本病在治疗上可分气血辨证，但逢急性期，仍多以风、湿、热、毒为主。四诊时症状反映不一定全见，但见一证表现，便可立法。本例患者病史长达10年之久，但发病时仍现实证为主，故以祛邪为大法，用药时兼顾阴血即可。况且其病发于夏暑蒸热之时，尤需顾及湿热节令特点，此亦是遵循《黄帝内经》因时制宜的原则。

医案二：风热血燥证

患者姓名：徐某。

性别：女。

出生日期：1981年5月。

就诊日期：2017年5月12初诊。

发病节气：立夏。

主诉：反复全身皮肤皮疹伴瘙痒2年。

现病史：患者有慢性荨麻疹病史2年，近1月发作频繁，发作时皮肤瘙痒难忍，疹出色红，甚至遍身风团，或有云片斑点，曾服用西替利嗪及氯雷他定片等抗过敏药，效果不佳，故前来就诊。刻诊：皮肤瘙痒难忍，四肢见散在风团块，色红，口干，眠差，大便干结，小便黄。

过敏史：虾蟹过敏。

体格检查：舌暗红，苔黄腻，脉弦滑。

中医诊断：瘾疹。

证候诊断：风热血燥。

西医诊断：慢性荨麻疹。

治法：疏风清热，凉血润燥止痒。

处方：消风散加减。

当归6g	生地黄25g	石膏30g	知母15g
苦参15g	荆芥10g	防风10g	蝉蜕10g

| 知母 15g | 牛蒡子 12g | 苍术 12g | 甘草 6g |
| 牡丹皮 15g | 紫草 10g | 地肤子 15g | 白鲜皮 15g |

5 剂，每日 1 剂，水煎服。

2017 年 5 月 17 日二诊：患者诉皮肤瘙痒难忍明显改善，四肢风团较前减少，抗过敏药已停用，夜间可入睡，舌暗红，苔黄，脉弦。效不更方，继续守上方 5 剂。

2017 年 5 月 22 日三诊：药后患者四肢皮疹基本消退，瘙痒感轻，不引起烦恼，眠可，舌暗红，苔薄黄，脉弦细。效不更方，继续守上方 5 剂以巩固。

按：本案患者反复全身皮疹伴瘙痒 2 年，近 1 个月来更是频繁发作，痛苦难以忍受，虽服西药，效果欠佳。初诊时视其疹出鲜红，局部风团或呈云片状斑点，皮肤抓痕条片遍布，脱屑纷纷，皮肤干燥显见。此乃久病血燥之体，禀赋不耐，加之平素时有饮食不节，喜食辛热之品，复感风邪而发，久病热毒郁壅血分，皮疹遂至反复。由于热毒深入血分，故难以收速效。今辨证为血热生风、阴伤化燥，治疗宜疏风清热、凉血润燥止痒，选用《外科正宗》的消风散加减治之。方中荆芥、防风二药相伍为君，以疏风以止痒。苦参、苍术为臣，苦参性寒，善能清热燥湿、止痒；苍术苦温燥湿、辟秽、发汗、健脾，主治风寒湿痹、死肌、除热消食。两药相配，燥湿止痒，散风除热，应对患者舌暗红、苔黄腻、脉弦滑之血热夹湿的病机。方中佐以牛蒡子疏散风热、透疹、解毒，蝉蜕散风邪兼轻扬透疹，二味之用不仅可增加荆芥、防风祛风之力，更能疏风清热、透散风疹。石膏、知母入阳明肌肉而清郁热泻火；生地黄、当归兼可滋阴养血润燥，且生地黄善清血中之热，与清气分热之石膏、知母共除内之郁热。当归兼可活血，有"治风先治血，血行风自灭"之意。牡丹皮、紫草、地肤子、白鲜皮除湿止痒。生甘草调和诸药，且具解毒之功。全方诸药合用，外透内清，上疏下渗，开散搏结之邪气，促使邪气外透、湿浊清透、火毒清解，并养血润燥，使痒止肿消，邪去病自安，顽疾渐愈。

梁宏正指出，此例案病机较多，风扰、血热、血燥、湿热、风热夹杂、虚实互见，消风散正是多靶点治疗的方剂，集疏风清热、燥湿渗湿、养血凉血、滋阴润燥于一体，正符合本病例之应用，由于证机相应，固能取得较好的疗效。故临床上治疗荨麻疹，尤其是慢性反复发作类型的，本方不失为一个较好的方剂。

粉刺案二则

医案一：肺经风热证

患者姓名：徐某。

性别：女。

出生日期：1981 年 8 月。

就诊日期：2015 年 12 月 4 日初诊。

发病节气：小雪。

主诉：反复面部痤疮 2 年。

现病史：患者自诉近 2 年来月经前后易出现面部痤疮，平素月经周期正常，量少，色黑，末次月经 2015 年 11 月 28 日，时有会阴部瘙痒，口干口苦，小便黄，大便干结。

体格检查：两颊、前额、鼻翼旁见多个暗红色结节，高突于皮肤，面部油亮。舌红，苔薄黄，脉弦数。

中医诊断：粉刺。

证候诊断：肺经风热。

西医诊断：面部痤疮。

治法：疏风清热，解毒止痒。

处方：荆芥连翘汤加减。

荆芥 12g	连翘 20g	防风 10g	桔梗 10g
薄荷 5g	白芷 10g	炒枳实 10g	当归 6g
川芎 10g	赤芍 10g	柴胡 12g	黄芩 10g
生甘草 6g	生地黄 15g	栀子 10g	皂角刺 10g
桃仁 10g	红花 6g	牡丹皮 12g	

7 剂，每日 1 剂，水煎服。

2015 年 12 月 11 日二诊：药后患者面部痤疮较前减退，他症如前，仍口干口苦，小便黄，大便可，舌红，苔薄黄，脉弦。处方：在上方基础上加黄连 5g、黄柏 10g，7 剂。

2015 年 12 月 21 日三诊：患者诉面部痤疮基本消退，自觉乳房胀痛，无口干苦，舌淡红，苔薄，脉弦。目前患者正处于经前期；恐痤疮再发故来复诊。处方：丹栀逍遥散加味。

牡丹皮 12g	栀子 12g	柴胡 10g	茯苓 15g
白术 15g	当归 6g	白芍 15g	薄荷 10g
皂角刺 10g	生地黄 15g	甘草 6g	水牛角 20g
香附 15g	郁金 15g		

7 剂，每日 1 剂，水煎服。嘱患者月经后再来复诊。

2016 年 1 月 6 四诊：末次月经 2016 年 12 月 27 日。本次月经前后，患者前额部及鼻翼旁只见 2 个淡红色结节，舌红，苔薄黄，脉弦细。处方：荆芥连翘汤加味。

荆芥 12g	连翘 20g	防风 10g	桔梗 10g
薄荷 5g	白芷 10g	炒枳实 10g	当归 6g
川芎 10g	赤芍 10g	柴胡 12g	黄芩 10g
生甘草 6g	生地黄 15g	栀子 10g	皂角刺 10g
桃仁 10g	红花 6g	牡丹皮 12g	

5 剂，每日 1 剂，水煎服。

按：本例患者面部痤疮反复发作 2 年，月经前尤甚，疮色暗红有结节，以面颊、额头部位为好发之部位。其症见口干口苦、溲黄阴痒、大便干结、舌红苔黄、脉弦数，辨证为肺经风热，兼肝经湿热，治以疏风清热、解毒止痒，方从荆芥连翘汤（《万病回春》方）合桃红四物汤化裁。方中荆芥、防风散皮毛、肌肉中风邪；连翘清热散风，解心肺热毒；柴胡辛凉疏肝；黄芩清火毒、除湿热；白芷辛温芳香，散寒消疮；四物汤养血分，散血瘀；生地黄凉血；桃仁、红花活血；皂角刺拔毒祛风；桔梗、枳壳升清气，降浊气；甘草调和诸药。诸药共用，功能散风清热、解毒止痒平痤。二诊时患者面部痤疮减退，他症如前，舌红脉弦，故在上方基础上加黄连、黄柏以加强清热解毒之功效。三诊时患者面部痤疮已消退，因时届经前，故改以丹栀逍遥散以疏肝解郁。因为患者面部皮疹与月经周期有关，故在疏肝解郁的基础上合上犀角地黄汤加味治疗，取得了较好的远期疗效。此后 1 年中患者痤疮基本平复，除月经前后偶发一两颗外，已无明显再发之象。

痤疮一证，临床表现虽较为单一，但病机较为复杂，故治疗上应遵循辨证论治原则，抓住病机特点，分清疾病的寒、热、虚、实，局部与整体辨证相结合。根据梁宏正临床经验，应用中医辨证治疗时，应参考患者的年龄、性别、症状、发病部位等因素方能准确施治，取得较好疗效。如本案患者为年轻女性，月经期间症状明显，责之肝肺经为主，风、热、瘀、毒并存，即是例子。

荆芥连翘汤源于《万病回春》，而日本汉医一贯堂森道伯亦有一同名之荆芥连翘汤，但其是从《万病回春》荆芥连翘汤衍生而来。梁宏正认为《万病回春》荆芥连翘汤对于女性月经周期间痤疮易发者更为合适，因其多于青春期之腺病体质发生诸症有较好的效果。运用该方具体治疗时，要随症加减。如痤疮脓多者，可加蒲公英、紫花地丁、重楼；当以结节而肿为主时，可加皂角刺、浙贝母、天花粉、夏枯草；皮肤湿热明亮、油脂重者，可加生薏苡仁、茵陈、车前子、虎杖；月经期间漫发者，可加玫瑰花、丹参、益母草、三七等。此外，痤疮还可以采用外治法，如用鲜芦荟汁、西瓜皮汁等外敷配合治疗，效果更好。

医案二：阳明湿热证

患者姓名：黎某。

性别：男。

年龄：23 岁。

就诊日期：2017 年 8 月 18 日初诊。

发病节气：立秋后。

主诉：痤疮 5 月余。

现病史：患者颜面痤疮 5 月余，自行服用"祛湿茶"数周无明显效果，亦予外用药物（具体不详）涂擦治疗不效，故来求诊中医。症见：自觉疲倦，面部丘疹满布，色红有白脓疱，以鼻周为甚，四肢乏力，汗多，口干欲饮，食欲可，睡眠一般，小便稍黄，大便黏腻。

体格检查：体型稍肥胖，面部散在红色丘疹，部分有白脓疱，部分结痂瘢痕。舌红，苔薄黄腻，脉细滑。

中医诊断：肺风粉刺。

证候诊断：阳明湿热。

西医诊断：痤疮。

治法：清泻阳明，排湿解毒。

处方：人参白虎汤合茵陈四苓汤加减。

生石膏 30g^{（先煎）}	知母 15g	薏苡仁 30g	甘草 5g
太子参 15g	扁豆花 15g	荷叶 15g	泽泻 12g
猪苓 12g	茵陈 30g	茯苓 15g	白术 15g

7 剂，每日 1 剂，水煎服。

2017 年 8 月 25 日二诊：患者精神好转，自觉乏力汗出减轻，面部丘疹颜色稍淡，仍有脓疱，舌红，苔薄黄腻，脉细滑。处方：白虎汤合五味消毒饮加减。

生石膏 30g^{（先煎）}	知母 15g	薏苡仁 30g	甘草 5g
野菊花 15g	蒲公英 30g	紫花地丁 15g	金银花 15g
青天葵 15g	皂角刺 15g		

7 剂，每日 1 剂，水煎服。

按：痤疮又称粉刺，乃一种毛囊与皮脂腺的慢性炎症性皮肤病，系多因素疾病，一般认为与人体雄性激素分泌量增多有关。根据皮损表现，其可分为丘疹性、脓疱性、囊肿性、结节性、萎缩性、聚合性、恶病质性痤疮。本病民间又称"青春痘""粉刺"。中医学称本病为"肺风粉刺""酒刺"等，认为多由素体阳热偏盛，气血郁滞而成；或平素嗜食辛辣、肥甘厚味，致肺胃积热，血热循经上壅头面、胸背等而发；久则痰血瘀结，缠绵难愈。此外，亦有外邪诱发宿疾，致痤疮反复发作者。其中医治疗常规可分肺胃蕴热证、气血郁滞证、痰瘀结聚证、肾虚阴火证等，但俱遵循清宣肺胃郁热、解毒散结平痤为治。

梁宏正治疗本病，常遵"六腑以通为用为补"的法则，从阳明论治痤疮。此案初诊梁宏正即予人参白虎汤合茵陈四苓汤以清泻阳明湿热，加荷叶、扁豆花以清解夏季节气之暑湿之邪。二诊时患者痤疮稍退，间现脓疱，考虑其为热毒仍盛，故去茵陈四苓汤，改合五味消毒饮以加强清热解毒之功，并加皂角刺以消肿托毒排脓。《神农本草经三家注》谓皂角刺"一名天丁，气味辛、温、无毒……治痈肿、妒乳、风疠恶疮……痈疽不溃，疮肿无头，去风化痰，败毒攻毒，攻痘疮起发，化毒成浆"。故其对新久痤疮，消疮平痤效果甚好，亦是梁宏正较常使用的针对痤疮治疗的药物之一，由此可见辨证与辨病相结合是必不可少的临床思维。本案治疗，采用辨证与辨病相结合，把六经、经络、脏腑辨证巧妙结合，融会贯通以应用，临床思路值得体会学习。

湿疮案二则

医案一：湿热浸淫证

患者姓名：张某。

性别：女。

出生日期：1976 年 8 月 12 日。

就诊日期：2015 年 11 月 17 日初诊。

发病节气：立冬。

主诉：反复左侧臀部疱疹 2 年。

现病史：患者反复左侧臀部疱疹 2 年，曾在当地门诊治疗，常有反复，伴有瘙痒、水泡，口干口苦，大便溏，小便黄。

体格检查：左侧臀部疱疹，色红暗。舌质红，苔黄，脉滑。

中医诊断：湿疮。

证候诊断：湿热浸淫。

西医诊断：湿疹。

治法：清热利湿，解毒止痒。

处方：四妙饮合升降散、四味消毒饮加减。

苍术 15g	黄柏 15g	牛膝 15g	薏苡仁 15g
僵蚕 10g	蝉蜕 10g	大黄 10g	姜黄 15g
金银花 15g	蒲公英 15g	紫花地丁 15g	野菊花 15g
皂角刺 15g			

15 剂，每日 1 剂，水煎服。

二诊：药后患者上症明显改善，故易为知柏地黄汤合四味消毒饮加减。

金银花 15g	蒲公英 15g	紫花地丁 15g	野菊花 15g
熟地黄 20g	泽泻 10g	怀山药 15g	茯苓 10g
牡丹皮 10g	山茱萸 12g	知母 15g	黄柏 15g

15 剂，每日 1 剂，水煎服。

三诊：药已尽服，患者诸症悉除，随访半月，上症未见复发。

按：患者反复发作左侧臀部暗红色疱疹 2 年，伴瘙痒，抓破流水，中医诊断为湿疮。本病在中医外科属"黄水疮""浸淫疮"范畴。《医宗金鉴》云："黄水疮如粟米形，起时作痒破时疼；外因风邪内湿热，黄水浸淫更复生。"本患者因禀赋不耐，饮食失常，平素过食辛辣刺激动风之品，脾胃受损，失其健运，湿热内生，又兼外受风邪，内外合邪，流注下焦，风湿热邪浸淫肌肤，故见下部疱疹、瘙痒、水疱；湿热内蕴，故见口干口苦、尿黄；脾胃运化失常，故见便溏；舌暗红、苔黄、脉滑皆为湿热浸淫之佐证。其治宜清热利湿、解毒止痒，方用四妙饮合升降散、四味消毒饮治之。方中黄柏为君，寒以胜热、苦以燥湿，清下焦之热；苍术苦温健脾燥湿，薏苡仁淡渗利湿，合为臣药；牛膝活血通经，引药下行，为佐使药；合以升降散，僵蚕、蝉蜕散风热、止瘙痒，大黄、姜黄清热毒、去疮瘀，其一升一降，清理三焦之湿热；再配合四味消毒饮，以金银花、野菊花清气分之热结而解毒，蒲公英、紫花地丁清血分之热结而消疮；并予皂角刺以消肿托毒排脓。诸药合用，共奏清热利湿解毒、消疮止痒排脓之功效。二诊时患者皮肤湿疮明显好转，瘙痒但余少许，已无水疱流水现象。其舌红、脉细滑，有久病阴损之象，故易方为知柏地黄汤合四味消毒饮为治。其中知柏地黄汤滋阴、清下焦湿热，四味消毒饮清利气血分之邪，并解毒消疮。三诊时患者诸症悉除，随访数月未见复发。

梁宏正认为，中医湿疮之发，总因禀赋不耐，又感受风、湿、热邪阻于肌肤所致；或因饮食不节，过食辛辣鱼腥动风之品；或嗜酒，伤及脾胃，脾失健运，致湿热内生，又外感风湿热邪，内外合邪，两相搏结，浸淫肌肤发为本病。其久病者大都素体虚弱，脾虚湿困，肌肤失养，或因湿热蕴久，耗伤阴血，化燥生风而致血虚风燥而发为本病。如本病例为虚实并见，发病过程中，湿热与阴血亏虚、风燥症状先后出现，其运用升降散和知柏地黄汤治疗，因前者原主治三焦温热，升清降浊以祛邪，后者滋阴清热，以恢复本体阴虚之质，从而使多年难愈之疾得以彻底治愈，取得满意的疗效。这些根据病况采取的次递治疗经验，是值得注重的。

医案二：风热毒聚证

患者姓名：何某。

性别：女。

出生日期：1946 年 9 月。

就诊日期：2015 年 11 月 29 日初诊。

发病节气：小雪。

主诉：全身皮疹 4 天，发热 1 天。

现病史：患者自诉 4 天前受凉后疲乏，故进食大量黄芪红枣水，而后出现头面部泛发皮疹，伴瘙痒，未予重视，皮疹逐渐加重，继而颈部、躯干、四肢出现红色斑丘疹，伴渗液，今日前来就诊。刻诊：神清，稍疲倦，头颈部、躯干及四肢满布红色丘疹，部分偶见少许渗液，无脓疱及疱疹，无皮下出血点，自觉瘙痒难忍，口渴咽痛，口干苦，自觉发热，胃纳欠佳，大便干燥，4 天未解，小便黄。

既往史：既往 2 型糖尿病病史，已停用降糖药半年，目前血糖情况不详。素有慢性胃炎病史多年，未系统诊治，偶有胃脘不适。

体格检查：舌红，苔黄腻。脉弦数。

辅助检查：血常规：WBC 12.32 × 10^9/L。hs – CRP 22.60mg/L。尿常规：酮体（＋－），隐血（＋＋＋），蛋白质（＋＋）。

中医诊断：湿疮。

证候诊断：风热毒聚。

西医诊断：①过敏性皮炎。②2 型糖尿病。③慢性胃炎。

治法：清热解毒，疏风散邪。

处方：

①皮痒宁洗剂外洗。

②普济消毒饮加减。

黄芩 15g	甘草 5g	炒僵蚕 10g	板蓝根 20g
薄荷 10g	黄连 10g	玄参 15g	桔梗 10g
蒸陈皮 12g	柴胡 15g	连翘 15g	牛蒡子 10g
升麻 10g	马勃 10g	蒲公英 15g	紫花地丁 10g
金银花 15g	野菊花 12g	皂角刺 12g	地肤子 10g
白鲜皮 12g			

7 剂，每日 1 剂，水煎服。

12 月 5 日二诊：患者精神稍疲倦，头颈、躯干及四肢满布暗红色丘疹，丘疹较前消退，无渗液，自觉瘙痒，口干口苦，胃脘胀闷不适，眠欠佳，胃纳一般，大便干燥难解，小便黄。外用药同前；汤剂予前方加用凉血之品以凉血解血热之毒，具体方药如下。

黄芩 10g	甘草 5g	炒僵蚕 10g	板蓝根 20g
薄荷 10g	玄参 15g	桔梗 10g	蒸陈皮 12g
柴胡 15g	牛蒡子 10g	升麻 10g	马勃 10g
蒲公英 15g	紫花地丁 10g	金银花 15g	野菊花 12g
皂角刺 12g	地肤子 10g	白鲜皮 12g	水牛角 30g
牡丹皮 12g	赤芍 15g	生地黄 30g	

5 剂，每日 1 剂，水煎服。

患者同意加用甲泼尼龙片 4mg，口服，每日 1 次。

12 月 10 日三诊：患者头颈、躯干及四肢皮疹基本消退，皮疹处伴脱屑，无自觉瘙痒。血常规、尿常规结果正常。

按：本案患者受凉并服黄芪红枣水后出现头颈、躯干、四肢部皮肤泛发皮疹，红肿瘙痒，渗液，此乃中药毒也。中医之中药毒，属药物性皮炎，又称药疹，服黄芪、红枣过敏者，临床虽不常见，但亦有时发生。此乃中草药引起的特异性反应，属于"血热风毒"范畴，多为禀赋不耐，血分蕴热，复因药毒入营诱发，热毒相搏生风，外达肌肤而致。

本案患者即由糖尿病之体，久病损阴，致素体阳热偏盛；首外感于风热之邪，肺经蕴热，壅于上焦，发于头面；复因过食温热药物，热浊骤结，形成风热毒聚之证。治疗当考虑风热之邪宜疏散，毒热之邪宜清解，病位在上者宜因势利导，故以疏散上焦之风热、清解毒邪为基本治法，方以普济消毒饮加减为治。方中黄芩、黄连清热燥湿，泻火解毒，尤清头面躯干之热毒；牛蒡子、薄荷疏散风热，清利头目，宣肺祛痰，利咽透疹，解毒消肿；连翘清热解毒，消肿散结，兼疏散风热；玄参、板蓝根加强清热解毒之功；僵蚕祛风定惊，化痰散结；甘草、桔梗清利咽喉；陈皮理气疏壅；升麻疏散风热，并引诸药上达头面肤腠，且寓"火郁发之"之意。全方共奏清热解毒、疏散风邪之功。本方因突出"消毒"二字，可泛用于毒邪为患之病证；因有升麻、柴胡引药上达头面，更有利于头面之疾的治疗；又因具有疏风宣肺、祛痰散结之能，更适合本例患者风热毒聚之疾患。本案于普济消毒饮之外更合上五味消毒饮可加强清热解毒消疮之功，加地肤子、白鲜皮以祛风止痒，故一诊之后，效果明显。二诊时患者口干口苦、便干溲黄，考虑热邪易伤阴化燥，故于前方基础上加用凉血之品以清解血热之毒，予合上犀角地黄汤化裁。其中，为加强止痒效果而采取内外合治，故在初、二诊即予本院中药制剂皮痒宁洗剂外洗治疗。三诊时，患者头颈、躯干及四肢部皮疹基本消退，已无瘙痒，皮肤除稍伴脱屑外，余无不适，遂停药观察。

根据梁宏正的经验，大凡皮肤奇痒难耐，红疹，伴发热红肿，皮肤粗厚，多与风

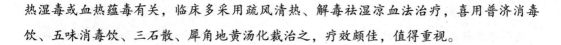

热湿毒或血热蕴毒有关，临床多采用疏风清热、解毒祛湿凉血法治疗，喜用普济消毒饮、五味消毒饮、三石散、犀角地黄汤化裁治之，疗效颇佳，值得重视。

瘙痒症案

医案：血热证，心火亢盛证

患者姓名：廖某。

性别：男。

出生日期：2016 年 5 月 24 日。

就诊日期：2017 年 3 月 10 日初诊。

发病节气：惊蛰后。

主诉：头皮瘙痒 5 天。

现病史：患儿头部散在皮疹 5 天，周身瘙痒，可见散在抓痕，色红，自予中药外洗后疗效欠佳，夜间哭闹不能安眠，纳差，大便干结，小便色黄。

体格检查：口唇深红，指纹偏紫。

中医诊断：瘙痒症。

证候诊断：血热证，心火亢盛。

西医诊断：瘙痒症。

治法：清心凉血止痒。

处方：导赤散加减。

生地黄 6g	通草 3g	甘草 5g	淡竹叶 5g
灯心球 3 只	连翘 3g	茯苓 6g	蝉蜕 2g

3 剂，每日 1 剂，水煎服。

2017 年 3 月 22 日二诊：患者身体瘙痒明显减轻，头皮仍有轻微瘙痒，予上方加莲子心 3g、白芍 6g，3 剂。

患者未予再就诊，随访诉已痊愈。

按：本案患儿皮肤瘙痒 5 天，以头面为甚，皮疹色红，且伴夜间哭闹不宁，病属中医儿科"赤游丹毒""滞热丹毒"范畴。《医宗金鉴·婴儿部·滞热丹毒》曰："滞热丹毒赤游形，伤乳多食滞热生。"本患儿纳差、便干溲黄，实由内有积热；口唇深红、指纹偏紫，又为脾热心火之征。其为心经有火，血热内盛，热甚生风，皮肤受邪瘙痒，搔抓即起条痕；热扰心躁，故夜哭难安。小儿为稚阴稚阳之体，病理特点多为阳常有余，阴常不足。本患儿为不满 1 岁幼童，头部皮疹，伴周身瘙痒，色红，辨证为血热内盛；大便干结、尿黄为心火亢盛，热邪灼伤津液所致。其治宜清心凉血止痒，方予导赤散加味治之。方中生地黄、白通草、淡竹叶清心火，凉血养阴；生甘草可调药性而解热毒；灯心球清心除烦；连翘解毒除湿；茯苓健脾祛湿安神；蝉蜕则疏风止痒。全方合奏清心除烦、凉血止痒之功效。二诊时，小儿头面全身瘙痒已明显减轻，效不更方，予上方加莲子心以清心安神，白芍以清心泻肺平肝。诚如叶天士曰："芍药气平，秉天秋收金气，入手太阴肺经；味苦无毒，得地南方之火味，入少阴心经。气味俱降，阴也。"因芍药有此等功用，故梁宏正常于儿科证治中加上芍药一味，以治疗小儿杂病，如腹痛、惊厥、抽搐等。患儿经二诊后，药到病除，病未再发。

梁宏正指出，本案病位主要在头面部，为阳中之阳位，辨证时当重视病位的特点——由于心属火，火上炎至阳位而发病。心与小肠相表里，小肠有分清别浊之功，即小便清浊与小肠有关。治疗处方用药，注重利小水可降心火，本案亦是利用此原理，运用导赤散清心、利小便、泻热而收较好的治疗效果。

鹅掌风案（手癣）

医案：血瘀风燥，风湿毒聚证

患者姓名：梁某。

性别：女。

出生日期：1956 年 11 月 12 日

就诊日期：2015 年 10 月 8 日初诊。

发病节气：寒露。

主诉：手足皮损瘙痒、疼痛皲裂 1 月。

现病史：患者 1 个月前开始出现反复手足皮损瘙痒、疼痛皲裂，曾在当地门诊予口服药及药物外涂治疗（具体不详），症状缓解不明显，近日反复，伴有头痛，口干，大便溏。

体格检查：双手掌及指缝见皮肤角化脱屑、水疱，部分手掌皮肤肥厚、干裂、触痛。舌淡暗，苔薄白，脉细涩。

中医诊断：鹅掌风。

证候诊断：血瘀风燥，风湿毒聚。

西医诊断：手癣。

治法：活血行血，祛风除湿。

处方：

①桂枝茯苓汤加减。

| 桂枝 10g | 茯苓 15g | 桃仁 10g | 赤芍 15g |

牡丹皮 15g	牛膝 15g	丹参 15g	黄芪 20g
红花 10g	防风 10g	白鲜皮 15g	川芎 10g
蔓荆子 10g	薏苡仁 30g		

7 剂，每日 1 剂，水煎服。

②皮痒宁洗剂，120mL，稀释后外洗手足，每日 1 次。

二诊：药后患者上症稍有缓解，仍有大便溏，前方合升降散、三七，再服 28 剂。

三诊：药后患者手足皮损明显好转，瘙痒、皲裂、疼痛均缓解，诸症悉除，随访 1 月，予上药巩固治疗。

按：本案患者手足皮损瘙痒、疼痛皲裂反复 1 个月，经内服、外治治疗症状缓解不明显，前来求诊。就诊时症见双手掌及指缝皮肤角化脱屑、水疱，皮肤部分肥厚、干裂、触痛、瘙痒，此病为中医学所称之"鹅掌风"，属中医皮肤外科范围。《医宗金鉴》云："鹅掌风生掌心间，皮肤燥裂紫白斑；杨梅余毒血燥热，兼受风毒凝滞源。"其注云："此证生于掌心，由生杨梅余毒未尽，又兼血燥，复受风毒，凝滞而成。初起紫白斑点，叠起白皮，坚硬且厚，干枯燥裂，延及遍手……若年久成癣难愈……由脾胃有热，血燥生风，血不能荣养皮肤而成。"其论述说明此病虽有虚实之别，但均与血燥风毒相关。本病有部分属西医皮肤科"手癣"范围，是较为缠绵难愈的疾病。"杨梅余毒"乃指杨梅疮毒，此证一名广疮，因其毒出自岭南，又名时疮，以时气乖变，邪气凑袭之故。

本案患者年过六旬，高年气血不足，卫外不固，故容易感受风湿毒之邪，邪气侵犯肌肤腠理，水湿流注肌肤，故见水疱；湿热下注，故见口干、便溏；风毒之邪侵犯肌肤，腠理开合失司，故见皮肤干裂、脱屑；久病必瘀，瘀血内阻，故病势缠绵；脉络不通，故见头痛。舌淡暗、苔薄白、脉细涩均为体虚血瘀之佐证。该案诊断为血瘀风燥、风湿毒聚，治予活血化瘀、祛风除湿，方用桂枝茯苓丸改汤剂加减：桂枝、茯苓益气通阳利血；桃仁、红花、赤芍、川芎、丹参、牡丹皮活血化瘀，清热凉血；牛膝引血下行；黄芪、防风、白鲜皮、蔓荆子益气固表，疏风止痒；薏苡仁以健脾渗湿。全方共起活血祛风止痒、渗湿泄毒凉血之功。二诊时患者上症缓解，仍有便溏，乃邪毒郁热充斥内外，阻滞气机，清阳不升，湿浊不降所致，予上方配合升降散升清降浊、散风清热；又考虑其病患部位久病不愈，乃血瘀病势缠绵，方加三七加强活血化瘀之力。三诊时患者药尽后手足皮损明显好转，皮肤渐复常色，瘙痒、皲裂、疼痛均缓解，余诸症悉除，予上药巩固收功。

本案应用之桂枝茯苓汤，出自《金匮要略》。本方为化瘀消癥之缓剂，原文用于治疗妊娠下血，癥块连胎。本方具有温阳气、通血脉、畅经络、善攻疏之功，且久服不易伤正气。方中桃仁、牡丹皮活血化瘀，入白芍以养血和血，庶可去瘀养血，祛瘀生新；又加入桂枝，既可温通血脉以助桃仁之力，又可得白芍以调和气血；佐以茯苓之淡渗利湿，寓有湿祛血止之用。综合全方，乃为化瘀生新、和调气血之剂，有"疏其血气，令气调达"之用。本例鹅掌风患者，皮肤增厚角化皲裂、舌暗、脉涩，瘀血阻络为患病之因明显，水疱为湿邪内伏，舌淡、脉细为血虚失荣之征，故灵活运用桂枝茯苓汤加燥湿活血、升清降浊之方药，内外并治，自然效当显见矣。

双脚斑疹案

医案：湿热下注证

患者姓名：杨某。

性别：女。

出生日期：1994 年 2 月 5 日。

就诊日期：2017 年 3 月 22 日初诊。

发病节气：春分后。

主诉：双足背皮疹伴水肿 4 月。

现病史：患者于 4 个月前无明显诱因出现双足水肿，后逐渐出现皮疹，色暗红，无瘙痒，水肿明显时伴疼痛，刚开始起病时皮疹鲜红，水肿下午明显，晨起可稍消退，多次在外院就诊，效果不佳。现患者时有头痛，无口干口苦，眠可，小便色黄。

体格检查：舌红，苔薄黄，脉滑数

辅助检查：2016 年 12 月双下肢血管彩超未见异常。尿常规：隐血（＋＋）。

中医诊断：双脚斑疹。

证候诊断：湿热下注。

西医诊断：双脚斑疹。

治法：清热祛湿凉血。

处方：双四散（四妙散合四苓散）加减。

苍术 15g	牛膝 15g	黄柏 15g	薏苡仁 30g
猪苓 15g	茯苓 15g	泽泻 15g	白术 15g
萆薢 15g	紫草 15g	木瓜 12g	

5 剂，每日 1 剂，水煎服。

2017 年 3 月 27 日二诊：药后患者症状明显改善，小便较前增多，舌苔薄，舌根部厚腻。处方：上方去萆薢，加蒲公英 15g、紫花地丁 15g、金银花 15g、赤芍 15g，7 剂。

其后患者未予再复诊，电话随访已痊愈。

按：斑疹一证，皆因汗下失宜，外邪复郁，内热泛出而成。临床上多见时气传染，感而即发，或地方水土气宜变异，人体禀赋因素触之而诱发。该病临床有发于卫分营分之区别。在卫分者，因卫主气，多呈色白；而发于营之斑疹，因营主血，古代将色红肤浅者为疹，深重者为斑。斑形如豆，粒粒分明，而甚则成片连属。斑疹之色红者轻，色赤者重，其与热之深浅有关，是为阳斑。若色暗而淡或稀发者，皆因邪从阴化，或治疗失宜，如过服寒凉药所致，是为阴斑，法当从阴寒治之。

本案患者为年轻女性，半年前由北方老家南下务工，无明显诱因出现双足背皮疹伴水肿。其斑疹初起色鲜红，反复后红暗相杂，而水肿晨轻，下午加重，甚会疼痛，历经多次外院治疗，效果不明显。考虑患者初涉南粤之地，加上适逢南方湿热天气，机体因地域和气候改变而未能适应，导致体内水湿之邪所伤，湿热下注双足，蕴于肌肤，郁而化热，斑疹外发。小便色黄，舌红苔薄黄，脉滑数亦为湿热之征。于此湿热下注引起的斑疹证，治宜清热祛湿凉血之法，方拟双四散（梁宏正自拟方）加味。其中四妙散清下焦湿热。四苓散健脾利湿，兼调理周身水液代谢，消肿利尿，其原为利水渗湿之剂，主治脾虚湿盛之证，现代广泛运用此方治疗多种病证，水液停留局部之水肿证即为其中之一。本案除皮疹外，还有局部水肿表现，且究其因为水液局部调节失常所致，故合用此方以取效。本案另加川草薢以渗泄，木瓜以宣湿通痹，紫草以凉血消斑，全方共起清热祛湿、凉血消斑之功效。复诊时患者症状明显改善，效果较佳。小便较前增多，舌苔根部厚腻，此下焦之湿热未净，故于上方去草薢之渗利，加蒲公英、紫花地丁以清热解毒，金银花清热祛湿，赤芍清热凉血、活血化瘀。

面部红斑案（过敏性皮炎）

医案：血分郁热证

患者姓名：陈某。

性别：男。

年龄：64 岁。

就诊日期：2015 年 12 月 16 日初诊。

发病节气：谷雨后。

主诉：颜面、颈项部散在红斑 2 天。

现病史：患者 2 天前进食某海鱼后即出现面部潮红、散在片状红斑，波及颈项部，伴瘙痒甚，曾在当地诊所予以静脉注射及口服西药治疗（具体不详），症状缓解不明显，遂求诊于中医。刻诊：面红，颜面及颈项部散在成片红斑，瘙痒甚，无溃烂，稍觉口干，食欲一般，夜寐佳，二便尚调。

既往史、个人史：有高血压病史 10 余年，规律服用降压药物，血压控制可。否认药物食物过敏史。

体格检查：面部皮肤潮红，散见成片红斑，皮肤无溃破。舌绛红，苔薄黄，脉细数。

中医诊断：面部红斑。

证候诊断：血分郁热。

西医诊断：过敏性皮炎。

治法：清热解郁，凉血消斑。

处方：升降散合犀角地黄汤加减。

炒僵蚕 10g	蝉蜕 6g	大黄 10g	姜黄 6g
水牛角 30g(先煎)	生地黄 30g	牡丹皮 15g	赤芍 15g
地肤子 15g	白鲜皮 10g	甘草 5g	

5 剂，每日 1 剂，水煎服。

2015 年 12 月 21 日二诊：患者面部红斑已消失大半，瘙痒明显减轻，守方再进 5 剂。

按：本案患者因饮食不慎，食荤腥动风之海产，诱发颜面、颈项部散在红斑，瘙痒难耐，曾经西药口服及静脉注射等治疗，症状未能得到控制，遂求诊于中医。就诊时见其面部潮红、红斑成片、瘙痒甚，舌绛红苔薄黄，脉细数，此乃血分伏热加之食物不当，导致脾运失健，阻滞气机，蕴热郁发红斑致成过敏性皮炎。

斑疹者，古之认为肺胃病也。其原是热性病的疾病过程中常见的一种症状，虽有阴阳之别，实则伏热所在。患者虽非发热类疾病引起之斑疹，但发病有明显之食物诱因，乃郁热涉及血脉，血分郁热，上潮于面部，故面赤斑红；又热郁阻滞面部营卫经络，遂生瘙痒。梁宏正认为，此病结合舌脉，辨证仍可从温病"卫气营血"入手，采用清热解毒、凉血消斑治法，针对其是邪在血分，营郁热遏的病机，巧妙地运用升降散合犀角地黄汤加地肤子、白鲜皮治疗。升降散一方载于清代温病学家杨栗山的《伤寒瘟疫条辨》一书，是治疗火郁病的总方，遵循《黄帝内经》"火郁发之"的治疗原则，是温病学中的所谓透热转气治法的具体体现。此方中僵蚕、蝉蜕主升，大黄、姜黄主降，通过药物升降协调，一升一降，使表里邪热、上下分消，杂气流毒消散无形。犀角地黄汤凉血清热，清解血分邪热，佐以地肤子、白鲜皮祛风止痒。患者进药 5 剂后，二诊时面部红斑已消大半，瘙痒明显减轻，治疗取得了良好的效果。

梁宏正指出，升降散之运用，当注意僵蚕和蝉蜕之应用区别。二者气味咸、无毒，前者辛平，后者甘寒。张隐庵曰："蝉蜕、僵蚕，皆禀金水之精，故《本经》主治大体相同。"《神农本草经》谓："僵蚕具坚金之体，故能祛风攻毒。"后者"蜕者，退脱之义，故可用于眼膜翳障……皮肤隐疹，一切风热之证。"此乃二者的主要应用区别。又梁宏正在临床上善应用升降散治疗慢性肾功能衰竭、痹病、皮肤病等某种证型，常取得较好疗效，值得学习和借鉴。

汗证案二则

医案一：气阴亏虚证

患者姓名：谭某。

性别：男。

出生日期：1954 年。

就诊日期：2015 年 9 月 10 日初诊。

发病节气：白露。

主诉：全身汗多 20 余天。

现病史：患者于 20 余天前感冒后出现汗出较多，动则全身汗出，当时未予重视，后汗出逐渐增多，白天活动后汗出明显，夜间入睡后汗出，汗出时多致衣服全湿，擦干后自觉皮肤冰冷，1 ~ 2 小时后再次汗出，如此反复。刻诊：神清，倦怠乏力，少气懒言，无诉低热、咳嗽咳痰，无消瘦、无双手震颤，无胸闷心悸气促等症状，胃纳可。

既往史：既往有地中海贫血。

体格检查：贫血貌。舌淡暗，苔薄白而干，脉弦细。

中医诊断：汗证。

证候诊断：气阴亏虚。

西医诊断：①植物神经功能紊乱。②地中海贫血。

治法：益气固表，敛阴止汗。

处方：

①生脉针，40mL，静脉滴注，3 日。

②十一味参芪片，0.3g，口服，3 次/日；玉屏风颗粒，5g，口服，3 次/日。

③玉屏风合生脉饮加味，具体用药如下。

黄芪 20g	白术 15g	防风 10g	太子参 15g
麦冬 15g	蒸五味子 10g	浮小麦 30g	糯稻根 30g
龙骨 30g^(先煎)	牡蛎 30g^(先煎)	生地黄 15g	知母 15g
黄柏 10g			

5 剂，每日 1 剂，水煎服。

2015 年 9 月 16 日二诊：患者诉疲乏较前好转，白天活动后汗出明显减少，仍夜间汗出明显，五心烦热，自觉午后潮热，口渴，舌暗红，少苔，脉细数。其辨证为阴虚火旺，故易方为当归六黄汤加味。

熟地黄 20g	生地黄 15g	黄连 6g	黄芩 6g
黄柏 6g	黄芪 20g	当归 6g	龙骨 30g^{（先煎）}
牡蛎 30g^{（先煎）}	地骨皮 12g	浮小麦 30g	糯稻根 30g

7 剂，每日 1 剂，水煎服。

2015 年 9 月 24 日三诊：患者精神一般，诉自汗、盗汗均明显改善，纳眠可，二便调，舌淡暗，少苔，脉弦细。继续守上方 7 剂巩固。

按：本案疾病属中医学"汗证"范畴，属原发性多汗症，是由于中枢神经功能失调而致植物神经系统功能紊乱，使汗腺分泌过度所致。本病以局限性的多汗症为特征。中医学认为，汗证是由于阴阳失调、腠理不固，而致汗液外泄失常的病证。其中，不因外界环境因素的影响，而白昼时时汗出，动辄益甚者，称为自汗；寐中汗出，醒来自止者，称为盗汗，亦称为寝汗。《医宗金鉴·自汗盗汗总括》曰："自汗表阳虚恶冷，阳实蒸热汗津津；盗汗阴虚分心肾，心虚不固火伤阴。"该论述对汗证的病因病机，以及自汗、盗汗的症状都进行了概括。而历代医家，如朱丹溪对汗证的病理亦总结得甚为恰当，认为自汗属气虚、血虚、湿、阳虚、痰诸因，盗汗多属血虚、阴虚。对汗证的治疗需辨明阴阳虚实。一般来说，自汗多属气虚不固，汗出则恶寒冷；盗汗多属血虚、阴虚内热，当分心虚不固，或心火伤阴。但因肝火、胃热、湿热等邪热郁蒸所致的里阳实证，多蒸蒸而发热汗出，汗出不恶寒。病程久者或病变重者会出现阴阳虚实错杂的情况。如自汗久则可以伤阴，盗汗久则会导致伤阳，从而出现气阴两虚或阴阳两虚之证。

本例患者有地中海贫血病史多年，久病体虚，心脾受损，生化不足，导致心血亏虚。因汗为心液，血不养心，心液外泄，引起自汗、盗汗之证。该患者初诊时见自汗、盗汗并存，并见倦怠乏力、少气懒言之气阴亏虚，以气虚自汗为著的症状，故治以益气固表、敛阴止汗为法，方用玉屏风散合生脉散加味。其中玉屏风散以益气固表，生脉散以益气养阴、敛液；浮小麦、糯稻根以补脾胃虚而止汗；龙骨、牡蛎重镇收涩；生地黄、知母、黄柏清虚热养阴。二诊，自服上方药后，患者气短疲乏明显好转，而白天自汗亦告明显减轻。其症状转以夜间出汗明显，五心烦热，午后潮热，口渴，显为阴虚内热之象显露，舌暗红、少苔、脉细数亦为气阴虚之征。病现气虚阴火之象，乃久病血阴亏虚之体，易转虚火伤阴之机。法随机转，方从法变此时宜采用当归六黄汤为主，以滋阴清热、益气固表。歌诀有云："盗汗心火下伤阴，归芪两地柏连芩；心虚酸枣芍归地，知柏芩芪五味参"。方中当归、生地黄、熟地黄滋阴养血，壮水之主以制阳光；黄连、黄芩、黄柏苦寒清热，泻火坚阴；黄芪益气固表；龙骨、牡蛎、浮小麦、糯稻根固涩敛汗；更加地骨皮一味，以除骨蒸、清阴热而助清郁火。全方共奏滋阴清热、益气敛汗之效。故三诊时患者自汗、盗汗基本痊愈，达取预期目的。

梁宏正指出，自汗、盗汗证之机如本案中所述，但临床上，尤其是现代人，以情志所伤而致病者亦屡见不鲜，因此，情志调节亦为治疗中重要的一环节。只有如此，才能预防本病证的反复。

医案二：肺卫不固，脾肾气虚证

患者姓名：劳某。

性别：女。

出生日期：1989 年 4 月 3 日。

就诊日期：2015 年 9 月 12 日初诊。

发病节气：白露。

主诉：手汗多 2 月。

现病史：患者手心汗出增多 2 个月，动则手心冷汗出，畏风，胃纳一般，大便稍溏，夜尿 2 次。

体格检查：舌质淡，苔薄白，脉细。

中医诊断：汗证。

证候诊断：肺卫不固，脾肾气虚。

西医诊断：手汗症。

治法：补肺固表，健脾益肾。

处方：参苓白术散合玉屏风散、水陆二仙丹加减。

党参 15g	黄芪 20g	防风 10g	谷芽 15g
麦芽 15g	芡实 15g	金樱子 15g	砂仁 10g
白扁豆 15g	薏苡仁 15g	桔梗 10g	茯苓 15g
陈皮 5g	莲子 15g	炙甘草 10g	白术 15g
怀山药 15g	大枣 15g		

5 剂，每日 1 剂，水煎服。

二诊：药后患者上症稍缓解，以盗汗为主。处方：前方去谷芽、麦芽，加浮小麦 30g、糯稻根 15g、太子参 15g，5 剂。

三诊：药已尽服，患者汗出如常，精神好转，诸症悉除，随访 1 月，未见复发。

按：临床上，手汗证多以局限性汗出为特征，其属于原发性多汗症之一种。该病属于中医学"手足汗出"范畴，是指手足出汗而其他部位少汗或无汗，多为阳明病中寒证，或阳明里实热证中的典型症状之一。正如《伤寒明理论》中曰："手足汗出，何以明之？四肢者，诸阳之本。而胃主四肢，手足汗出者，阳明之证也。"《医宗金鉴》言："手足濈濈然汗出，便硬尿利本当攻；寒中汗冷尿不利，攻之固瘕泻澄清。"其对手足汗的病因、症状、治疗禁忌均有明言。其注云："胃主四肢为津液之主，今热聚于胃，蒸其津液，傍达于四肢，故手足濈濈然汗出……若中寒胃阳土虚，脾不约束，津液横溢，四肢犹如阴盛淫雨滂沱，故汗出而冷也。阳虚失运、中寒不化……慎不可攻，攻之必变生，固瘕泄泻澄清不止也。"以上论述临床可作辨证和治疗的借鉴。

本案患者平素工作劳累过度，又嗜食寒凉之品，久而耗伤正气，肺气不足，卫表失固，腠理疏松，汗液自出，故见动则手心冷汗出，劳则加重，又畏风寒；脾胃虚弱，中焦虚寒，脾升胃降失职，水谷不化，故见胃纳差、大便溏；久病脾病及肾，肾气亏虚，又肺肾气虚，故见夜尿频、汗出浺浺见冷。舌质淡、苔薄白、脉细皆为肺卫不固、脾肾气虚之佐证。其病涉肺、脾、肾三脏，宜以补肺固表、脾肾气虚为治，方用参苓白术散合玉屏风散、水陆二仙丹加减。方中党参、黄芪、大枣以健脾补肺，实卫表而止汗；佐以防风走表而散风御邪，使黄芪得防风则固表而不留邪，防风得黄芪则祛风而不伤正，具相得益彰作用。怀山药、莲子、白扁豆、薏苡仁佐白术、茯苓以益气健脾，渗湿止泻；砂仁、谷茉麦芽、陈皮以理气和胃消食，众药培土以生金；桔梗宣肺利气，载药上行；加芡实、金樱子以固肾纳气；炙甘草健脾益气和中，调和诸药。二诊，药进5剂后患者诸症缓解，仍有盗汗，予上方加太子参以益气养阴，浮小麦、糯稻根以固涩敛汗。由于本病从气虚脾运为主论治，在补气固涩中适当加上养阴之品，起阴中求阳之效，故二诊后即取明显效果，三诊时已诸症悉除，手汗已愈，达到疗效可期的目的。

脱发案（青少年脱发）

医案：肝肾不足证

患者姓名：邓某。

性别：男。

年龄：23岁。

就诊日期：2015年3月25日初诊。

发病节气：春分后。

主诉：脱发3年。

现病史：患者近 3 年来学业较紧张，头发逐渐出现脱落变稀，曾使用"生发灵"等外用制剂无明显效果，遂来求诊。刻诊：头发稀疏，偶有少许头晕，无耳鸣等，夜寐欠佳，小便偏多，大便调。

既往史、个人史等：有"脱发"家族史。

体格检查：头发稀疏，干枯脱落。舌稍红，苔薄白，脉沉细。

中医诊断：脱发。

证候诊断：肝肾不足。

西医诊断：青少年脱发（遗传性脱发？）。

治法：补益肝肾，养精生发。

处方：杞菊地黄汤合二至丸加减。

熟地黄 30g	茯苓 20g	山茱萸 15g	怀山药 20g
泽泻 15g	牡丹皮 10g	枸杞子 15g	菊花 10g
侧柏叶 15g	女贞子 15g	墨旱莲 15g	皂角刺 10g
菟丝子 15g	制何首乌 15g		

30 剂，每日 1 剂，水煎服。

2015 年 4 月 25 日二诊：患者脱发明显减少，所脱之处可见新发长出，发色较前转黑亮，效不更方，继续守原方 30 剂。

按：脱发，古代又称"发落"，乃指男女头部头发部分或全部脱落。脱发为临床常见病之一，青壮年多见。《素问·五脏生成》曰："肾之合骨也，其荣发也。"经云：肾者，封藏之本，精之处也，其华在发。发虽为血之余，但与肾的盛衰密切相关。古人认为阴阳两虚之发落，原由人体精耗太甚，精血衰少，阴损及阳，阴阳两虚，发失所养而致。正如《金匮要略·血痹虚劳病脉证并治》曰："夫失精家，少腹弦急，阴头寒，目眩，发落，脉极虚芤迟，为清谷亡血失精。"其对此病之原因、症状、脉象描实得甚为详细。其治宜调和阴阳，摄精止遗，使精固而养发，发落可愈。此外，落发之原因尚有七情所伤，肝郁气滞血瘀，血络不通，不能养发而致发落；亦有因郁热生风，发失血濡养，或素体久病气血亏虚，毛根空虚失养以致脱发等。

本案患者年纪尚轻，但家族均有"脱发"病史，此为先天不足之禀赋，加上近 3 年来学业紧张，脱发加重。观其头发稀疏、干枯脱落，偶见头晕，夜寐欠佳，小便偏多，显为肝肾亏虚、精不化血，发失濡养不荣而致脱落。舌稍红，苔薄白，脉沉细均为肝肾亏虚之征。此案辨证为肝肾不足、发失濡养，治宜滋补肝肾、益血生发，方用杞菊地黄汤合二至丸加减治之。其方杞菊地黄汤滋补肝肾，二至丸补血养阴；菟丝子、何首乌益精血、补肝肾，滋而不腻，养发乌发；侧柏叶、皂角刺益阴补肺，祛风止痒防脱。全方共奏补益肝肾、养精生发之功。二诊时患者脱发明显减少,且所脱之处喜见新发长出,整体发色较前转黑转亮泽。效不更方,守原方再进30剂,以巩固疗效,并嘱注重生活作息、饮食调理,以杜绝病再发。

梁宏正认为,脱发一证,自古以来多责之于肝肾精血亏虚,如应用七宝美髯丹治之,效果亦甚佳。如风热兼夹,可加天麻、蔓荆子、防风;头皮瘙痒,可加苦参、白鲜皮、地肤子;如肾阴阳俱虚,加重用补骨脂、肉苁蓉以治疗。然有学者以《灵枢·经脉》"皮肤坚而毛发长",《素问·痿论》"肺主身之皮毛",《灵枢·经脉》"手太阴气绝则皮毛焦。太阴者,行气温于皮毛者也,故气不荣则皮毛焦"为理论依据,提出从肺论治脱发。临床见肺气虚弱不宣者,可用黄芪桂枝汤合四君子汤为基础方治之。亦有因于气郁、痰阻、血瘀诸因致病者,均宜细辨应用,方能全面应对临床。又梁宏正治疗脱发每常用侧柏叶、皂角刺二药,《本草衍义补遗》:柏叶,补阴之要药,久得之,大益脾土,以滋其肺,脾旺则气血精生化充足,肝肾肺得养,毛发则旺。皂角刺搜风开窍,助发之生长。

视瞻昏渺案(葡萄膜炎)

医案:肝肾阴虚证

患者姓名:区某。

性别:男。

年龄:46岁。

就诊日期:2015年4月16日初诊。

发病节气:谷雨前。

主诉:反复双眼视物昏蒙1年余。

现病史:患者1年余前无明显诱因出现视物昏蒙,伴双眼涩痛、发红流泪,在外院确诊为"双眼葡萄膜炎",予以西药及眼药水外滴治疗,流泪涩痛等症减,但视物昏蒙反复,故求诊于中医。刻诊:视物昏蒙,眼部轻微涩痛,时觉心烦口干,腰膝酸软,食欲一般,二便调。

体格检查:双眼视力严重下降(左眼0.3,右眼0.4),内科体查无特殊。舌红,苔薄黄,脉细。

中医诊断:视瞻昏渺。

证候诊断:肝肾阴虚。

西医诊断:葡萄膜炎。

治法:滋补肝肾。

处方：杞菊地黄汤加味。

熟地黄 30g	怀山药 30g	山茱萸 15g	茯苓 15g
泽泻 12g	牡丹皮 12g	枸杞子 15g	菊花 15g
女贞子 15g	沙苑子 15g	车前子 15g	蕤仁 15g
金蝉花 15g	石决明 20g^{（先煎）}	密蒙花 15g	

7 剂，每日 1 剂，水煎服。

2015 年 4 月 23 日二诊：患者诉视物稍有改善，偶有流泪，舌脉同前，守上方加败酱草 15g，再进 7 剂。

按：本案为葡萄膜炎，乃临床上常见的眼科疾病之一。此病临床症状多变，部分可归属于中医学"视瞻昏渺""云雾移睛"范畴。急性期以实证、热证为主，多由湿热痰火、浊气上干清窍，或肝郁气滞血瘀，损伤目睛脉络，阻滞瞳体所致。慢性期多以肝肾阴亏，阴虚火旺，损精耗气，气血不足，不能濡养，目失所养，导致目睛混浊。因本病属瞳神疾病，瞳神为水轮，为肾所主，肝又开窍于目，故从肝肾论治此类疾病是一般的常规思路。此病亦属内障，《医宗金鉴》曰："内障有虚心肾弱，故如不病损光明；火能外鉴水内照，养神壮水自收功。"是言内障目病，虽无目赤肿痛，外观如无眼病之人一样，但视物不精彩光明。心虚则神不足，神者火也，火内暗而外明，故不能外鉴而失其光明也。肾虚则精不足，精者水也，水外暗而内明，故不能内照而失其光明。心虚者则养心神，肾虚者则壮肾水，自可收功于不明也。其《内因为病歌》亦指出："内障皆目伤七情，喜怒忧思悲恐惊；脏腑内损精不注，初为内障久成风。"故治疗时，要掌握五轮所属部位，如黑睛为风轮，主肝病也；瞳仁为水轮，主肾病也。五脏之病，五脏分主之，施治起来，才能有的放矢。

此案患者以视物昏蒙为主要症状，反复 1 年余，伴双眼涩痛、发红流泪，初起显由风热之外因诱发，后经西医治疗后红肿消退、涩痛减轻，但视物昏蒙加重且反复，显已发展成为内障。刻诊时并见心烦口干、腰膝酸软，已现久病肝肾亏损，目失濡养，精虚不明；且舌红、苔薄黄、脉细亦为肝肾不足之征。其治宜滋补肝肾、明目退翳，方用杞菊地黄汤加味治疗。其中杞菊地黄汤滋补肝肾亏虚，明目生精；加女贞子、沙苑子、车前子滋补肾阴，明目利湿；金蝉花明目退翳；蕤仁益肾精而养瞳神；密蒙花，《本草经疏》谓其"为厥阴肝家正药，所主无非肝虚有热所致……此药甘以补血，寒以除热，肝血足而诸证无不愈矣"，故目昏干涩或生翳障者均可用之。此方连用 1 周后，二诊时患者视物稍有改善，偶尔流泪，诸症已见好转，既已取效，原方加败酱草 15g 再服。败酱草辛、苦、微寒，有清热解毒、祛瘀消痈的作用。《日华子本草》谓败酱草"治赤眼，障膜，胬肉"，故目疾无论外障或内障用之，皆有疗效。以上炒金蝉花、蕤仁、密蒙花、败酱草等数种药物，为梁宏正在目系疾病中较为常用之药物，在辨证的基础上加用常能提高临床疗效，此亦是梁宏正多年的用药经验。

此外，在治疗肝虚之眼疾，梁宏正尚喜用隔一隔二之治法，以五行相生关系及脏腑生理功能为依据，即心为脾之母，补心即可以补脾，补脾而所以养肝理论，运用养心健脾法，拟归脾汤加薏仁、金蝉花、珍珠母等以治疗，常可取得较为满意的疗效。

耳鸣案（神经性耳聋）

医案：肾精亏虚证

患者姓名：黄某。

别：男。

年龄：55 岁。

就诊日期：2015 年 3 月 20 日初诊。

发病节气：春分后。

主诉：耳鸣不适 1 周。

现病史：患者 1 周前无明显诱因下出现耳鸣，以右耳为主，声细似蝉鸣，听力稍下降，夜间为甚，伴腰酸，少许口干，夜寐欠佳，夜尿 3～4 次，大便调。

既往史、个人史等：有吸烟史。

体格检查：粗测右耳听力轻度减退，林尼（Rinne）试验气导＞骨导，韦伯（Weber）试验偏向左侧。舌淡红，苔薄白，两尺脉弱。

中医诊断：耳鸣。

证候诊断：肾精亏虚。

西医诊断：神经性耳鸣。

治法：滋阴补肾。

处方：杞菊地黄汤加味。

熟地黄 10g	茯苓 20g	山茱萸 15g	怀山药 20g
泽泻 15g	牡丹皮 10g	枸杞子 15g	菊花 10g
白芍 15g	女贞子 15g	盐牛膝 15g	沙苑子 15g
菖蒲 15g	远志 6g	石决明 30g[先煎]	

5 剂，每日 1 剂，水煎服。

2015 年 3 月 25 日二诊：患者右耳耳鸣及腰酸感减轻，夜尿减少，予前方加鹿角霜 10g、醋龟甲 10g[先煎]，再进 7 剂。

2015 年 4 月 1 日三诊：患者诸症明显改善，守上方 7 剂以善后。

按：神经性耳鸣已成为现代社会的临床常见病、疑难病。中医学认为耳鸣与五脏皆有相关，并有虚实之分别。实证多为外邪侵袭，上犯清窍所致，或足少阳之脉绕耳周，肝胆郁火上扰耳窍，亦致耳鸣；痰热闭阻，浊阴上蒙耳窍及气滞血瘀、阻滞窍络均致耳鸣发生。虚者多由肾精虚脱，肾开窍于耳，耳窍失养所致，亦有因心寄窍于耳，心主血脉，若心脾气血亏虚，清阳不升，耳失气血濡养，导致耳鸣发生。

本案中患者以耳鸣无明显诱因出现1周就诊，伴听力下降，夜间为甚。根据其耳鸣声细似蝉，又伴腰酸、夜尿增多等症，当属肾精亏虚，精不生髓，窍虚失濡引起，正如《灵枢·海论》所云："髓海不足，则脑转耳鸣，胫酸眩冒。"结合其舌淡红、苔薄白、两尺脉弱，亦是肾虚之证无疑。治予滋补肝肾，以充耳窍，方用杞菊地黄汤加味治之。方中杞菊地黄汤补肾养肝；女贞子、沙苑子、白芍肝肾同补；牛膝、石决明潜镇以防肝阳上亢之虞；菖蒲、远志交通心窍，以平衡心寄窍于耳的关系。二诊时，经药进5剂，患者右耳耳鸣及腰酸感减轻，夜尿减少，效果明显，故于上方辅以鹿角霜、龟甲等血肉有情之品以填补肾精而助髓海充足。因辨治得当，故收效颇佳。三诊时，患者诸症明显改善，耳鸣仅偶轻发，守上方7剂以填精补肾，充养清窍以善后。

梁宏正临证体会：耳鸣一症，虽指耳中自觉有各种声响，妨碍听觉，但其发病与脾、肾、肝、胆关系密切，临床亦偶有与肺脏相关者。正如《温热经纬》中指出的："肺经之结穴在耳中，名曰笼葱，专主乎听。"故肺经受邪或肺脏气虚，亦可移病笼葱，而致耳鸣。另外，滋补肝肾、填精益髓为治疗耳鸣常用之法，但当阴阳相济，兼用引进之品，如加蝉蜕、白蒺藜等品；亦可配合食疗，如服食核桃、黑芝麻等，养血补肾以加强巩固疗效；还可采取针灸配合，针药同施。

畏寒案（植物神经功能紊乱）

医案：阳虚证

患者姓名：许某。

性别：女。

出生日期：1971年2月。

就诊日期：2015年3月25日初诊。

节气：芒种后。

主诉：怕冷4年。

现病史：患者于4年前开始出现怕冷，夏天不能吹风扇，觉寒凉刺骨，周身骨冷痛，夏天无汗出，精神稍焦虑，话多，诉口干，胃纳一般，大便质烂，小便可。

体格检查：舌淡，苔薄白，脉沉迟弱。

中医诊断：畏寒。

证候诊断：阳虚。

西医诊断：植物神经功能紊乱。

治法：温阳祛寒。

处方：四逆汤合桂枝汤加减。

制附子 10g	干姜 10g	炙甘草 10g	吴茱萸 6g
乌药 10g	大枣 15g	桂枝 10g	补骨脂 15g
淫羊藿 15g			

5 剂，每日 1 剂，水煎服。

2015 年 4 月 7 日二诊：患者诉症状无明显改善，仍觉怕冷，舌淡，苔薄白，脉沉。处方：上方加细辛 6g、茯苓 15g、白芍 12g，5 剂。

2015 年 4 月 22 日三诊：服药后患者上症改善不明显，仍觉全身冷痛，无汗出，舌淡，苔薄白，脉沉，处方如下。

制附子 10g	干姜 10g	炙甘草 10g	吴茱萸 6g
乌药 10g	大枣 15g	桂枝 10g	补骨脂 15g
淫羊藿 15g	细辛 6g	茯苓 15g	当归 15g
通草 6g	黄芪 30g	鸡血藤 15g	蜜麻黄 6g

5 剂，每日 1 剂，水煎服。

2015 年 5 月 25 日四诊：家属代述，患者上症较前稍缓解，体汗增多，舌淡，苔薄白，脉沉，处方如下。

制附子 10g	干姜 10g	炙甘草 10g	吴茱萸 6g
乌药 10g	大枣 15g	鹿角霜 15g	淫羊藿 15g
仙茅 15g	黄芪 30g	白术 15g	

5 剂，每日 1 剂，水煎服。

按：本案患者自诉畏寒怕冷 4 年，其特点为平素自觉寒凉刺骨，周身骨冷痛，且夏天无汗出，而又不能吹风扇。据此症状，中医可诊断为"畏寒证"或"无汗证"。根据患者精神焦虑、临诊话语叨叨、反复申诉病情等表现，西医诊断为植物神经功能紊乱。此病亦可归属中医学之"郁病""百合病"等范畴，以忧思恼怒，肝失条达，气机不畅；或思虑伤脾，气虚血弱，心脾两虚；或久病伤肾，阴损及阳，肾阳亏虚，命火不足等为主要病因病机。察本案女性患者，已届更年之期，肾阴阳日渐亏虚，日久渐致阴损及阳，导致一派阳虚表现，所以形寒肢冷、恶见吹风，口干为阳虚津液不布，大便质烂为脾阳虚寒，而舌淡、苔薄白、脉沉迟弱、亦为沉寒阳虚之佐证。其治宜温肾阳、祛沉寒，方用四逆汤为基本方。《医林集要》谓四逆汤治伤寒阴证，唇青面黑，身背强痛，四肢厥冷，及诸虚沉寒等证。本案方中加吴茱萸、乌药以增强温中散寒之效，温暖脾胃之阳；补骨脂、淫羊藿补肾温阳；桂枝温通四肢厥逆。药进5剂后，患者症状改善不明显，故加细辛以祛风散寒、宣通经络。《本草正义》云："细辛，芳香最烈，故善开结气，宣泄郁滞，而能上达巅顶，通利耳目，旁达百骸，无微不至，内之宣络脉而疏通百节，外之行孔窍而直透肌肤。"时隔2周后，患者方进行三诊；虽药首诊、二诊共进10剂，但效果不显，估计与病重药轻，且治疗间断有关。三诊时患者仍觉全身冷痛，皮肤无汗出，舌淡，苔薄白，脉沉，考虑本病当与体内沉寒痼冷、少阴阳虚、太阳失开的病机有关。故治则改为开太阳、温少阴，在基础方上合上当归四逆汤以治血虚寒郁，四逆汤以温少阴，麻黄细辛附子汤以辛温发散开太阳、解太阳之邪。经三诊治疗后，患者"大寒犯肾"诸症得以改善，体汗增多，数年痼疾得以出现转机。四诊时，在取得疗效的基础上，从肾阳、脾阳出发，加用二仙汤等温肾助阳之品，以补命之火，从而充实全身之阳气，并加黄芪、白术以温补脾气。此亦是重视命门之火，重视脾阳的思想。因其为人身的先后天之二本，肾阳为全身阳气之根本，脾阳为阳气生化之源，重视二本同补，才能进一步拓展和巩固取得的疗效。

此外，梁宏正认为，此类阳虚患者必须持之以恒治疗，方能根本杜绝病发。

同时，食疗亦是较好的辅助治疗措施，如以羊肉、狗肉、鹿肉等血肉有情之品配合温阳养阴之中药炖服，于疾病会大有裨益。

坏疽案

医案：寒凝血虚证

患者姓名：冼某。

性别：男。

出生日期：1938年3月14日。

就诊日期：2017年2月27日初诊。

发病节气：雨水后。

主诉：双足趾溃破、瘀黑肿痛半年。

现病史：患者半年前开始双足溃烂，病起有红热，溃破处有液体渗出，伴疼痛，后症状逐渐加重，曾于外院住院系统治疗，疗效欠佳。现溃破处色黑，有液体渗出，伴疼痛麻痹，双下肢乏力，无瘙痒，纳眠可，二便可。

体格检查：双足溃烂，肌肉萎缩，无红肿，肤温偏低，面色㿠白，舌淡暗，苔薄白，脉弦滑。

中医诊断：坏疽。

证候诊断：寒凝血虚。

西医诊断：双足坏疽。

治法：温阳散寒，益气生血。

处方：黄芪桂枝五物汤合当归四逆汤加减。

黄芪 15g	桂枝 10g	白芍 15g	炙甘草 6g
当归 6g	细辛 3g	通草 6g	牛膝 10g
丹参 15g	木瓜 15g	乳香 10g	没药 10g
玄参 15g	延胡索 15g		

7 剂，每日 1 剂，水煎服。

2017 年 3 月 8 日二诊：患者疼痛较前明显减轻，夜间小便可。处方：上方加赤芍 15g，7 剂。

2017 年 6 月 2 日三诊：患者溃破较前明显缩小，颜色转淡，夜间偶有疼痛。处方：上方加金银花 30g、三七 6g，7 剂。

按：中医学的脱疽当属西医学血栓闭塞性脉管炎类疾病，是一种病因目前尚未完全明了的周围血管的慢性闭塞性炎性疾病。中医学认为，本病多因寒湿之邪客于血脉，久则化热蒸腐而致，或因七情所伤，气滞血瘀，或因肝肾亏虚，脉道干涩阴伤，亦有因跌打外创，借伤成毒者，但均以血脉瘀阻、败坏疼痛为其病机。中医治疗，常以新久虚实论治。初病多以实邪为主，久病常本虚标实、寒热错杂、虚实夹杂。临床上宜辨别端的，方致不误。

本医案患者双足趾溃破、瘀黑肿痛半年。其初起双足红热、溃破处渗液，伴疼痛，曾于外院系统治疗，但疗效欠佳，后经人介绍，遂就诊于梁宏正。刻诊见症双下肢乏力，十足趾半溃破，色黑，有黄色液体渗出，伴疼痛麻痹，查其双足肌肉溃烂、萎缩，但无红肿，肤温偏低，显为阳虚寒凝，脉道不通瘀阻。考虑本例患者病史较长，溃破处色黑主寒凝，双足麻痹、沉重乏力，脱疽处肌肉萎缩，此乃气血运行不畅，导致肌肉失去濡养。面色㿠白、舌淡暗、苔薄白，为气虚血弱之象；脉弦滑，则为寒凝饮阻之征。其辨证为气血亏虚、寒邪凝滞，治宜温阳散寒、益气活血、通络祛瘀、生肌止痛，方予黄芪桂枝五物汤为基本方。《金匮要略·血痹虚劳病脉证并治》云："血痹，阴阳俱微，寸口关上微，尺中小紧，外证身体不仁，如风痹状，黄芪桂枝五物汤主之。"患者肌肤麻木不仁，无力沉重，符合本方方证；再合上当归四逆汤，因患者肤温偏低，亦可当作肢体四逆如是观。方中丹参活血，木瓜宣痹，玄参凉血清热，延胡索镇痛，乳香、没药散血凝生肌，牛膝引诸药下行。全方共用，能药证相符，起温阳散寒、益气生血之作用。二诊时患者疼痛较前明显减轻，故于上方加赤芍以加强活血祛瘀之功效。三诊时，溃破较前已明显缩小，足趾黑暗颜色转淡，疼痛仅夜间偶有，故于上方加上金银花、三七，即合上四妙勇安汤，强化解毒化瘀生新之功，以求进一步取效。

梁宏正指出，本案所用的黄芪桂枝五物汤、当归四逆汤均为经方，原方均非主治脱疽方剂，但抓住其组方宗旨与功效，灵活运用于临床，不必拘泥何疾，只要病机相符，方机相对，临床时常有意外之疗效收获。

气疝案（腹股沟斜疝）

医案：气虚下陷证

患者姓名：杜某。

性别：男。

年龄：2 岁 9 个月。

就诊日期：2015 年 9 月 9 日初诊。

发病节气：白露后。

主诉：发现右侧腹股沟肿物 2 年。

现病史：家属代诉，2 年前发现患儿右侧腹股沟有肿物突出，如红枣大小，每因哭闹、站立、行走或咳嗽时明显，平卧时可消失，曾至外院外科门诊考虑为"右侧腹股沟斜疝"，但一直未行手术治疗，今为求中医治疗而就诊。刻诊：消瘦，面色萎黄，白天易汗出，纳差，夜眠一般，小便调，大便溏。

体格检查：右侧腹股沟可扪及一红枣大小肿物，可回纳。舌淡，苔薄白，脉细。

中医诊断：气疝。

证候诊断：气虚下陷。

西医诊断：腹股沟斜疝。

治法：补中益气，升阳举陷。

处方：升陷汤加减。

黄芪 15g	太子参 10g	升麻 3g	柴胡 3g
枳壳 5g	桔梗 6g	炙甘草 3g	荔枝核 6g
橘核 6g	怀山药 15g	小茴香 3g	

5 剂，每日 1 剂，水煎服。

2015 年 9 月 14 日二诊：服上方后患儿胃纳稍好转，余症同前，继续予上方再进 10 剂。

按：本案患儿发现右侧腹股沟肿物突出 2 年，平卧时可消失，外院门诊诊为"右侧腹股沟斜疝"，未行手术治疗。本病属中医儿科之气疝，又称小肠气，是小儿时期的常见疝病，发病男孩较女孩为多。中医学认为，该病多因小儿气血未充，或先天不足，或脾胃虚弱，中气不足，或肾气亏损，导致中气下陷，固摄失职所致。正如明代医家李梴所著之《医学入门》有云："气疝，上连肾俞，下及阴囊，得于哭、忿怒、气郁而胀，"本病病因或归于寒凝、气滞、气虚、湿热等；从经络循行来说，此病与足厥阴肝经联系最为密切。分析此案，患儿形体消瘦，面色萎黄，显为先天禀赋不足，加之后天摄取欠缺；而白天易出汗、纳差、大便溏则为脾虚失健，气虚下陷，此为斜疝外出的原因；兼以哭闹常作，致气机滞塞，病情难免反复，故以迁延 2 年不愈。明辨该案既属气虚下陷、肝经气滞，治宜采用补中益气、升阳举陷之法，方予升陷汤加减治之。升陷汤源自张锡纯先生之《医学衷中参西录》，原方主治大气下陷所致诸症。本医案方中以黄芪为主，取其既善补气，又善升气；柴胡为少阳之药，能引大气下陷者自左上升；升麻为阳明之药，能引下陷者自右上升，其三味用意与补中益气汤用意相同。方中另外加入荔枝核、小茴香、橘核以入肝经，温肝寒。其中荔枝核性味甘、涩、温，功效理气止痛、祛寒散滞，多用于厥阴肝经寒凝气滞所致的疝痛、睾丸肿痛等。小茴香性味辛、温，功能祛寒止痛、理气和胃，用于寒疝、睾丸偏坠等，能起疏肝理气、温肾祛寒、止痛之功用。此二药均梁宏正治疗疝疾的常用之药对，取效灵验。二诊时患儿症状改善，再予上方，以继续取效。

小儿疝气的治疗，除用药外，生活护理、饮食调理均为重要的治疗措施，故必须动员说服家长予以积极配合，坚持治疗。

骨痨案（骨消融症）

医案：肾髓亏虚，肝筋郁热证

患者姓名：梁某。

性别：女。

出生日期：1963 年 2 月 5 日。

就诊日期：2017 年 3 月 3 日初诊。

发病节气：惊蛰前。

主诉：左下肢疼痛 4 年。

现病史：患者 4 年前无明显诱因出现左小腿及膝关节阵发性疼痛，活动时明显，遂到肇庆市第一人民医院门诊就诊，西医治疗疗效欠佳，症状反复发作，2016 年 11 月、12 月分别在肇庆市第一人民医院骨伤科及内分泌科住院治疗，诊断为"骨质疏松症、左腓骨消融"，出院后服用钙尔奇、阿仑膦酸钠、骨化三醇及皮下注射密盖调节骨代谢。患者左小腿及左膝关节疼痛未见明显好转，今为求中医治疗入我院就诊，办理入院。刻诊：神清，精神疲倦，左小腿及左膝关节疼痛，局部肤温较高，活动时疼痛明显，疼痛无随气温变化而加重，左小腿比右侧稍肿胀，余无明显水肿，眠差，纳尚可，二便可，无恶寒、腰痛、关节畸形等。

既往史：曾于外院因子宫肌瘤行子宫切除术。长期从事财务工作，诉左下肢靠贴有漏电办公桌办公 10 余年。

体格检查：舌淡，苔薄白，脉右沉弱，左脉沉，左关弦。

辅助检查：2016 年 11 月 25 日左胫骨及膝关节 CT 提示：左小腿前外侧皮下、各肌肉肌间隙及左胫腓骨上段异常信号，考虑为感染性病变，慢性炎症可能性大。2016 年 11 月 30 日行组织活检提示：（左腓骨）骨组织、纤维结缔组织及少许炎性肉芽组织，未见明显肿瘤。2017 年 2 月 15 日肇庆市第一人民医院复查骨盆、胫腓骨、膝关节 X 线检查提示：①骨盆未见异常 X 线征。②左胫骨上段及左腓骨中上段骨质破坏，考虑骨髓炎后遗改变，请结合临床或建议进一步检查。③右膝关节退行性变。2017 年 2 月 22 日小腿 CT 提示：左侧胫骨上段及左侧腓骨中上段骨质破坏，考虑骨髓炎后遗改变。

中医诊断：骨痨。

证候诊断：肾髓亏虚，肝筋郁热。

西医诊断：骨消融症。

治法：补肾壮骨生髓，清热活血止痛。

处方：百损丸合四妙勇安汤、百倍丸加减。

补骨脂 30g	骨碎补 15g	山茱萸 15g	续断 20g
龟甲 20g	鹿角霜 20g	肉苁蓉 20g	白芍 30g
血竭 6g	玄参 30g	金银花 15g	乳香 10g
没药 10g	当归 12g		

3 剂，每日 1 剂，水煎服。

2017 年 3 月 6 日二诊：患者诉疼痛较前减轻，左下肢皮肤较前转亮，舌淡，苔薄白，脉弱。处方：上方加熟地黄 30g、蜜麻黄 10g、肉桂 5g、石斛 15g、黄芪 30g，5 剂。

2017 年 3 月 10 日三诊：患者诉症状继续较前好转，胃纳差，余同前。处方：二诊方加谷芽 15g、麦芽 15g、神曲 15g、丹参 15g、甘草 6g，5 剂。

2017 年 3 月 20 日四诊：患者左膝关节肿大较前消退，但疼痛症状时有反复，舌淡暗，苔薄白，脉沉细。本次调整方药如下。

熟地黄 30g	鹿角霜 30g	肉桂 6g	蜜麻黄 10g
白芥子 15g	炙甘草 10g	黄芪 30g	当归 6g
乳香 10g	没药 10g	牛膝 20g	石斛 10g
续断 20g	补骨脂 20g	骨碎补 20g	玄参 15g
石斛 10g	血竭 6g	龟甲 20g	肉苁蓉 20g
延胡索 15g	绛香 15g		

7 剂，每日 1 剂，水煎服。

2017 年 3 月 29 日五诊：患者诉疼痛及肿胀明显减轻，舌脉同前。处方：守上方 7 剂，并办理出院。

2017 年 4 月 21 日六诊：患者症状基本痊愈，守四诊方加桂枝 6g，5 剂以巩固疗效，至今未予再复诊。

按：本案患者病史较长，达 4 年之久，西医病因不明，骨质破坏、流失存在，诉长期左下肢靠贴漏电办公桌从事电脑操作财务工作，疑为导致此病之原因之一。分析其因，患者七七之年，冲任亏虚之体，外伤邪气之侵袭，循经入脉，阻滞气血，筋脉失养，进而耗损肝肾，累及筋骨。正如《难经·十四难》谓："下损于上，一损损于肾……五损损于骨，骨痿不能起于床。"患者由于经年虚损，遂至髓减骨枯，精伤血瘀，日久形成骨痨；近期肝肾久郁，劳伤血瘀，化热伤筋，下肢肿热加剧，痛不成寐，形成虚实夹杂、虚重实次的痼疾。

初诊根据患者左下肢肿痛，局部小腿肤温扪之灼热，脉尺沉左关弦，证属肾髓亏虚、肝筋郁热。该案病机复杂，虚实并存，治疗上采用补肾壮骨生髓、清热活血止痛的治疗原则，方用蒲氏百损丸、杨氏百倍丸合四妙勇安汤治疗。其中百损丸见于《蒲辅周验方》，由补骨脂、骨碎补、牛膝、续断、肉苁蓉、杜仲、当归、三七、血竭等 12 种药物组成，功能温补骨髓、强筋健骨、祛瘀通络、补肾续断，主治筋骨挫伤、脏腑经络劳损诸证。而《杨氏家藏方》中的百倍丸，由补骨脂、骨碎补、牛膝、肉苁蓉、龟甲、虎骨、乳香、没药、自然铜、木鳖子 10 种药物组成，主治腰膝亏损疼痛、筋脉拘急、络阻瘀闭、肝肾亏虚、行步难艰诸病证。二者前方以温补精血、脏腑劳伤为胜，而后方以滋补肝肾阴阳、续断伤瘀为主。本案采取二方合用化裁，补肝肾填精髓，活血祛瘀定痛。因其局部肤热，有久郁瘀热成毒之征兆，故合四妙勇安汤治疗。此方出自《验方新编》，原治闭塞性脉管炎，即古之"脱疽"，是由热毒凝聚下肢，引发闭阻，血瘀化毒成肿痛溃破之症。方中并配以芍药重用，以"除血痹""破阴结"之功加强疗效。由于方证合拍，故初诊药后即取得明显的痛减肿消之效果。二、三诊或增加温阳补气血之品，或加消导之药以增胃纳；四诊时患者左下肢肿消大部分，肤温正常，察其舌淡暗、脉沉细，病属标症渐除，本虚渐成重点，故改温阳定痛、补益肾髓为治，调整方药以梁宏正自拟方温阳蠲痹汤合前方药为治。温阳蠲痹汤乃由出自《外科证治全生集》的阳和汤合当归补血汤加乳香、没药组成。阳和汤功能温阳补血、散寒通滞，主治漫肿无头，皮色不变为特点的阴疽。梁宏正常喜用之变通治疗寒痹诸症，疗效颇佳。本案之五、六诊均在此组方的基础上治疗，直至症状基本痊愈。

本案患者病史长达 4 年之久，病机复杂，虚实寒热并存，乃骨痨重症。根据其病态特点，治疗上分步治之，先以扶正祛邪、标本兼治，俟其邪却正衰，即转以温阳补虚为主，重点应用温阳补肾、填精强骨生髓以复其根本。由于精准辨证，阶段用药，层次分明，故能使多年痼疾得以根除，获得较好疗效。

痰核案（脂肪瘤）

医案：痰浊证

患者姓名：谢某。

性别：女。

出生日期：1981 年 2 月。

就诊日期：2016 年 4 月 15 日初诊。

发病节气：芒种后。

主诉：左侧面颊部局部肿物 5 年。

现病史：5 年前患者左面颊部出现肿物，无皮肤红肿疼痛，无瘙痒，未重视未治疗，近期发现肿物逐渐增大，曾于外院就诊，外院建议患者行手术治疗，患者拒绝手术。刻诊：左面颊肿物，大小 1cm×1.5cm，质软，不能移动，无红肿热痛，无瘙痒，眠差，梦多，平素月经尚规律，二便可。

体格检查：舌淡暗，苔白腻，脉沉弦。

中医诊断：痰核。

证候诊断：痰浊证。

西医诊断：脂肪瘤。

治法：行气化痰，软坚散结。

处方：柴芩温胆汤合消瘰丸加减。

法半夏 15g	竹茹 12g	陈皮 9g	茯苓 15g
枳实 15g	柴胡 15g	黄芩 15g	玄参 15g
牡蛎 30g	浙贝母 15g	白芥子 15g	胆南星 10g
甘草 10g			

15 剂，每日 1 剂，水煎服。

2016 年 5 月 13 日二诊：患者左面颊部肿物较前明显缩小，有少许渗液，无疼痛，大便质烂，现月经经后。处方：温胆汤加减。

法半夏 15g	茯苓 20g	枳实 15g	陈皮 6g
竹茹 10g	甘草 6g	柴胡 15g	黄芩 15g
玄参 15g	牡蛎 30g	浙贝母 15g	蒲公英 15g
皂角刺 15g	白芷 10g	香附 15g	

7 剂，每日 1 剂，水煎服。

2016 年 5 月 22 日三诊：患者左面颊肿物完全消散，稍遗留色素沉着，另诉腰痛，月经量少，改投他方。

按：本例患者左侧面颊部凸起肿物 5 年，西医诊断为面部皮下脂肪瘤，根据其肿物质软、不能移动，类似中医学"痰核""痰湿流注"范畴。此证如《医宗金鉴》所说"流注原有证数般，湿痰瘀风汗后寒；发无定处连肿漫，溃近骨节治难痊；此证本由脾胃弱，留结肌肉骨筋间。"该论述指出本病虽有风邪外侵之因，然总由脾胃虚弱，运化失健，痰湿流注，日久夹瘀而成。痰湿气结，搏结肌肤，流走经脉是其主要病因病机。本病例病史时间较长，舌苔白腻而质暗淡，为痰湿之象，且脉沉弦有力，乃主痰饮内停，气化失司。古云"怪病多因痰作祟"，故首诊处方以行气化痰、软坚散结为治则，方用柴芩温胆汤合消瘰丸加味。柴芩温胆汤乃是在《备急千金要方》名方温胆汤的基础上加入柴胡、黄芩而成，主治热呕、吐苦、虚烦、惊悸不眠、痰气上逆等病证，历代医家应用多有发挥。考虑本病例乃痰湿为患，枢机不利，升降失常，痰气互搏，流窜肌肤所致，故应用本方证机合拍。消瘰丸为《医学心悟》方，别名消疬丸。该方由玄参、牡蛎、贝母组成，功能化痰软坚、清热散结。此外，本案处方又加上白芥子，其性味辛温，功效能祛痰、通络、利气散结，能祛皮里膜外之痰。《本草经疏》云："白芥子味极辛，气温，能搜剔内外痰结及胸膈寒痰，冷涎壅塞者殊效。"胆南星清心化痰，专主经络风痰。方中诸药配伍，共起调理枢机、协调升降、化痰软坚、通络消瘰之效。因患者拒绝手术治疗，故首诊药用 15 剂。2 周后复诊，患者诉疗效显著，心情转开朗，左面颊部肿物较前明显缩小，有少许渗液，无疼痛。药证合拍，效不更方，故于上方加香附、皂角刺、白芷以强化理气、托毒排脓消瘰之功。三诊时患者左面部颊肿物完全消散，皮肤平复，唯稍遗留浅淡色素沉着，诉腰痛，月经来潮量少，遂改投补肾调经之药以调理。

梁宏正指出，此病为顽痰致病。痰浊为患，变化多端，无脏器不到，既可留滞于脏腑，也可留注于经络皮肤而致病，故有"痰为百病之源"之说法。痰之为患，治之较难，需时较长，临床时当要耐心守法守方，方能取效。如本案病 5 年之患者，服药 3 周痊愈，已属殊效。痰疾之产生有内外因素，在内主要为气机运化出现问题，故在疾病取效后，仍应长服一段健脾增运之药物，以杜绝生痰之源，方能达到斯疾不再复发的治疗目的。

（梁宏正、娄勃整理）

传承梁剑波学术经验
攻坚克难治肾病
——记肇庆市中医院肾病科

这是一个拥有深厚中医学术底蕴的科室，它是梁剑波学术研究中心的二级分科，由梁剑波学术继承人梁宏正任学科带头人，省名中医吴社泉主任中医师等组成的33人医护团队，用妙术仁心与病魔斗争，挽救并延续了无数肾病患者的生命，屡屡创造出生命的奇迹。

它，就是肇庆市中医院肾病科，国家中医重点专科，广东省中医肾病医疗中心。

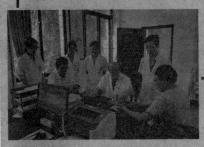

肾病科中青年医师跟诊省名中医梁宏正。

特色疗法让绝症患者生命延续

众所周知，不幸罹患肾病的病人，容易引发急性肾衰、代谢异常、心脑血管疾病、发生感染等危害。

在市中医院肾病科，运用独特的中医疗法帮助无数名肾病患者重获健康。而市民吴女士正是其中一名，在这里让她有了第二次生命。2005年，刚毕业一年的吴女士不幸患有肾病综合征，全身十分臃肿，非常虚弱。为了治病，她跑遍了省内各大知名医院求医。

时间一天一天过去，吴女士的病情却越来越严重，死神仿佛在向她招手。各种西医治疗方式都用遍了，她的家人就想着用中医的方式试一下吧。"她来到肾病科后，我们先在原本西药的用药基础上加入中药进行治疗，再逐渐减少西药。"肾病科主任吴社泉告诉记者，患者在科室内先后治疗了三年时间，终于恢复正常。在2010年，患者开始停药，每月回院进行复查，至今依然非常健康。

肾病科是梁剑波学术研究中心的二级分科，根据省名老中医梁剑波教授的中医学术思想和临床经验，针对不同的肾脏病，制定了一套完整的诊疗规范，创立了独树一帜的经验处方、专科特效中药制剂及特色疗法。

设立慢性肾脏病管理门诊提供跟踪式保障

市中医院肾病科不仅创立了独树一帜的特色疗法，还针对康复出院患者提供延续保障服务。2016年11月3日，该科正式开设慢性肾脏病管理门诊。只要患者在肾病科住过院，都会为他们建立健康档案，医护人员管理出院病人的情况，指导建档群众如何用药，有效地提高患者的自我管理能力。

在慢性肾脏病管理门诊里，由肾病科资深专家医生定期坐诊，发挥省名老中医梁剑波教授的中医学术思想，向肾病患者教授中医养肾穴位按摩法、中医养肾保健操、中医养肾食疗等中医特色疗法以及防治慢性病的方法和特色技术。

除了常规的门诊诊疗外，开展"护肾有方"健康课堂，为患者传授中医养肾营养管理技巧及中医养生保健知识等内容，深受众多患者欢迎。

如今，慢病管理门诊使过去的医生看病、开药的模式变成由医、护、患三方共同管理疾病的互动模式，开诊初始，便得到了患者的信任与支持，纷纷表示愿意继续参与学习进行疾病的自我管理。

肇庆市中医院
ZHAO QING SHI ZHONG YI YUAN
西江杏林明珠

弘扬中医药特色优势
全心全意为人民服务

传承梁剑波学术经验　攻坚克难治肾病

西江日报

健康周刊

2010年10月2[...]
责任编辑：梁[...]
联系电话：273[...]

传承祖国医学 弘扬中医文化

10月22日是世界传统医药日。人类健康需要传统医药。顾名思义，传统医药与现代医药相对应，通常指远用历史上遗传下来的医药经验和技术，或指现代医药以前的各个历史发展阶段的医药经验和诊疗技术。随着化学药品毒副作用不断出现，药源性疾病日益增加，以及生化药品研制成本昂贵等问题的存在，人们开始呼唤回归大自然，希望用天然药物和绿色植物来治疗疾病和保健。

中医，是传统医药的一种。中医以人为本的思维模式，早已吸引了国际医学界的关心和认识。但是，也有个别医学专家提出"彻底取消中医药"观点，认为中医已经过时。一时间，中医的科学性、发展方向及中西医关系问题引发社会广泛思考。究竟中医药学对人类健康的影响有多大？它与现代医药有何区别？中医药学未来的发展方向如何？带着这些问题，记者采访了国家级名老中医梁剑波教授学术传承人、肇庆市中医药学会副会长、广东省名中医、肇庆市中医院梁剑波学术研究中心梁宏正主任医师（以下简称梁主任）。

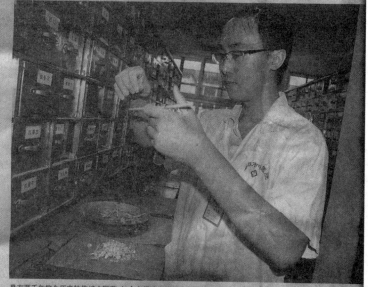

具有两千年悠久历史的传统中医药，如今在保障人类健康上依然显示着强大的生命力。　　　　杨玉林 摄

传统中医药学为世界瑰宝

在世界传统医药学中，我国传统中医药学无疑是最为耀眼夺目的瑰宝。梁主任说："中医药学号称中国的第五大发明，在世界医学里独树一帜。"中医始于岐黄，盛于仲景，中医药作为"国粹"已有几千年的历史，为中华民族的生存和繁衍作出了巨大贡献。中医药适应范围主要在于调整人体机能和西医难治病、慢性病的治疗。如抗衰老、老年性疾病，心脑血管疾病等等。目前为世界普遍认可的首先是中医的针灸（兼及推拿），每逢"三伏三九"，考市各大医院推出的中医天灸都引来众多市民趋之若鹜。另外，中草药大多数是天然植物，既对症又相对低廉而疗效显著，亦大受青睐，近二三十年在欧美等国也逐渐被认识和接受。

实际上，中医的魅力远不止于此。梁主任概括，如果将中医学的特色和优势细化，可以归纳于十点，包括中医学强调整体观念、注重宏观调控；中医基础科学的养生学理念等等。中医丰富的养生理论和实践经验，对于今天物质生活日益改善

而愈加关注自身保健的百姓，有极大的帮助和吸引力。中医"上医治未病之病"的预防医学思想，中医天人合一，形神、心身一体的整体医学思想，中医辨证施治和个性化的诊疗方式等等，如能很好地诠释、阐发与应用，无疑会给现代医学诊疗观念的变革以重要启示和深刻影响。

"废除中医论"属无知
中医当自强

尽管中医历经千年，对人类的健康作出了巨大的贡献。但随着科技的发展，中医开始西医化；一些古传统药方被认为无科学根据，中医疗效不明显……诸多因素，导致个别专家学者提出"废除中医论"。对此，梁主任认为，中医对人类健康的价值毋庸置疑，那些诋毁中医的人，可以说是无知甚至忘本。他说，西医进入中国，也就是短短一百多年的历史，而中华民族繁荣昌盛了四五千年，其中，中医药学发挥着不可估量的作用。中医发展到今天，其基本理论、方法、药物虽然代有所增，但基本的框架没有变化。迄今，《黄帝内经》、《伤寒杂病论》、《金匮要略》

这三部中医经典，其理法方药至今仍然应用于临床，并且取得举世公认的效果。

谈到中医与西医的不同，梁主任很辩证地看待，他认为，中医与西医分别代表了传统医学与现代医药学，两者都有各自的认知方法和理论体系。但它们都是以研究人体为对象，都是探索人类生命活动的客观规律，都共同参与担负着保健健康的作用。因此，中医与西医，不是相互排斥与歧视，不是相互取代，而是一个相互学习，优势互补，相互促进，共同发展的关系。

梁主任说到，中医发展确实存在一些问题，比如名中医、名教授越来越少，滥竽充数的"名中医"横行导致市民对中医的一些误解，真正的中医临床科研少，传统古方疗效不足；收入上，一卡车的中草药可能还抵不过一个心脏起搏器的收益；洋中药的入侵挑战……

尽管中医面临着这么多的困难，但我们还是应看到，现在在国际上对传统医药越来越重视，许多国家都在极力推行中医，中医面临着巨大的发展机遇。据世界卫生组织统

计，目前全世界约有40亿人用中草药治病，今后5至10年，全球中药销售额将达到2000亿至3000亿美元。

"吸取精华，去其糟粕"，梁主任认为，中医要发展，关键还是得自强。中医除了扬长避短外，更要与时俱进，不断创新。我国发布的《中医药创新发展规划纲要》提到，"在丰富和发展中医药理论和方法学体系的同时，争取在与中医药科学内涵有关的若干问题上取得突破，加强中药作用的物质基础和作用机理的研究，运用现代科学方法和技术诠释中医药理论，并指导创新药物的开发……"梁主任表示，在国家政策的扶持下，在国人的不断努力下，中医药的发展在前方。

西江日报见习记者 杨玉林

【相关链接】

1991年10月，国家中医药管理局和世界卫生组织联合在北京召开国际传统医药大会。会议一致通过了以"人类健康需要传统医药"为主题的北京宣言，并建议每年的10月22日为世界传统医药日。

传承祖国医学 弘扬中医文化

A6【民生】

2013年4月12日 星期五

编辑 林满枝 实习生 吴颖然 排版 李汉群

全国38人确诊感染H7N9禽流感 10人死亡

据上海市发布，截至昨日17时，上海市新确诊3例人感染H7N9禽流感病例，其中1人经抢救无效死亡。全国确诊感染H7N9禽流感患者增至38人，10人死亡。

名中医为肇庆人量身定做"防感汤"

每天9点30分开始在市中医院免费赠饮

本报讯（记者 谭永洁 通讯员 侯卫中） 2009年甲流和H1N1禽流感肆虐期间，我市中医专家调制出的"防感汤"发挥了重要作用。

为应对可能出现的H7N9疫情，昨天，由市中医院"中国医师奖"获得者、省名中医梁宏正主任中医师研制的预防人感染H7N9禽流感肇庆处方出炉，医院免费煎制，每天早上9点30分开始供应，赠饮给需要的市民。

梁宏正表示，该处方参照H7N9禽流感病例，并结合肇庆地域特点，即地处岭南，气候高温多湿，肇庆人普遍多热、多湿或湿热互结的体质特点，加入金银花、桑叶、岗梅根、生甘草、佩兰等，有利于清热、祛湿，提高身体免疫力。赠饮当日，该院已送出400份，大受欢迎。

目前，该院还成立了人感染H7N9禽流感防治工作领导小组、临床救治专家组和中医药防治专家组，负责指导人感染H7N9禽流感防治及救治工作。并且，加强发热门诊落实管理，由呼吸科和内科医师在发热门诊坐诊，急诊科负责发热病人的预检分诊、发热病人管理和诊疗日志登记，并对医务人员进行专门培训。

◀昨日，在市中医院喝到头啖"防感汤"的市民面露微笑。
记者 蓝剑文 摄

感染禽流感 治疗费医保可报销

本报讯（记者 谭永洁） 近日，市人力资源和社会保障局医保科负责人明确表示，凡医保参保人员，都可按规定享受医保待遇。同样，若肇庆有参保人因H7N9进行住院治疗，其治疗费用可纳入医保记账范围。其治疗费中，属于医保目录内的药品和诊疗项目等，都可获不同比例报销。

同时，市卫生局表示，一旦发现确诊病例，将按照国家和省有关规定积极治疗，不会因费用问题延误救治。

农业局呼吁政策扶持养殖户

本报讯（记者 谭永洁） 记者昨日从市农业局获悉，我市暂未按照广州的做法执行，即不准在农贸市场现场杀鸡。但该局已经加强对市场和养殖场的管理，加大对存栏家禽的抽检力度，把好市场准入准出关，做到早晚消毒。

记者在厚岗、桥东等多个市场了解到，活禽摊位依然售卖各种活禽，但不少档主表示，目前前来买鸡的市民少了许多。

三鸟档主李先生表示，现在防疫部门每天都会到家禽档口检查进货渠道、检验检疫制度是否落实等，而市场方也督促他们加强保洁和清毒。

市农业局表示，目前市场上的活鸡都是100%免疫的，而我市的三鸟出档量占了广东供应量的十分之一，若禽流感疫情负面信息蔓延，将影响市场消费，并为养殖户带来难关。

因此，该局正利用官方网站、政务微博等渠道，普及禽流感防控知识，加强宣传引导，提振市场消费信心。此外，市农业局也建议尽快调研禽流感对禽类养殖业的影响，并在资金、税收、信贷、收费减免等方面对种禽企业和部分家禽养殖企业适当给予扶持，帮助养殖户度过难关。

名中医为肇庆人量身定做"防感汤"

○ 科技先锋

继承博采 锐意创新

——记市专业技术拔尖人才梁宏正

周君勉

今年春节后，市中医院领导收到了一封寄自广州、署名为"一个再次充满人生希望的老人"的来信，这是一位70多岁的老人让其孙女代笔的表扬信，老人在来信中说，自己身患顽疾，在广州各大医院寻医多年，都未见好转，去年慕名前来肇庆求医，经梁宏正医师几个疗程的精心治疗，顽疾好转，使自己过了一个开心的春节，老人称赞梁医师得其父真传，技术高明，并希望医院将其信公布出来。

梁宏正医师是广东省名老中医梁剑波教授之子，从医已30多年，现在是肇庆市中医院梁剑波学术研究中心主任，广州中医药大学兼职副教授。1998年被授予"肇庆市名中医"称号，2000年，他又被市政府授予"肇庆市专业技术拔尖人才"称号。

梁宏正勤奋好学，学验俱丰，1991年，他被遴选为全国首批名老中医药专家学术经验继承工作导师梁剑波的学术继承人，跟师学习三年，在全省组织的出师考核中，以第一名的好成绩，顺利出师。跟师期间，白日随师侍诊，夜间整理笔记，摘录名医临床要览，诵读导师经验歌诀，写下了40万余字的读书笔记，整理了300多份完整病案，主编出版了《随诊馀墨》、《梁剑波学术研究》两书，并先后在国家、省级医学杂志发表论文30多篇，他主持的《痫得安治疗癫痫的临床研究》等项目获得市医药科技进步三等奖，由他负责的科研项目，于1998年通过了省级成果鉴定，并获广东省中医药科技进步一等奖。

梁宏正擅治癫痫、哮喘、郁证、慢肝和子宫肌瘤、小儿夏季热等奇难杂症，又精于肾病、男科疾病的治疗，他领导的市中医院梁剑波学术研究中心，1997年被市卫生局定为"肇庆市中医疑难杂病医疗中心"，1998年被广东省定为"广东省中医肾病医疗中心"建设单位。梁医师领导的科室运用梁剑波的学术经验，治愈了不少疑难杂病患者。如有一冼姓妇女，因月经频发，右下腹常见隐痛，经医院检查、诊断为右侧卵巢囊肿，多方求医未见好转；后找梁主任诊治，梁主任运用中医辨证，仅用4个疗程的中药，病人的各种症状消失，经B超检查，卵巢囊肿消失。

梁宏正医师不但得其父真传，又有自己的创新，将传统医学和现代医学结合起来。他认为医者必须学无成见，兼收并蓄，只有取长补短，加深对病人的认识和了解，启迪辨证思维，才能提高临床疗效和业务水平。他重视借鉴前贤们的经验，又不断摸索创新，他对肾病、男科疾病的治疗独具特色。有一退休干部，患前列腺增生8年，经中西药治疗，效果欠佳，排尿困难，小腹胀痛，痛苦万分，经人介绍，找到梁宏正诊治，梁主任用验方为其治疗，效果明显，症状减轻，经过一周调治即诸症消失。在开展肾病治疗项目中，除血液透析外，他还应用中药皮肤透析、中药灌肠、特制羊肠线穴位埋植、脐疗等，这些治疗项目深受患者的欢迎。

梁宏正医师对待病人如亲人，他开设的专科门诊，病人众多，有时过了下班时间，他都坚持看完最后一个病人。他诊病一丝不苟，耐心解答病人提出的问题，他常常利用业余时间处理和答复全国各地、港澳等求医问病的群众来信。这些来信远至新疆、黑龙江，近为本市城区，梁主任都尽量给予答复并寄去治疗处方，对电话咨询者，他都不厌其烦的予以解答，指导病人进行治疗。他高尚的医德，优质的服务，深受广大病者的好评，多次被评为"白求恩式先进工作者"和"最受欢迎的医务人员"。

继承博采 锐意创新

梁宏正被邀请出国讲学

本报讯 日前,肇庆市中医院梁剑波学术研究中心主任梁宏正主治医师接到美国中华医学会邀请函,邀请他出席下月在美国举办的第六届名医学术交流大会,并在洛杉矶进行学术演讲。他这次演讲的学术论文是《运用复元通气饮治疗乳腺增生症经验》。

梁宏正医师连这次在内,是第三次登上国际医学讲坛。梁宏正从事中医药30年,是继承梁剑波教授的学术经验的接班人之一。他多年潜心研究中医药学术,从临床实践中总结出不少心得体会,先后在国家级、省级医学杂志发表论文30多篇。同时,他的多篇论文曾入选美国柯尔比文化情报中心而进入全球信息网络。他的论文《男科疾病防治》、《宫肌瘤的治疗经验》等篇在北京首届世界传统医学科技交流大会暨首届"生命力"杯世界传统医学优秀论文大奖赛交流大会上宣读,获得同行的好评,并获得优秀论文奖。梁宏正医师在诊治疑难病、顽病、痼疾方面,颇具专长,在男妇内儿科方面造诣亦颇湛深。(本报记者)

梁宏正被邀请出国讲学

市中医院举办省首批名中医师承项目启动大会暨拜师仪式

名师带高徒传承中医国粹

本报讯(记者 黎国堂 通讯员 侯卫中) "师带徒"为千百年来中医药人才培养的主要模式,历代中医药名家独到的技术经验,带一代又一代的后学者长期跟师实践,通过朝夕临诊、耳濡目染、口授心传才能逐步领会和深入掌握,避免走弯路,缩短成才周期。

3月5日,市中医院举办了一场别开生面的"广东省首批名中医师承项目启动大会暨拜师仪式";身着唐装的师徒共同签订"继承教育协议书",五名学术继承人以中医传统的单膝叩拜方式向三位师承教育指导老师敬献香茗,老师们向自己的弟子传授中医经典书籍……随着拜师仪式的完美收官,中医医院的"广东省首批名中医师承项目"也正式启动。

记者了解到,2015年1月,省中医药局下发《关于印发中医药强省建设专项广东省首批名中医师承项目指导老师及继承人名单和实施方案的通知》,市中医院梁宏正、李万逸、廖钰等三名主任中医师成为广东省首批名中医师承项目指导老师,按照文件规定,每名指导老师各

培养两名学术继承人,省财政给每个名中医师承项目资助6万元,以推进师承项目的开展。

而师承项目指导老师、省名中医代表梁宏正主任中医师是第八届"中国医师奖"获得者、广东省名中医,梁剑波学术研究中心主任、国家中医药管理局"十一五"重点专科——肾病科学科带头人,他出身中医世家,擅长治疗癫痫、哮喘、慢性肾功能衰竭、慢性前列腺炎、肺癌、肝癌等疑难疾病,其精湛的医术和高尚的医德征服了无数患者和中医人的心。

梁宏正在拜师仪式上表示,得天下英才而教育之,乐也。中医传承是中医发展的内动力,其培养人才的模式在中医药事业发展中具有不可替代的重要地位和作用。临床师承是中医再教育,培养振兴中医人才的重要途径和捷径。

另外两位项目指导老师分别是市中医院省名中医李万逸和省中医优秀培养人才廖钰主任中医师,他们分别在中医骨伤和针灸康复领域具有深厚的理论功底和临床技能。

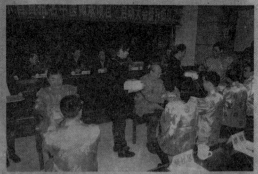

五名学术继承人以中医传统的单膝叩拜方式向三位师承教育指导老师敬献香茗。

在当天的拜师仪式上,梁宏正代表三位项目指导老师正中承诺:为师者本教学相长,敢作后辈中医学子之人梯;秉"仁心仁术乃中华之魂",立人品,尚医德,正师常。

学术继承人代表张晓娟主治中医师表示,传统的拜师仪礼承载了中医文化教育魂脉,是培养中医人才不可或缺的一种形式。能够得到各个名师教海,感受老师人格魅力的机会来之不易。她相信,在老师们的精心培养下,作为学术继承人,一定会成长为中医学的栋梁之才,为传承中医尽绵薄之力。

拜师仪式

全国名老中医药专家梁宏正传承工作室正式启用

经过两个月的精心筹备，10月13日，全国名老中医药专家梁宏正传承工作室正式启用。

今年9月初，广东省中医药局转发国家中医药管理局《关于确定2014年全国名老中医药专家传承工作室建设项目专家名单的通知》（粤中医办函〔2014〕76号），我院和梁宏正主任中医师成为我市唯一的入选医疗机构和专家。

工作室以"发掘整理、传承创新、惠泽社群"为宗旨，将系统全面地整理和研究省名中医梁剑波、梁宏正的学术思想和临证经验，进行整理、总结、验证、推广，形成系统诊疗方案；另一方面，通过工作室团队成员，采取跟师侍诊、临床查房、总结老师经验、撰写学术论文论著、科研等形式，开展名老中医学术思想传承，重点是培养中医药传承团队，造就和培养更多的中医药传承型优秀人才，为推动中医药创新发展而努力。

目前工作室在省名中医梁宏正的学术继承人吴社泉主任中医师的主持下，已经建立了一支研究继承省名老中医梁剑波、梁宏正教授学术思想、临床经验的学术队伍。现有工作人员12名，其中中高级技术职称人员7名，工作室面积约310平方米，由名老中医临床示教诊室、专家示教观摩室、专家资料室（阅览室）、候诊室等4部分构成。

与梁宏正全国名老中医药专家传承工作室同步建设的还有省名中医李万逸传承工作室。目前，该工作室在省名中医李万逸的学术继承人彭建主任中医师的主持下，已经建立了一支研究继承省名中医李万逸教授学术思想、临床经验的学术队伍。工作室现有工作人员12名，其中中高级职称人员9名，工作室面积220平方米，由省名中医诊室、骨伤科专家诊室、中医传统治疗室、资料室、候诊室等5部分构成。

随着梁宏正全国名老中医药专家传承工作室和省名中医李万逸传承工作室项目建设的启动运行，作为我市中医药行业龙头医院的肇庆市中医院将迎来更好的科学发展机遇。同时，对加快我市中医药人才培育和中医药人才队伍建设，推动中医药事业发展必将起到积极的促进作用。

（办公室　冯燕飞）

附：梁宏正省名中医简介

梁宏正，主任中医师，广东省名中医，"中国医师奖"获得者，肇庆市中医院梁剑波学术研究中心主任。出身于中医世家，自幼跟随父亲梁剑波学习中医，从事中医临床工作50余年，中医理论知识深厚，临床经验极为丰富，在全面继承梁剑波名中医学术思想的基础上，创立了自己的中医学术思想，在内、外、妇、儿等多学科领域累积了 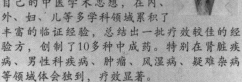丰富的临证经验，总结出一批疗效较佳的经验方，创制了10多种中成药。特别在肾脏疾病、男性科疾病、肿瘤、风湿病、疑难杂病等领域体会独到，疗效显著。

李万逸省名中医简介

李万逸，广东省名中医，主任中医师，肇庆市中医院副院长，肇庆市中医药学会会长。从事中医临床工作30多年，医德高尚，医术精湛，系统掌握骨伤科知识和相关的各家学说与学术源流，熟悉国内外有关本专业的新知识和发展动态，擅长中医伤科、骨折脱位的手法整复固定和骨关节炎、颈椎病、痛风性关节炎、腰腿痛诊疗，临床经验丰富，治疗效果良好，深受患者好评。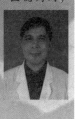

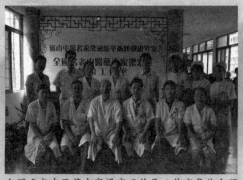

全国名老中医药专家梁宏正传承工作室集体合照

医院地址：肇庆市端州六路20号　邮编：526020　网址：http://www.zqt

全国名老中医专家梁宏正传承工作室正式启用

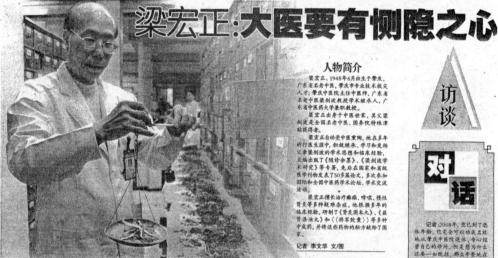

梁宏正：大医要有恻隐之心

人物简介

梁宏正，1948年6月出生于肇庆，广东省名老中医，肇庆市专业技术技尖人才，肇庆市医院主任中医师，广东省名老中医梁剑波教授学术继承人，广东省中医药大学原教授。

梁宏正出身于中医世家，其父梁剑波是全国名中医，国务院特殊津贴获得者。

梁宏正自幼受中医熏陶，他在多年的行医生涯中，积极继承、学习和发展父亲梁剑波的学术思想和临床经验，主编出版了《随诊合纂》、《梁剑波学术研究》等专著，先后在国家和省级医学刊物发表了50多篇论文，多次参加国际和全国中医药学术论坛、学术交流活动。

梁宏正擅长治疗瘫痪、哮喘、慢性肾炎等多种疑难杂症。他根据多年的临床经验，研制了《肾炎固本丸》、《益肾滑液丸》和《将军胶囊》等多种中成药，并将这些药物的秘方献给了国家。

记者 李文华 文/图

访谈

对话

采访梁宏正时，这位年过花甲的老中医坦率提及他的父亲梁剑波，几次跟记者说起身为名医的"患者是我父母"的行医几十年来，梁宏正坦率记着父亲的教诲，逐渐成为广东、乃至全国有名的中医、大医。

12岁开始随父亲梁剑波出诊

梁宏正出身于一个中医世家。清代光绪年间，他的曾祖父从新会落籍肇庆后就开始以行医为生。

梁宏正从8岁开始，便在父亲梁剑波的要求下，开始学习、背诵《汤头歌》、《药性赋》等中医基础书籍。"父亲对我要求很严格，他只要发现我贪玩、偷懒，就用木板打我的手心。冬天，父亲要我捧起双脚坐在椅子上背诵远书，还在我的双脚下放一盆冷水。我那个时候年幼，遇瞌睡，我一打瞌睡，双脚就浸入水盆中被冷醒了。"

梁剑波为了将长子梁宏正培养成一位"大医"，专门邀请书画名家谢器庠、古汉语和《易经》名师黄治台给梁宏正上课，"学中医很枯燥乏味，书画能锻炼人的耐心。而《易经》是中国远古时代的医书，中医不懂《易经》，就不能行大医。当年学习书画、古汉语和《易经》，对行医有很大的帮助。"

梁宏正在读小学4年级时，父亲就要求他行医，要他帮忙抄写药方。时间一长，他对一些常见病、多发病的用药烂熟于心，"我12岁开始，就经常跟随父亲出诊。"

"赤脚医生"被保送进大学

"文化大革命"期间，梁剑波作为"反动学术权威"被打倒，被关进了"五七干校"。

此时，梁宏正就读的中学已停"课闹革命"，父亲被关进生牌后，把许多名医一种质红的宋黄，不能丢掉老祖宗传下来的中医。抄家之前，父亲已经将1000多册中医精华的古书籍藏在亲朋好友的家中。在学校停课的两年多时间里，我每天都要拿一本厚厚的中医书籍拿到儿童公园，一看就是一整天，就连中午也不回家吃饭。那时，我学习的都是华的古书籍藏在亲朋好友的家中。

1970年，梁宏正下乡当知青，当地生产大队的干部得知他擅长中医，是名中医梁剑波之子，特意将他安排在大队卫生室当"赤脚医生"，1973年还将他推荐到当时的肇庆卫校中医学习。

1975年，梁宏正从肇庆卫校毕业回到肇庆市第一人民医院工作，1977年和1983年，他又分别被保送到广州中医学院、全国中医古文班进修。

潜心研究中医专治疑难杂症

1991年，梁宏正被遴选为中国首批名老中医药专家学术经验继承人后，他为了潜心研究中医，当年调到了肇庆市中医院梁剑波学术中心。从此经过13年拜师学艺，梁宏正在父亲梁剑波和其他名老中医的指点和栽培下，不仅以优异成绩通过省出师鉴定，医术声名鹊起。

从1993年开始，梁宏正开始用中草药治疗肿瘤和肾病等疑难杂症，取得了较好的疗效。

他告诉记者："我在祖传秘方的基础上，根据自己多年行医的经验和积累，运用中医扶正祛邪、排毒泄浊，治愈了许多疑难杂症的患者，也使许多恶性肿瘤和尿毒症、肾功能衰竭等患者改变了临床症状，延长了寿命，其中部分患者的病情好转，慢慢好了起来。"

记者在采访梁宏正时，恰好遇上一位因毒症患者前来复诊，他对记者说："我2005年患上尿毒症后，1个月起码要洗一次肾，每一次就要一两千块钱。如果换肾，需要几十万元，我根本拿不出。2007年，我用完了全部积蓄后感到很绝望，后来嘉庆找到梁宏正医生看病，吃了1年多的中药后，病情有了好转。找梁宏正医生看病，不仅有疗效，而且收费低，我现在1年多的医药费只要2000多块钱，我们这些穷人就看得起病了。"

梁宏正对记者介绍，身患尿毒症等疑难杂症的患者都非常很困难，如果医药费太贵，他们根本承受不起，只能放弃治疗，"医生要同情别人，患者病情，我使用常见的中草药配药，成本低，患者花费也就少了，治疗效果还不错，何乐而不为呢？"

妙手仁心引来求医者如云

梁宏正自从行医开始，便在父亲梁剑波的影响下，将医德放在首位，"父亲经常对我说，一个好的医生，必须要有良好的医德，要急患者所急，将人家的孩子当成自己的孩子。行医是不能嫌贫爱富，患者不管是达官贵人，还是普通老百姓，都要一视同仁，倾用患者前来看病，还要收或免医药费。"

梁宏正良好的医德和精湛的医术引来患者如云。据肇庆市名医馆的工作人员介绍，这几年来，每天至少有400多名患者找梁宏正医生看病。就在记者采访梁宏正的当日，找他看病的患者排起了长龙。

据记者了解，当天，梁宏正共诊治了150多位患者。他对每一位患者都认真地望闻问切，然后对症下药。一天下来，声音沙哑，面色疲惫。梁宏正对记者说："我每天完全没有一些病人，看到人家病人等了那么长时间，我就不忍心让人家改天再来。"

记者：2008年，您已到了退休年龄，您完全可以功成名就地从肇庆市医院退休，专心经营自己的诊所，但是您为什么还要一如既往，留守在肇庆市肇庆名医馆坐诊？

梁宏正：我当时也想退休，但是肇庆市医院的领导极力挽留我，还说我是肇庆中医院的一面旗帜，我感到绑情难却，所以最终留了下来。我是一名中医，肇庆中医院是中医事业的基地，我应该为肇庆中医事业作一份力。为我们市的患者来自全省甚至全国各地的疑难杂症患者，我在肇庆市医院工作，他们想找我看病就比较方便。

记者：在肇庆中医界，许多人都知道您在祖传秘方的基础上，又根据多年的行医经验，研制、生产了《肾炎固本丸》、《益肾滑液丸》等中成药，您完全可以申请这些中成药的特效专利，但是您为什么还将这些药物的秘方献给了国家呢？

梁宏正：我的父亲梁剑波生前曾是肇庆中医院的院长，我能够在中医界取得一点成绩，为不能成全肇庆中医院的培养，我与父亲对肇庆中医院都有很深的感情。我的父亲在世的时候，研制了治疗瘫痪的中成药《瘫痪安》，当时评研有家都提出要400万元买父亲的秘方，但我们人家没有卖，把《瘫痪安》的秘方献给了肇庆中医院。父亲的这一义举影响、打动了我。当时我终于为金钱而活着，我应该报答肇庆中医院的培育之恩。

记者：您有这么神的医术，今后有没有打算退休？您对换来还有什么想法？

梁宏正：我有两个愿望。第一个愿望是，我现在手头还有一批治疗疑难杂症的中药秘方，我希望与有识之士共同开发这些秘方，将它们早日生产成中成药，造福患者。

第二个愿望是想早日收徒。学中医十分枯燥无味，学一个大医需要学习20年，甚至30年才能有所成就，这期间必须要耐得住寂寞和清贫。这十几年来，我一直想找两三个学徒，但是一直没能如愿，现代的许多青人比较浮躁、急功近利，这些都是学中医的大忌。我招收的徒弟基本条件是，毕业于中医药大学毕业，要勤奋好学，人品要好，对患者要有恻隐之心。当时行的有生之年能够如愿以偿，招到称心如意的徒弟。

梁宏正正在为病人诊脉。

梁宏正：大医要有恻隐之心

医院资讯

薪火相传培养中医优秀人才
提高中医临证水平

第五期梁剑波、梁宏正名中医临证经验推广学习班暨肇庆市中医药学会2018年学术年会成功举行

西江日报讯（记者 陈思宇）日前，第五期梁剑波、梁宏正名中医临证经验推广学习班暨肇庆市中医药学会2018年学术年会在我市国际大酒店十楼多功能会议室举行，由拜师仪式和中医药继续医学教育学习班两方面内容组成，我市各医疗机构的中医学者共百余人相聚一堂。

在拜师仪式上，来自粤西各地医院的多名临床工作者站成一排，面对师父行鞠躬礼和弯膝叩拜大礼，再恭敬地为师父献上"改口茶"，正式成为广东省名中医梁宏正教授的入门弟子，成为岭南中医梁氏流派的新一代传承人。

接着，省级中医药继续医学教育项目——第五期梁剑波、梁宏正名中医临证经验推广学习班正式开课，邀请到广东省名中医梁宏正教授、吴社泉主任中医师、肇庆市名中医、高要区人民医院张绍芬主任中医师等专家为学员们授课。

据了解，此次会议主要是全方位推广和发扬梁剑波、梁宏正名中医临证经验，继承和发扬以两位教授为代表的岭南中医梁氏流派的学术思想和经验，提高临床医师中医临证水平，培养中医优秀人才，做好中医学术传承工作。

薪火相传培养中医优秀人才　提高中医临证水平

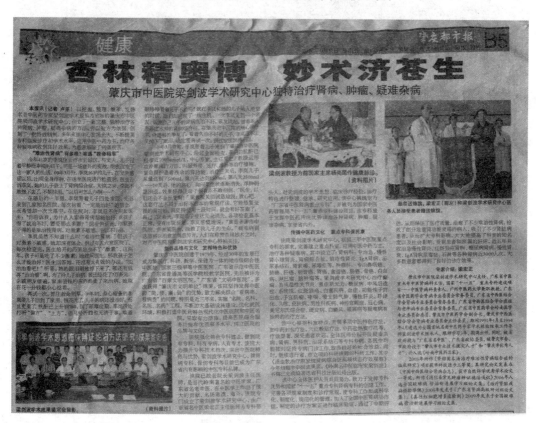

杏林精奥博　妙术济苍生

副刊　西江日报

杏林新星
——记肇庆市中医院梁宏正医师

李叙长

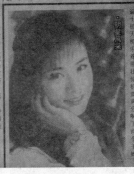

胡蝶倩影

杏林新星

集邮给我带来了生活乐趣

宏医同药　　文化种

第八届"中国医师奖"公布
肇庆中医师
梁宏正上榜

西江日报讯（记者 梁晓瑶 通讯员 侯卫中）昨日记者从市中医院获悉，在近日公布的第八届"中国医师奖"获奖名单中，该院中医师梁宏正榜上有名，成为我市目前第一位且唯一获此奖项的医务人员。

据悉，"中国医师奖"是2003年经卫生部批准，中国医师协会设立的行业协会最高奖项。

我市获此殊荣的梁宏正，现任肇庆市中医院内三科和中医肾病科两个科室的主任，他从医40余年，制订了30多个病种的中医诊疗方案，拟定了数10张经验处方，创制了10多个中成药；为发扬中医特色优势，亲手撰写中医学术论文、著作，主持并完成的省级和市级科研12项，其中获广东省中医药管理局科技进步一等奖1项，市科技进步三等奖5项，撰写专业著作10余部。

第八届"中国医师奖"公布

（易咏希整理）